Praktische Labordiagnostik

Harald Renz (Hrsg.)

Praktische Labordiagnostik

Lehrbuch zur Laboratoriumsmedizin,
Klinischen Chemie und Hämatologie

Herausgeber Harald Renz

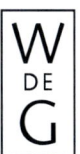

Walter de Gruyter
Berlin · New York

Herausgeber

Prof. Dr. med. Harald Renz
Universitätsklinikum Gießen und Marburg GmbH
Standort Marburg
Abt. Klinische Chemie und Molekulare Diagnostik
Baldingerstraße
35043 Marburg
E-Mail: renzh@med.uni-marburg.de

Das Werk enthält 153 Abbildungen und 141 Tabellen.

ISBN 978-3-11-019576-7

Bibliografische Information der Deutschen Nationalbibliothek

Die deutsche Nationalbibliothek verzeichnes diese Publikation in der Deutschen Nationalbibliografie; detaillierte bibliografische Daten sind im Internet über http://dnb.d-nb.de abrufbar.

Projektplanung und -management, Lektorat: Dr. Petra Kowalski.
Lektorat (extern): Dr. Heidi Schooltink, Schellhorn.
Medienredaktion: Tanja Paul, Kai Bentlage.
Grafikarbeiten Teil III: Andreas Hoffmann, Berlin.
Herstellung: Marie-Rose Dobler.
Satz: PTP-Berlin Protago-TEX-Production GmbH, Berlin. Druck und Bindung: Druckhaus „Thomas Müntzer" GmbH, Bad Langensalza. Einbandgestaltung: deblik, Berlin.

Vorwort

Der Stellenwert der Labordiagnostik in der Behandlung ambulanter und stationärer Patienten wächst beständig. Dies ist zum einen darauf zurückzuführen, dass im Rahmen der differentialdiagnostischen Untersuchungen die Labordiagnostik einen bedeutenden Beitrag leistet. Darüber hinaus spielt die Laboratoriumsmedizin aber auch eine zunehmende Rolle im Rahmen des Monitoring von insbesondere chronischkranken Patienten, in der Risiko-Stratifizierung und hilft bei der Selektion der optimalen Therapie. Auf der anderen Seite werden aufgrund des rasanten Wissenszuwachses, insbesondere in der Zellbiologie, Molekularbiologie aber auch auf den Gebieten der Pathophysiologie und Pathobiochemie, immer neue labormedizinische Tests entwickelt, die dann auch für die Routineanwendung zur Verfügung stehen. Während vor 20 Jahren gerade einmal etwas mehr als 200 Labortests in der Routine zu Verfügung standen, hat sich diese Zahl jetzt verzehnfacht!

In diesem Zusammenhang wird es zunehmend wichtig, Möglichkeiten, aber auch Grenzen, labormedizinischer Untersuchungen schon frühzeitig im Medizinstudium zu erfassen. Die gesundheitsökonomischen Rahmenbedingungen erfordern daher einen rationalen, aber auch rationellen Umgang mit dem labormedizinischen Parameterrepertoire. Hierfür ein Verständnis bei den Studierenden der Humanmedizin zu entwickeln, ist das zentrale Anliegen dieses neuen Buches.

Dabei wurde ganz bewusst ein organ- bzw. systembezogener didaktischer Ansatz gewählt. Der jeweilige theoretische Hintergrund wurde reduziert auf absolut notwendige pathophysiologische und pathobiochemische Zusammenhänge, die für das Verständnis des Einsatzes laboratoriumsmedizinischer Tests relevant sind. Neu eingeführt wurden Merksätze und Zusammenfassungen, die die allerwichtigsten Aspekte zu den einzelnen Laborparametern hervorheben. Zu jedem Kapitel sind wichtige exemplarische Krankheiten hervorgehoben worden, um damit die Studenten an die „Top 100"-Krankheiten und klinischen Situationen heranzuführen.

Neu eingefügt wurde ein separater Teil zu allgemeinen und speziellen klinisch-chemischen Analyseverfahren. Hier sind allgemein wichtige Themen wie Präanalytik und Störfaktoren zusammengeführt, wie sie für die Interpretation von Laborergebnissen von klinischer Relevanz sind. Alle wichtigen Methoden sind zum Teil zusammengeführt, sodass auf eine Methodenbeschreibung innerhalb der Organ-Kapitel verzichtet werden konnte.

Ebenfalls neu in diesem Lehrbuch sind die Diagnostikpfade. Insbesondere in einer Zeit, in der die rationale und rationelle Labordiagnostik mehr und mehr in den Mittelpunkt tritt, spielt eine stufenbasierte differential-diagnostische Abarbeitung des individuellen Krankheitsfalles eine zentrale Rolle. In vielen Bereichen der Medizin ist dies eine exemplarische Domäne der Laboratoriumsmedizin, die hier jetzt erstmals in dieses Lehrbuch integriert wird. Dieses Projekt konnte nur realisiert werden durch das Engagement vieler Kolleginnen und Kollegen, die durch ihre jeweilige ganz spezielle Expertise sicherstellen, dass dieses Lehrbuch auf wissenschaftlich höchstem Niveau den aktuellen Stand der Erkenntnisse widerspiegelt. An dieser Stelle sei allen mitwirkenden Fachkollegen ganz besonders und herzlichst für ihr Engagement gedankt. Seitens des Verlagteams bei Walter de Gruyter möchte ich ganz besonders Frau Dr. Petra Kowalski danken, die in hervorragender Weise durch ihr konstantes Engagement für dieses Projekt maßgeblich zu dem Erfolg der Fertigstellung beigetragen hat. Darüber hinaus stand ihr ein Team zur Seite, welches für die so hervorragende Umsetzung im Lektorat, Layout und auch bei den Graphiken und Abbildungen ausgezeichnete Arbeit geleistet hat.

Hoffen wir, dass dieses Buch viele Leserinnen und Leser findet und damit eine wichtige Lücke bei den studentenorientierten Lehrbüchern schließen wird.

Marburg, im Agust 2009   *Harald Renz*

Inhalt

Teil I: Organ- und systemspezifische Labordiagnostik

Teil II: Allgemeine und Spezielle Klinisch-Chemische Analytik

Teil III: Diagnostikpfade

Johannes Aufenanger, Evelyn Grund, Jürgen Hallbach,
Walter Hofmann, Peter Lind, Johanna Mayr, Alexandra Perné,
Pranav Sinha 545

Abkürzungen

Alle Abkürzungen werden einmal im Fließtext eingeführt. Das folgende Verzeichnis enthält die wichtigsten Abkürzungen, die i. d. R. mehrfach im Buch verwendet werden.

AAS	Atomabsorptionsspektrometrie/-spektroskopie
ABCA1	ATP-binding-cassette-transporter A1
ACE	Angiotensin converting Enzyme
ACS	akutes Koronarsyndrom
AchE	Acetylcholinesterase
ACTH	Adrenocorticotropes Hormon
ADH	antidiuretisches Hormon, Vasopressin
ADP	Adenosindiphosphat
AES	Atomemissionsspektrometrie/-spektroskopie
AFP	Alpha-Fetoprotein
Ag	Antigen
AGS	Adrenogenitales Syndrom
AK	Antikörper
ALL	akute lymphatische Leukämie
ALT	Alanin-Aminotransferase (= GPT, Glutamat-Pyruvat-Transaminase)
AML	akute myeloische Leukämie
ANA	antinukleäre AK
ANCA	antineutrophile zytoplasmatische AK
Anti-Tg	AK gegen Thyreoglobulin
Anti-TPO	AK gegen thyreoidale Peroxidase
AP	Angina pectoris
AP	alkalische Phosphatase
Apo	Apolipoprotein
APP	Akute-Phase-Proteine
APS	Antiphospholipidsyndrom
APTT	aktivierte partielle Thromboplastinzeit
AS	Aminosäuren
AST	Aspartat-Aminotransferase (= GOT, Glutamat-Oxalacetat-Transaminase)
BMI	body mass index
BNP	brain natriuretic peptide
BSG	Blutsenkungsgeschwindigkeit
CCK	Cholecystokinin

CCP	zyklische citrullinierte Peptide
CEA	carcinoembryonales Antigen
CETP	Cholesterinester-Transferprotein
CHE	Cholinesterase
CIN	chromosomale Instabilität
CK	Kreatinkinase
CLIA	Chemilumineszenz-Immunoassay
CLL	chronische lymphatische Leukämie
CM	Chylomikronen
CML	chronische myeloische Leukämie
CRH	Corticotropin-releasing-Hormon
CRP	C-reaktives Protein
CSF	colony stimulating factor, Kolonie-stimulierende Faktoren
cTnT, cTnI	kardiales Troponin T, I
DD	Differentialdiagnostik
DHEAS	Dehydroepiandrosteronsulfat
EBV	Epstein-Barr-Virus
EGF	epidermal growth factor
EIA	Enzymimmunoassay
F	(Gerinnungs-) Faktor
FACS	fluorescence activated cell sorting
FCHL	familiär kombinierte Hyperlipidämie
FH	familiäre Hypercholesterinämie
FSH	Follikel-stimulierendes Hormon
fT3, fT4	freie Schilddrüsenhormone
γ-GT	γ-Glutamyltransferase
GC	Gaschromatographie
GDM	Gestationsdiabetes
GF	growth factor
GFR	glomeruläre Filtrationsrate
GGT	Gamma-Glutamyltransferase
GH	growth hormone, Wachstumsfaktor
GHRH	growth hormone releasing hormone
GHRIH	growth hormone release inhibiting hormone
GLDH	Glutamat-Dehydrogenase
GN	Glomerulonephritis
GnRH	Gonadotropin-releasing-Hormon
GP	Glykoprotein
G-6-PD	Glukose-6-Phosphat-Dehydrogenase
HAV	Hepatitis A Virus
Hb	Hämoglobin
$HbA1_c$	Hämoglobin-Untergruppe $A1_c$
HBV	Hepatitis B Virus
HCG	humanes Choriongonadotropin

HCMV	human cytomegalo virus, humanes Zytomegalievirus
HCV	Hepatitis C Virus
HDL	High Density Lipoproteine
HDL-C	HDL-Cholesterin
HDV	Hepatitis D Virus
HEV	Hepatitis E Virus
HHV	human herpes virus, humanes Herpesvirus
HIV	humanes Immundefizienz Virus
HkT	Hämatokrit
HMWK	high molecular weight kininogen/Fitzgerald-Faktor
HPL	humanes Plazentalaktogen
HPT	Hyperparathyreoidismus (primär – pHPT, sekundär – sHPT, tertiär – tHPT
HLA	human leukocyte antigen
HPLC	Hochleistungs-Flüssigkeitschromatographie, high performance liquid chromatography
HPT	Hyperparathyreoidismus
HPV	humanes Papillomavirus
HSV	Herpes simplex Virus
HWI	Harnwegsinfekt
IAP	instabile Angina Pectoris
IDL	Intermediate Density Lipoproteine
IFN	Interferon
IFT	Immunfluoreszenz-Test
Ig	Immunglobulin
IGF	Insulin-like-growth-factor
IL	Interleukin
KBR	Komplementbindungsreaktion
KG	Körpergewicht
KHK	koronare Herzkrankheit
KRK	kolorektales Karzinom
LA	Lupus antikoagulans
LADA	latent autoimmune diabetes in adults
LBP	Lipopolysaccharid-bindendes Protein
LC	Flüssigkeitschromatographie, liquid chromatography
LCAT	Lecithin-Cholesterin-Acyltransferase
LDH	Laktat-Dehydrogenase
LDL	Low Density Lipoproteine
LDL-C	LDL-Cholesterin
LH	luteinisierendes Hormon
Lp(a)	Lipoprotein(a)
LPL	Lipoproteinlipase
MCH	mittleres korpuskuläres Hb
MCV	mittleres korpuskuläres Volumen

MHC	major histocompatibility complex
MIN	Mikrosatelltiten-Instabilität
MODY	maturity onset diabetes of the young
MS	Massenspektrometrie
NHL	non-Hodkin Lymphom
NK-Zellen	Natürliche Killerzellen
NNR	Nebennierenrinde
NSE	Neuronen-spezifische Enolase
NSTEMI	Nicht-ST-Hebungsinfarkt
NT-proBNP	N-terminales Fragment des BNP
oGTT	oraler Glukosetoleranztest
PAI	Plasminogenaktivatorinhibitor
PAPP-A	pregnancy-associated plasma Protein A
pCO_2/O_2	Partialdruck CO_2/O_2
PCR	Polymerasekettenreaktion, polymerase chain reaction
PCSK9	Proprotein-Convertase-Subtilisin-Kexin-9
PK	Pyruvatkinase
PSA	Prostata-spezifisches Antigen
PTCA	perkutane transluminale koronare Angioplastie
PTH	Parathormon
PTT	partial thromboplastin time (partielle Thromboplastinzeit)
PTZ	Plasmathrombinzeit
R	Rezeptor
RA	rheumatoide Arthritis
RB	Retinoblastomprotein
RDW	red cell distribution width (Erythrozytengrößenvariabilität)
RH	releasing-Hormon
RPGN	rasch progrediente Glomerulonephritis
RPI	Retikulozytenproduktionsindex
RT-PCR	reverse Transkriptase-Polymerase-Kettenreaktion
SHBG	Sexualhormonbindendes Globulin
SIADH	Syndrom der inadäquaten ADH-Sekretion
SIRS	Systemic inflammatory response syndrome
SLE	systemischer Lupus erythematodes
SSW	Schwangerschaftswoche
STA	systematische toxikologische Analyse (general unknown screening)
S-100	Proteine der Multigen-Familie S-100
STEMI	transmuraler Myokardinfarkt mit ST-Streckenhebung im EKG
TAFI	Inhibitor der Fibrinolyse
TAK	Thyreoglobulin-AK
TBG	Thyroxin-bindendes Globulin
TFPI	Tissue-factor-pathway-inhibitor
TGF-β	transforming-growth-factor-beta

TNF	Tumor-Nekrose-Faktor
TnT	Troponin T
t-PA	tissue-type Plasminogenaktivator
TPO-AK	Antiperoxidase-AK
TRAK	TSH-Rezeptor-AK
TRH	Thyreotropin-releasing-Hormon
TSH	Thyroidea-stimulierendes Hormon
T3	Trijodthryronin
T4	Thryroxin, Tetrajodthyronin
u-PA	Urokinase-type Plasminogenaktivator
VIP	vasoaktives Intestinalpeptid
VLDL	Very Low Density Lipoproteine
vWF	von-Willebrand-Faktor
VZV	Varicella zoster Virus

Referenzwerte

Im Buch wurde weitestgehend auf die Nennung von Referenzwerten verzichtet. Eine aktuelle Übersicht findet sich u. a. auf der Internetseite: http://labinfo.med.uni-marburg.de

Autoren

Prof. Dr. Torsten Arndt
Bioscientia Institut für Medizinische
Diagnostik GmbH
Abt. Toxikologie/Spez. Klinische
Chemie
Konrad-Adenauer-Straße 17
55218 Ingelheim
E-Mail: torsten.arndt@bioscientia.de

*Kapitel 18 Spezielle Klinisch-
Chemische Analytik
Ausgewählte Abschnitte Kapitel 17*

Prof. Dr. Johannes Aufenanger
Klinikum Ingolstadt GmbH
Institut für Laboratoriumsmedizin
Krumenauerstraße 25
85049 Ingolstadt
E-Mail:
johannes.aufenanger@klinikum-
ingolstadt.de

*Diagnostikpfade: Abdominalschmerz,
Anämie, Fieber unklarer Genese,
Thoraxschmerz, Thromboembolie*

Prof. Dr. Hans W. Doerr
Klinikum d. Johann-Wolfgang-
Goethe-Universität
Institut für Medizinische Virologie
Paul-Ehrlich-Straße 40
60596 Frankfurt
E-Mail: h.w.doerr@em.uni-
frankfurt.de

Kapitel 13 Infektionskrankheiten

Dr. Norbert Felgenhauer
Toxikologische Abteilung
Klinikum rechts der Isar
Technische Universität München
Ismaninger Str. 22
81675 München
E-Mail:
N.Felgenhauer@lrz.tu-muenchen.de

*Kapitel 16 Toxikologie, Vergiftungen,
Drogenscreening*

Dr. Martin Fiedler
Universitätsklinikum Leipzig AöR
Institut für Laboratoriumsmedizin,
Klinische Chemie und
Molekulare Diagnostik
Liebigstraße 27
04103 Leipzig
E-Mail:
martin.fiedler@medizin.uni-leipzig.de

*Kapitel 3 Fettstoffwechsel und
Herzmuskel*

Dr. Peter Findeisen
Institut für Klinische Chemie
Universitätsklinikum Mannheim
Medizinische Fakultät Mannheim der
Universität Heidelberg
Theodor-Kutzer-Ufer 1-3
68167 Mannheim
E-Mail: peter.findeisen@umm.de

Kapitel 15 Maligne Erkrankungen

Prof. Dr. Axel M. Gressner
Institut für Klinische Chemie und
Pathobiochemie
Klinisch-Chemisches
Zentrallaboratorium
Universitätsklinikum RWTH
Pauwelsstraße 30
52074 Aachen
E-Mail: agressner@ukaachen.de

Kapitel 4 Gastrointestinalsystem

Priv.-Doz. Dr. Olav A. Gressner
Institut für Klinische Chemie und
Pathobiochemie
Klinisch-Chemisches
Zentrallaboratorium
Universitätsklinikum RWTH
Pauwelsstraße 30
52074 Aachen
E-Mail: ogressner@ukaachen.de

Kapitel 4 Gastrointestinalsystem

Dr. Evelyn Grund
Institut für medizinische und
chemische Labordiagnostik LKH-
Klagenfurt
St. Veiter Strasse 47
A–9020 Klagenfurt
E-Mail: evelyn.grund@kabeg.at

Diagnostikpfad: Akute Diarrhö

Dr. Jürgen Hallbach
Städt. Klinikum München GmbH
Institut für Klinische Chemie
Kölner Platz 1
80804 München
E-Mail: Juergen.Hallbach@klinikum-
muenchen.de

*Kapitel 16 Toxikologie, Vergiftungen,
Drogenscreening
Diagnostikpfad: Koma*

Dr. Markus Herrmann
C22 – Concord Hospital
The University of Sydney
NSW 2006 Australia
mherrmann@med.usyd.edu.au

*Kapitel 14 Knochen, Binde- und
Stützgewebe*

Prof. Dr. Walter Hofmann
Städt. Klinikum München GmbH
Institut für Klinische Chemie
Kölner Platz 1
80804 München
E-Mail: walter.hofmann@klinikum-
muenchen.de

*Kapitel 8 Niere und ableitende
Harnwege
Ausgewählte Abschnitte Kapitel 9
Diagnostikpfade:
Nierenerkrankungen, Hämaturie,
GFR-Verminderung*

Prof. Dr. Karl J. Lackner
Universitätsmedizin der Johannes
Gutenberg-Universität Mainz
Institut für Klinische Chemie und
Laboratoriumsmedizin
Langenbeckstraße 1
55131 Mainz
E-Mail:
lackner@zentrallabor.klinik.uni-
mainz.de

Kapitel 5 Gerinnung

Prof. Dr. Peter Lind
Abteilung für Nuklearmedizin und
Endokrinologie
PET/CT Zentrum
LKH Klagenfurt
St. Veiterstrasse 47
A–9020 Klagenfurt
E-Mail: peter.lind@lkh-klu.at

Diagnostikpfad: Infertilität

Dr. Gebhart Malchau
Institut für Klinische Chemie
Universitätsklinikum Köln (AöR)
Kerpener Str. 62
50924 Köln
E-Mail:
Gebhart.Malchau@uni-koeln.de

Kapitel 10 Endokrinologie

Dr. Johanna Mayr
Abteilung für Nuklearmedizin des
LKH-Klagenfurt
St. Veiter Strasse 47
A–9020 Klagenfurt
Email: johanna.mayr@lkh-klu.at

Diagnostikpfade: Infertilität

Prof. Dr. Andreas Neubauer
Universitätsklinikum Gießen und
Marburg GmbH – Standort Marburg
Klinik für Innere Medizin
Schwerpunkt Hämatologie,
Onkologie und Immunologie
Baldingerstraße
35043 Marburg
E-Mail:
neubauer@staff.uni-marburg.de

*Kapitel 6 Hämatologie und
Eisenstoffwechsel*

Prof. Dr. Michael Neumaier
Institut für Klinische Chemie
Universitätsklinikum Mannheim
Medizinische Fakultät Mannheim der
Universität Heidelberg
Theodor-Kutzer-Ufer 1–3
68167 Mannheim
E-Mail: michael.neumaier@umm.de

Kapitel 15 Maligne Erkrankungen

Priv.-Doz. Dr. Dirk Peetz
Universitätsmedizin der Johannes
Gutenberg-Universität Mainz
Institut für Klinische Chemie und
Laboratoriumsmedizin
Langenbeckstraße 1
55131 Mainz
E-Mail: peetz@uni-mainz.de

Kapitel 5 Gerinnung

Dr. Alexandra Perné
Institut für medizinische und
chemische Labordiagnostik
LKH-Klagenfurt
St. Veiter Strasse 47
A–9020 Klagenfurt
E-Mail: alexandra.perne@kabeg.at

*Diagnostikpfade: Hämatologie,
Lymphknoten, Milz, Ikterus,
Blutungsneigung*

Prof. Dr. Harald Renz
Universitätsklinikum Gießen und
Marburg GmbH
Standort Marburg
Abt. Klinische Chemie und
Molekulare Diagnostik –
Zentrallaboratorium –
Baldingerstraße
35043 Marburg
E-Mail: renzh@med.uni-marburg.de

Kapitel 7 Immunsystem

Prof. Dr. Stephan Schmidt
Universitätsklinikum Gießen und
Marburg GmbH – Standort Marburg
Klinik für Geburtshilfe und
Perinatalmedizin
Baldingerstraße
35043 Marburg
E-Mail:
schmidts@med.uni-marburg.de

*Kapitel 11 Schwangerschaft und
Perinatalperiode*

Priv.-Doz. Dr. Michael Schmolke
Städt. Klinikum München GmbH
Institut für Klinische Chemie
Kölner Platz 1
80804 München
E-Mail: pd-mischmo@gmx.de

*Kapitel 9, Wasser-, Säure/Basen-
Haushalt
Ausgewählte Abschnitte Kapitel 8*

Dr. Heidi Schooltink
Theodor-Heuss-Weg 6
24211 Schellhorn
E-Mail: Hschooltink@aol.com

Zusammenfassungen Kapitel 1–17

Prof. Dr. med. Markus J. Seibel
FRACP
Bone Research Program
ANZAC Research Institute
The University of Sydney
Concord Campus
Concord, NSW 2139
Australia
E-Mail: mjs@med.usyd.edu.au

*Kapitel 14 Knochen, Binde- und
Stützgewebe*

Prof. Dr. Pranav Sinha
Institut für medizinische und
chemische Labordiagnostik LKH-
Klagenfurt
St. Veiter Strasse 47
A–9020 Klagenfurt
E-Mail: Pranav.Sinha@lkh-klu.at

*Diagnostikpfade: Splenomegalie,
Ikterus, Akute Diarrhö, Anämien
speziell, Chronische Diarrhö,
Blutungsneigung, Obstipation,
Lymphknoten*

Prof. Dr. Hans Sprenger
Gemeinschaftspraxis Laborärzte
Schweinfurt
Gustav-Adolf-Straße 8
97422 Schweinfurt
E-Mail:
hsprenger@laboraerzte-schweinfurt.de

*Kapitel 17 Allgemeine Klinisch-
Chemische Analytik
Ausgewählte Abschnitte Kapitel 18*

Prof. Dr. Rudolf Tauber
Charité Universitätsmedizin Berlin –
Campus Benjamin Franklin
Zentralinstitut f. Laboratoriums-
medizin u. Pathobiochemie
Hindenburgdamm 30
12200 Berlin
E-Mail: rudolf.tauber@charite.de

Kapitel 2 Proteinstoffwechsel

Priv.-Doz. Dr. Daniel Teupser
Universitätsklinikum Leipzig AöR
Institut für Laboratoriumsmedizin,
Klin. Chemie u. Molekulare
Diagnostik
Liebigstraße 27
04103 Leipzig
E-Mail: teupser@medizin.uni-
leipzig.de

*Kapitel 3 Fettstoffwechsel und
Herzmuskel*

Prof. Dr. Joachim Thiery
Universitätsklinikum Leipzig AöR
Institut für Laboratoriumsmedizin,
Klin. Chemie u. Molekulare
Diagnostik
Liebigstraße 27
04103 Leipzig
E-Mail: thiery@medizin.uni-leipzig.de

*Kapitel 3 Fettstoffwechsel und
Herzmuskel*

Priv.-Doz. Dr. Dr.
Hans Günther Wahl
Medizinisches Labor Wahl
Paulmannshöher Straße 14
58515 Lüdenscheid
E-Mail: hg.wahl@medlabwahl.de

*Kapitel 1 Kohlenhydratstoffwechsel
Ausgewählte Abschnitte Kapitel 4,
8, 11*

Dr. Manfred Wolfgang Wick
Klinikum Großhadern der LMU
Institut für Klinische Chemie
Marchioninistraße 15
81377 München
E-Mail: Manfred.Wick@med.uni-muenchen.de

Kapitel 12 Nervensystem und Liquor

Prof. Dr. Klaus Wielckens
Institut für Klinische Chemie
Universitätsklinikum Köln (AöR)
Kerpener Str. 62
50924 Köln
E-Mail:
Klaus.Wielckens@uni-koeln.de

Kapitel 10 Endokrinologie

Dr. Ellen Wollmer
Universitätsklinikum Gießen und
Marburg GmbH – Standort Marburg
Klinik für Innere Medizin
Schwerpunkt Hämatologie,
Onkologie und Immunologie
Baldingerstraße
35043 Marburg
E-Mail:
wollmer@med.uni-marburg.de

*Kapitel 6 Hämatologie und
Eisenstoffwechsel*

Teil I
Organ- und systemspezifische Labordiagnostik

1 Kohlenhydratstoffwechsel

Laborparameter:

- Glukose, Laktat, Pyruvat
- Ketonkörper, HbA1c, Fruktosamin
- Insulin, Proinsulin, C-Peptid,
- Albumin im Urin
- Lipide, Harnsäure, Fibrinogen
- AK: Inselzell-AK (ICA), Auto-AK gegen Glutamat-Decarboxylase (GAD65A), Auto-AK gegen Tyrosinphosphatase (IA-2A), Insulin-AK (IAA)
- molekulargenetische Untersuchungen

Ausgewählte Erkrankungen:

- Diabetes mellitus
- diabetische Mikroangiopathie/Makroangiopathie
- metabolisches Syndrom
- Hypoglykämie
- Ketoazidose, Laktatazidose
- Kohlenhydratmalabsorption
- hereditäre Fruktoseintoleranz (HFI)
- Galaktosämie
- Glykogenosen
- kongenitaler Hyperinsulinismus

1.1 Diabetes mellitus

1.1.1 Pathophysiologie und Pathobiochemie des Diabetes mellitus

Unter Diabetes mellitus werden verschiedene Krankheitsbilder mit einer **Dysregulation des Glukosestoffwechsels** zusammengefasst. Ursache der Erkrankung ist eine gestörte Insulinsekretion, eine verminderte Insulinwirkung oder beides. Als Leitsymptom steht die **chronische Hyperglykämie** im Mittelpunkt. Eine Hyperglykämie kann auch akut als Begleitsymptomatik bei Myokardin-

Tab. 1.1 Nosologische Klassifikation des Diabetes mellitus (nach Leitlinie DDG, Stand 10/2004)

I.	**Typ 1 Diabetes**	
II.	**Typ 2 Diabetes**	
III.	**andere spezifische Diabetes-Typen**	**Beispiele**
	genetische Defekte der B-Zell-Funktion	z. B. MODY, mitochondrialer Diabetes
	genetische Defekte der Insulin-wirkung	z. B. Typ A Insulinresistenz
	Erkrankungen des exokrinen Pankreas	z. B. Hämochromatose
	Endokrinopathien	z. B. Phäochromozytom, Cushing-Syndrom
	medikamenten-/chemikalieninduziert	z. B. Neuroleptika, Glukokortikoide
	Infektionen	z. B. Zytomegalievirus
	seltene Formen, immunvermittelt	z. B. Stiff-man-Syndrom
	Diabetes assoziierte genetische Syndrome	z. B. Down-, Klinefelter-, Turner-Syndrom
IV.	Gestationsdiabetes	

farkt, Schock, Schädel-Hirn-Trauma und Meningitis auftreten. Eine fortdauernde Hyperglykämie kann zu Folgeerkrankungen vorwiegend an Augen, Nieren und Nervensystem (**diabetische Mikroangiopathie**) und zu Folgeerkrankungen vorwiegend an Herz, Gehirn und den peripheren Arterien (**diabetische Makroangiopathie**) führen. Therapieziel ist die normnahe Blutzuckereinstellung, eine frühzeitige Behandlung assoziierter Störungen und die Vermeidung von Spätkomplikationen. Da die Behandlung auf die individuellen Bedürfnisse angepasst werden muss, wird die hohe Eigenverantwortung der Patienten (z. B. Blutzuckerselbstmessung) durch Schulungen unterstützt.

In der aktuellen Leitlinie der Deutschen Diabetes Gesellschaft (2000, aktualisiert 10/2004) wird ausdrücklich auf die Begriffe insulinabhängiger Diabetes mellitus (IDDM) und nicht-insulinabhängiger Diabetes mellitus (NIDDM) verzichtet, da diese nur die primär verschiedenen Behandlungsstrategien widerspiegeln. In ▶ Tab. 1.1 ist diese nosologische Klassifikation des Diabetes mellitus verkürzt dargestellt.

Diabetes mellitus Typ 1

Der **Typ 1 Diabetes** ist das Ergebnis einer chronischen Insulitis, gekennzeichnet durch eine progrediente **Zerstörung der Insulin-produzierenden B-Zellen**

des Pankreas. Es besteht ein **absoluter Insulinmangel** mit den klassischen Zeichen Polyurie, Polydipsie, Ketoazidose und Gewichtsverlust. Das Spektrum der Manifestation dieses Mangels reicht von der gestörten Glukosetoleranz über mäßig erhöhte Nüchternblutglukosewerte bis hin zur abrupt einsetzenden absoluten Insulinbedürftigkeit. Zeigt sich der Insulinmangel zunächst nur als gestörte Glukosetoleranz, führen Stoffwechselbelastungen (z. B. Infekte, Operationen) zur Entgleisung in eine oft schwere Ketoazidose mit möglichem Bewusstseinsverlust. Der Typ 1 Diabetes tritt meist in jüngeren Lebensjahren auf, kann sich jedoch auch im Erwachsenenalter (latent autoimmune diabetes in adults, **LADA**) manifestieren. Bei LADA-Patienten ist oft eine Restfunktion der B-Zellen vorhanden, die eine ketoazidotische Stoffwechselentgleisung verhindern kann. Diese zu Beginn fehlende Insulinpflicht erschwert die Abgrenzung zu dem im Erwachsenenalter typischen Typ 2 Diabetes. Bei etwa 10 % aller neu diagnostizierten Diabetesfälle im Erwachsenenalter liegt ein LADA Diabetes vor.

Der **Typ 1A Diabetes** ist eine chronische, immunvermittelte Erkrankung, bei der Inselzell-AK (ICA), Insulin-Auto-AK (IAA), Auto-AK gegen Glutamat-Decarboxylase der B-Zellen (GAD65A) und Auto-AK gegen Tyrosinphosphatase (IA-2A) nachgewiesen werden können. Genetische Faktoren spielen eine prädisponierende Rolle. Etwa 10 % der an Typ 1A Diabetes Erkrankten haben eine positive Familienanamnese und mehr als 90 % weisen eine charakteristische HLA-Assoziation auf (HLA DR3, DR4). Der in Deutschland seltene idiopathische Typ 1B ist nicht immunologisch bedingt (Fehlen von Auto-AK), jedoch mit hoher Penetranz vererbbar.

> **Merke:** Der Typ 1 Diabetes beruht auf einer progredienten Zerstörung der B-Zellen des Pankreas, die zu einem absoluten Insulinmangel führt. Er tritt bevorzugt in jüngeren Lebensjahren auf und zeigt eine nur geringe familiäre Häufung. Diabetes-assoziierte AK werden in 90–95 % der Fälle bei Manifestation gefunden.

Diabetes mellitus Typ 2

Der Pathomechanismus für die Entstehung des Typ 2 Diabetes beruht auf einer **gestörten Insulinsekretion und/oder einer Insulinresistenz**. Typ 2 Diabetes stellt die häufigste Form des Diabetes mellitus in Deutschland dar. Es besteht eine hohe phänotypische Variabilität mit unterschiedlich ausgeprägten Störungen der Insulinwirkung und -sekretion. Eine autoimmune Zerstörung der B-Zellen findet nicht statt. Die früheste Veränderung in der Entwicklung eines Typ 2 Diabetes ist die **verminderte Insulinempfindlichkeit (Insulinresistenz)**. Diese kann bis zu 20 Jahre vor klinischer Manifestation des Diabetes nachgewiesen werden und spielt auch bei der Ätiologie von Erkran-

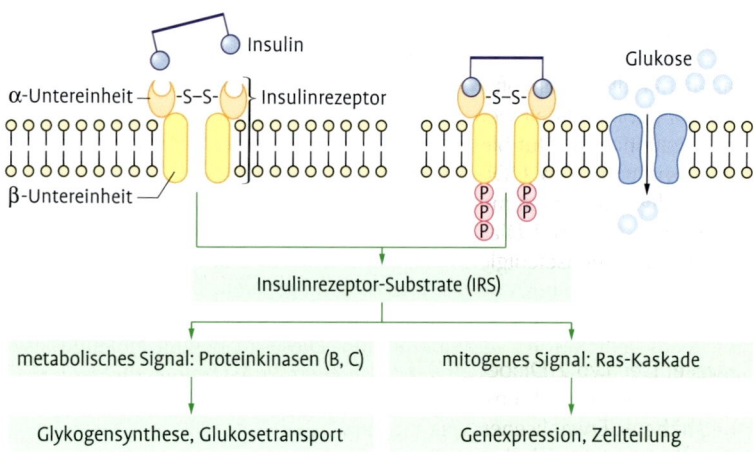

Abb. 1.1 Signaltransduktionswege des Insulins.

kungen, wie essentielle Hypertonie, Adipositas, Fettstoffwechselstörungen oder metabolisches Syndrom eine Schlüsselrolle. Betroffene Organe sind v. a. Fettgewebe und Leber in der Nüchternphase und der Skelettmuskel postprandial. Die Resistenz ist nicht auf die insulinstimulierte Glukoseaufnahme beschränkt, sondern kann auch andere zelluläre Antworten auf Insulin betreffen. Jedes an den Signalkaskaden der Insulinwirkung beteiligte Protein stellt einen potentiellen Kandidaten für genetische Defekte, die zu einer Insulinresistenz führen können, dar (▶ Abb. 1.1). Der Insulinrezeptor (Insulin-R) gehört zur Familie der Tyrosinkinasen, die nach Bindung ihrer Liganden (hier Insulin) autophosphoryliert werden. Das Signal wird über Insulin-R-Substrate (IRS) und nachgeschaltete Signalproteine weitergeleitet, wobei schnelle und langsame Effekte über verschiedene Signaltransduktionswege vermittelt werden. Dies führt letztlich zu metabolischen und/oder mitogenen Zellantworten. Die Regulation dieses Netzwerkes erfolgt durch Modifikationen, wie Phosphorylierungen und Dephosphorylierungen sowie Protein-Protein-Wechselwirkungen. Zur Manifestierung des Diabetes muss noch eine **Störung der Insulinsekretion** hinzukommen. Das Fehlen des ersten Peaks der Insulinsekretion (first phase) sowie eine Veränderung der Pulsatilität sind die ersten Anzeichen einer Funktionsstörung der B-Zellen. Durch den relativen Insulinmangel kommt es kompensatorisch zu einer vermehrten Insulinsekretion (Hyperinsulinismus).

Für Typ 2 Diabetes besteht eine **genetische Determinierung** mit hoher Penetranz. Die wahrscheinlich polygenen Faktoren sind im Detail jedoch noch unbekannt. Neben der genetischen Disposition spielen **Übergewicht**, **falsche Ernährung** und vor allem **mangelnde körperliche Aktivität** eine ausschlaggebende Rolle. Die Stammfettsucht gilt als unabhängiger Risikofaktor für die Manifestation eines Typ 2 Diabetes. Patienten mit Typ 2 Diabetes können im Frühstadium oft mit Diät, Bewegungsaktivierung und oralen Antidiabetika gut behandelt werden. Leicht und nur passager erhöhte Glukosekonzentrationen im Blut bleiben oft zunächst symptomlos. Klassische Symptome, wie beim Typ 1 Diabetes, sind selten, unspezifische Beschwerden (z. B. Müdigkeit) werden meist ignoriert. Daher zeigen bei Diagnosestellung bis zu 20 % der Typ 2 Diabetiker schon Spätkomplikationen (▶ Tab. 1.2). Schwere Stoffwechselentgleisungen sind selten, Mikro- und Makroangiopathien dagegen häufig.

Merke: Der Typ 2 Diabetes beruht auf einer gestörten Insulinsekretion und/oder einer Insulinresistenz. Er manifestiert sich meist im mittleren und höheren Erwachsenenalter. Neben der genetischen Disposition spielen Übergewicht, falsche Ernährung und vor allem mangelnde körperliche Aktivität eine ausschlaggebende Rolle.

Andere spezifische Diabetes-Typen

Hierunter fallen Diabetesformen, die im Zusammenhang mit genetischen Störungen der Insulinsekretion und –wirkung, mit Erkrankungen des exokrinen Pankreas, Endokrinopathien, Infektionen und anderen seltenen Erkrankungen auftreten (▶ Tab. 1.1).

MODY (maturity onset diabetes of the young) charakterisiert eine Gruppe von familiär auftretenden i. d. R. milden Hyperglykämien, die sich meist zwischen Kindheit und jungem Erwachsenenalter entwickeln und sich oft ohne klassische Diabetessymptome präsentieren. Ein klinischer Verdacht auf das Vorliegen eines MODY besteht bei Manifestation vor dem 25. Lebensjahr, bei dem Auftreten von Diabetes in mehreren Generationen, bei einer milden Symptomatik bei Beginn und bei Schwangerschaftsdiabetes. Dieser Verdacht wird durch das Fehlen immunologischer Marker für einen Typ 1 Diabetes erhärtet. Die bisher beschriebenen Formen des MODY beruhen auf Mutationen von Genen des Glukosestoffwechsels, sie werden monogen autosomal-dominant vererbt. Etwa 2–5 % aller Diabetiker haben einen MODY. Die differentialdiagnostische Unterscheidung vom Typ 2 Diabetes ist von besonderer Bedeutung, da sich nicht nur Prognose und Therapie des MODY von denen des Typ 2 Diabetes unterscheiden können, sondern die jeweiligen MODY-Formen verschiedene Behandlungsstrategien erfordern. Die Mehrheit der MODY-Patienten kann ohne blutzuckersenkende Medikamente behandelt werden. Bei diesen milden Fällen ist eine Kontrolle des Blutzuckerspiegels mit Diät und körperliche Aktivität ausreichend. In Abhängigkeit vom betroffenen Gen findet man weitere Symptome, wie eine erniedrigte Nierenschwelle für Glukose mit verstärkter Glukosurie, einen veränderten Lipidstoffwechsel, Nierenzysten oder Veränderungen der Genitalorgane. MODY 2 (Mutationen im Glukokinase-Gen) und MODY 3 (Mutationen im Transkriptionsfaktor „Hepatocyte nuclear factor 1a") sind die beiden häufigsten (zusammen 70 bis 80 %) Formen, deren Unterscheidung auch die wichtigste Indikation für eine genetische Analyse darstellt. Die Mutationen (allein bei MODY 2 sind über 130 Mutationen des Glukokinasegens beschrieben) werden durch DNA-Sequenzierung nachgewiesen.

Bei den 30 diabetogenen Mutationen im mitochondrialen Genom (**mitochondrialer Diabetes**) sind fast immer ist nur ein Teil der Mitochondrien einer Zelle betroffen (Heteroplasmie). Der Erbgang ist maternal; alle Geschwister eines Patienten haben den Defekt. Der Anteil von mitochondrialem Diabetes an einer durchschnittlichen Diabetespopulation wird auf 1–3 % geschätzt. Neben dem Diabetes als Folge der Hyperglykämie kommt es zu unmittelbar durch den mitochondrialen Defekt bedingten Symptomen (z. B. neuromuskuläre Beeinträchtigungen, Macula-Atrophie, Hörstörungen, Taubheit). Diese Symptome treten in unterschiedlichen Kombinationen/Ausprägungen auf. Der molekularbiologische Nachweis der Mutationen kann für eine genetische Beratung von Bedeutung sein.

Der **Gestationsdiabetes (GDM)** (▶ Kap. 11.1.2) ist definiert als eine Glukosetoleranzstörung, die erstmals während einer Schwangerschaft diagnostiziert wird. Er stellt ein genetisch heterogenes Krankheitsbild mit variierendem Schweregrad dar und ist die häufigste Stoffwechselerkrankung in der Schwangerschaft. Nach Angaben der Deutschen Diabetes Gesellschaft tritt er bei 1 bis 5 % aller Schwangerschaften auf. Vom Krankheitsbild des Gestationsdiabetes eindeutig zu differenzieren und unterschiedlich zu behandeln/betreuen ist der erstmals in der Schwangerschaft festgestellte manifeste Diabetes sowie, seltener, die Schwangerschaft bei vorbestehendem Diabetes (präkonzeptioneller Diabetes). Der Gestationsdiabetes kommt im Vergleich zum präkonzeptionellen Diabetes mehr als 3-mal häufiger vor. Risikofaktoren für einen Gestationsdiabetes sind Übergewicht, Alter über 30 Jahre, Gestationsdiabetes in einer vorausgegangenen Schwangerschaft sowie familiäre Diabetesbelastung.

1.1.2 Akute Komplikationen des Diabetes mellitus

Die häufigsten lebensbedrohlichen akuten Stoffwechselkomplikationen des Diabetikers sind die **Hypoglykämie**, die **diabetische Ketoazidose** und das **hyperosmolare Koma**. Seltener, aber differentialdiagnostisch wichtig, müssen die **Laktatazidose** und die **alkoholische Ketoazidose** berücksichtigt werden (▶ Tab. 1.2). In allen Fällen handelt es sich um akute Notfälle. Der frühzeitige Beginn therapeutischer Sofortmaßnahmen kann lebensrettend sein und vor Komplikationen oder Dauerschäden schützen.

Tab. 1.2 Differentialdiagnose akuter Komplikationen des Diabetes mellitus

	Hypoglykämie	hyperosmolares Koma	diabetische Ketoazidose	alkoholische Ketoazidose	Laktatazidose
Klinik	plötzlicher Beginn Tachykardie Tachypnoe weite Pupillen Bewusstlosigkeit Hyperreflexie	langsamer Eintritt (bis 14 d) primär normale Atmung Polyurie Polydipsie ausgeprägte Exsikkose Hyporeflexie Somnolenz Typ 2 Diabetes	schneller Eintritt (bis 24 h) Hyporeflexie Kussmaulatmung Acetongeruch Exsikkose Typ 1 Diabetes	relativ langsamer Eintritt (bis 2 d) Kussmaulatmung Acetongeruch Exsikkose Somnolenz	schneller Eintritt (bis 24 h) Übelkeit Kussmaulatmung weite Pupillen Hyporeflexie
Plasma-glukose	< 50 mg/dl	600 bis > 1000 mg/dl	400–800 mg/dl	< 140 mg/dl bis hypoglykämisch	< 140 mg/dl bis hypoglykämisch
Ketonurie	0–(+)	0–(+)	+++	+++	0
pH	> 7,38	7,35–7,45	< 7,35	< 7,35	< 7,25
Basen-Excess	normal	normal	starkes Defizit	Defizit	starkes Defizit
Bicarbonat	normal	normal	erniedrigt	erniedrigt	erniedrigt
Serum-Osmolalität	normal	stark erhöht > 350 mosm/kg	erhöht bis 350 mosm/kg	normal bis erhöht < 310 mosm/kg	normal bis erhöht < 310 mosm/kg
Laktat	normal bis leicht erhöht	normal bis leicht erhöht	leicht bis mäßig erhöht	leicht bis mäßig erhöht	stark erhöht

Hypoglykämien bei Diabetes mellitus

Die Hypoglykämie (Unterzuckerung) ist die häufigste und gefährlichste Komplikation in der Therapie des Diabetes mellitus. Hypoglykämien können auch bei anderen Krankheiten auftreten (▶ Kap. 1.3). Ohne Symptome liegt eine Hypoglykämie vor, wenn der Blutzucker im Kapillarblut 40 mg/dl unterschreitet; bestehen Symptome, spricht man bereits bei Werten von 40–50 mg/dl von einer Hypoglykämie. „Niedrig normale" Blutzuckerwerte (50–60 mg/dl) treten auch bei gesunden Menschen gelegentlich auf (bei länger als 24 h andauerndem Fasten regelmäßig).

Wenn die Symptome durch Gabe von Glukose und/oder Glukagon zu beheben sind, so ist die Unterzuckerung unabhängig von der Blutzuckermessung belegt. Generell existiert jedoch noch keine verbindliche Definition und zudem wird bei den vorhandenen Definitionen für die Hypoglykämie meist vergessen, das entsprechende Probenmaterial (Plasma, Vollblut, venös, kapillär) anzugeben (▶ Kap. 17.2.1). Dadurch kann es leicht zu Fehlinterpretationen kommen.

Bei Diabetikern, die an hohe Zuckerwerte gewöhnt sind, können Werte von 100 mg/dl bereits Symptome einer Hypoglykämie auslösen. Manche Patienten, die eine sehr niedrige Blutzuckereinstellung oder eine diabetische Neuropathie haben, nehmen selbst bei Werten von 30 mg/dl keine Symptome wahr (Hypoglycaemia unawareness).

Klinisch werden leichte (Selbstversorgung möglich) und schwere (Fremdhilfe nötig) Hypoglykämien unterschieden. Schwere Formen scheinen bei Patienten mit Typ 1 Diabetes häufiger aufzutreten als bei Patienten mit Typ 2 Diabetes. Die Inzidenz von schweren Hypoglykämien bei Patienten mit Typ 2 Diabetes steigt erheblich im Rahmen einer verbesserten Blutzuckereinstellung. Auslösende Ursachen sind Mahlzeit-Insulin-Mismatches (Verschieben/Weglassen von Mahlzeiten, veränderter Abstand zwischen Injektion und Mahlzeit), Überdosierung von Insulin bzw. oralen Antidiabetika, Fehler bei der Insulininjektion (versehentliche intramuskuläre oder intravenöse Injektion, doppelte Injektionen), körperliche Belastung bei unveränderter Insulindosierung, Medikamente oder Alkoholkonsum.

Hyperosmolares Coma diabeticum

Das Coma diabeticum ist definiert als eine durch Insulinmangel hervorgerufene, schwere Stoffwechselentgleisung, welche mit tiefer Bewusstlosigkeit aufgrund der extrazellulären Hyperosmolarität einhergeht. Es werden zwei Formen unterschieden: ketoazidotisches Koma (absoluter Insulinmangel) und hyperosmolares Koma (relativer Insulinmangel). Das **hyperosmolare Dehydratationssyndrom**, das unbehandelt zum Koma führen kann, findet sich meist bei Typ 2 Diabetikern mit einer Restproduktion Insulin. Durch den **relativen Insulinmangel** kommt es bei reduzierter peripherer Glukoseverwertung (verminderte Glukosetoleranz) und gesteigerter hepatischer Glukosefreisetzung (Glukoneogenese) zu einer starken Erhöhung der Blutglukose-konzentration (häufig >1000 mg/dl) im Blut. Die geringen Mengen Insulin reichen jedoch aus, um einen vermehrten Abbau von Fett zu hemmen. Aufgrund dieser Inhibition der Lipolyse kommt es nicht zu einer vermehrten Bildung von Ketonkörpern (s. u.). Die erhöhte Blutglukosekonzentration führt nach Überschreiten der Nierenschwelle zu einer ausgeprägten Glukosurie und progredienten Dehydratation mit Elektrolytstörungen, Bewusstseinsstörungen bis hin zum Koma, Volumenmangelschock und akutem Nierenversagen. Auslösende Faktoren sind interkurrente Infektionskrankheiten, eine fehlende/schlecht angepasste Insulintherapie, Magen-Darm-Erkrankungen oder bestimmte Medikamente (Diuretika, Kortison). Gelegentlich kann es, meist ausgelöst durch Zufuhr zuckerhaltiger Nahrung, auch als Erstmanifestation bei bisher nicht diagnostiziertem Typ 2 Diabetes auftreten. Unbehandelt kann diese Stoffwechselentgleisung zum Tode führen. Die Behandlung erfolgt durch Flüssigkeits- und Elektrolytsubstitution und in zweiter Linie durch Insulingaben und andere Maßnahmen.

Diabetische Ketoazidose

Die Ketoazidose ist durch eine hohe Konzentration von Ketonkörpern im Blut mit Ausbildung einer **metabolischen Azidose** gekennzeichnet. Bei einer Unterversorgung des Organismus mit Energie (katabole Stoffwechsellage) werden Körperreserven (Muskelmasse, Fett) zur Deckung des Defizits abgebaut. Das bei der gesteigerten Lipolyse vermehrt anfallende Acetyl-CoA kann nicht vollständig in den Citratzyklus eingeschleust werden, akkumuliert und wird in Ketonkörper (β-Hydroxybutyrat, Acetoacetat, Aceton) überführt. Diese können nach einer Umstellungsphase von verschiedenen Organen (Gehirn, Herz) als alternative Energiequelle verwendet werden. Eine gesteigerte Synthese von Ketonkörpern erniedrigt den pH-Wert des Blutes, es kommt zur metabolischen Azidose. Die Ketoazidose ist eine für den Typ 1 Diabetes typische Komplikation, tritt also beim **absoluten Insulinmangel** auf. Der Blutzucker steigt zwar stark an, gefährlicher ist aber die **Azidose**. Der Körper versucht diese durch verstärkte Atmung (Kussmaulatmung) auszugleichen, dies ist mit einem typischen Acetongeruch verbunden. Typisch sind abdominelle Beschwerden und Erbrechen. Weitere Symptome sind Dehydratation, Polyurie (primär) mit konsekutiver Polydipsie, Oligo-/Anurie (sekundär), Flüssigkeits– und Elektrolytverlust, gerötete Haut (Vasodilatation), herabgesetzte Reflexe und Bewusstseinseinschränkung. Der Übergang von einer schweren Ketoazidose in ein Coma diabeticum hängt vom Ausmaß des Anstiegs der Serumosmolalität ab. Eine Ketoazidose kann auch physiologisch bei längerer Nahrungskarenz auftreten. Die diabetische Ketoazidose muss differentialdiagnostisch von einer **Laktatazidose** (▶ Kap. 1.4) und einer **alkoholischen Ketoazidose** abgegrenzt werden. Alkohol hemmt die Glukoneogenese, ver-

mindert die Insulinsekretion, steigert die Lipolyse und führt bei eingeschränkter Fettsäureoxidation ebenfalls zur vermehrten Bildung von Ketonkörpern. Verstärkt werden diese Effekte durch Hungerzustände der Patienten. Die diabetische Ketoazidose ist durch Hyperglykämie, Ketonämie und
-urie, metabolische Azidose und erhöhte Anionenlücke (▶ Kap. 9.2.2) charakterisiert. Das Fehlen einer Hyperglykämie ist typisch für die alkoholische Ketoazidose. Bei ausgeprägter und/oder lang anhaltender Ketoazidose
kann es durch die Verschlechterung der Nierenfunktion zu einem Anstieg
der harnpflichtigen Substanzen kommen. Hauptziele der Therapie einer
diabetischen Ketoazidose sind ein adäquater Flüssigkeits- und Elektrolyter-
satz sowie eine Insulinsubstitution mit dem Ziel einer langsamen Normalisierung von Blutglukose und Osmolalität über 48 h. Andere Ketosen können im Wesentlichen durch Gabe von Glukose behoben werden. Zu den
Kontrollparametern (alle 2 bis 3 h) einer Therapie gehören Blutglukose,
Serumosmolalität, Kalium, Natrium, Säure-Basen-Status und Ketonkörper-
ausscheidung.

Merke: Das **Coma diabeticum** ist eine akute, unbehandelt letale Erkrankung infolge eines Insulinmangels mit schwerer Stoffwechseldekompen-
sation. Man unterscheidet **ketoazidotisches Koma** (absoluter Insulinmangel) und **hyperosmolares Koma** (relativer Insulinmangel).

1.1.3 Spätkomplikationen des Diabetes mellitus

Lebensqualität und -erwartung der Diabetiker werden heutzutage vor
allem durch die Entwicklung und den Verlauf chronischer Komplikationen
bestimmt. Sie manifestieren sich nach längerer Diabetesdauer und treten
sowohl bei Patienten mit Typ 1 und Typ 2 Diabetes mellitus als auch bei
den selteneren Diabetestypen in unterschiedlichem Ausmaß auf. Prinzipiell
werden diabetesspezifische Komplikationen durch Veränderungen an den
Blutkapillaren (Mikroangiopathie) von solchen durch atherosklerotische Veränderungen an den Arterien (Makroangiopathie) unterschieden.

Ausmaß und Dauer der Hyperglykämie spielen eine Rolle bei der Entstehung der **Mikroangiopathie**. Die erhöhte Glukosekonzentration führt zur
gesteigerten nicht enzymatischen **Glykierung** von Proteinen mit vermehrter Bildung von Folgeprodukten (advanced glycation end products, AGE).
Dadurch wird die Funktion der Proteine verändert und es kann zu pathologischen Gewebsreaktionen kommen. Durch die Hyperglykämie direkt
und/oder durch Bindung der Folgeprodukte an AGE-Rezeptoren werden in
den Zellen reaktive Sauerstoffradikale freigesetzt, die konsekutiv zu Schäden
führen (oxidativer Stress). Die vermehrte Sekretion von Hormonen, Zytokinen
und Wachstumsfaktoren hat u. a. Auswirkungen auf die Zellproliferation.

Steigerung des Sorbitolstoffwechsels (Polyolweg), erhöhte Konzentrationen der freien Fettsäuren und endotheliale Dysfunktion (erhöhte Permeabilität, Adhäsivität, Thrombogenität) werden als weitere pathogenetische Faktoren diskutiert.

Diabetesspezifische Mikroangiopathie: Klinisch relevant sind die Veränderungen an Augen (Retinopathie), Nieren (Nephropathie) und Nerven (Neuropathie). Die Entwicklung der diabetischen Retinopathie ist eng mit der Qualität der Stoffwechseleinstellung assoziiert und muss jährlich opthalmologisch kontrolliert werden. Unter diabetischer Neuropathie werden alle Diabetes-bedingten Störungen des peripheren und autonomen Nervensystems zusammengefasst. Die Diagnose erfolgt anhand subjektiver Symptome, klinischer Befunde und neurophysiologischer Tests. Nur 30–40 % aller Diabetiker entwickeln nach 20–30 Jahren eine diabetische Nephropathie (► Kap. 8.1.2), die inzwischen die häufigste Ursache für eine dialysepflichtige Niereninsuffizienz darstellt. Bei ihrer Entwicklung und Progression scheint neben der Qualität der Blutzuckereinstellung eine genetische Prädisposition eine gewisse Rolle zu spielen. Die erste, mit einer Laboruntersuchung erfassbare Störung einer (beginnenden) Nephropathie ist die Mikroalbuminurie, die durch eine Reduktion der negativen Ladung an der Basalmembran des Glomerulus hervorgerufen wird. Dies stellt jedoch bereits das Stadium 3 der Einteilung nach Mogensen dar.

Diabetesassoziierte Makroangiopathien: Koronare Herzkrankheit, zerebrale und periphere arterielle Verschlusskrankheit treten bei Diabetikern im Vergleich zu Nicht-Diabetikern um etwa 10–20 Jahre früher auf. Dabei entsprechen die makrovaskulären Schäden bei Diabetikern morphologisch denen der Nicht-Diabetiker. Neben den klassischen kardiovaskulären Risikofaktoren wie Dyslipidämie und Hypertonie kommt bei Diabetikern noch die Hyperglykämie hinzu. Daher haben Diabetiker ein 2–3-fach erhöhtes Risiko der kardiovaskulären Mortalität gegenüber Nicht-Diabetikern.

Merke: Spätkomplikationen manifestieren sich nach längerer Diabetesdauer bei Patienten mit Typ 1 und Typ 2 Diabetes mellitus. Es werden diabetesspezifische Komplikationen durch Veränderungen an den Blutkapillaren (**Mikroangiopathie**) von diabetesassoziierten Komplikationen durch atherosklerotische Veränderungen an den Arterien (**Makroangiopathie**) unterschieden.

1.1.4 Labordiagnostik bei Diabetes mellitus

Glukose

Da Glukose im Vollblut auch in vitro weiter verstoffwechselt wird, muss die Messung entweder sofort erfolgen oder die Probe abzentrifugiert werden. Selbst bei Zugabe von Glykolysehemmern (z. B. Natriumfluorid) fällt in den ersten 2 h der Wert auf bis zu 10 % des Ausgangswertes ab, danach bleibt der Wert konstant. Das Ergebnis der Blutglukosebestimmung wird nicht nur durch das Probenmaterial (Vollblut, Plasma, Serum) sondern auch durch den Abnahmeort (venös, kapillär, arteriell) beeinflusst. International wird daher empfohlen, nur qualitätsgesicherte Labormethoden und Bestimmungen aus **venösem Plasma** einzusetzen (▶ Kap. 17).

Oraler Glukosetoleranztest (oGTT)

Bei Nachweis einer gestörten Nüchternglukose ist ein oGTT (▶ Tab. 1.3) durchzuführen. Je mehr Risikofaktoren vorliegen und je älter ein Patient ist, umso eher ist zur Erfassung einer Glukosestoffwechselstörung auch bei normaler Nüchternglukose ein oGTT zu empfehlen. Kontraindiziert ist der oGTT bei bereits diagnostiziertem Diabetes mellitus.

Tab. 1.3 Durchführung des oralen Glukosetoleranztests (nach WHO)

- mindestens 3-tägige Ernährung mit mehr als 150 g Kohlenhydraten/d
- Durchführung am Morgen nach 10 bis 16-stündiger Nahrungskarenz, Patient sitzend oder liegend, Rauchverbot vor und während des Tests
- zum Zeitpunkt 0 trinkt der Patient 75 g Glukose (oder äquivalente Menge hydrolysierter Stärke) in 250 bis 300 ml Wasser innerhalb von 5 min (Kinder erhalten 1,75 g/kg KG bis maximal 75 g)
- Glukosebestimmung zu den Zeitpunkten 0 und 120 min (der 60 min-Wert ist nicht obligatorisch)

Längeres Fasten oder eine Kohlenhydrat-Mangelernährung kann auch bei Gesunden zur pathologischen Glukosetoleranz führen. Eine Reihe von Medikamenten, wie z. B. Glukokortikoide, Epinephrin, Phenytoin, Diazoxid und Furosemid können die Glukosetoleranz verschlechtern.

Diagnostische Kriterien des Diabetes mellitus (▶ Tab. 1.4): Der Begriff **„abnorme Nüchternglukose"** (impaired fasting glucose, IFG) wurde als einfach messbare Größe zusätzlich zur gestörten Glukosetoleranz (impaired glucose tolerance, IGT) eingeführt, um einen weiteren prädiktiven Wert für die Entstehung eines Diabetes mellitus zu haben: Nüchternplasmaglukosewert von $\geq$100 mg/dl und <126 mg/dl. Eine gestörte Glukosetoleranz liegt vor bei einem Nüchtern-Plasmaglukosewert von <126 mg/dl und einem oGTT-2h-

Tab. 1.4 Diagnostische Kriterien des Diabetes mellitus (nach Leitlinie DDG, Stand 10/2004)

	Plasmaglukose venös mg/dl		Vollblutglukose kapillär mg/dl	
	nüchtern	2h-oGTT	nüchtern	2h-oGTT
normale Glukosetoleranz (NGT)	< 100	< 140	< 90	< 140
abnorme Nüchternglukose (IFG)	100–125	—	90–109	—
gestörte Glukose-toleranz (IGT)	< 126 und 140–199		< 110 und 140–199	
Diabetes mellitus (DM)	≥ 126 und/oder ≥ 200		≥ 110 und/oder ≥ 200	

Wert ≥140 mg/dl und <200 mg/dl. Die Kriterien für einen Diabetes mellitus sind:

- klassische Symptome und ein Gelegenheits-Plasmaglukosewert ≥ 200 mg/dl oder
- wiederholte Bestätigung eines Gelegenheits-Plasmaglukosewert ≥ 200 mg/dl oder
- Nüchtern-Plasmaglukosewert ≥ 126 mg/dl oder
- Plasmaglukosewert ≥ 200 mg/dl für den oGTT-2h-Wert.

Eine Bestimmung der Nüchternglukose sollte bei allen Personen ≥45 Jahre durchgeführt werden. Bei Normalbefund sollte eine Wiederholung nach 3 Jahren erfolgen. Bei Vorliegen von Risikofaktoren (▶ Tab. 1.5) sollte ein Screening unabhängig vom Lebensalter und in kürzeren Intervallen erfolgen.

Tab. 1.5 Diabetes-Risikofaktoren

- Übergewicht (BMI ≥ 27 kg/m^2)
- erstgradig Verwandte mit Diabetes mellitus
- Frau mit Geburtsgewicht eines Kind > 4000 g oder Gestationsdiabetes
- arterielle Hypertonie (Blutdruck ≥ 140/90 mmHg)
- Dyslipidämie (HDL-Cholesterin < 35 mg/dl und/oder Triglyceride ≥ 250 mg/dl
- Albuminurie
- Vorliegen makrovaskulärer Erkrankungen

Zusätzliche Parameter

HbA1c: HbA1c bezeichnet den Anteil des glykierten Hämoglobins, bei dem die Glykierung mit Glukose am N-terminalen Valin der β-Kette des Hämoglobin A (HbA) erfolgte. HbA0 bezeichnet die unglykierte HbA-Fraktion und HbA1 den Gesamtanteil glykierten HbA. Dabei erfolgt die Glykierung auch an anderen Stellen des HbA und mit anderen Zuckern, wie z. B. Glukose-6-phosphat oder Fruktose-1,6-bisphosphat. Wegen der Erythrozytenüberlebenszeit von 120 d erhält man bei einer Messung des HbA1c-Anteils am Hb eine Aussage über die Glukoseeinstellung der letzten 4–6 Wochen. Mit Hilfe eines Algorithmus kann daraus die mittlere Blutglukose errechnet werden. Die Analyse erfolgt mittels HPLC oder immunologischen und elektrophoretischen Methoden. Verkürzte Erythrozytenüberlebenszeiten, einige Hb-Varianten, Pharmaka, Chemikalien und eine erhöhte Harnstoffkonzentration bei niereninsuffizienten Patienten (Carbamylierung) stören die HbA1c-Bestimmung methodenabhängig in unterschiedlichem Ausmaß.

Lipide: Bei der Erstdiagnostik wird die Bestimmung von Gesamt-, LDL- und HDL-Cholesterin sowie Triglyceriden empfohlen.

Albumin im Urin: Da die üblichen Urinteststreifen nur Proteinurien >300 mg/l erfassen, sind sie für die Diagnose der Mikroalbuminurie ungeeignet. Qualitative/semi-quantitative Albuminteststreifen können für ein Screening benutzt werden, sollten aber durch eine quantitative Labormethode bestätigt werden.

Ketonkörper: Der Nachweis von β-Hydroxybutyrat, Acetoacetat, Aceton im Blut und Urin dient der Differenzierung metabolischer Azidosen. Mit den semiquantitativen Teststreifen für Urin werden nur Acetoacetat und Aceton erfasst.

Insulin: Die Bestimmung von Insulin, Proinsulin und C-Peptid erfolgt im Rahmen von Funktionstests zur Beurteilung der frühen Insulinantwort, zur Abschätzung einer Insulin-Restsekretion oder in der Differentialdiagnostik der Hypoglykämien. Ihre Bestimmung wird nicht für die routinemäßige Diagnostik oder Überwachung benötigt.

Auto-AK: Inselzellantikörper (ICA), Insulinautoantikörper (IAA), Autoantikörper gegen Glutamat-Decarboxylase der B-Zelle (GAD65A) und Autoantikörper gegen Tyrosinphosphatase (IA-2A) können beim Typ 1A Diabetes melitus nachgewiesen werden. Auto-AK sollte nur bei speziellen Fragestellungen oder, wenn nach klinischen Kriterien die Patienten nicht klassifiziert werden können, untersucht werden. Da weder eine Prävention möglich ist, noch eine Intervention vor Manifestation stattfindet, wird ein generelles Screening nicht empfohlen.

Genetische Untersuchungen: Eine routinemäßige Bestimmung von genetischen Markern kann zur Zeit nicht empfohlen werden. Wichtigste Indikationen sind die diagnostische Unterscheidung von MODY 2 und MODY 3 (DNA-Sequenzierung) sowie die genetische Beratung bei mitochondrialem Diabetes.

1.2 Metabolisches Syndrom

Der Begriff des metabolischen Syndroms, zuerst auch Syndrom X oder Insulinresistenzsyndrom genannt, beschreibt das gemeinsame Auftreten von stammbetonter Adipositas, erhöhtem Glukoseplasmaspiegel, Dyslipidämie und essentieller Hypertonie. Erst 1998 gab es die erste international anerkannte Definition, zu der inzwischen vier weitere Definitionen mit den gleichen Risikofaktoren aber unterschiedlicher Bewertung hinzugekommen sind. ▶ Tab. 1.6 zeigt die aktuelle Definition nach NCEP (National Cholesterol Education Program). In Deutschland hat das metabolische Syndrom eine Prävalenz von knapp 25 % mit einem Häufigkeitsgipfel zwischen dem 56. und 65. Lebensjahr.

Tab. 1.6 Definition des metabolischen Syndroms (nach NCEP (National Cholesterol Education Program))

Risikofaktoren	Definierter Bereich
Adipositas Männer Frauen	Bauchumfang >102 cm >88 cm
Triglyceride	≥150 mg/dl (1,7 mmol/l)
HDL-Cholesterin Männer Frauen	 <40 mg/dl (1,0 mmol/l) <50 mg/dl (1,3 mmol/l)
Blutdruck	≥130/≥85 mmHg
Nüchternblutzucker	≥110 mg/dl (6,0 mmol/l)

1.2.1 Pathophysiologie und Pathobiochemie des metabolischen Syndroms

An der Entwicklung des metabolischen Syndroms sind polygenetische Faktoren, Lebensgewohnheiten und Umwelteinflüsse beteiligt. Hyperkalorische Ernährung und Bewegungsmangel sind die wichtigsten, beeinflussbaren Risikofaktoren, die die pathophysiologisch im Mittelpunkt stehende Insulinresistenz verstärken. Die Insulinresistenz führt in der Skelettmuskulatur zu verminderter Glukoseaufnahme, in der Leber zu verstärkter Glukoneogenese und im Fettgewebe zu vermehrter Lipogenese und Lipolyse. Dadurch kommt es einerseits zu erhöhten Plasmaglukosespiegeln, andererseits zur vermehrten Freisetzung von freien Fettsäuren, die durch die Erhöhung der VLDL-Synthese in der Leber zur Dyslipidämie mit hohen Triglycerid- und niedrigen HDL-Cholesterinwerten beitragen. Bei der Entstehung des metabolischen Syndroms ist die Fettverteilung und nicht die Gesamtfettmasse ausschlaggebend. Die Ursache liegt bei den viszeralen Fettzellen, die sich hinsichtlich der Sekretion von Adipokinen, Zytokinen und anderen Signalproteinen sowie der Expression von Rezeptoren stark von anderen Fettzellen unterscheiden. Insulinresistenz und viszerale Adipositas haben über eine Steigerung der Sympathikusaktivität additive Effekte bei der Entwicklung einer arteriellen Hypertonie.

Phänotypisches Charakteristikum ist ein stammbetontes abdominelles Fettverteilungsmuster. Das Vollbild der Erkrankung entwickelt sich langsam und geht mit einem hohen Risiko für Gefäßkomplikationen einher. Daher kommt der Früherkennung und -intervention sowie der Prävention hohe Bedeutung zu. Die Therapie liegt vorrangig im Bereich der Lebensführung (Ernährung, Normalisierung des Körpergewichts, regelmäßige körperliche Bewegung). Eine medikamentöse Behandlung erfolgt symptomorientiert.

Merke: Das metabolische Syndrom gilt als wichtigste Vorstufe für Typ 2 Diabetes und für kardiovaskuläre Erkrankungen und beschreibt das gemeinsame Auftreten von stammbetonter Adipositas, erhöhtem Plasmaglukosespiegel, Dyslipidämie und essentieller Hypertonie.

1.2.2 Labordiagnostik des metabolischen Syndroms

Die Basisdiagnostik umfasst den Nüchternblutzucker (erhöht), Gesamtcholesterin (erhöht), HDL-Cholesterin (erniedrigt) und LDL-Cholesterin (erhöht), Triglyceride (erhöht), Harnsäure (erhöht), Fibrinogen (erhöht) und Albumin im Urin (erhöht). Im Rahmen der erweiterten Diagnostik können noch Nüchterninsulin, oGTT, PAI-1, Faktor VII und vWF bestimmt werden. Veränderungen der Parameter der Gerinnung/Fibrinolyse zeigen die enge Beziehung zu atherosklerotischen Komplikationen. Die Mikroalbuminurie ist ein wichtiger Prädiktor kardiovaskulärer Erkrankungen.

1.3 Hypoglykämie

1.3.1 Pathophysiologie und Pathobiochemie der Hypoglykämie

Hypoglykämien können bei Diabetikern und bei Nicht-Diabetikern auftreten. Die bei weitem häufigste Ursache einer Hypoglykämie sind Therapiefehler bei Diabetikern (► Kap. 1.1.2), insbesondere bei Patienten mit intensivierter Insulintherapie oder bei Typ 2 Diabetikern, die mit Sulfonylharnstoffen behandelt werden. Hypoglykämien im Nüchternzustand sind selten und deuten auf organische Ursachen hin, während die häufigeren postprandialen Hypoglykämien auf funktionelle Störungen hinweisen. Aufgrund der eingeschränkten Kapazität zur Gluconeogenese und geringeren Glykogenreserven sind Diabetes-unabhängige Hypoglykämien bei Kleinkindern häufiger als bei Erwachsenen. Die Ursache dafür sind oft angeborene Enzymdefekte im Kohlenhydratstoffwechsel (▶ Kap. 1.7, 1.8). Bei Nichtdiabetikern mit Hypoglykämiesymptomen sind Alkoholismus und Sepsis die häufigsten Diagnosen bei Klinikaufnahme (▶ Tab. 1.7). Insulinome sind sehr seltene, insulinproduzierende Tumoren, deren Erkennung aufgrund ihrer Bedeutung für den

Tab. 1.7 Übersicht Hypoglykämien

Ätiologie	Pathogenese
pankreatisch Insulinom, PHHI	Hyperinsulinismus
extrapankreatische Tumoren Leberkarzinom, mesenchymale Tumoren	Sekretion von Faktoren mit insulin-ähnlicher Wirkung (z. B. IGF-II)
Endokrinopathien Nebennierenrindeninsuffizienz Hypophyseninsuffizienz (partiell/total)	Ausfall/Mangel kontrainsulinärer Hormone Cortisolmangel ACTH-, GH-Mangel
Alkohol induzierte bzw. hepatische Hypoglykämie	Störung der Glucosespeicherung und -neusynthese durch schwere Leberparenchymschäden; Alkohol hemmt die Gluconeogenese direkt
medikamentös, toxisch Insulin, Sulfonylharnstoffe, Salicylate	Insulin (direkt, Stimulation der Sekretion) Hemmung der Gluconeogenese
Hypoglycaemia factitia	Selbstverabreichung von blutzuckersenkenden Mitteln, willentliche Verursachung der Blutzuckersenkung durch Patienten
reaktiv nach Gastrektomie, aber auch funktionell	rasche Magenentleerung mit schnellem Blutglucoseanstieg und konsekutivem Hyperinsulinismus
Autoimmunsyndrome Insulin-Autoimmunsyndrom Insulinrezeptor-AK	Freisetzung des AK-gebundenen Insulins AK mit insulinmimetischer Wirkung
angeborene Stoffwechselkrankheiten Glykogenosen hereditäre Fruktoseintoleranz	Enzymdefekte Enzymdefekte

Patienten aber extrem wichtig ist. Hypoglykämien treten hierbei vorwiegend im Nüchternzustand auf, manchmal nüchtern und postprandial und fast nie nur postprandial. Insulinome treten fast ausschließlich im Pankreas und dann meist solitär (ca. 80 %) auf und sind sehr selten (1–2 %) ektop lokalisiert. Sie können auch im Rahmen der multiplen endokrinen Neoplasie Typ-1 in Form multipler Mikro- und Makroadenome auftreten.

Bei Gesunden wird bei konstanter Nahrungszufuhr der Blutzucker in engen Grenzen (60–100 mg/dl) konstant gehalten. Ein Blutglukoseabfall unter einem bestimmten Schwellenwert bewirkt eine Sekretion gegenregulatorischer Hormone. Erste und wichtigste Antwort bei einer Hypoglykämie ist die Ausschüttung von Glukagon. Innerhalb weniger Minuten stimuliert es die hepatische Glykogenolyse und Glukoneogenese. Solange Glukagon ausreichend vorhanden ist, ist Adrenalin, das ebenfalls die Glykogenolyse aktiviert, nicht erforderlich. Bei länger bestehender Hypoglykämie werden auch Wachstumshormon und Cortisol vermehrt sezerniert.

Die Schwellenwerte für die Aktivierung gegenregulatorischer Hormone liegen üblicherweise höher als die für die Entwicklung bzw. Wahrnehmung von Hypoglykämiesymptomen. Es werden adrenerge und neuroglykopenische Symptome unterschieden (▶ Tab. 1.8). Adrenerge Symptome treten bei Blutzuckerwerten unter 55–60 mg/dl auf und werden durch Stimulation des autonomen Nervensystems verursacht. Neuroglykopenische Symptome beruhen auf einer ungenügenden Versorgung des Gehirns mit Glukose und treten bei Werten unter 45–48 mg/dl auf. Blutzuckerwerte unter 40 mg/dl führen konsekutiv zur Lethargie, Koma, Konvulsionen und schließlich zum Tod. Das Insulinom ist durch ein buntes Krankheitsbild gekennzeichnet, bei dem neuroglykopenische Symptome und häufigere hypoglykämische Komata im Vordergrund stehen.

Bei vollständigem Bewusstsein des Patienten kann durch Gabe (trauben)zuckerhaltiger Getränke eine akute Hypoglykämie kurzfristig beendet

Tab. 1.8 Hypoglykämiesymptome

Adrenerge Symptome (autonomes Nervensystem)	Neuroglykopenische Symptome (kortikale/subkortikale Funktionen)
Blutzucker < 55–60 mg/dl	Blutzucker < 45–48 mg/dl
Schwitzen	Schwindel
Zittern	Kopfschmerzen
Unruhe	Konzentrationsschwäche
Heißhunger	Doppelbilder
Herzklopfen	Denk- und Sprechstörungen
Angst	Verwirrtheit,
Blässe	auffälliges/aggressives Verhalten
Übelkeit	Krämpfe, Lähmungen

werden. Bei bewusstlosen Patienten wird entweder Glukose intravenös oder eine Dosis Glukagon intramuskulär verabreicht.

> **Merke:** Hypoglykämien können bei Diabetikern und Nichtdiabetikern auftreten. Bei Klinikaufnahme sind Diabetes mellitus, Alkoholismus und Sepsis die häufigsten Diagnosen bei Hypoglykämiesymptomen. Es kommen Nüchternhypoglykämien mit/ohne Hyperinsulinismus und postprandiale Hypoglykämien vor. Hypoglykämien bei Neugeborenen/Kleinkindern sind häufiger als bei Erwachsenen und beruhen oft auf angeborenen Enzymdefekten im Kohlenhydratstoffwechsel.

1.3.2 Labordiagnostik der Hypoglykämie

Neben der sorgfältigen Anamnese reicht in den meisten Fällen die Bestimmung der Blutglukose zur Diagnose einer Hypoglykämie. Aufgrund der Fehlermöglichkeiten bei der Blutglukosebestimmung sollten erniedrigte Werte kritisch hinterfragt werden. Der Standardtest zur Abklärung primärer Hypoglykämien ist der **Hungertest** über 72 h unter stationären Bedingungen und ständiger Überwachung des Patienten. Nach der letzten Nahrungsaufnahme werden alle nicht-essentiellen Medikamente abgesetzt. Unter Zufuhr kalorienfreier Flüssigkeit (2 l/24 h) werden alle 4 h die Blutzuckerwerte bestimmt und Proben für die Bestimmung von Insulin, C-Peptid oder Sulfonylharnstoffen asserviert. Bei Blutzuckerwerten <50 mg/dl werden Kontrollen im Abstand von 15–60 min durchgeführt, bei Werten <40 mg/dl und Auftreten adrenerger und neuroglykopenischer Symptome wird der Versuch abgebrochen. Das Fehlen von Symptomen und Blutzuckerwerte >50 mg/dl schließen eine hypoglykämische Störung aus.

Bei erniedrigten Blutzuckerwerten und Verdacht auf eine selbstinduzierte Hypoglykämie (**Hypoglycaemia factitia**) müssen Insulin, C-Peptid und Sulfonylharnstoffe im Serum gemessen werden. Nach Insulininjektion finden sich bei hohen Insulinspiegeln niedrige C-Peptidkonzentrationen, die Einnahme von Sulfonylharnstoffen kann bei hohen Insulin- und C-Peptidkonzentrationen nur durch direkte Bestimmung der Medikamente im Serum/Urin nachgewiesen werden.

Bei Verdacht auf **reaktive Hypoglykämie** wird ein 5-stündiger oGTT durchgeführt, bei dem Glukose und Insulin in 30-minütigem Abstand bestimmt werden. Eine überschießende Insulinantwort kann nach 3–5 h zu einem Abfall der Blutzuckerwerte bis in den hypoglykämischen Bereich führen. Aufgrund geringer Sensitivität/Spezifität schließt ein unauffälliges Testergebnis eine reaktive/organische Hypoglykämie nicht aus.

Für die Diagnose des **Insulinoms** sind inadäquat hohe Insulinspiegel (auch C-Peptid und fast immer Proinsulin) beim Hungertest entscheidend. Der

Insulin/Glukose-Quotient (>0,30 (µU/ml)/(mg/dl)) ist charakteristischerweise erhöht. Die Lokalisationsdiagnostik (Insulinbestimmung in Proben aus abführenden Venen, Endosonographie, Angio-CT) ist für die Diagnosesicherung nicht notwendig, erleichtert aber das Auffinden des Tumors für die operative Entfernung.

1.4 Laktatazidose

1.4.1 Pathophysiologie und Pathobiochemie der Laktatazidose

Die **Laktatazidose** ist die häufigste metabolische Azidose (▶ Kap. 9.2). Sie liegt vor, wenn der pH-Wert im Blut erniedrigt (pH < 7,36) und (in Abgrenzung zur metabolischen Azidose anderer Ursachen) die Laktatkonzentration im Blut erhöht ist (>5mmol/l). Können die bei der vermehrten Laktatbildung anfallenden H+ kompensiert werden (pH > 7,35), spricht man von einer **Hyperlaktatämie**. Laktat ist das Endprodukt des anaeroben Glukosestoffwechsels. Es kann sauerstoffabhängig in den Citratzyklus eingeschleust oder der Glukoneogenese zur Verfügung gestellt werden. Während die Laktatbildung in allen Geweben stattfindet, beschränkt sich die Verstoffwechselung im Wesentlichen auf Leber, Niere und Gehirn. Alle Störungen der Sauerstoffversorgung und/oder -verwertung können zu einer Hyperlaktatämie mit konsekutiver Laktatazidose führen. Aufgrund der Gleichgewichtsreaktionsgleichung

$$\text{Laktat} + \text{NAD+} \leftrightarrow \text{Pyruvat} + \text{NADH} + \text{H+}$$

ist bei hohen Pyruvatkonzentrationen (vermehrte Glykolyse z. B. bei Muskelarbeit), bei hohen NADH-Konzentrationen (vermehrte Fettsäureverstoffwechselung bei Ketoazidose) und bei allen Azidosen mit einer vermehrten Laktatproduktion zu rechnen.

Die Hyperlaktatämien werden in die erworbenen Formen Typ A (anaerob) und Typ B (aerob) und in hereditäre Formen unterteilt. Beim **Typ A** liegt aufgrund **mangelnder Sauerstoffversorgung der Gewebe** eine vermehrte Laktatproduktion vor. Ursachen der Gewebehypoxie sind verminderte Gewebedurchblutung (z. B. durch verminderten Gefäßtonus, erhöhte Gefäßpermeabilität, Linksherzversagen, vermindertes Herzminutenvolumen) oder eine reduzierte arterielle Sauerstoffsättigung. **Metabolische Ursachen** und/oder eine **verminderte Laktatelimination** sind Ursachen des **Typ B**. Hierunter fallen schwere Infektionen (Malaria, Cholera), Sepsis, Neoplasien, Niereninsuffizienz, starke Leberfunktionseinschränkungen, diabetische Ketoazidose, Medikamente (Biguanide, Salicylate, Paracetamol), toxische Substanzen (Alkohol, Methanol, Ethylenglykol, Zyanid) und Vitamin B-Mangel. Auch starke Muskelarbeit und epileptische Anfälle können zu einer Hyperlaktatämie vom Typ B führen. Zu den **hereditären Formen** gehören mitochondriale Myopathien (Mangel an Pyruvatdehydrogenase, Cytochromoxidase, Carnitin-Palmityl-Transferase), Formen der Glykogenspeicherkrankheiten (▶ Kap. 1.8) und der Fruktose 1,6-Biphosphatase- (▶ Kap. 1.7) oder Pyruvatcarboxylasemangel.

Patienten mit Laktatazidose zeigen keine eindeutigen klinischen Symptome. Häufig wird über Übelkeit, Oberbauchschmerzen und Muskelschwäche geklagt. Mit zunehmender Ausprägung der Laktatazidose finden sich Hyporeflexie, Bewusstseinseintrübung und Kussmaulatmung. Eine erfolgreiche Therapie ist nur bei Beseitigung der auslösenden Ursache möglich.

Merke: Die Laktatazidose ist die häufigste metabolische Azidose. Beim Typ A (anaerob) liegen aufgrund mangelnder Sauerstoffversorgung eine erhöhte Laktatproduktion und beim Typ B (aerob) eine verminderte Laktatelimination und/oder metabolische Ursachen vor.

1.4.2 Labordiagnostik der Laktatazidose

Die Laktatazidose geht wie die diabetische und alkoholische Azidose mit einer erweiterten Anionenlücke einher, zeigt aber keine Erhöhung der Ketonkörper. Labordiagnostische Untersuchungen beinhalten die Bestimmung/Verlaufskontrolle von Laktat, des Säure-Basen-Status, Ketonkörper im Urin und/oder Serum und die Berechnung der Anionenlücke. Zusätzlich sollten Leber- und Nierenfunktion überwacht werden. Die Bestimmung von Pyruvat bzw. das Laktat/Pyruvat-Verhältnis kann bei speziellen Fragestellungen, vor allem bei den hereditären Formen, sinnvoll sein.

1.5 Kohlenhydratmalassimilation

Malassimilation (▶ Kap. 4.4) ist eine verminderte Nährstoffausnutzung aufgrund unterschiedlichster Störungen im Verdauungstrakt und stellt den Oberbegriff für Maldigestion und Malabsorption dar. Unter **Maldigestion** versteht man eine gestörte intraluminale Verdauung der Nahrungsbestandteile zu resorbierbaren Komponenten, im Fall der Kohlenhydrate also zu Mono-, Di-, und Oligosacchariden. Die Ursachen können im Bereich des Magens (Magenresektion), des Pankreas, der Leber bzw. der Gallenwege sowie in angeborenen Enzymdefekten (z. B. Laktoseintoleranz) liegen. Unter **Malabsorption** versteht man eine gestörte Aufnahme und/oder einen gestörten Abtransport von zuvor aufgespaltenen Nahrungsbestandteilen durch Enterozyten. Pathophysiologisch sind also Malabsorption und Maldigestion zwei völlig unterschiedliche Phänomene, aber beides ist so miteinander verbunden und von einander abhängig, dass in der klinischen Praxis Malabsorption als Überbegriff für beide pathophysiologischen Phänomene benutzt wird. Die häufigsten Assimilationsstörungen stellen die Laktoseintoleranz und Fruktosemalabsorption dar. Viel seltener kommt ein Mangel an Saccharase, Maltase oder Isomaltase vor. Eine ursächliche Therapie gibt es nicht und die Patienten müssen je nach Schweregrad und betroffenem Kohlenhydrat eine lebenslange Diät einhalten.

1.6 Galaktosämie

1.6.1 Pathophysiologie und Pathobiochemie der Galaktosämie

Laktose stellt für Neugeborene die Hauptenergiequelle dar und wird im Darm in Glukose (Glu) und Galaktose (Gal) gespalten. Kann Gal nicht weiter abgebaut werden, so reichert es sich im Blut an. Die Galaktosämie ist die häufigste angeborene Störung des Kohlenhydratstoffwechsels. Die Vererbung der verschiedenen Formen erfolgt autosomal-rezessiv. Wichtig für die Behandlung ist in allen Fällen der Ersatz der laktosehaltigen Muttermilch durch laktose- und galaktosefreie Ersatzprodukte. Bei handelsüblicher „laktosefreier Milch" ist die Laktose nur in Gal und Glu gespalten worden (für Patienten mit Laktoseintoleranz). Diese Milchprodukte eignen sich nicht für Galaktosämiepatienten.

Eine Galaktosämie beruht auf einem partiellen oder vollständigen **Mangel an Enzymen** des Gal-Stoffwechsels. Am häufigsten ist ein Mangel (vollständig/teilweise) der **Galaktose-1-Phosphat-Uridyltransferase (GALT)**. Er tritt bei 1 von 40.000 Neugeborenen (Mitteleuropa) auf und hat eine schwere Symptomatik (klassische Galaktosämie). Zwei weitaus seltenere Formen sind der Mangel an Galaktokinase oder UDP-Galaktose-4-Epimerase. Bei diesen beiden Enzymen verursachen nur vollständige Mangelzustände eine ähnlich schwere Symptomatik. Der GALT-Mangel führt zur **Anreicherung von Galaktose-1-Phosphat** (Gal-1-P) in Leber, Gehirn, Niere und Erythrozyten und ruft dort toxische Schädigungen hervor. Durch die Ablagerung von Gal-1-P im Gehirn kommt es bei unerkannt fortschreitenden Fällen zu einer Störung der geistigen Entwicklung mit Intelligenzminderung. Aufgrund des Überangebots von Gal kommt es in der Augenlinse zur Umwandlung von Gal in seinen Alkohol Galaktitol und führt dort zur Ausbildung eines kindlichen Katarakts. Die frühzeitige Ausbildung eines Katarakts tritt bei allen Formen der Galaktosämie auf. Für den seltenen Galaktokinasemangel stellt der Katarakt das einzige konstante Symptom dar.

Der GALT-Mangel und der vollständige Epimerasemangel manifestieren sich nach dem Beginn der Zufuhr von Gal in Form von Muttermilch oder Säuglingsnahrung und gehen mit Trinkschwäche, Gewichtsabnahme, Erbrechen, Diarrhö und Hypoglykämie einher. Weiterhin fallen Hepatomegalie, Ikterus, Zeichen einer Gerinnungsstörung und einer metabolische Azidose auf. Die Apathie der Neugeborenen nimmt zu. Sie können schließlich im Leberkoma versterben.

Merke: Die Galaktosämie beruht auf einem Mangel an Enzymen des Gal-Stoffwechsels. Der häufigste Mangel betrifft die GALT (1:40.000) und zeigt eine schwere Symptomatik (klassische Galaktosämie). Die Untersuchung auf Galaktosämie ist Bestandteil des Neugeborenen-Screenings.

1.6.2 Labordiagnostik der Galaktosämie

Neugeborenen-Screening (Vollblut getrocknet auf Filterpapier): Substratbestimmung (Gal, Gal-1-P): Es werden alle drei Enzymstörungen erfasst. Enzymanalyse (Beutler-Test): Der häufigste Enzymmangel, nämlich der GALT-Mangel, wird dadurch erkannt. Kinase- und Epimerasemangel werden damit nicht diagnostiziert

Bestätigende Tests bei auffälligem Screeningbefund: Gal und Gal-1-P im Plasma; Enzymaktivitäten in Erythrozyten, Elektrophorese zur genauen Typisierung, Mutationsanalyse (GALT-Gen)

Bei klinischem Verdacht auf Galaktosämie: Die Erhöhung reduzierender Zucker im Urin (Galaktosurie) und von Gal/Gal-1-P im Plasma sind wegweisend. Zusätzlich sind erhöhte Transaminase- und Bilirubinwerte sowie erniedrigte Quick- und Antithrombin III-Werte möglich.

1.7 Hereditäre Fruktoseintoleranz (HFI)

1.7.1 Pathophysiologie und Pathobiochemie der HFI

Die seltene HFI ist nicht mit der in Mitteleuropa relativ häufig vorkommenden Fruktosemalabsorption (▶ Kap. 4.4.2) zu verwechseln. Im Gegensatz zu dieser genügt bei der HFI eine fruktosearme Diät nicht, sie muss streng fruktosefrei sein. Fruktose (Fru) wird in der Leber durch das Enzym Fruktokinase in D-Fruktose-1-Phosphat (Fru-1-P) umgewandelt. Fru-1-P wird durch die Aldolase in Glycerinaldehyd und Dihydroxyacetonphosphat gespalten, die danach für die Glykolyse, Glukoneogenese und die Triglyceridsynthese bereitstehen. Fru-1-P ist ein effektiver Inhibitor mehrerer wichtiger Enzyme des Kohlenhydratstoffwechsels.

Bei der HFI führen **Mutationen im Gen für Aldolase B** (ALDO B) zu einem Enzymmangel. Hierdurch kommt es nach Zufuhr von Fru zur Akkumulation des toxischen Metaboliten Fru-1-P. Durch Hemmung von Glukoneogenese und Glykogenolyse kann es zu Hypoglykämien mit komatösen Zuständen, Zittern, Schweißausbrüchen sowie Magen-Darm-Beschwerden kommen. Die Symptome manifestieren sich bereits im Säuglingsalter, wenn mit der Zufütterung von Fruchtzucker begonnen wird. Bei chronischer Exposition kommt es zu Gedeihstörung und Leberzirrhose. Vier häufige Varianten im ALDO B-Gen sind für 85 % der HFI-Fälle in der europäischen Bevölkerung (Inzidenz 1:20.000) verantwortlich und werden autosomal-rezessiv vererbt.

Eine weitere Form ist der **Fruktose-1,6-bisphosphatase-(FBP1)-Mangel**. Dabei handelt es sich um eine seltene hereditäre Störung der Glukoneogenese. Es kommt zur Akkumulation von Fruktose-1,6-bisphosphat in der Leber, wodurch die Enzyme der Glukoneogenese inhibiert werden. Die Folge sind Hypoglykämien bis zum Koma, metabolische Azidose, Übelkeit, Zittern sowie Krampfanfälle und Glycerolurie. Der FBP1-Mangel beruht auf über 10 verschiedene Mutationen im FBP1-Gen und wird autosomal-rezessiv vererbt. Die Störung tritt weltweit mit einer Häufigkeit von 1:20.000 auf. Sowohl ALDO B wie auch FBP1-Mangel stellen unbehandelt im Säuglingsalter potentiell lebensbedrohliche Situationen dar. Im weiteren Verlauf treten progrediente Organschäden (v.a. Leber, Niere) auf.

1.7.2 Labordiagnostik der HFI

Bei einem Verdacht auf HFI muss vor der Durchführung eines H2-Atemtests (▶ Kap. 4.4.1) gewarnt werden, da bei HFI-Patienten während des Fruktosebelastungstests schwere hypoglykämische Reaktionen auftreten können. Die Diagnose der HFI erfolgt durch eine molekulargenetische Untersuchung auf die 3 häufigsten Mutationen des Aldolase B-Gens (A149P, A174D und N334K).

> **Merke:** Die **Fruktosemalabsorption** (intestinale Fruktoseintoleranz) kommt in Mitteleuropa relativ häufig vor und ist nicht mit der sehr viel selteneren **hereditären Fruktoseintoleranz (HFI)** aufgrund von Mutationen im Fruktaldolase B-Gen zu verwechseln. Eine unbehandelte HFI stellt im Säuglingsalter potentiell eine lebensbedrohliche Situation dar, deren Behandlung in einer **streng fruktosefreien Diät** besteht.

1.8 Glykogenspeichererkrankungen – Glykogenosen

1.8.1 Pathophysiologie und Pathobiochemie der Glykogenosen

Glykogen ist eine leicht mobilisierbare Speicherform der Glukose. Die Regulation der Synthese und des Abbau von Glykogen sind für die Blutzuckerhomöostase von großer Bedeutung. Sinkt der Blutzucker ab, wird in der Leber Glukose aus Glykogen freigesetzt. In den Muskeln kann Glykogen selbst als Energielieferant genutzt und in den Muskelstoffwechsel eingeschleust werden.

Tab. 1.9 Glykogenosen Typ I, II, III und VI (>90 % der klinischen Fälle)

Typ	Hauptorgan	Klinik	Glukose	Laktat	Keton-urie	ALT, AST	Trans-glutaminase	CK
I	Leber	Hepatomegalie Blutungsneigung Minderwuchs	↓↓↓	↑↑		(↑)	↑↑	
II	Muskel	Herzinsuffizienz Muskelhypotonie						(↑)– ↑↑↑
III	Leber	Hepatomegalie Minderwuchs	↓↓		↑↑	↑↑	↑↑	
VI	Leber	Hepatomegalie Minderwuchs Puppengesicht	↓		↑	↑	↑	(↑)

Die Glykogenspeicherkrankheiten **(Glykogenosen)** werden durch genetische Defekte im Glykogenmetabolismus verursacht. Mit Ausnahme einer X-chromosomal vererbten Form des Phosphorylasekinase-Mangels liegt den verschiedenen Typen ein autosomal-rezessiver Erbgang zugrunde. Defekte von über 20 verschiedenen Enzymen bzw. deren Untereinheiten oder Isoformen sind beschrieben worden. Das Glykogen kann dadurch in seiner Konzentration, seiner Struktur oder in beidem verändert vorliegen. Es lagert sich in der Leber, Nieren, Skelettmuskel, Herz, ZNS oder anderen Organen ab. Man kennt inzwischen 13 verschiedene Typen der Glykogenosen, die mit den römischen Ziffern I–XIII bezeichnet werden. Dabei ist der Typ I die häufigste Leberglykogenose, Typ II die häufigste Muskelglykogenose. Insgesamt sind Glykogenosen sehr seltene Erkrankungen, etwa eines von 100.000 Kindern kommt mit der häufigsten Form, der Typ I-Glykogenose zur Welt. Die Inzidenz aller Typen zusammen beträgt 1:25.000. In Abhängigkeit vom Typ und Schweregrad (hetero- oder homozygote Störung) unterscheiden sich die Krankheitsbilder (▶ Tab. 1.9). Leber und Muskel stehen im Vordergrund der klinischen Symptomatik, da hier die größten Glykogenspeichermengen vorhanden sind. Patienten mit einer **Leberglykogenose** (I, III, VI) besitzen häufig eine vergrößerte Leber, in der vermehrt Glykogen oder Fett gespeichert wird, und neigen vermehrt zu Hypoglykämien. Da das Glykogen im Muskel überwiegend zur Energiegewinnung für Muskelkontraktionen dient, zeigen Patienten mit einer **Muskelglykogenose** als gemeinsame Symptome belastungsabhängige Muskelschwäche, Muskelkrämpfe und Muskelschwund. Die Therapien reichen von häufiger und/oder kontinuierlicher Glukosezufuhr zur Vermeidung von Hypoglykämien (Typ 1), proteinreicher und fettarmer Ernährung bei Muskelbeteiligung (Typ III) über Enzymersatztherapie (Typ II) bis hin zur Lebertransplantation (Typ IV).

Merke: Die Glykogenosen werden durch genetische Defekte im Glykogenmetabolismus verursacht. Von den 13 Typen stellt der Typ I die häufigste Leberglykogenose mit Hypoglykämiesymptomatik und Typ II die häufigste Muskelglykogenose mit Muskelschwäche, -schwund und -krämpfen dar.

1.8.2 Labordiagnostik der Glykogenosen

Die Diagnose erfolgt durch die quantitative Bestimmung und die histologische Beurteilung der Verteilung des Glykogens in Leber oder Muskel sowie durch Aktivitätsbestimmungen von Enzymen und molekulargenetisch (Mutationsanalysen). Der Nachweis der Enzymaktivität erfolgt in Abhängigkeit vom Typ der Glykogenose in Leukozyten, Erythrozyten, Fibroblasten, Leber- oder Muskelbiopsaten. Entsprechend den verschiedenen Manifestationen der Glykogenosen haben zusätzliche Laboruntersuchungen zu erfolgen (▶ Tab. 1.9). Mit Hilfe einer Fruchtwasser- oder Chorionzottenuntersuchung lässt sich der Gendefekt bereits im Mutterleib nachweisen. Wegen des Risikos für das Ungeborene wird die vorgeburtliche Diagnostik nur durchgeführt, wenn die Eltern bereits ein an einer Glykogenose erkranktes Kind haben und damit Überträger sind.

1.9 Kongenitaler Hyperinsulinismus – Nesidioblastose

Der persistierende kongenitale Hyperinsulinismus (persistent hyperinsulinemic hypoglycemia of infancy, **PHHI, Nesidioblastose**) ist die häufigste Ursache persistierender/rezidivierender Hypoglykämien im Säuglingsalter auf Grund **exzessiv hoher Insulinsekretion**. In der nordeuropäischen Bevölkerung wird die Inzidenz des kongenitalen Hyperinsulinismus auf 1:40.000 geschätzt. Charakteristisch für einen Hyperinsulinismus sind ein hoher Glukosebedarf zur Aufrechterhaltung der Euglykämie (meist deutlich >10 mg/kg/min), ein erhöhter Insulinwert in der Hypoglykämie sowie ein unzureichender Anstieg von freien Fettsäuren/Ketonkörpern in der Hypoglykämie durch eine gehemmte Lipolyse/Ketogenese. Die **schwere neonatale Form des Hyperinsulinismus** wird häufig durch autosomal-rezessive Mutationen im Sulfonylharnstoff-Rezeptorgen (SUR1) oder im Gen des ATP-sensitiven Kaliumkanals (KIR6.2) der pankreatischen Betazelle verursacht. Die autosomal-dominanten Mutationen im Glukokinase-Gen (GCK) oder Glutamatdehydrogenase-Gen (GLUD1) sind mit einem milderen klinischen Verlauf assoziiert. Eine molekulargenetische Untersuchung ist klinisch relevant, da sich die Therapieansätze in Abhängigkeit von der Mutation unterscheiden. Patienten mit Mutationen im KIR6.2- bzw. SUR1-Gen sprechen meist unzureichend auf eine medikamentöse Therapie mit einem Kaliumkanalöffner (z. B. Diazoxid) an, während Patienten mit dominantem Hyperinsulinismus hiervon deutlich profitieren.

Zusammenfassung

Im Mittelpunkt der verschiedenen **Diabetes mellitus** Formen (z. B. Typ 1, Typ 2, MODY, mitochondrialer Diabetes, GDM) steht eine chronische **Hyperglykämie** in Folge einer Dysregulation des Glukosestoffwechsels. Durch eine autoimmune Zerstörung der Insulin-produzierenden B-Zellen des Pankreas tritt in jungen Lebensjahren der **Typ 1 Diabetes** (absoluter Insulinmangel) auf. Der **Typ 2 Diabetes** (relativer Insulinmangel) entwickelt sich aus einer gestörten Insulinsekretion und/oder einer Insulinresistenz. Ursachen der meist im späteren Lebensalter auftretenden Erkrankung sind neben einer genetischen Komponente v. a. mangelnde körperliche Aktivität neben Übergewicht und falscher Ernährung. Lebensbedrohliche akute Stoffwechselkomplikationen des Diabetes mellitus sind **Hypoglykämie** sowie das Coma diabeticum (**ketoazidotisches Koma** bei Typ 1 Diabetes, **hyperosmolares Koma** bei Typ 2 Diabetes). Spätkomplikationen des Diabetes mellitus entstehen durch Veränderungen an den Blutkapillaren (**Mikroangiopathien**, z. B. Retino-, Nephro-, Neuropathien) oder durch atherosklerotische Veränderungen (**Makroangiopathien**, z. B. KHK). Die **Labordiagnostik des Diabetes mellitus** beinhaltet Glukose, oGTT, HbA1c, Lipide, Albumin im Urin, Ketonkörper (Differenzierung von metabolischen Azidosen) und Insulin sowie unter speziellen Fragestellungen Proinsulin, C-Peptid, spezifische Auto-AK und genetische Untersuchungen (z. B. zur Differenzierung von MODY-Subtypen). Das **metabolische Syndrom**, die wichtigste Vorstufe für Typ 2 Diabetes und kardiovaskuläre Erkrankungen, ist durch stammbetonte Adipositas, Plasmaglukosespiegel↑, Dyslipidämie und essentielle Hypertonie charakterisiert. Diagnostische Marker sind Nüchternblutzucker↑, Fettstoffwechselmarker (HDL↓, Cholesterin↑, LDL↑), Harnsäure↑, Fibrinogen↑ sowie Albumin im Urin↑. Ursachen für **Hypoglykämien** (nüchtern/postprandial, +/- Hyperinsulinismus, Nachweis durch Blutglukose) sind oft Therapiefehler bei Diabetikern, Tumoren (z. B. Insulinom), Endokrinopathien, medikamentös oder toxisch bedingt, reaktiv (z. B. nach Gastrektomie) sowie Alkoholismus und Sepsis bei Nicht-Diabetikern. Bei Kindern überwiegen die angeborenen Enzymdefekte (HFI, PHHI). **Laktatazidosen** (metabolische Azidose durch Laktatanstieg, Differentialdiagnose zur Ketoazidose) können durch eine erhöhte Laktatproduktion (Typ A; anaerob) oder durch eine verminderte Laktatelimination bzw. metabolische Ursachen (Typ B; aerob) hervorgerufen werden. Diagnostische Parameter sind Laktat, Säure-Base-Status, erweiterte Anionenlücke, Ketonkörper im Urin/Serum. Zu den Störungen des Kohlenhydratstoffwechsels gehören darüber hinaus **Malassimilationssyndrome** (z. B. Laktoseintoleranz), die **hereditäre Fruktoseintoleranz** HFI (nicht zu verwechseln mit Fruktosemalabsorption; absolute Kontraindikation für Fruktosebelastungstest, Nachweis molekularbiologisch), **Galaktosämie** (Anreicherung von Galaktose im Blut durch Enzymmangel, Nachweis über Substrat/Enzym, Neugeborenen-Screening!), **Glykogenspeichererkrankungen** (Glykogenosen; genetische Defekte im Glykogenmetabolismus führen zur Ablagerung von Glykogen v. a. in Leber und Muskel, Nachweis über Glykogenmessung (Verteilung in Leber und Muskel), Enzymbestimmung, molekulargenetisch) und **kongenitaler Hyperinsulinismus** (Nesidioblastose, häufigste Ursache von lang dauernden bzw. wiederkehrenden Hypoglykämien bei Säuglingen, Differentialdiagnose der Formen molekulargenetisch).

2 Proteinstoffwechsel

2.1 Pathobiochemie und Pathophysiologie des Proteinstoffwechsels

Störungen des Proteinstoffwechsels haben angeborene oder erworbene Ursachen. Möglich sind:

- Defekte der Biosynthese/des Abbaus von Proteinen
- Veränderung der Verteilung von Proteinen in Kompartimenten
- Verluste von Proteinen nach außen.

Qualitative Störungen des Proteinstoffwechsels führen zu **Struktur- und Funktionsveränderungen** von Proteinen, quantitative Störungen verändern die **Menge** von Proteinen in Zellen, Organen oder Kompartimenten des Organismus. Die Störungen können einzelne Proteine, Proteinfamilien oder auch die Gesamtheit der Proteine betreffen. Beeinträchtigungen des Proteinstoffwechsels sind Ursache einer Vielzahl von Krankheiten mit unterschiedlicher Symptomatik. Oft bleiben sie jedoch ohne negative Folgen, da Defekte einzelner Proteine durch andere Proteine kompensiert werden können. Häufig manifestieren sich Proteinstoffwechselstörungen im Blut und anderen Körperflüssigkeiten und können hier als diagnostische Laborparameter herangezogen werden.

> **Merke:** Qualitative und quantitative Veränderungen von Proteinen in Geweben und Körperflüssigkeiten sind Ursache oder Folge von Krankheiten. Sie dienen als wichtige diagnostische Laborparameter.

2.1.1 Struktur- und Funktionsdefekte von Proteinen

Angeborene oder erworbene Mutationen von Genen führen zu Veränderungen der Primär-, Sekundär- und Tertiärstruktur, ggf. auch der Quartärstruktur von Proteinen. Genetisch determinierte Struktur-/Funktionsdefekte von Proteinen betreffen zelluläre Struktur- und Funktionsproteine, sekretorische Proteine und Proteine des Binde-/Stützgewebes. Beispiele für hereditäre Störungen sind die **Sichelzellenanämie** (Punktmutation und Austausch einer Aminosäure (AS) in der β-Polypeptidkette von Hämoglobin (► Kap. 6.2.2)) oder die **Osteogenesis imperfecta** (instabile Kollagentripelhelices durch Mutationen der Gene der α_1(I)- oder α_2(I)-Polypeptide von Typ I-Kollagen).

Zahlreiche Proteine werden durch Übertragung chemischer Gruppen (**posttranslationale chemische Modifikation**) oder durch Abspaltung von Fragmenten durch Proteasen (**posttranslationale proteolytische Prozessierung**) modifiziert. Veränderungen dieser Modifikationen können ebenfalls zu Struktur-/Funktionsdefekten von Proteinen führen (s. u.).

2.1.2 Störungen der Biosynthese

Störungen der Biosynthese von Proteinen können sich durch eine verminderte (fehlende) Proteinsynthese, durch die Bildung strukturell und funktionell defekter Proteine, durch veränderte intrazelluläre Lokalisation oder durch eine gehemmte Proteinsekretion äußern. Sie können auf der Ebene der Transkription, der Translation, der posttranslationalen Modifikationen, des intrazellulären Transports und der Sekretion angesiedelt sein.

Transkription und Translation

Mutationen in der Kodierungssequenz eines Gens, in regulatorischen Sequenzen (Promotor, Enhancer) und in übergeordneten Kontrollregionen (locus-control-regions) können zu verminderten Transkriptionsraten oder zum kompletten Expressionsverlust des Gens führen. Weiterhin können Mutationen im Bereich von Spleißsequenzen Störungen der mRNA-Prozessierung und der Translation verursachen. Beispiele für solche Erkrankungen sind Formen der β^+- und β^0-Thalassämie (▶ Kap. 6.2.1). **Angeborene Störungen** der Translationsmaschinerie sind außerordentlich selten. So führen Mutationen in den Genen für mitochondriale tRNA zu einer Beeinträchtigung der mitochondrialen Proteinbiosynthese und zur seltenen mitochondrialen Enzephalomyopathie (MELAS-Syndrom). Zu den häufigeren **erworbenen Faktoren** einer Störung von Transkription und Translation zählen die ungenügende Bereitstellung von AS bei **Proteinmangelernährung** (Kwashiorkor, Marasmus) oder bei **Proteinmaldigestion** und **AS-Malabsorption**. AS-Mangel führt u. a. zur Hemmung der Initiierung der Transkription und zu einem geringeren Gehalt an aminoacylierter tRNA in den Zellen. Beeinträchtigungen der Proteinbiosynthese werden auch bei **Zellschädigungen** beobachtet. Hier führen verschiedene molekulare Mechanismen u. a. zu einer verminderten Zahl an Ribosomen und zu einer Fragmentierung von Endoplasmatischem Retikulum (ER) und Golgi-Apparat. Darüber hinaus unterliegen Transkription und Translation auch hormonellen Einflüssen. So führt der Mangel von Schilddrüsenhormonen bei Hypothyreose (▶ Kap. 10.4.2) oder von Wachstumshormon (▶ Kap. 10.2.2) bei Hypophysenvorderlappeninsuffizienz zu einer verminderten Aktivität der Proteinbiosynthese; dagegen steigern Androgene (▶ Kap. 10.8) und Östrogene (▶ Kap. 10.9) die Proteinbiosynthese.

Posttranslationale Modifikation

Im Zuge ihrer Biosynthese können Proteine posttranslational im ER, Golgi-Apparat und Zytosol u. a. durch Übertragung von Hydroxylgruppen (**Hydroxylierung**), von Mono- Di- und Oligosacchariden (**Glykosylierung**), von Carboxylgruppen (**γ-Carboxylierung**) oder Fettsäureresten (**Acylierung**) chemisch modifiziert werden. Diese Proteinmodifikationen können sowohl aus angeborenen wie auch aus erworbenen Ursachen gestört sein. Beispiele **angeborener Störungen** sind die unterschiedlichen Defekte der Proteinglykosylierung beim CDG-Syndrom (**c**ongenital **d**isorder of **g**lycosylation) und die verminderte Hydroxylierung von Typ I Kollagen durch Peptidylhydroxylase-Mangel beim Ehlers-Danlos Syndrom Typ VI, Beispiele **erworbener Störungen** sind die fehlende Aktivierung von Gerinnungsfaktoren durch γ-Carboxylierung bei Vitamin K Mangel und die verminderte Hydroxylierung von Typ I Kollagen bei Vitamin C-Mangel mit der Folge einer verminderten Stabilität der Kollagen Tripelhelix bei Skorbut.

Einzelne Proteine unterliegen einer posttranslationalen Prozessierung durch spezifische Proteasen. Die **Proteolyse** kann intrazellulär, bei sekretorischen Proteinen auch nach der Ausschleusung in den Extrazellularraum erfolgen. Beispiel einer Störung dieser proteolytischen Prozessierung ist die fehlende Abspaltung des N-terminalen Propeptids von Prokollagen durch den Mangel an Prokollagen-Aminoprotease beim Ehlers-Danlos Syndrom Typ VII. Da bei Kollagenen die Abspaltung des N- und des C-terminalen Propeptids Voraussetzung für die Zusammenlagerung zu Fibrillen ist, resultiert aus der fehlenden proteolytischen Prozessierung eine verminderte mechanische Belastbarkeit des Bindegewebes.

Intrazellulärer Transport und Sekretion

Nach ihrer Synthese an freien oder membranständigen Ribosomen werden die Proteine zu ihren zellulären Bestimmungsorten (z. B. Zellkern, Mitochondrien, Peroxisomen) transportiert oder nach Transport durch das ER und den Golgi-Apparat sezerniert (▶ Abb. 2.1). Diese Sortierungs- und Transportprozesse können durch fehlerhafte Konformation der Proteine oder durch das Fehlen von spezifischen Sortierungssignalen auf den Proteinen gestört sein. Neugebildete sekretorische Proteine, die im Zuge der Proteinfaltung wegen Mutationen eine fehlerhafte Konformation ausbilden, werden i. d. R. während des Transports durch das ER durch Chaperone erkannt und nach Rücktransport in das Zytosol in Proteasomen abgebaut (s. u.). Analog werden fehlerhaft gefaltete zytosolische Proteine durch Proteasomen abgebaut. Ursache eines α_1-**Antitrypsin-Mangels** sind Mutationen im α_1-Antitrypsingen, das in zahlreichen Allelen vorkommt. Die meisten Menschen besitzen die M-Form des Proteins (Genotyp PiMM, Pi steht für Proteaseinhibitor). Die Z-Variante des Proteins (bei Menschen mit dem Genotyp, PiZM oder PiZZ) weist gegen-

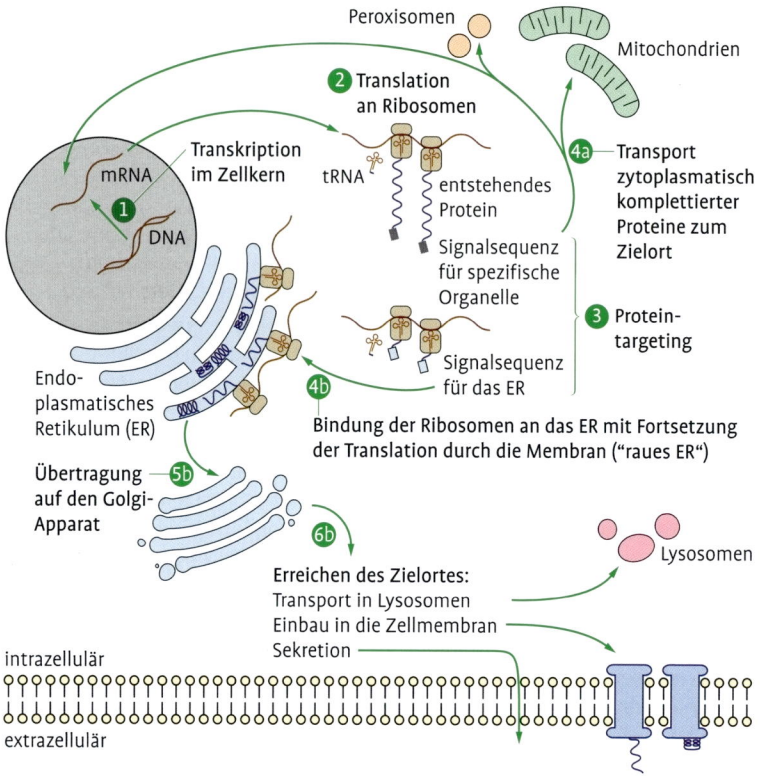

Abb. 2.1 Intrazelluläres „Proteinsorting".

über der M-Form einen singulären AS-Austausch auf (Position 342 Glu→Lys). Hieraus resultiert eine Konformationsänderung des α_1-Antitrypsins, welches nicht mehr sezerniert wird, sondern intrazellulär akkumuliert. Durch die fehlende Inhibition von sekretorischen Proteasen (u. a. Elastase) kommt es zur Proteolyse von Gewebe und in Folge u. a. zu Leberzirrhose und Lungenemphysem.

> **Merke:** Störungen der Biosynthese von Proteinen können vielfältige angeborene und erworbene Ursachen haben. Während angeborene Störungen i. d. R. einzelne Proteine betreffen, haben erworbene Störungen meistens Auswirkungen auf die gesamte Proteinsynthese (z. B. AS-Mangel) oder auf die Synthese der Proteine eines Kompartimentes (z. B. Plasmaproteine bei Leberzirrhose).

2.1.3 Störungen des Abbaus von Proteinen

Alle Zellproteine und die Mehrzahl der extrazellulären Proteine unterliegen einem ständigen Abbau durch Hydrolyse in die AS. Der intrazelluläre Proteinabbau dient der Eliminierung fehlerhafter, geschädigter oder nicht mehr benötigter Proteine und der Bereitstellung von AS für die de novo Proteinbiosynthese, die Glukoneogenese und andere Stoffwechselwege. Proteine werden intrazellulär über verschiedene Wege abgebaut. Proteinkomplexe (**Proteasomen**) mit einem zentral gelegenen, fassartigen Hohlraum erkennen Proteine, nachdem diese durch kovalente Bindung des kleinen Proteins **Ubiquitin** für den selektiven Abbau markiert wurden, entfalten sie und bauen sie ab (▶ Abb. 2.2). Einige membrangebundene und lösliche Zellproteine werden in den **Lysosomen** (u. a. durch Cathepsine) abgebaut (**Autophagie**). Fragmente von Zellorganellen und lösliche Proteine werden dabei von Membranen in Form von Vesikeln umhüllt, die dann mit Lysosomen zu Autophagosomen fusionieren. Auch Proteine, die durch Rezeptor-vermittelte Endozytose, Phagozytose und Pinozytose in die Zellen aufgenommen werden, werden in Membranvesikeln nach Fusion mit Lysosomen zerlegt (**Heterophagie**). Die Zellen verfügen neben dem Ubiquitin-Proteasomen-Weg und den Lysosomen über weitere proteolytische Systeme, deren Funktion erst teilweise verstanden ist. Wegen seiner zentralen Bedeutung für die Homöostase von Zellen, Organen und des Organismus ist der Proteinabbau präzise reguliert. So wird der Abbau zellulärer Proteine durch Insulin, anabole Steroide, Wachstumsfaktoren und essentielle AS gehemmt, durch Glukagon, Glukokortikoide, Katecholamine und proinflammatorische Zytokine wie Tumor-Nekrose-Faktor α (TNFα) stimuliert. Hungern steigert über eine erniedrigte intrazelluläre AS-Konzentration und eine erhöhte Konzentration von Ketonkörpern den lysosomalen Proteinkatabolismus, so dass aus dem Abbau entbehrlicher Proteine vermehrt AS für die de novo Biosynthese essentieller Proteine und für die Glukoneogenese verfügbar werden. Ein pathologisch gesteigerter Proteinabbau wird bei zahlreichen Krankheiten beobachtet. So führen Sepsis, Verbrennungen, Traumata, Nierenversagen mit Azidose und Urämie und Diabetes mellitus mit Insulinmangel zu einer gesteigerten Aktivität des Ubiquitin-Proteasomen-Abbauwegs. Die Regulation erfolgt u. a. über die Aktivierung von Transkriptionsfaktoren wie NF-κB (nuclear factor kappa-light-chain-enhancer of activated B cells) und eine verstärkte Expression der Proteine der Proteasomen-Untereinheiten.

Anabolismus und Katabolismus

Unter physiologischen Bedingungen stehen Proteinbiosynthese und -abbau in einem präzise regulierten dynamischen Gleichgewicht. Die Menge des mit der Nahrung aufgenommenen Proteinstickstoffs in Relation zu der mit dem Urin ausgeschiedenen Stickstoffmenge (**Stickstoffbilanz**) ist ausgeglichen.

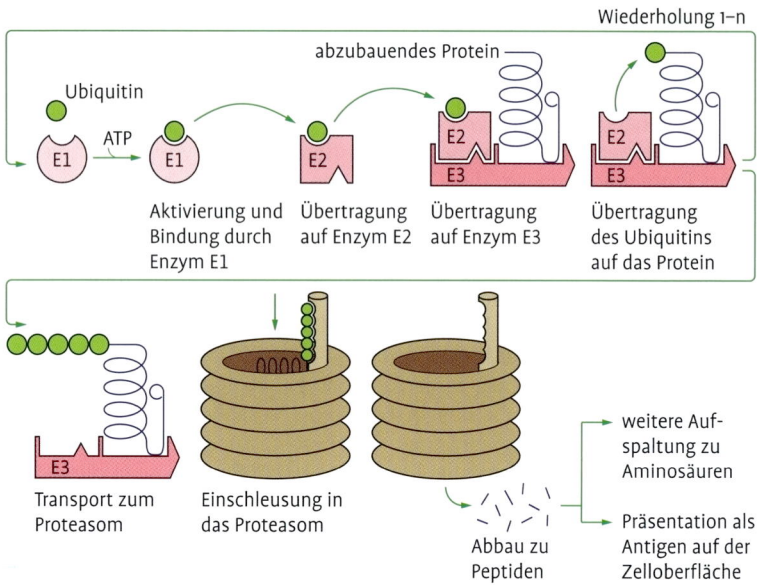

Abb. 2.2 Abbau von Proteinen über den Ubiquitin-Proteasomen-Weg.

Durch Veränderungen der Synthese- und Abbauraten kann die Menge einzelner Funktions- und Strukturproteine den Anforderungen (z. B. körperliche Belastung, Wachstum, Schwangerschaft, Ernährung) angepasst werden. So wird bei körperlichem Training die Masse an kontraktilen Proteinen des Skelettmuskels vermehrt, bei Immobilisierung vermindert. Störungen dieses Gleichgewichts bei Krankheiten werden fast immer (z. B. bei malignen Tumoren, Entzündung, Sepsis, Urämie, Immobilisierung, Hunger) durch eine Steigerung des Proteinabbaus gegenüber der Proteinsynthese ausgelöst (**Proteinkatabolismus**). Wegen der hohen Turnover-Rate der Zellproteine (3,5-4,5 g Protein pro kg KG und d) führt auch ein gegenüber der Proteinsynthese nur geringfügig gesteigerter Proteinabbau rasch zu einem Proteinmangel. Eine Steigerung der Proteinsynthese gegenüber dem Proteinabbau (**Proteinanabolismus**) wird dagegen durch Insulin, IGF-1, Wachstumshormon, Androgene, Östrogene und proteinreiche Diät ausgelöst.

2.1.4 Störungen der Verteilung von Proteinen zwischen intra- und extravasalem Kompartiment

Intravasale Proteine befinden sich unter physiologischen Bedingungen in einem ausgewogenen Austausch mit dem Interstitium, dessen Ausmaß v. a.

durch die Permeabilität der Kapillarwand bestimmt wird. Bei einer Steigerung der Kapillarpermeabilität (z. B. bei Entzündungen) können Plasmaproteine aus dem Intravasalraum in das Interstitium übertreten. Während es interstitiell zu einer Zunahme des Proteingehalts und einem Anstieg des kolloidosmotischen Drucks kommt, sinken intravasal die Konzentration der Plasmaproteine und damit der kolloidosmotische Druck ab. Der kolloidosmotische Druck gehört neben dem hydrostatischen Druck zu den Starling-Kräften, die den effektiven Filtrationsdruck bestimmen. Aus dem Ungleichgewicht der Starling-Kräfte resultiert eine Flüssigkeitsfiltration von intra- nach extravasal und bei Überschreiten der Lymphdrainagekapazität ein interstitielles Ödem.

2.1.5 Verlust von Proteinen

Verluste von Proteinen nach außen treten auf bei Erkrankungen der Nieren, des Gastrointestinaltrakts und der Haut. (▶ Kap. 2.3.2).

2.2 Labordiagnostik der Plasmaproteine

Laborparameter:

- Gesamtprotein in Plasma und Serum
- Albumin im Serum
- Serumprotein-Elektrophorese

Im Plasma kommen, wie mittels einer hoch auflösenden zweidimensionalen Elektrophorese (▶ Kap. 18.9) gezeigt werden kann, mehr als tausend verschiedene Proteine vor. Diese Proteine gehören unterschiedlichen Proteinfamilien an und haben vielfältige Funktionen (u. a. Enzyme, Proteinaseinhibitoren, Transportproteine, Immunglobuline, Proteohormone, Zytokine, Proteine des Komplementsystems, Gerinnungsfaktoren) (▶ Tab. 2.1). Störungen des Proteinstoffwechsels führen zur Ab- oder Zunahme der Konzentration einzelner Plasmaproteine oder der Gesamtproteinkonzentration. Darüber hinaus können auch Proteine im Plasma auftreten, die physiologisch nicht nachweisbar sind. Die Bestimmung der Konzentration der Gesamtheit und einzelner Plasmaproteine sowie die Analyse der relativen Zu- oder Abnahme von Proteinen/Proteinfraktionen im Plasma mittels der Serumprotein-Elektrophorese sind wichtige diagnostische Untersuchungen.

Merke: Die Bestimmung der Konzentration der Gesamtproteine und des Albumins erlaubt zusammen mit der Serumprotein-Elektrophorese einen orientierenden Überblick über Erkrankungen, die zu Veränderun-

Tab. 2.1 Ausgewählte Proteine des Serums

Protein	Fraktion in der Serumprotein-Elektrophorese	Molekülmasse (kDa)	mittlere Konzentration im Serum (g/l)
Präalbumin (Transthyretin)	Präalbumin	55	0,25
Albumin	Albumin	66	42
Transcortin	α_1	56	0,04
saures α_1-Glykoprotein (Orosomucoid)	α_1	44	0,9
α_1-Antitrypsin	α_1	54	2,5
Antichymotrypsin	α_1	68	0,5
Thyroxinbindendes Globulin	α_1/α_2	63	0,02
Inter-α-Trypsin-Inhibitor	α_1, α_2	160	0,5
Haptoglobin	α_2	100	1,5
Retinolbindendes Protein	α_2	21	0,05
α_2-Makroglobulin	α_2	725	1,8
Antithrombin III	α_2	65	0,2
Pseudocholinesterase	α_2	348	0,01
C1-Inaktivator	α_2	104	0,24
α_2-Antiplasmin	α_2	70	0,07
Transferrin	β	77	2,9
β-Glykoprotein 1	β	40	0,22
CRP	β	140	<0,001
Hämopexin	β	57	0,7
Plasminogen	β	81	0,12
IgA	β/γ	160 sezerniert als 320 kDa-Dimer	2,1 ± 0,5
β_2-Mikroglobulin	β/γ	11,6	0,002
C3	β/γ	180	1,6
IgG	γ	150	12,5 ± 3
IgM	γ	950 Pentamer des 190 kDa-Monomers	1,25 ± 0,5
IgD	γ	175	0,04
IgE	γ	190	0,0003

Serumhalbwertszeit (d)	Funktion
1,9	Bindung von Thyroxin, Trijodthyronin und Retinol-bindendes-Protein
19	kolloidosmotischer Druck, Transport von u. a. Ionen, Bilirubin, Hormonen, Medikamenten
—	Cortisolbindung
5,0	Bindung von Hormonen
4,0	Proteinaseinhibitor
—	Proteinaseinhibitor
5	Bindung von Thyroxin und Trijodthyronin
—	Proteinaseinhibitor
4	Hämoglobinbindung
0,5	Bindung von Vitamin A
7,8	Proteinaseinhibitor
2,8	Thrombininhibitor
10	Hydrolyse von Cholinestern
—	Inhibition von C1 und Plasmin
—	Inaktivierung von Plasmin
8,5	Eisenbindung und -transport
—	Proteinase
—	Verbesserung der unspezifischen Abwehr
9,5	Hämbindung
—	Fibrinolyse (nach Aktivierung zu Plasmin)
5,8	Schleimhautschutz-AK, sezernierbar mit Milch, gastrointestinal, nasal und Tränenflüssigkeit, Speichel, nicht plazentagängig
—	leichte Kette der HLA-Ag, Immunsystem
2,2	Komplementkomponente
23	zirkulierender Spät-AK, plazentagängig, Bindung an Fc-Rezeptoren von Makrophagen und Neutrophilen
5,1	zirkulierender Früh-AK, nicht plazentagängig, Bindung an Fc-Rezeptoren von Lymphozyten
2,8	Bindung an die Oberfläche von B-Lymphozyten, nicht plazentagängig
2,5	Bindung an Fc-Rezeptoren von Basophilen und Mastzellen, nicht plazentagängig

gen der Proteinzusammensetzung in Plasma bzw. Serum führen. Die Untersuchungen sind indiziert bei Erkrankungen der Leber, der Nieren, des Gastrointestinaltrakts, akuten und chronischen Entzündungen, Verbrennungen, Tumoren und Lymphomen, Schock, Polytrauma, Proteinurie, Polyurie, Diarrhö, Ödemen, Infektanfälligkeit und Knochenschmerzen unklarer Genese.

Die **Gesamtproteinkonzentration** in Plasma/Serum wird im Wesentlichen durch Albumin und Immunglobuline bestimmt. Veränderungen der Konzentration anderer Einzelproteine haben keinen Einfluss auf die Gesamtproteinkonzentration.

Das quantitativ vorherrschende Protein (ca. 60 % der Gesamtplasmaproteine) ist mit 35–53 g/l das **Albumin**. Das nicht glykosylierte Protein (molekulare Masse 66 kDa) wird von den Hepatozyten der Leber synthetisiert und sezerniert. Die Synthesemenge beträgt beim Erwachsenen ca. 14 g/d. Die Synthese in der Leber unterliegt einer präzisen Kontrolle. Mangel an AS, Anstieg des intravasalen kolloidosmotischen Drucks und eine Akute-Phase-Reaktion hemmen, der Abfall des kolloidosmotischen Drucks, Thyroxin, Glukokortikoide und Wachstumshormon steigern die Albuminsynthese. Bei einem ausgeglichenen Proteinstoffwechsel (Abbaurate = Syntheserate) wird Albumin mit einer Plasmahalbwertszeit von etwa 20 d in Leber, Gastrointestinaltrakt, Niere und Muskulatur abgebaut. Das Albumin befindet sich etwa zu gleichen Teilen im Plasma (intravasal) und in der interstitiellen Gewebeflüssigkeit (extravasal). Intra- und extravasaler Albuminpool befinden sich unter physiologischen Bedingungen im Gleichgewicht. Wichtigste Funktionen von Albumin sind die Aufrechterhaltung des kolloidosmotischen Drucks und die Bindung und der Transport von hydrophoben Substanzen (z. B. Hormone wie T4 und Aldosteron, freie Fettsäuren, nicht-konjugiertes Bilirubin), von Spurenelementen wie Kupfer und Zink und von Kalzium-Ionen.

Durch eine **Serumprotein-Elektrophorese** (▶ Kap. 18.9) können Serumproteine in sechs Fraktionen (▶ Tab. 2.2) aufgetrennt werden, die jeweils eine Vielzahl unterschiedlicher Proteine mit gleichem elektrophoretischen Wanderungsverhalten enthalten.

Zusätzlich auftretende Fraktionen (**Extragradienten**) können monoklonale Immunglobuline enthalten. Erkrankungen mit **monoklonaler Gammopathie** sind z. B. Plasmozytom, Morbus Waldenström und Schwerkettenkrankheit. Zu den Proteinen, die zu Extragradienten führen können, gehören auch **Haptoglobin-Hb-Komplexe** im Bereich der α_2-Fraktion bei Hämolysen. Das Muster der aufgetrennten Serumproteine gibt einen Hinweis auf eine veränderte Proteinzusammensetzung des Serums, insbesondere auf Zu- oder Abnahmen von Proteinen oder Gruppen von Proteinen, die bei bestimmten Erkrankungen vorkommen (▶ Abb. 2.3). Hierzu zählen die Erhöhung

Tab. 2.2 Serumprotein-Elektrophorese: Fraktionen und ausgewählte Proteine

Fraktion	Proteine der Fraktion (Auswahl)
Präalbumin	Transthyretin
Albumin	Albumin
α_1	α_1-Proteinase-Inhibitor, saures α_1-Glykoprotein, HDL(α_1-Lipoprotein)
α_2	α_2-Makroglobulin, Haptoglobin, Retinol-bindendes-Protein, C1-Inaktivator
β	LDL (β-Lipoprotein), Transferrin, IgA, IgM, Komplement, CRP
γ	IgG, IgA, IgM, IgD, IgE

der α_1- und der α_2-Fraktion bei akuter Entzündung, die Verminderung von Albumin bei gleichzeitiger Erhöhung der α_2- und β-Fraktion beim nephrotischen Syndrom, die Zunahme der γ-Fraktion bei gleichzeitig vermindertem Albumin bei Leberzirrhose oder die Verminderung der γ-Fraktion bei AK-Mangelsyndrom.

2.3 Ausgewählte Erkrankungen

Ausgewählte Erkrankungen:

- Pseudohyperproteinämie/Pseudohypoproteinämie
- Hyperproteinämie
- Hypoproteinämie/Hypalbuminämie

2.3.1 Pseudohyperproteinämie und Pseudohypoproteinämie

Neben Störungen des Proteinstoffwechsels können Störungen des Wasser- und Elektrolythaushaltes zu Veränderungen der Plasmaproteinkonzentration führen. So hat Dehydratation (z. B. bei Polyurie, Diarrhö, Erbrechen, Schwitzen, ungenügender Flüssigkeitsaufnahme) bzw. Hyperhydratation (z. B. nach Infusionstherapie) über eine Veränderung des Plasmavolumens eine Zu- bzw. Abnahme der Plasmaproteinkonzentration zur Folge. Diese wird als **Pseudohyperproteinämie** bzw. **Pseudohypoproteinämie** bezeichnet, da sich die intravasale Gesamtproteinmenge nicht ändert. Ob eine veränderte Plasmaproteinkonzentration durch eine De- oder Hyperhydratation oder durch eine Störung des Proteinstoffwechsels verursacht wird, kann durch parallele Messung des Hämatokritwertes und der Hb-Konzentration differenziert werden. Bei einer Pseudohyperproteinämie bzw. Pseudohypoproteinämie verändern sich diese Werte in die gleiche Richtung wie die Plasmaproteinkonzentration.

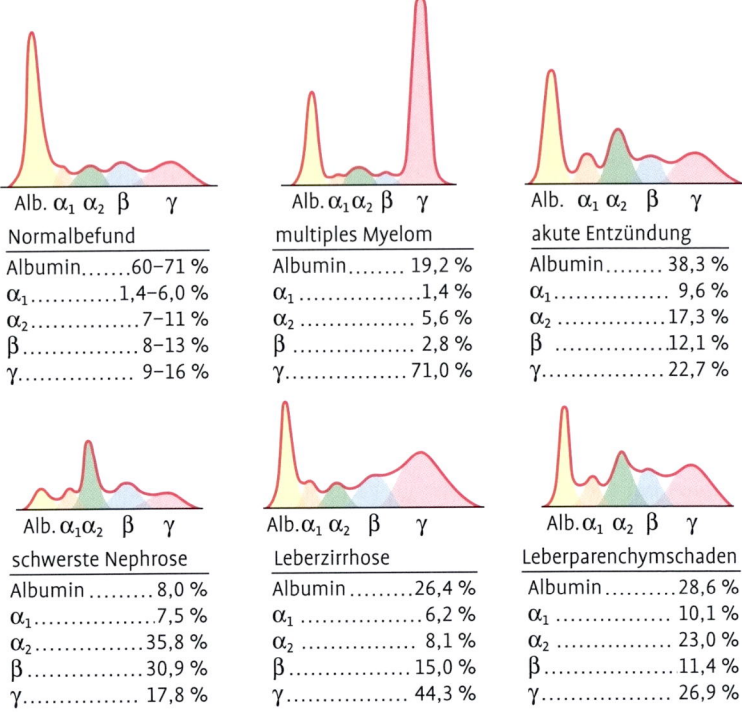

Abb. 2.3 Proteinfraktionen des Serums nach Auftrennung mittels Elektrophorese auf Celluloseazetatfolie bei Gesunden bzw. Patienten mit γ-Plasmozytom, akuter Entzündung, nephrotischem Syndrom, Leberzirrhose und Leberparenchymschaden. Die angegebenen Prozentwerte sind ca.-Angaben und können im Einzelfall divergieren.

> **Merke:** Auch Störungen des Wasser- und des Elektrolythaushalts können zu einer Veränderung der Konzentration der Plasmaproteine führen (Pseudohyperproteinämie bzw. Pseudohypoproteinämie).

2.3.2 Hypoproteinämie und Hypalbuminämie

Eine erniedrigte Konzentration der Gesamtproteine (**Hypoproteinämie**) und von Albumin (**Hypalbuminämie**) ist entweder Folge einer verminderten Proteinsynthese oder von Proteinverlusten.

Ursachen einer verminderten Proteinsynthese

Analbuminämie: Der Albuminmangel kann bei dieser seltenen, rezessiv vererbten Erkrankung teilweise durch andere Plasmaproteine kompensiert werden.

AK-Mangelsyndrome: Angeborene bzw. erworbene AK-Mangelsyndrome haben i. d. R. keinen Einfluss auf die Albuminkonzentration.

Proteinmangelernährung/Malabsorptionssyndrome: Eine verminderte Proteinsynthese tritt bei schweren bzw. lang dauernden Formen auf.

Lebererkrankungen: (▶ Kap. 4.2) Störungen der hepatischen Proteinbiosynthese vermindern die Plasmakonzentration von Albumin und anderen in der Leber gebildeten Plasmaproteinen (z. B. Pseudocholinesterasen, Gerinnungsfaktoren (außer Faktor VIII)). Bei chronisch aktiver Hepatitis und Leberzirrhose kann die Abnahme der Albuminkonzentration von einer polyklonalen Vermehrung aller Immunglobulinklassen begleitet werden. Serumalbumin ist ein wenig sensitiver und nur eingeschränkt spezifischer Parameter der hepatischen Syntheseleistung. Wegen der hohen Reservekapazität der Leber zur Albuminsynthese und der langen Serumhalbwertszeit (ca. 20 d), die bei Leberzirrhose noch zunehmen kann, kommt es erst bei chronisch eingeschränkter Leberfunktion, nicht dagegen bei akuten Lebererkrankungen zu einer signifikanten Verminderung der Serumalbuminkonzentration. Gerinnungsfaktoren mit kurzer Halbwertszeit sind Serumalbumin als Parameter der Syntheseleistung der Leber bei akuten Lebererkrankungen deutlich überlegen.

Ursachen eines Verlustes von Plasmaproteinen

Verluste bei Nierenerkrankungen: Verluste kommen bei einer glomerulären Schädigung und einer selektiven oder unselektiven Proteinurie (**nephrotisches Syndrom** (▶ Kap. 8.1.2)) vor. Plasmaproteine mit einer Molmasse über 50 kDa werden normalerweise glomerulär nicht filtriert. Kleine filtrierte Proteine werden tubulär resorbiert und abgebaut. Bei Schädigung des glomerulären Filtrationsapparates wird die tubuläre Resorptionskapazität rasch überschritten. Bei Erhalt einer gewissen Filtrationsselektivität werden mit dem Urin vorwiegend Proteine mit niedriger Molmasse (z. B. Albumin, Transferrin) ausgeschieden. Im Plasma kommt es zu einer relativen Zunahme von Proteinen mit höherer Molmasse (z. B: Fibrinogen, α_2-Makroglobulin, Lipoproteine). Größere Proteine (z. B. IgG) werden erst bei schwererer Schädigung des Glomerulums ausgeschieden. Der Albuminverlust kann i. d. R. nur teilweise durch Steigerung der hepatischen Albuminsynthese kompensiert werden. Durch die Hypalbuminämie kommt es zu einem Absinken des kolloidosmatischen Drucks und durch Störung der Starling-Kräfte zu einer gesteigerten Flüssigkeitsfiltration in den Extravasalraum und zur Ödembildung.

Verluste bei Erkrankungen des Gastrointestinaltrakts: Physiologischerweise werden täglich etwa 1 % der Plasmaproteine in den Darm sezerniert und zu AS abgebaut, die reabsorbiert und wieder der hepatischen Proteinsynthese zugeführt werden. Überschreitet die Sekretion in den Darm die Kapazität der Leber, die Plasmaproteinverluste durch Neusynthese zu kompensieren, kommt es zu einem Absinken der Plasmaproteinkonzentration. Die Abgabe der Proteine in den Darm erfolgt nicht selektiv, daher kommt es zu einer Konzentrationsabnahme aller Plasmaproteine. Eine **exsudative Enteropathie** tritt bei großflächiger Schädigung der Darmmukosa bei chronisch entzündlichen Darmerkrankungen (Morbus Crohn, Colitis ulcerosa), Defekten der gastrointestinalen Barrierefunktion (Morbus Ménétrier) und Behinderung des intestinalen Lymphabflusses (Morbus Whipple, intestinale Lymphome, primäre Lymphangiektasie) auf.

Verluste über die Haut: Verluste von Plasmaproteinen, insbesondere von Albumin, über die Haut kommen bei großflächigen Verbrennungen und nässenden Ekzemen vor.

Verluste in Köperhöhlen bei Aszites und Pleuraerguss: Bei erhöhtem intravasalen hydrostatischen Druck (z. B. in den mesenterialen Kapillaren bei portalem Hypertonus oder in den Kapillaren der Pleura bei Rechtsherzinsuffizienz) und bei geschädigter Kapillarwand (z. B. bei Peritonitis oder Pleuritis) kann es zu erheblichen Verlusten von Albumin aus dem intravasalen Kompartiment in Bauchhöhle oder Pleuraspalt kommen. Diese Verluste treten insbesondere auch dann auf, wenn dem Körper Proteine durch Punktion der Ergüsse entzogen werden.

Verluste bei akuten/chronischen Entzündungen mit erhöhter Kapillarpermeabilität: Mögliche Ursachen sind Sepsis, Vaskulitits, Serositis und Schock.

Die Differenzierung der zugrunde liegenden Ursachen erfolgt durch weiterführende Untersuchungen, wie die Serumprotein-Elektrophorese und die quantitative Bestimmung von Einzelproteinen (z. B. Immunglobuline, Pseudocholinesterasen, CRP) in Plasma/Serum und die Bestimmung von Gesamtprotein, Albumin, Immunglobulinen und α_1-Mikroglobulin im Harn.

Merke: Eine erniedrigte Konzentration der Gesamtproteine (Hypoproteinämie) und von Albumin (Hypalbuminämie) ist entweder Folge einer verminderten Proteinsynthese oder von Proteinverlust. Für die Aufklärung der Ursachen sind weiterführende Untersuchungen (Serumprotein-Elektrophorese und die quantitative Bestimmung von Einzelproteinen) indiziert.

2.3.3 Hyperproteinämie

Erhöhte Konzentrationen der Gesamtproteine (**Hyperproteinämie**) finden sich als Folge einer gesteigerten Synthese von monoklonalen Immunglobulinen beim multiplen Myelom, bei Morbus Waldenström und bei der Schwerkettenkrankheit. Erhöhte Konzentrationen von Albumin im Sinne einer echten Hyperalbuminämie kommen nicht vor. Sie werden bei Exsikkose als Pseudohyperproteinämie beobachtet und gehen dann mit einer Konzentrationserhöhung aller Serum- oder Plasmaproteine einher.

Zusammenfassung

Störungen des Proteinstoffwechsels können **angeborene** oder **erworbene Ursachen** haben. Qualitative (Struktur/Funktion) oder quantitative (Menge) Veränderungen von Proteinen sind wichtige diagnostische Laborparameter. Mutationen können je nach Lokalisation verschiedene Auswirkungen haben (in kodierenden Bereichen → **Struktur/ Funktionsveränderung der Proteine**, in regulatorischen Sequenzen → **veränderte Transkriptionsraten**, im Bereich der Spleißsequenzen→ **veränderte mRNA-Prozessierung/Translation**). Auch Proteinmangelernährung, Proteinmaldigestion und AS-Malabsorption beeinträchtigen die Transkription/Translation. Störungen der **posttranslationalen Modifikation** (z. B. Hydroxylierung, Glykosylierung, Proteolyse) sind ebenfalls Ursache von Erkrankungen (z.B. fehlende γ-Carboxylierung bei Vitamin K-Mangel). Fehlende Sortierungssignale oder eine veränderte Konformation von Proteinen können zu einer **intrazellulären Fehlverteilung** führen (z. B. intrazelluläre Retention des α_1-Antitrypsins). Während bei angeborenen Störungen häufig nur ein Protein betroffen ist, wirken sich erworbene Ursachen häufig auf Proteingruppen oder die gesamte Proteinsynthese aus. Zahlreiche Erkrankungen (z. B. Sepsis) führen über einen **gesteigerten Proteinabbau** zu einem gestörten Gleichgewicht zwischen Proteinanabolismus/-katabolismus. Änderungen der Kapillarpermeabilität resultieren in einer **Umverteilung von Proteinen zwischen intra- und extravasalen Kompartimenten**. Weiter können u. a. Nierenerkrankungen zu **unkontrollierten Proteinverlusten nach außen** führen. **Labordiagnostische Routinemethoden** sind die Bestimmung der **Konzentration der Gesamtproteine in Serum/Plasma, des Albumins sowie weiterer Einzelproteine von Serum/Plasma und die Serumprotein-Elektrophorese**, mit deren Hilfe Veränderungen der Proteinzusammensetzung erkannt werden können. Mögliche Ursachen einer veränderten Plasmaproteinkonzentration sind neben den Störungen des Proteinstoffwechsels auch Störungen des Wasser- und Elektrolythaushalts (**Pseudohyper-/**

Pseudohypoproteinämien). Mögliche Ursachen von **Hypoproteinämien** sind eine verminderte Proteinsynthese (z. B. AK-Mangelsyndrome, Proteinmangelernährung, schwere chronische Lebererkrankungen) oder der Verlust von Plasmaproteinen über die Niere (nephrotisches Syndrom), den Darm (exsudative Enteropathie), die Haut (z. B. bei Verbrennungen) oder in Körperhöhlen (Aszites, Pleuraerguss). Eine Differentialdiagnose gelingt durch die Bestimmung der Konzentration von Einzelproteinen und über die Serumprotein-Elektrophorese. **Hyperproteinämien** durch eine gesteigerte Immunglobulinproduktion kommen bei multiplen Myelomen, Morbus Waldenström und Schwerkettenkrankheit vor.

3 Fettstoffwechsel und Herzmuskel

3.1 Grundlagen des Fettstoffwechsels

Die Lipide des Plasmas umfassen Triglyceride, Cholesterinester, Cholesterin, Phospholipide und freie Fettsäuren. Sie sind wasserunlöslich und benötigen daher im Blut spezifische Trägerproteine. Albumin bindet freie Fettsäuren. Die anderen Plasmalipide werden in Lipid-Protein-Komplexe (**Lipoproteine**) eingebunden. Hierbei handelt es sich um kugelförmige Partikel, die einen mizellaren Aufbau zeigen (▶ Abb. 3.1, ▶ Tab. 3.1). Ihre polaren Bestandteile (Phospholipide, Cholesterin, Apolipoproteine) bilden einen Mantel um die im Kern gelegenen, unpolaren Cholesterinester und Triglyceride. Plasmalipoproteine transportieren Lipide zu Geweben und Organen. Die Proteinanteile der Lipoproteine, die **Apolipoproteine** (Apo), wirken als Cofaktoren von lipolytischen Enzymen und vermitteln als Liganden die Bindung der Lipoproteine an spezifische Zellrezeptoren (▶ Tab. 3.2). Lipoproteine besitzen auch eine wichtige Funktion beim Transport fettlöslicher Vitamine (E, D, K, A). Die Plasmalipoproteine werden in fünf Hauptklassen unterteilt: **Chylomikronen (CM), Very Low Density Lipoproteine (VLDL), Intermediate Density Lipoproteine (IDL), Low Density Lipoproteine (LDL)** und **High Density Lipoproteine (HDL)** (▶ Tab. 3.1). Eine weitergehende Unterteilung in VLDL-, LDL- und HDL-Subfraktionen ist möglich. Besonders die Small Dense LDL sind als kardiovaskuläre Faktoren in der Diskussion.

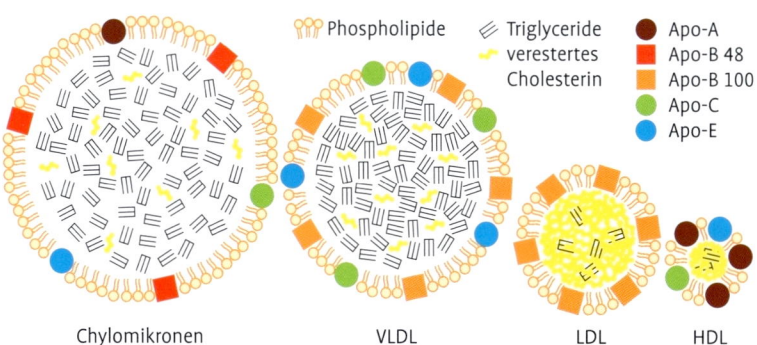

Abb. 3.1 Aufbau der verschiedenen Lipoproteine (modifiziert nach Oberman A, Kreisberg RA, Henkin Y: Principles and Management of Lipid Disorders. Baltimore, Williams & Wilhins, 1991, Seite 87–105).

Tab. 3.1 Prozentuale Zusammensetzung, Apolipoproteine und Bildungsort der Lipoproteine des Plasmas

Lipo-protein Partikel	Dichte [g/ml]	Zusammensetzung				Apolipoproteine	Bildungsort
		Cholesterin (%)	Triglyceride (%)	Phospho-lipide (%)	Protein (%)		
Chylo-mikronen	<1,0	3	90	5	2	A-I, A-II, A-IV, B-48, C-I, C-II, C-III, E	Darmmukosa
VLDL	<1,006	20	55	15	10	B-100, C-I, C-II, C-III, E	Leber
IDL	1,006–1,02	43	20	20	17	B-100, C-III, E	endogener Lipoprotein-stoffwechsel aus VLDL
LDL	1,02–1,063	52	4	21	23	B-100	endogener Lipoprotein-stoffwechsel aus IDL
HDL	1,063–1,21	18	5	35	42	A-I, A-II, C-I, C-II, C-III, D, E	Leber, Makrophagen, exogener Lipoprotein-stoffwechsel

Tab. 3.2 Assoziation von Apolipoproteinen mit Lipoproteinen und Funktion im Lipoproteinstoffwechsel

Apolipo-protein	Vorkommen	Konzentration (mg/l)	Funktion
A-I	HDL	1000–1500	Strukturprotein HDL
A-II	HDL	300–500	Strukturprotein HDL
A-IV	CM, HDL	15	Triglyceridstoffwechsel
B-48	CM	<50	Strukturprotein VLDL, LDL
B-100	VLDL, LDL	800–1000	Inhibierung der Lipoprotein Bindung an LDL-R und an LDL-R-related-Protein, Aktivierung von LCAT
C-I	CM, VLDL	40–80	CM und Remnants, Ligand des LDL-R-related-Proteins
C-II	CM, VLDL	30–80	Aktivierung der Lipoproteinlipase
C-III	CM, VLDL	80–150	Inhibition der Lipoproteinlipase
E	CM, VLDL	30–50	Bindung an Remnantrezeptoren

Merke: Lipide spielen als Energielieferanten, Mediatoren der Zellfunktion und als Bestandteile der Zellmembran eine wesentliche Rolle im menschlichen Organismus. Sie sind wasserunlöslich und benötigen daher im Blut spezifische Trägerproteine (Apolipoproteine). Die Plasmalipoproteine (Lipide + Apolipoproteine) werden in fünf Klassen unterteilt: Chylomikronen, VLDL, IDL, LDL und HDL.

Exogener Lipoproteinstoffwechsel

Der exogene Stoffwechselweg beschreibt die intestinale Resorption der Lipidbestandteile der Nahrung. Triglyceride werden durch Magen- und Pankreaslipasen in Di- und Monoglyceride gespalten und mit Gallensäuren, Phospholipiden, Cholesterin, Phytosterolen und anderen Lipidbestandteilen zu gemischten Mizellen emulgiert. Die Aufnahme der Lipidbestandteile der Mizellen in den Enterozyten erfolgt für Triglyceride und Cholesterin getrennt. Im Enteroyzten werden die Lipidanteile weiter zu **Chylomikronen** zusammengebaut (▶ Abb. 3.2). Vor Abgabe in die Zirkulation werden Apo-B48, Apo-CII und Apo-E in die Membran der Chylomikronen eingefügt. Apo-B48 vermittelt die Lipidlöslichkeit, bindet jedoch nicht an den LDL-Rezeptor (LDL-R). In der Zirkulation vermittelt die endothelständige Lipoproteinlipase (LPL) mit ihrem enzymatischen Cofaktor Apo-CII die Hydrolyse von Triglyceriden und damit die Freisetzung von freien Fettsäuren aus dem Kern des Lipoproteinpartikels. Dadurch kommt es zu einer fortschreitenden Verkleinerung der Chylomikronen. Die freien Fettsäuren werden als Energiequelle von verschiedenen Organen (z. B. Muskulatur) benutzt, z. T. aber auch wieder zu Triglyceriden aufgebaut (z. B. in der Leber) oder als Triglyceride im Fettgewebe gespeichert. Das Endprodukt des Chylomikronenstoffwechsels sind **Chylomikronen-Remnants** mit einem kleinen Lipidkern und einer übergroßen Hülle aus Phospholipiden, Cholesterin und Apolipoproteinen. Der Membranüberschuss schnürt sich ab und dient nach der Triglyceridhydrolyse u. a. der Bildung von HDL. Die Chylomikronen-Remnants werden über den hochaffinen Liganden Apo-E über einen **hepatischen Chylomikronen-Remnant-Rezeptor** von der Leber aufgenommen.

Merke: Der exogene Stoffwechselweg beginnt mit der intestinalen Resorption der Lipidbestandteile der Nahrung. In Enteroyzten werden die Lipidanteile zu Chylomikronen zusammengebaut, deren charakteristisches Apolipoprotein das Apo-B48 darstellt. Chylomikronen werden durch Lipoproteinlipase des Endothels in der Zirkulation zu Remnant-Partikeln abgebaut und schließlich von der Leber aufgenommen.

Endogener Lipoproteinstoffwechsel

Der endogene Lipoproteinstoffwechsel beginnt mit der Synthese von VLDL in der Leber (▶ Abb. 3.2), die in ihrem Kern Triglyceride (60 % der Gesamtmasse) und Cholesterinester (20 % Gesamtmasse) enthalten. Im Zytoplasma der Hepatozyten werden die Triglyceride über das mikrosomale Triglyceridtransferprotein (MTP) in das Endoplasmatische Retikulum (ER) transportiert und dort mit Apo-B100 zu VLDL aufgebaut. Die reifen VLDL werden von der Leber in die Blutzirkulation abgegeben. Die VLDL-Hülle enthält neben Apo-B100 auch Apo-CII, Apo-CIII und Apo-E. Apo-B100 und Apo-E wirken als Liganden des LDL-R (Apo-B/-E-Rezeptor). In der Zirkulation wird der Triglyceridanteil der VLDL durch das Enzym Lipoproteinlipase hydrolysiert. Durch die Lipolyse wird der Kern der VLDL verkleinert. Es entstehen **VLDL-Remnant-Partikel** (IDL). Der Membranüberschuss der VLDL-Remnants (Phospholipide, freies Cholesterin, Apo-A, -C und -E) wird auf HDL übertragen. Ein großer Teil der VLDL-Remnants wird durch den LDL-R oder einen Remnant-R direkt von der Leber aus der Zirkulation geklärt. Ein Teil der Remnants kann jedoch auch durch die hepatische Lipase (HL) weiter zu LDL abgebaut werden. Hierdurch kann die HL die Größe und die Zusammensetzung der LDL beeinflussen. Die entstehenden LDL-Partikel bestehen in ihrem Kern überwiegend aus Cholesterinester und nur zu einem geringen Teil aus Triglyceriden. Sie besitzen nur eine Apolipoprotein-Komponente,

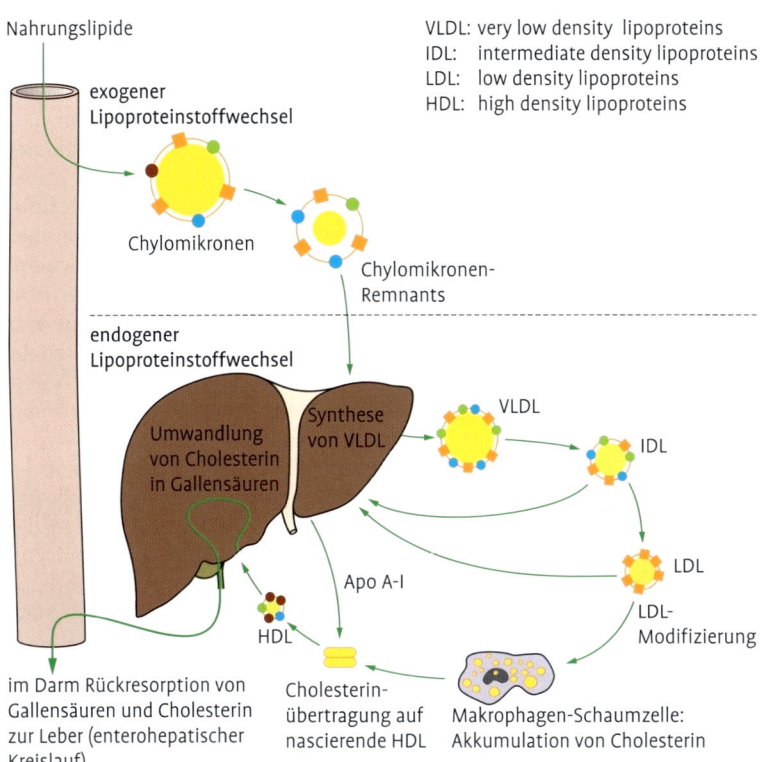

Abb. 3.2 Endogener und exogener Lipidstoffwechsel.

das Apo-B100, und transportieren 80 % des gesamten Plasmacholesterins. LDL werden zu 70 % über den LDL-R aus der Blutzirkulation entfernt. Das zentrale Organ der LDL-R vermittelten Aufnahme ist die Leber, die damit entscheidend für die Regulation des Plasmacholesterins verantwortlich ist. Die Leber wandelt LDL-Cholesterin zu Gallensäuren um oder scheidet es direkt über die Galle in den Darm aus. Von den nicht-hepatischen Geweben wird LDL-Cholesterin für die Produktion von Steroidhormonen und für den Aufbau von Zellmembranen benutzt oder als Cholesterinester gespeichert. Die LDL-R vermittelte Aufnahme von LDL in die Zelle unterliegt einer negativen Feedback-Kontrolle, die vom Cholesterinbedarf der Zelle abhängt. Wenn die Cholesterinkonzentration in den Zellen absinkt, kommt es zu einer gesteigerten LDL-R-Produktion und zu einer gesteigerten hepatischen LDL-Aufnahme aus der Zirkulation und damit zu einem Abfall des Plasmacholesterins. LDL-Partikel, die nicht über den LDL-R geklärt werden, können über Multiligandenrezeptoren (Scavenger-Rezeptoren) aus der Zirkulation entfernt werden. Voraussetzung hierzu ist jedoch eine Modifikation des LDL-Partikels (z. B. Oxidation, enzymatische Modifikation, Aggregation). Die Aufnahme von modifizierten LDL über diesen Weg kann zu einer Akkumulation von Cholesterin in Makrophagen und zur Ausbildung von Schaumzellen führen. Dieser Prozess trägt entscheidend zur Entstehung atherosklerotischer Plaques bei.

Da Cholesterin in Form von oxidierten oder modifizierten LDL kontinuierlich von Scavenger-Zellen aufgenommen wird, müssen Eliminationsmechanismen für die Aufrechterhaltung der zellulären Cholesterinhomöostase vorhanden sein. Säugetierzellen können den Sterolring des Cholesterins nicht abbauen. Daher muss der Überschuss an Sterolen über die Galle und dem Darm aus dem Körper eliminiert werden. Dies ist nur durch Akzeptoren für überschüssiges Gewebecholesterin möglich. In diesen „reversen Cholesterintransport" sind die HDL eingebunden. An der Bildung der HDL sind mehrere Stoffwechselprozesse beteiligt. Von der Leber und dem Darm werden kleine, unreife HDL-Partikel (nascent HDL) in die Zirkulation abgegeben, die aus Phospholipiden und Apolipoproteinen bestehen. Eine weitere Quelle der HDL-Bildung sind Membrankomponenten, die nach Triglyceridhydrolyse der Chylomikronen und VLDL im Überschuss auftreten. Die noch unreifen HDL-Partikel (HDL_3) sind in der Lage freies Cholesterin aus dem Gewebe und von anderen Lipoproteinen aufzunehmen. Apo A-I an der Oberfläche der HDL besitzt Signalwirkung für die Mobilisierung von Cholesterinestern aus dem intrazellulären Cholesterinpool. Nach der Übertragung von freiem (unverestertem) Cholesterin auf die HDL wird das Cholesterin in den HDL durch das Plasmaenzym Lecithin-Cholesterin-Acyltransferase (LCAT), das primär durch Apo A-I aktiviert wird, verestert. Durch einen ähnlichen Prozess kann HDL, das bei der Lipolyse triglyceridreicher Lipoproteine freigesetzt wird, als Akzeptor für Cholesterin dienen. Man geht heute davon aus, dass die Übertragung von freiem Cholesterin auf Apo A-I durch den ATP-binding-cassette-transporter A1 (ABCA1) vermittelt wird, während für die Übertragung auf HDL Partikel das ABCG1 verantwortlich ist. Mutationen im Gen von ABCA1 sind Ursache der sehr niedrigen HDL-Konzentration bei Patienten mit familiärer HDL-Mangel-Erkrankung (Tangier-Erkrankung). HDL-Partikel können an den Scavenger-Rezeptor-BI binden. Hierdurch kann Cholesterin leichter aus der Membran der Makrophagen durch HDL aufgenommen werden, bzw. Cholesterin von den HDL an die Leberzelle abgegeben werden. Cholesterin der HDL-Partikel kann zusätzlich im Austausch gegen Triglyceride durch Cholesterinester-Transferprotein (CETP) auf Apo-B haltige Lipoproteine (VLDL, IDL, LDL) übertragen werden.

Merke: Der endogene Lipoproteinstoffwechsel beginnt mit der Synthese triglyceridreicher VLDL in der Leber. Durch Lipolyse entstehen daraus LDL-Partikel, deren Apolipoprotein-Komponente das Apo-B100 darstellt und die 80 % des gesamten Plasmacholesterins transportieren. Unter „reversem Cholesterintransport" versteht man den Rücktransport von Cholesterin aus der Peripherie in die Leber, bei dem HDL-Partikel und Apo-A eine wesentliche Rolle spielen.

3.2 Lipoproteine und Atherosklerose

Eine Störung des Lipoproteinstoffwechsels, insbesondere des LDL-Stoffwechsels, gilt als wichtigste Ursache für die Entstehung einer Atherosklerose. So weisen 70 % der Patienten mit einer vorzeitigen Koronarsklerose eine Störung des Cholesterinstoffwechsels auf.

LDL ist eine kausale Voraussetzung für die Entstehung der Atherosklerose. Initial kommt es zu einer subendothelialen Akkumulation von Apo-B100-Lipoproteinen an der extrazellulären Matrix und an Proteoglykanstrukturen der Gefäßwand (▶ Abb. 3.3). In der Gefäßwand werden die LDL chemisch modifiziert (u. a. oxidiert). Hierdurch wird eine inflammatorische Reaktion des Endothels induziert, die zur Ausbildung von Zelladhäsionsmolekülen

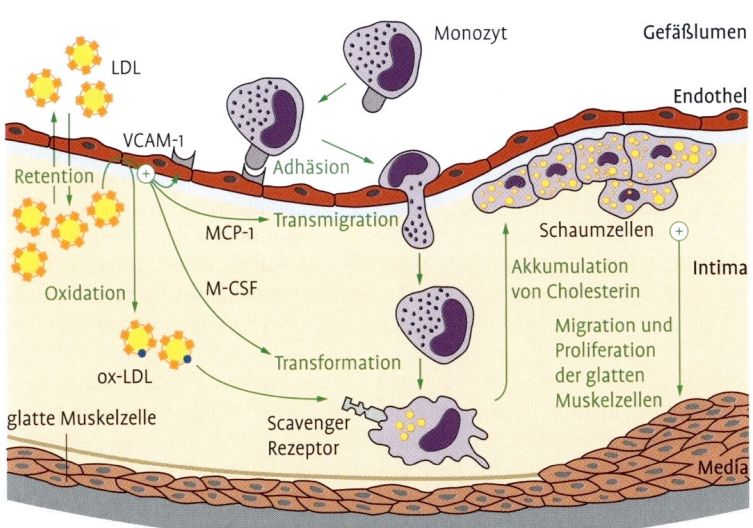

Abb. 3.3 LDL-Oxidation und Atherogenese.

(z. B. VCAM-1) und Chemokinen (z. B. MCP-1) führt. Unter dem Einfluss von Makrophagen-CSF (M-CSF) transformieren die eingewanderten Monozyten zu Makrophagen. Diese exprimieren Scavenger-Rezeptoren, die modifizierte Lipoproteine binden und aufnehmen können. Scavenger-R binden als Multiligandenrezeptoren Polyanionen und eliminieren wahrscheinlich pathogene Stoffe, Organismen (z. B. Bakterien) und apoptotische Zellen. Als gemeinsamer Ligand von oxidierten LDL (ox-LDL) und apoptotischen Zellen werden oxidierte Phospholipide diskutiert. Die Oxidation der LDL führt zu einer Modifikation der Lysinbindungsstellen des Apo-B, wodurch sich die Affinität zu den Scavenger-R erhöht. Der genaue Mechanismus der durch die Zellen der Gefäßwand vermittelten LDL-Oxidation ist allerdings noch nicht aufgeklärt. Auslöser der LDL-Oxidation sind möglicherweise Lipoxygenasen (LO) und Myeloperoxidase (MPO), die in atherosklerotischen Läsionen exprimiert werden. Die Oxidation von LDL führt zur Bildung von Isoprostanen (Produkte des Arachidonsäurestoffwechsels), die strukturelle Ähnlichkeit mit Prostaglandinen aufweisen. Isoprostane können als Marker für oxidativen Stress bei der Hypercholesterinämie und der Atherosklerose eingesetzt werden. Isoprostane finden sich vermehrt in atherosklerotischen Läsionen (Schaumzellen, extrazelluläre Matrix). Asymptomatische Patienten mit Hypercholesterinämie können im Vergleich zu normocholesterinämischen Kontrollpatienten eine erhöhte Urinausscheidung von F2-Isoprostanen aufweisen. Erhöhte Plasmakonzentrationen an ox-LDL werden bei Patienten mit koronarer Herzerkrankung gefunden. Es findet sich kein Unterschied zwischen Patienten mit stabiler Angina pectoris und akutem Koronarsyndrom. Daher geben ox-LDL im Plasma keinen Hinweis auf eine mögliche Plaqueinstabilität. Die Plasmaspiegel von ox-LDL sind vermutlich auf eine Rückdiffusion von ox-LDL aus der Gefäßwand zurückzuführen. Eine endogene Hemmung der Oxidation der Lipoproteine, z. B. durch Paraoxonase der HDL, ist schwach mit Koronarerkrankungen assoziiert. Cholesterinreiche Makrophagen oder Schaumzellen können in atherosklerotischen Plaques rupturieren. Hierbei setzen sie ox-LDL, intrazelluläre Enzyme und Sauerstoffradikale frei. Dies führt durch die Aktivierung von Inflammationsmediatoren und durch eine Hemmung der Matrixproduktion zu einer weiteren Schädigung der Gefäßwand. Ox-LDL induzieren die Apoptose glatter Muskelzellen und Endothelzellen. Sie können einen Defekt der Endothelauskleidung der Gefäßwand verursachen und über eine verminderte Freisetzung von Stickstoffoxid (Mediator der endothelvermittelten Vasodilatation) eine Endotheldysfunktion induzieren. Unter Stressreizen kann es bei einer Endotheldysfunktion zur Gefäßkontraktion kommen. Diese kann wiederum im Bereich eines lipidreichen, weichen Atheroms zu einer Ruptur der dünnen fibrotischen Deckplatte führen. Hierdurch kommt es zum Kontakt von Blut mit dem hochthrombogenen Inhalt des Lipidkerns. Die Folge ist eine plötzliche Thrombusbildung mit Okklusion des Gefäßes und nachfolgendem Infarkt. Ox-LDL sind somit nach heutigem Wissenstand an der Entstehung atherosklerotischer Plaques beteiligt. Therapeutische Interventionsstrategien mit Antioxidantien (Vitamin E, -C, ß-Karotin) haben jedoch keinen Nutzen in der Prävention der Atherosklerose erbracht. Aktuelle experimentelle Strategien der Atheroskleroseprävention zielen auf den intrazellulären Cholesterinstoffwechsel, die Cholesterin-Effluxmechanismen, die inflammatorische Antwort von Gefäßwandzellen und die Stabilisierung atherosklerotischer Läsionen.

Merke: Eine Erhöhung des LDL-Cholesterin ist der wichtigste kausale Faktor bei der Entstehung der Atherosklerose. In der Atherogenese werden LDL in der Gefäßwand oxidativ modifiziert. Dadurch wird eine Entzündungsreaktion ausgelöst, die zur Einwanderung von Monozyten/Makrophagen führt, aus denen durch Cholesterinbeladung Schaumzellen entstehen. Diese sind für atherosklerotische Läsionen charakteristisch.

3.3 Fettstoffwechselstörungen

Parameter:

- Cholesterin, Triglyceride
- LDL-C, HDL-C, Lp(a)
- Lipoprotein-Ultrazentrifugation, Lipoprotein-Elektrophorese, Chylomikronen
- Apolipoproteine (Apo-AI, Apo-B, Apo-CII)
- Enzyme und Transferproteine (LPL, LCAT; CETP)
- molekulargenetische Untersuchungen (Apo-E, Apo-B)

Fettstoffwechselstörungen können nach verschiedenen Charakteristika eingeteilt werden. Die erste umfassende Klassifikation (Fredrickson) leitet sich deskriptiv aus dem Muster der Lipid-Elektrophorese ab (▶ Tab. 3.3). Bei einigen dieser Befundkonstellationen (z. B. Typ I, Typ IIa, Typ III) ist die genetische Grundlage gut verstanden und die Bezeichnungen werden auch heute im klinischen Gebrauch verwendet. Andere Befundkonstellationen (z. B. Typ IV, Typ V) weisen unterschiedliche pathophysiologische Ursachen auf, die eine differenzierte therapeutische Herangehensweise erfordern.

Tab. 3.3 Klassifikation der Hyperlipidämien nach Fredrickson und Lees (1965)

Typ	Bezeichnung	Lipoprotein	Plasma	Cholesterin	Triglyceride
I	Chylo-mikronämie	CM	trüb, rahmt auf	+	+++
IIa	Hyper-cholesterinämie	LDL	klar	++	normal
IIb	kombinierte Hyperlipidämie	LDL, VLDL	trüb	++	+
III	Dysbetalipo-proteinämie	Remnants	trüb	++	++
IV	Hyper-triglyceridämie	v.a. VLDL	trüb	+	++
V	kombinierte Hypertriglyceri-dämie	CM, VLDL	trüb, rahmt auf	+	++

Merke: Zur Klassifikation der Fettstoffwechselstörungen hat sich heute eine Beschreibungen der Krankheitsbilder entsprechend ihrer molekularen Ursache durchgesetzt und die Klassifikation der Lipoprotein-phänotypen nach Fredrickson weitgehend abgelöst. Grundsätzlich können die verschiedenen Phänotypen durch primäre oder sekundäre Fettstoffwechselstörungen verursacht werden.

3.3.1 Primäre Fettstoffwechselstörungen

Ausgewählte Erkrankungen:

- primäre LDL-Hypercholesterinämien
- primäre Hypertriglyceridämien
- gemischte Hyperlipidämien
- primäre Störungen des reversen Cholesterintransports
- Hypobetalipoproteinämien
- Lipoprotein(a)-Hyperlipoproteinämien

Primären Fettstoffwechselstörungen liegen eine Vielzahl genetisch z.T. gut definierter Krankheitsbilder des Fettstoffwechsels mit charakteristischen Lipoproteinbefunden zugrunde (▶ Tab. 3.4).

Tab. 3.4 Primäre Fettstoffwechselstörungen

	Cholesterin	Triglyceride	LDL-Cholesterin	HDL-Cholesterin	Lp(a)
primäre LDL-Hypercholesterinämien	↑	normal	↑	normal	
primäre Hypertriglyceridämien	↑	↑	↑	normal	
gemischte Hyperlipidämien	↑	↑	↑	(↓)	
primäre Störungen des reversen Cholesterintransports	normal	normal	normal	↓	
Hypobetalipoproteinämie	↓	↓	↓	(↓)	
Lipoprotein(a)-Hyperlipoproteinämie	normal	normal	normal	normal	↑

Primäre LDL-Hypercholesterinämien

Hyperlipoproteinämien mit einer führenden Erhöhung des LDL-Cholesterins (LDL-C) sind mit einer signifikant erhöhten Atherosklerosedisposition assoziiert. Pathophysiologisch sind die monogenetischen familiären Hypercholesterinämien (selten) von den polygenetischen Hypercholesterinämien (häufig) zu unterscheiden.

Monogenetische familiäre Hypercholesterinämien können durch Mutationen in Genen, die für LDL-R, Proprotein-Convertase-Subtilisin-Kexin-9 (PCSK9) und Apo-B kodieren, bedingt sein. Die klassische **familiäre Hypercholesterinämie (FH)** wird durch Defekte im Gen für den **LDL-R** verursacht. Durch Fehlen/Funktionsdefizienz der LDL-R kommt es zu einer verminderten Elimination von LDL aus der Zirkulation mit der Folge eines Anstiegs des LDL-C im Plasma. Sehnenxanthome mit Verdickung der Strecksehnen (Metacarpophalangealgelenke und Achillessehnen), **Hautxanthome** im Bereich der Streckseite über den großen Gelenken und interdigital sowie ein **Arcus lipoides** und **Xanthelasmen** weisen auf diese Fettstoffwechselstörung hin. Häufig findet sich eine positive Familienanamnese für die koronare Herzkrankheit. Bei der homozygoten Form (Häufigkeit 1:1.000.000) fehlen funktionsfähige LDL-R vollständig. Bei Heterozygotie (Häufigkeit 1:500) ist die Aktivität der LDL-R um 50 % vermindert. LDL können daher nicht in ausreichendem Umfang von der Leber aufgenommen werden (Plasma-LDL-C der homozygoten Patienten 600–1000 mg/dl, bei der heterozygoten Form 350–650 mg/dl). Bei der homozygoten Form kommt es unbehandelt (Indikation für LDL-Apherese) bereits im Kindesalter zu einer schweren Atherosklerose, Aortenstenose und zum Herzinfarkt. Bei der heterozygoten Form tritt eine koronare Herzerkrankung im frühen Erwachsenenalter auf. Bis heute wurden über 1000 Mutationen im LDL-R-Gen entdeckt. Daher ist eine molekulare Diagnostik für die Abklärung des Defektes nur in Speziallabors möglich. Die Bestimmung der LDL-R-Aktivität an geeigneten Zellsystemen (z. B. kultivierte Hautfibroblasten) kann für die Bestätigung der Diagnose herangezogen werden.

FH können auch andere genetische Ursachen haben. Bekannt sind Mutationen im **PCSK9-Gen** (wahrscheinlich über eine Beeinflussung des LDL-R) und im **Apo B-100** (Ligand des LDL-R, Mutationen stören Bindung der LDL an den LDL-R). Bei einer weiteren, sehr seltenen, autosomal rezessiven Form der FH ist ein Adaptorprotein für den LDL-R gestört.

Die **polygenetische Hypercholesterinämie** zeigt eine familiäre Häufung und führt zu einer mäßigen Hypercholesterinämie und vorzeitiger koronaren Herzerkrankung. Sie stellt die häufigste Ursache der LDL-Hypercholesterinämie dar. Das Lipoproteinprofil einer isolierten Hypercholesterinämie mit normalen Serum-Triglyceridkonzentrationen kann dem Bild einer FH ähneln. Im Gegensatz zur FH finden sich bei diesen Patienten jedoch keine Xanthome. Der genetische Hintergrund einer polygenetischen Hypercholesterinämie ist bisher nur wenig verstanden. Es scheinen eine Vielzahl von Polymorphismen zur Hypercholesterinämie beizutragen. Durch genomweite Assoziationsstudien konnten neben den bekannten Genen (PCSK9, Apo-B, Apo-E und LDL-R) eine große Zahl neuer Gene identifiziert werden, die einen signifikanten Einfluss auf das LDL-C haben. Die pathophysiologische Bedeutung dieser Gene ist bisher nicht geklärt. Eine polygenetische Hypercholesterinämie kann sich durch eine Fehlernährung klinisch manifestieren. In 40 % aller Hypercholesterinämien soll eine fettreiche Ernährung die alleinige Ursache sein. Eine konsequente Umstellung der Ernährung kann eine LDL-C-Senkung um 10–15 % bewirken.

> **Merke:** Hyperlipoproteinämien mit einer führenden Erhöhung des LDL-C sind mit einer signifikant erhöhten Atherosklerosedisposition assoziiert. Charateristisch können bei der klinischen Untersuchung Hautxanthome, ein Arcus lipoides und Xanthelasmen sein. Pathophysiologisch sind die selteneren monogenetischen familiären Hypercholesterinämien von den häufigeren polygenetischen Hypercholesterinämien zu unterscheiden.

Primäre Hypertriglyceridämien

Bei den **primären Hypertriglyceridämien** ist zwischen einer **primären Erhöhung der VLDL**, einer **primären Erhöhung der Chylomikronen** sowie kom-

binierten Störungen zu unterscheiden. Die Übergänge sind oft fließend. Die genetische Disposition kommt häufig erst durch ernährungsbedingte Faktoren zum Tragen.

Die **familiäre Hypertriglyceridämie** zeigt den Phänotyp der **Typ IV Hyperlipoproteinämie** nach Fredrickson mit einer führenden Erhöhung der VLDL. Sie geht, wenn keine anderen Risikofaktoren vorliegen (z. B. metabolisches Syndrom), nicht mit einem wesentlich erhöhten Atheroskleroserisiko einher. Allerdings kann sie durch Ernährungsfehler in eine **Chylomikronämie** oder in ein Chylomikronämie-Syndrom übergehen. Klinische Zeichen wie Arcus lipoides, Xanthome oder Xanthelasmen fehlen. Die Plasmatriglyceridkonzentration ist meist nur mäßig erhöht (nüchtern 200–500 mg/dl). Häufig findet sich auch ein erniedrigtes HDL-C und LDL-C. Die VLDL-Partikel sind triglyceridreicher und größer als bei Stoffwechselgesunden. Die Synthese von Apo-B-100 ist nicht gesteigert, so dass die Anzahl der freigesetzten VLDL-Partikel nicht erhöht ist. Die Häufigkeit der familiären Hypertriglyceridämie liegt bei 1:500. Typisch ist, dass in der Familie ausschließlich Hypertriglyceridämien nachweisbar sind. Nach einer Mahlzeit können die Plasmatriglyceride bei diesen Patienten kurzfristig massiv ansteigen (Triglyceride >1000 mg/dl). Der Phänotyp der Hypertriglyceridämie ist bei Patienten mit familiärer Hypertriglyceridämie stark vom Geschlecht, dem Alter, von Hormonsupplementierung (besonders Östrogene), Alkohol und Fettzufuhr abhängig. Die Diagnose einer familiären Hypertriglyceridämie bedarf einer sorgfältigen Lipiddiagnostik. Die Lipoproteine müssen mit der Ultrazentrifuge isoliert und neben den Triglyceriden auch das freie Glycerol bestimmt werden. Die seltene Hyperglycerinämie, eine X-chromosomal vererbte Stoffwechselerkrankung, kann sonst eine familiäre Hypertriglyceridämie vortäuschen, da die üblichen Techniken der Triglyceridbestimmung auch Glycerol messen.

Die **familiäre Hyperchylomikronämie** entspricht dem Bild einer **Typ I Hyperlipoproteinämie** nach Fredrickson. Bei dieser seltenen Erkrankung finden sich im Plasma (12 h nüchtern) Chylomikronen. Die Folge ist eine Erhöhung der Plasmatriglyceride auf über 1000 mg/dl. Betroffene Patienten haben meist kein erhöhtes koronares Risiko. Wenn die Chylomikronämie klinische Symptome verursacht, wird sie als Chylomikronämie-Syndrom bezeichnet. Die schwerste Komplikation der Chylomikronämie sind abdominelle Schmerzzustände, deren Ursachen eine akute Pankreatitis, krampfartige Schmerzen im Bereich des Dünndarms und Kapselspannung von Leber und Milz sein können. Andere akute klinische Symptome sind eruptive Xanthome, neurologische Störungen, Parästhesien, Angina pectoris und Atemnot. Ursache der meisten Symptome ist eine Störung der Mikrozirkulation aufgrund einer deutlich erhöhten Plasmaviskosität durch die Chylomikronen. Die Kapselspannung von Leber und Milz wird durch Überladung des retikuloendothelialen Systems mit Chylomikronen verursacht, die eruptiven Xanthome bestehen aus mit Chylomikronen überladenen Makrophagen. Mit dem Auftreten eines Chylomikronämie-Syndroms ist ab Triglyceridkonzentrationen von 1000 mg/dl zu rechnen. Nach dem Essen können Triglycerid-konzentrationen von über 10.000 mg/dl beobachtet werden. Die Chylomi-kronämie kann genetisch bedingt oder erworben sein. Genetisch verursachte Chylomikronämien sind der **familiäre Lipoproteinlipasemangel** und der sehr seltene **Apolipoprotein-C-II-Mangel.** Apo-C-II ist ein essentieller Aktivator der Lipoproteinlipase. Aufgrund des LPL-Mangels kommt es bei den Patien-ten zu einer gestörten Hydrolyse der Chylomikronen und VLDL.

Meist gehen jedoch andere genetische Fettstoffwechselstörungen (fami-liäre Hypertriglyceridämie, familiär kombinierte Hyperlipidämie, familiäre Dysbetalipoproteinämie) bei Ernährungsfehlern in eine Chylomikronämie (Phänotyp einer **Hyperlipoproteinämie Typ V**) über. Es kommt durch exo-gene Faktoren (Kohlenhydrate, Alkohol, kalorienreiche Mahlzeiten), also v. a. nach Feiern („Schützenfestsyndrom"), zu einer stark vermehrten Sekretion der VLDL aus der Leber, wodurch die Aktivität der LPL gehemmt wird. Da dieses Enzym auch für den Abbau der Chylomikronen zu Chylomikronen-Remnants verantwortlich ist und die Chylomikronen nicht in die Leber oder in andere Gewebe aufgenommen werden können, kommt es schließlich zum Auftreten der Chylomikronämie mit einer massiven Erhöhung auch der VLDL. Dieser Phänotyp findet sich auch bei Patienten nach einer sehr fettreichen Diät, bei starkem Übergewicht und bei einem schlecht eingestellten Diabetes melli-tus. Eine Therapie ist ohne eine fett- und kohlenhydratmodifizierte Ernährung nicht möglich. Verschlechterungen durch Ernährungsfehler werden durch eine medikamentöse Behandlung des Fettstoffwechsels nicht verhindert.

Merke: Bei den primären Hypertriglyceridämien ist grundsätzlich zwi-schen einer primären Erhöhung der VLDL und einer primären Erhöhung der Chylomikronen, sowie kombinierten Störungen zu unterscheiden. Die genetische Disposition kommt v. a. durch Interaktion mit ernäh-rungsbedingten Faktoren zum Tragen.

Gemischte Hyperlipidämien

Zu den gemischten Hyperlipidämien zählen die **familiär kombinierte Hyper-lipidämie (FCHL)** und die **familiäre Dysbetalipoproteinämie.**

Die FCHL stellt mit einer Prävalenz von 1–2 % in der Allgemeinbevöl-kerung die häufigste familiäre Fettstoffwechselstörung dar. Die genetische Ursache der FCHL ist nicht vollständig geklärt. Die zugrunde liegende Stoff-wechselstörung wird durch die Überproduktion von Apo-B reichen Lipo-proteinen in der Leber, durch die verzögerte Klärrate von postprandialen Lipoproteinen und durch die gesteigerte Aufnahme von freien Fettsäuren in die Leber, wodurch die Apo-B Produktion sowie die Triglycerid- und Cho-lesterinsynthese stimuliert werden, bestimmt. Die Leberzellen synthetisieren bei der FCHL kleine triglyceridarme und Apo-B-100-reiche VLDL-Partikel mit hoher atherogener Potenz. Da im Gegensatz zur familiären Hypertriglyceridämie auch vermehrt Apo-B-100 synthetisiert wird, werden mehr VLDL-Partikel ins Blut abgegeben. Intermittierend kann auch die Triglyceridsynthese in der Leber gesteigert sein, so dass sich die Störung als Hypertriglyceridämie, LDL-Hypercholesterinämie oder gemischte Hyperlipidämie manifestieren kann. Inzwischen ist auch eine andere Form der FCHL beschrieben, bei der es über eine Störung im Abbau zu einer abnormen Zusammensetzung der VLDL kommt. Darüber hinaus scheint es Formen zu geben, bei denen vermehrt kleine, dichte LDL (Small Dense LDL) vorliegen. Häufig scheint eine geringe Einschränkung der Insulinempfindlichkeit vorzuliegen. Die Erhöhung der Serumkonzentrationen von Cholesterin und Triglyceriden ist meist nur gering ausgeprägt (180–300 mg/dl). Typischerweise finden sich in der Familienanamnese Herzinfarkte vor dem 50. Lebensjahr. Für die Abgrenzung zur familiären Hypertriglyceridämie ist die Beobachtung, dass Verwandte ersten Grades häufig unterschiedliche Fettstoffwechselstörungen (Hypercholesterinämien, Hypertriglyceridämien, gemischte Hyperlipidämien) aufweisen, nützlich. Die FCHL ist die häufigste Fettstoffwechselstörung bei Patienten, die einen Herzinfarkt überlebt haben.

Der **familiären Dysbetalipoproteinämie** (Typ III Hyperlipoproteinämie, broad beta disease) liegt eine Mutation des Liganden der VLDL-Remnants (**Apo-E2/E2 Genotyp**)) für die Remnant-/LDL-R der Leber zugrunde, wodurch seine Affinität erniedrigt wird. Charakteristisch sind mit Cholesterinester angereicherte, hochatherogene VLDL-Remnants (IDL) und Chylomikronen-Remnants. Plasmacholesterin und Plasmatriglyceride sind stark erhöht, HDL ist reduziert. Nur 1 % der Apo-E2/E2 homozygoten Patienten ist von der Erkrankung betroffen, da sie sich erst manifestiert, wenn Faktoren, die eine sekundäre Fettstoffwechselstörung auslösen, hinzukommen. Die Störung geht mit einem erhöhten Risiko für die koronare Herzerkrankung, peripheren arteriellen Verschlusserkrankungen und Schlaganfall einher.

Merke: Bei den gemischten Hyperlipidämien liegt eine gleichzeitige Erhöhung des Cholesterins und der Triglyceride vor. Die familiäre kombinierte Hyperlipidämie (FCHL) stellt mit einer Prävalenz von 1–2 % die häufigste familiäre Fettstoffwechselstörung dar, ihre genetische Grundlage ist nicht vollständig aufgeklärt. Die seltene familiäre Dysbetalipoproteinämie ist durch Akkumulation cholesterinreicher VLDL-Remnants charakterisiert und stark mit dem Apolipoprotein-E-Phänotyp E2/E2 assoziiert.

Primäre Störungen des reversen Cholesterintransports

Niedrige HDL-C-Spiegel (Hypoalphalipoproteinämie) sind mit einer erhöhten Häufigkeit koronarer Ereignisse assoziiert. Eine isolierte familiäre Hypoalphalipoproteinämie tritt allerdings nur selten auf. Wesentlich häufiger finden sich erniedrigte HDL-C-Spiegel bei gemischten, sekundär verursachten Hyperlipidämien. Die genetische Grundlage der familiären Hypoalphalipoproteinämie ist bis heute unbekannt. Aktuelle Studien zeigen, dass die Höhe des HDL-C durch eine Vielzahl von Genen bestimmt wird. Darunter finden sich neben bekannten Genen des HDL-Stoffwechsels (z. B. LPL, ABCA1, LCAT, und CETP) auch Gene, die bisher nicht mit der Regulation des HDL-C in Zusammenhang gebracht wurden. Seltene genetische Störungen des reversen Cholesterintransports äußern sich als schwerer HDL-Mangel (**Tangier-Erkrankung**). Diese Krankheit ist durch eine Akkumulation von Cholesterinestern in peripheren Geweben (Tonsillen, Milz, intestinale Mukosa, Schwannzellen, Thymus, Haut, Cornea) charakterisiert. Die genetische Ursache für die Tangier-Erkrankung liegt in einem Funktionsdefekt des ABCA1, der für die Regulation des Cholesterinefflux in peripheren Zellen wichtig ist. Patienten haben ein 6-fach höheres kardiovaskuläres Risiko. Auch heterozygote Patienten zeigen eine Verdickung der Arterienwand. Eine weitere sehr seltene Ursache für eine Hypoalphalipiproteinämie ist ein Mangel der LCAT.

> **Merke:** Niedrige HDL-C-Spiegel sind mit einer erhöhten Häufigkeit koronarer Ereignisse assoziiert. Eine isolierte familiäre Hypoalphalipoproteinämie ist selten. Wesentlich häufiger treten Erniedrigungen des HDL-C im Zusammenhang mit sekundären Fettstoffwechselstörungen auf. Die seltene, erbliche Tangier-Erkrankung ist durch einem Funktionsdefekt des ABCA1 bedingt.

Hypobetalipoproteinämien

Bei den Hypobetalipoproteinämien handelt es sich um eine heterogene Gruppe von Erkrankungen, die durch Störungen im Apo-B-Stoffwechsel bedingt sind. Die **Abetalipoproteinämie** ist eine seltene, rezessiv vererbte Fettstoffwechselstörung des Kindesalters. Sie geht mit Fettmalabsorption (Steatorrhö), Wachstumsstörungen, Anämie mit Akanthozytose, mentaler Retardierung sowie neuromuskulären und opthalmologischen Veränderungen einher. Die Ursache der Erkrankung ist die Mutation des Gens für das **mikrosomale Triglyceridtransferprotein (MTP)**, das für den Aufbau von Apo-B haltigen Lipoproteinen im Darm und in der Leber notwendig ist. Als Folge dieser Mutation werden keine Apo-B haltigen Lipoproteine gebildet. Dies führt zu einem schweren Mangel an fettlöslichen Vitaminen (E, K, A), die nicht mehr über Lipoproteine transportiert werden können. Vitamin D wird als einziges fettlösliches Vitamin unabhängig von Chylomikronen transportiert. Daher tritt kein Vitamin D-Mangel auf.

Merke: Hypobetalipoproteinämien sind durch Störungen im Apo-B-Stoffwechsel bedingt.

Lipoprotein(a)-Hyperlipoproteinämie

Lipoprotein(a) (Lp(a)) ist ein spezielles LDL, dessen Proteinanteil aus einem Molekül Apo-B100 besteht, an das über eine Disulfidbindung ein „assoziiertes" (a) Glykoprotein (Apo(a)) gekoppelt ist (▶ Abb. 3.4). Das Apo(a) Protein enthält sogenannte Kringle-Domänen, die eine Strukturähnlichkeit zu Plasminogen besitzen. Daher kann Lp(a) bei der Fibrinolyse interferieren, was zu einer gestörten Plasminogenaktivierung, zu einer verminderten Plasminbildung an der Thrombusoberfläche und somit zu einer verminderten Thrombolyse beitragen kann. Lp(a) kann an Makrophagen binden und möglicherweise zur Schaumzellbildung und Atherosklerose beitragen. Der Abbauweg für Lp(a) und seine physiologische Funktion sind bisher nicht aufgeklärt. Die Konzentration von Lp(a) wird u. a. vom Genotyp (Anzahl der Kringle-4-Domänen) und von der Akut-Phase-Reaktion bestimmt. Bisher sind keine physiologischen Zustände oder Ernährungseinflüsse bekannt, die die

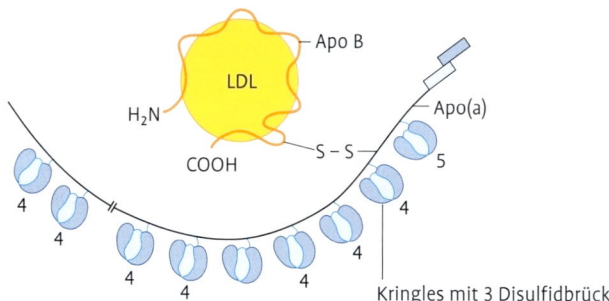

Abb. 3.4 Lipoprotein(a). Schematische Darstellung einer Lp(a)-Partikels mit einem LDL-Partikel in der Mitte. Das Apo-B-100 des LDL-Partikels ist über eine Disulfidbrücke an Apo(a) gekoppelt. Dies enthält mehrere „Kringle-4-Strukturen" und eine „Kringle-5-Struktur". (Adapted from Scanu AM, Fless GM: Lipoprotein(a): heterogeneity and biological relevance. J Clin Invest 85:1709–1715, 1990.) (W. B. Saunders Company items and derived items copyright © 2001 by W. B. Saunders Company).

Konzentration von Lp(a) wesentlich verändern. Durch eine postmenopausale Östrogensubstitution kann Lp(a) um bis zu 30 % gesenkt werden. Lp(a)-Serumspiegel über 30 mg/dl gehen mit einem erhöhten Risiko für die koronare Herzerkrankung und andere Komplikationen einher, wenn gleichzeitig erhöhte LDL vorliegen.

Merke: Erhöhte Lp(a)-Plasmakonzentrationen sind insbesondere in Zusammenhang mit erhöhtem LDL ein Risikofaktor der koronaren Herzerkrankung.

3.3.2 Sekundäre Dyslipoproteinämien

Ausgewählte Erkrankungen:

- sekundäre LDL-Hypercholesterinämien (z. B. bei Hypothyreose)
- sekundäre Hypertriglyceridämien (z. B. bei Diabetes mellitus Typ II)
- sekundäre Störungen des reversen Cholesterintransports (z. B. bei Diabetes mellitus Typ II)

Bevor die Diagnose einer primären Fettstoffwechselstörung gestellt wird, müssen sekundäre Dyslipoproteinämien ausgeschlossen werden. Ursachen für sekundäre LDL-Hypercholesterinämien und sekundäre Hypertriglyceridämien sowie niedriges HDL-C sind in (▶ Tab. 3.5) zusammengestellt.

Merke: Sekundäre Dyslipoproteinämien stellen die am häufigsten vorkommende Gruppe von Fettstoffwechselstörungen dar. Sie sind durch Erkrankungen, wie Diabetes mellitus Typ II und Hypothyreose oder Medikamenteneffekte bedingt.

Tab. 3.5 Ursachen für sekundäre Dyslipoproteinämien

Erhöhung des LDL-Cholesterins	Erhöhung der Triglyceride	Absenkung des HDL-Cholesterins
akute intermittierende Porphyrie, Cholestase	Adipositas	Adipositas
Anorexia nervosa	Alkohol	Diabetes mellitus Typ II
benigne monoklonale Gammopathie	chronische Niereninsuffizienz	verminderte körperliche Aktivität
Glykogenosen Typ I, III und VI	Diabetes mellitus Typ II	geringer Gesamtfettgehalt der Nahrung
Hypothyreose	Dysgammaglobulinämien	sehr hohe Zufuhr an mehrfach ungesättigten Fettsäuren
hohe Zufuhr von gesättigten Fetten und Cholesterin	Glykogenose Typ I, III und VI	Zigarettenrauchen
Hepatom	hohe Zufuhr an rasch resorbierbaren Kohlenhydraten	
idiopathische Hyperkalziämie	Hypothyreose (schwer und lange verlaufend)	
Lymphom	idiopathische Hyperkalziämie	
Morbus Cushing	Morbus Addison	
Niereninsuffizienz	Morbus Cushing	
Nephrotisches Syndrom	Morbus Gaucher	
Plasmozytom	nephrotisches Syndrom	
Progerie (Werner-Syndrom)	Progerie (Werner-Syndrom)	
systemischer Lupus erythematodes	Sepsis	
Medikamente • Amiodaron • Androgene • Beta-Rezeptoren-Blocker • Chlorpromazin • Chlorthalidon • Cyclosporin A • Corticosteroide • Gestagene • Piretanid • Thiazide	Medikamente • Acitretin • Beta-Blocker • Chlorthalidon • Corticosteroide • Furosemid • Indapamid • Interferon • Isotretinoin • Östrogene • Phenothiazine • Piretanid • Spironolakton • Tamoxifen	Medikamente • Beta-Rezeptoren-Blocker • Furosemid • Labetolol • Methyldopa • Phenothiazine • Spironolakton

3.3.3 Labordiagnostik des Fettstoffwechsels

Einfluss- und Störgrößen der Fettstoffwechseldiagnostik

Die Fettstoffwechseldiagnostik kann durch eine Reihe von Größen, (▶ Tab. 3.6) beeinflusst werden. Zusätzlich spielen Probenentnahme, Probenart und Probenlagerung eine wesentliche Rolle für die Präanalytik (▶ Kap. 17.2.1). Folgende Empfehlungen sind speziell bei der Lipiddiagnostik zu beachten:

Probennahme: Lipiddiagnostik im Steady-State (keine Diät- oder Gewichtsänderung innerhalb der letzten 2 Wochen), keine starke körperliche Aktivität 24 h vor der Diagnostik, Blutabnahme nach Nüchternperiode (12 h, da Anstieg der Triglyceride bis 9 h nach einer Mahlzeit).

Probenart: Bestimmung von Gesamtcholesterin, Triglyceride und HDL-C in Serum- oder Plasmaproben möglich. Die meisten Empfehlungen für die Referenzwerte basieren auf Serumbefunden (z. B. NCEP-Richtlinien). Bei Verwendung von EDTA-Plasma kann es zu einer Erniedrigung des Gesamtcholesterins von 3 % kommen. Bei nicht vollständig gefüllten EDTA-Röhrchen kann der Fehler bei der Cholesterinbestimmung bis zu 10 % betragen. Fluorid, Oxalat und Zitrat sind als Antikoagulantien wegen osmotischer Flüssigkeitsverschiebungen und daraus resultierender Veränderungen der Lipoproteinkonzentration ungeeignet. Heparin kann alternativ zu EDTA verwendet werden, dabei kann es jedoch zu einer Abnahme der Triglyceridkonzentrationen kommen.

Probenlagerung: Die Analyse der Proben sollte möglichst am Abnahmetag erfolgen. Für Rückstellproben zur Bestimmung von Gesamtcholesterin ist eine Lagerung bei −20° C ausreichend, zur Analyse der Lipoproteine und

Tab. 3.6 Einflussgrößen der Fettstoffwechseldiagnostik

Biologische Einflussgrößen
- Alter, Geschlecht, intraindividuelle Variabilität

Lebensstilfaktoren
- Diät, Übergewicht, Rauchen, Alkohol, Koffein, körperliches Training, Stress

Klinische Einflussgrößen
a) Sekundäre Krankheiten:
   Hypothyreose, Diabetes mellitus, Hypophyseninsuffizienz, Porphyrie, nephrotisches Syndrom, Niereninsuffizienz, Gallenwegserkrankungen mit Cholestase, Morbus Gaucher, Glykogen-Speicherkrankheiten, Morbus Tay-Sachs, Verbrennungen, Infektionen, Myokardinfarkt etc.
b) Medikamente:
   Diuretika, β-Blocker, Sexualhormone, Immunosuppresiva, Chemotherapeutika etc.
c) Schwangerschaft

Triglyceride müssen die Proben bei mindestens −70° C gelagert werden. Wiederholtes Einfrieren und Auftauen der Proben sollte vermieden werden.

Merke: Die Fettstoffwechseldiagnostik kann durch biologische Einflussgrößen (Alter, Geschlecht), Lebensstilfaktoren (Ernährungsverhalten, Alkohol, körperliche Aktivität) und klinische Einflussgrößen (Krankheiten, Medikamente, Schwangerschaft) beeinflusst werden. Die Probenentnahme sollte nach einer Nüchternperiode von 12 h durchgeführt werden. Die Analyse der Proben sollte möglichst am Abnahmetag erfolgen.

Routineuntersuchungen der Fettstoffwechseldiagnostik

Für die Erstdiagnostik einer Fettstoffwechselstörung und die Risikoabschätzung ist die Bestimmung des Nüchtern-Lipoproteinprofils (Gesamtcholesterin, Triglyceride, LDL-C, HDL-C) erforderlich. Ein komplettes Lipoproteinprofil sollte durchgeführt werden, wenn der Patient an einer koronaren Herzkrankheit, an einer zerebrovaskulären Erkrankung, an einer arteriellen Verschlusskrankheit oder an einem Diabetes mellitus leidet. Eine differenzierte Analytik sollte auch erfolgen, wenn das Gesamtcholesterin (ohne weitere Risikofaktoren) 240 mg/dl überschreitet oder das Gesamtcholesterin im Grenzbereich zwischen 200–239 mg/dl liegt und gleichzeitig kardiovaskuläre Risikofaktoren vorliegen oder das HDL-C mit < 35 mg/dl erniedrigt ist. Bei Therapieverlaufskontrollen kann die Diagnostik abhängig vom Fall auf LDL-C beschränkt werden.

Bereits die optische Beurteilung des Plasmas liefert erste Hinweise auf eine Fettstoffwechselstörung. So weist eine Trübung des Plasmas (lipämisches Plasma) und die Aufrahmung des Plasmas nach dem Verbleib der Probe über Nacht im Kühlschrank („Kühlschranktest") auf eine massive Hypertriglyceridämie hin. Lipämische Proben ohne Aufrahmung sind ein Indiz für eine stark erhöhte Konzentration der VLDL, Proben mit einer Aufrahmung weisen auf eine Chylomikronämie hin. Die Abtrennung der Chylomikronen kann mit Hilfe einer Zentrifugation erreicht werden. Die Differenz der Triglyceride vor und nach der Zentrifugation entspricht den Chylomikronen-Triglyceriden.

Die Messung der Triglycerid- und Cholesterinkonzentration (▶ Kap. 18.8) wird heute enzymatisch durchgeführt. Bei hohen Lipidkonzentrationen müssen die Proben verdünnt werden, um falsch niedrige Ergebnisse zu vermeiden.

Cholesterin: Cholesterin wird im Körper synthetisiert und über die Nahrung aufgenommen. Das Gesamtcholesterin dient als wichtiger Marker bei der Diagnostik von Fettstoffwechselstörungen und der Abschätzung des Atheroskleroserisikos. Das Gesamtcholesterin ist im Patienten ein stabiler Analyt (Schwankungen zwischen verschiedenen Tagen etwa 6 %, im Tagesverlauf <3 %) und wird durch die aktuelle Nahrungsaufnahme nicht wesentlich verändert. Die Plasmakonzentration zeigt eine deutliche Altersabhängigkeit (Anstieg zwischen dem 20. und 65. Lebensjahr von 180 mg/dl auf 230 mg/dl bei Männern bzw. auf 250 mg/dl bei Frauen). Dieser Anstieg wird vorwiegend durch eine Zunahme der LDL-C-Konzentration verursacht, vermutlich eine Folge nachlassender LDL-R-Aktivität.

Trigylceride: Die Bestimmung der Gesamttriglyceride im Plasma dient ähnlich wie die Bestimmung des Cholesterins der Basisdiagnostik von Fettstoffwechselstörungen. Im Gegensatz zum Cholesterin zeigen die Triglyceride erhebliche intraindividuelle Variationen. Nahrungsabhängig kommt es am Tag zu Schwankungen bis zu 40 % und mehr. Nüchterntriglyceride können von Monat zu Monat um 23 % variieren. Aufgrund dieser Schwankungen ist die Definition einer Hypertriglyceridämie nicht unproblematisch. Eine Unterscheidung primärer und sekundärer Hypertriglyceridämien ist nicht einfach. Bei Triglyceridkonzentrationen im Serum von >200 mg/dl sollte überprüft werden, ob eine Dyslipidämie (z. B. bei der familiären kombinierten Hyperlipidämie oder Diabetes mellitus) vorliegt. Triglyceridkonzentrationen von >400 mg/dl sind hochpathologisch, Werte >1000 mg/dl gehen mit der Gefahr einer akuten Pankreatitis einher.

LDL-Cholesterin (LDL-C): Das LDL-C wird zur Bestimmung des Atheroskleroserisikos und zur Verlaufskontrolle bei Therapien mit lipidsenkenden Medikamenten verwendet. Die Zielwerte hängen vom Vorhandensein koronarer Risikofaktoren ab. Das Prinzip der homogenen LDL-C Assays beruht auf der Messung des Cholesterins nach Einwirkung spezifischer Detergentien bzw. photometrischer Bestimmung der agglutinierten LDL-Partikel. Diese Tests haben wegen ihrer höheren Präzision die früher verwendete Friedewald Formel zur Berechnung des LDL-C abgelöst (LDL-C [mg/dl] = Gesamtcholesterin – HDL-C – [Triglyceride/5]). Die Bestimmung der Triglyceride dient hierbei der Abschätzung des VLDL-C. Sie dürfen bei Verwendung der Formel nicht höher als 400 mg/dl liegen, da sich bei schwerer Hypertriglyceridämie die Triglyceride in den LDL- und HDL-Partikeln anreichern können und die Zusammensetzung der VLDL-Partikel großen Schwankungen unterliegt.

HDL-Cholesterin (HDL-C): Das HDL-C wird zur Ermittlung des Risikos für die koronare Herzerkrankung verwendet. In den meisten gebräuchlichen Risikoscores zählt ein erniedrigtes HDL-C als zusätzlicher koronarer Risikofaktor. Die Messung der HDL-C erfolgt heute mit homogenen Immunoassays (▶ Kap. 18.13), die die Bestimmung erheblich vereinfacht und die Präzision verbessert haben. HDL-C-Konzentrationen variieren von Monat zu Monat bis zu 7 %. Die intraindividuelle Variabilität des HDL-C ist bei Rauchern höher.

Lipoprotein(a) (Lp(a)): Erhöhte Lp(a) Plasmakonzentrationen gelten in Verbindung mit erhöhtem LDL-C als Risikofaktor der koronaren Herzkrankheit. Zur Bestimmung von Lp(a) werden hauptsächlich mechanisierte immunologische Testverfahren eingesetzt. Praktische Relevanz hat hierbei die quantitative Bestimmung mittels Nephelometrie (▶ Kap. 18.10) oder ELISA (▶ Kap. 18.13). Die Testverfahren können durch den Apo(a) Größenpolymorphismus beeinträchtigt werden. Gegenwärtig gibt es noch keine Referenzmaterialien, die eine Vergleichbarkeit der Lp(a) Methoden gewährleisten.

Merke: Zur Basisdiagnostik einer Fettstoffwechselstörung und zur Risikoabschätzung des Patienten ist die Bestimmung des Nüchtern-Lipoproteinprofils (Gesamtcholesterin, Triglyceride, LDL-C, HDL-C) erforderlich. Dieses kann um eine Bestimmung der Lp(a) Konzentration als zusätzlicher koronarer Risikofaktor ergänzt werden.

Spezialuntersuchungen der Fettstoffwechseldiagnostik

Lipoprotein-Ultrazentrifugation: Nach der Trennung der verschiedenen Lipoproteinfraktionen im Dichtegradient der Ultrazentrifuge werden Cholesterin und Triglyceride enzymatisch bestimmt. Die Methode wird zur differenzierten Bestimmung des Lipoproteinprofils bei Patienten mit deutlich erhöhten Triglyceridkonzentrationen eingesetzt, bei denen die homogenen Assays des LDL- und HDL-C keine validen Werte mehr liefern.

Lipoprotein-Elektrophorese: Die Lipoprotein-Elektrophorese (Basis der Klassifikation der Dyslipidämien nach Fredrickson (s. ▶ Tab. 3.3) hat heute in der Routinediagnostik kaum noch eine Bedeutung und ist durch die homogenen Assays zur Bestimmung des LDL- und HDL-C abgelöst worden. Sie wird heute nur noch zum Nachweis von Chylomikronen und abnormer Lipoproteinpartikel (z. B. Lipoprotein X) genutzt. Diese Partikel können bei cholestatischen Erkrankungen zu einer erheblichen Erhöhung des Gesamtcholesterins führen.

Apolipoproteine (Apo-AI, Apo-B, Apo-CII): Für die Bestimmung des koronaren Risikos haben Apolipoproteine nur eine untergeordnete Bedeutung, da die Konzentrationen gut mit denen des HDL-C und LDL-C korrelieren. Von Bedeutung sind Apo-AI und Apo-B zur Bestätigungsdiagnostik seltener Hypolipoproteinämien. Die Bestimmung von Apo-CII hat für die Erfassung einer familiären Chylomikronämie eine Bedeutung. Ein genetischer Apo-CII Mangel ist allerdings eine Rarität.

Enzyme und Transferproteine: Die Bestimmung der LPL-Aktivität ist zur Diagnose einer seltenen familiären Chylomikronämie (s. o.) von Bedeutung. Bei Hypoalphalipoproteinämien ist eine Bestimmung der LCAT-Aktivität möglich. Die Bestimmung der Aktivität des CETP ist klinisch ohne Bedeutung.

Molekulargenetische Untersuchungen: Bei den molekulargenetischen Untersuchungen spielt in der Praxis v. a. die Bestimmung des Apo-E Polymorphismus eine Rolle. Eine Homozygotie des Apo-E2 Allels ist mit der familiären Dysbetalipoproteinämie (s. o), das Apo-E4 Allel mit erhöhtem LDL-C assoziiert. Da Träger des Apo-E4 Allels auch ein erhöhtes Risiko für den Morbus Alzheimer haben, ist die unkritische Bestimmung des ApoE Genotyps ethisch bedenklich. Die Bestimmung der Apo-B 3500 bzw. 3531 Mutation ist bei familiären Hypercholesterinämiesyndromen zum Ausschluss eines familiären Apo-B Defektes möglich. Mutationsuntersuchungen von Genen, die für Proteine der Fettstoffwechselregulation kodieren (z. B. LDL-R), haben oft nur geringe therapeutische Bedeutung und sind spezialisierten Labors vorbehalten.

Merke: Durch Spezialuntersuchungen kann bei bestimmten Konstellationen die Ätiologie der Fettstoffwechselstörung näher eingegrenzt werden. Es handelt sich hierbei um Auftrennungsverfahren der Lipoproteine (Lipoprotein-Ultrazentrifugation, Lipoprotein-Elektrophorese), Bestimmungen von Apolipoproteinen, Enzymen und Transferproteinen sowie molekulargenetische Untersuchungen.

Bewertung des koronaren Risikos

Im Internet bieten u. a. die Web-Seiten www.chd-taskforce.com und www.dgkardio.de die Möglichkeit, das individuelle Koronarrisiko einzuschätzen. Nach den Empfehlungen des National Cholesterol Education Program (NCEP) orientieren sich die Bewertung des Koronarrisikos und des Therapieziels der Cholesterinsenkung hauptsächlich an den LDL-C-Spiegeln (► Tab. 3.7). Die Patienten werden in Risikokategorien eingeteilt.

Hochrisikopatienten sind Patienten mit einer koronaren Herzkrankheit (KHK) oder solche, deren Risiko für das Auftreten eines schweren koronaren Ereignisses mit dem eines KHK-Patienten äquivalent ist. Hierzu zählen Patienten mit peripherer arterieller Verschlusskrankheit, abdominalem Aneurysma, symptomatischer Karotisstenose und Diabetes mellitus oder mit multiplen Risikofaktoren, die zu einem 10-Jahresrisiko für eine KHK von >20 % beitragen.

Bei **Patienten ohne KHK, aber mit 2 oder mehr führenden Risikofaktoren** (► Tab. 3.8), und bei Hochrisikopatienten kann das 10-Jahres Risiko für eine KHK mit Hilfe der oben genannten Web-Seiten berechnet werden. Grundsätzlich ist ein LDL-C-Zielwert < 130 mg/dl anzustreben (► Tab. 3.7).

Bei **Patienten ohne KHK, die 0 bis 1 führende Risikofaktoren aufweisen**, muss keine weitere Risikobewertung erfolgen, da das 10-Jahresrisiko <10 %

Tab. 3.7 Therapeutisches LDL-Ziel in Abhänigkeit vom koronaren Risiko

Risikokategorie	LDL-Ziel	Indikation für eine intensivierte Änderung des Lebensstils	Indikation für eine Therapie mit Cholesterin-senkenden Medikamenten
KHK und KHK Risiko-äquivalente	<100 mg/dl bis <70 mg/dl (2,58 mmol/l bis 1,8 mmol/l)	≥ 100 mg/dl (2,58 mmol/l)	≥ 130 mg/dl (Optional 100–129 mg/dl)
multiple (+2) Risikofaktoren	≤130 mg/dl (3,36 mmol/l)	≥ 130 mg/dl (3,36 mmol/l)	10-J-Risiko 10–20 % ≥ 130 mg/dl 10-J-Risiko <10 % ≥ 160 mg/dl
0 bis 1 Risikofaktoren	≤160 mg/dl (4,13 mmol/l)	≥ 160 mg/dl (4,13 mmol/l)	≥ 190 mg/dl (4,91 mmol/l) (Optional 160–189 mg/dl)

Tab. 3.8 Führende Risikofaktoren (außer LDL-Cholesterin), die das therapeutische LDL-Ziel beeinflussen

- Zigarettenrauchen
- Hochdruck
  (RP ≥ 140/90 mmHg oder antihypertensive Medikation)
- erniedrigtes HDL-Cholesterin (<40 mg/dl)*
- familiäre Vorgeschichte einer KHK
  - KHK bei männlichen Verwandten 1. Grades <55 J
  - KHK bei weiblichen Verwandten 1. Grades <65 J
- Alter (Männer ≥45 Jahre; Frauen ≥ 55 Jahren

* HDL-Cholesterin ≥60 mg/dl zählt als „negativer" Risikofaktor; es kann in der Primärprävention einen Risikofaktor ausgleichen

beträgt. Anhand der Daten kann eine Beurteilung hinsichtlich der Notwendigkeit einer intensivierten Änderung des Lebensstils bzw. einer medikamentösen Therapie erfolgen. Grundsätzlich ist ein LDL-C-Zielwert <160 mg/dl anzustreben (▶ Tab. 3.7).

Merke: Die Bewertung des koronaren Risikos erfolgt nach Bestimmung des Lipoproteinprofils anhand klinischer Kriterien und nach dem Vorliegen von Risikofaktoren der KHK. Der zu erreichende Zielwert des LDL-Cholesterins ergibt sich aus dem koronaren Risiko des Patienten.

3.4 Herzmuskel

Eine der wichtigsten klinischen Konsequenzen eines gestörten Fettstoffwechsels, insbesondere mit Cholesterin-Erhöhung, ist die Entwicklung der Koronarsklerose. Diese birgt das Risiko eines Myokardinfarkts mit schwerer Schädigung des Herzmuskels.

3.4.1 Herzmuskelzelluntergang

Parameter:

- Troponin (cTnT, cTnI)
- Kreatinkinase (CK, CK-MB)
- Myoglobin

Ausgewählte Erkrankungen:

- koronare Herzkrankheit (KHK)
- akutes Koronarsyndrom (ACS)
- Myokardinfarkt

In den westlichen Industriestaaten stellen Herz-Kreislauf-Krankheiten die häufigste Todesursache dar (► Abb. 3.5). Von besonderer Relevanz ist die **koronare Herzkrankheit (KHK)** und der **akute Myokardinfarkt**. Im Jahr 2003 starben in Deutschland 29.550 Frauen und 34.679 Männer an den Folgen eines akuten Herzinfarktes. Das durchschnittliche Sterbealter betrug bei Frauen 81 Jahre und bei Männern 72 Jahre. Weitere 56.772 Frauen und 42.444 Männer verstarben an nicht näher benannten Folgen einer KHK. Im Vergleich mit dem Jahr 1990 ist jedoch ein Rückgang der KHK-Sterblichkeit zu beobachten.

- 14 Millionen Menschen sterben jährlich an Herz-Kreislauf-Erkrankungen
- 20% aller Todesfälle weltweit werden durch Herz-Kreislauf-Erkrankungen hervorgerufen
- 50% der Todesfälle in Industriestaaten gehen zu Lasten von Herz-Kreislauf-Erkrankungen

Abb. 3.5 Epidemiologie der Herz-Kreislauf-Erkrankungen.

Pathophysiologie und Pathobiochemie

Die häufigste Ursache für eine Schädigung des Herzmuskels ist ein Sauerstoffmangel (Myokardischämie). Die **Myokardischämie** beruht auf einem gestörten Gleichgewicht zwischen Sauerstoffbedarf und -angebot. Der Sauerstoffbedarf des Herzmuskels ist abhängig von der Belastung des Herzens, der Dicke der Herzwand, der Herzfrequenz und der Kontraktionsstärke des Herzmuskels. Daher kann es bei schwerer arterieller Hypertonie (Herzwanddicke ↑), Fieber und Hyperthyreose (Herzfrequenz ↑) zu einer Myokardischämie kommen. Das Sauerstoffangebot im Myokard hängt von der Lungenfunktion, der Transportkapazität des Blutes für Sauerstoff und der Perfusion der Herzkranzgefäße ab. Daher können Lungenerkrankungen, schwere Anämien und Vergiftungen (z. B. Kohlenmonoxid) die Sauerstoffversorgung des Myokards beeinträchtigen. Hauptursache der Myokardischämie ist jedoch die **KHK**, deren pathologisches Korrelat die Atherosklerose der Herzkranzarterien darstellt (▶ Abb. 3.6). Morphologisch kann die atherosklerotische Läsion (Plaque) als „stabile" oder „vulnerable" Plaque eingestuft werden. Bei der chronischen KHK mit stabilen Plaques führt die allmähliche Stenosierung des Gefäßlumens zu einer progredienten Beein-

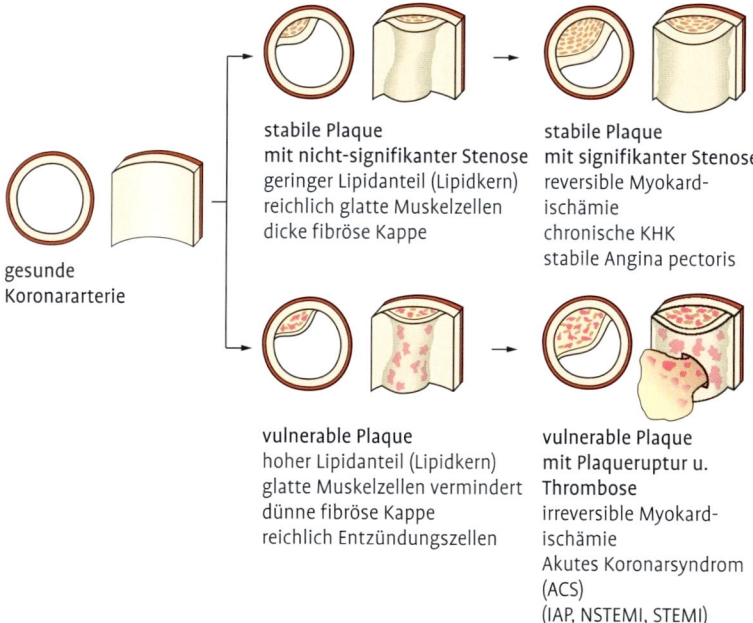

gesunde
Koronararterie

stabile Plaque
mit nicht-signifikanter Stenose
geringer Lipidanteil (Lipidkern)
reichlich glatte Muskelzellen
dicke fibröse Kappe

stabile Plaque
mit signifikanter Stenose
reversible Myokard-
ischämie
chronische KHK
stabile Angina pectoris

vulnerable Plaque
hoher Lipidanteil (Lipidkern)
glatte Muskelzellen vermindert
dünne fibröse Kappe
reichlich Entzündungszellen

vulnerable Plaque
mit Plaqueruptur u.
Thrombose
irreversible Myokard-
ischämie
Akutes Koronarsyndrom
(ACS)
(IAP, NSTEMI, STEMI)

Abb. 3.6 Morphologie der KHK (stabile versus vulnerable Plaque)

trächtigung der Herzmuskeldurchblutung. Besonders bei Belastung kann der Sauerstoffbedarf des Herzmuskels nicht mehr durch Weitstellung der Koronararterien (Gefäßstenose und Endotheldysfunktion) ausgeglichen werden (**Koronarinsuffizienz**). Die Folge ist ein vorübergehender Sauerstoffmangel des Herzmuskels („**reversible**" Myokardischämie). Der **Myokardinfarkt** ist das Ergebnis einer lang anhaltenden (>15 min) „**irreversiblen**" Myokardischämie auf dem Boden einer thrombotischen Gefäßokklusion. Diese führt zu einer Nekrose mit Funktionsverlust des Herzmuskels. Ausgangspunkt ist meist die Ruptur einer vulnerablen Plaque (Hochrisiko-Plaque), die aufgrund ihrer besonderen Morphologie (lipidreicher Kern, Infiltration von Entzündungszellen, dünne fibröse Kappe) hierfür besonders anfällig ist. Eine vulnerable Plaque kann bereits in frühen Stadien der KHK rupturieren, ohne dass es zu einer signifikanten Stenosierung des Gefäßes gekommen ist (Stenosegrad häufig nur 50–60%). Je größer der Lipidkern und je dünner die fibrotische Kappe, desto größer ist die Gefahr einer Ruptur. Durch die Plaqueruptur treten thrombogene Substanzen der Gefäßwand mit dem Blutstrom in Kontakt und lösen die Bildung eines Thrombus aus. Dieser verschließt das Gefäßlumen und führt zu einer Unterbrechung der Blutzufuhr im nachfolgenden Gefäßbett (thrombotische Gefäßokklusion). Bei kompletter und längerer Unterbrechung der Durchblutung entwickelt sich ein „transmuraler" Myokardinfarkt mit ST-Streckenhebung im EKG (**STEMI**). Das thrombotische Material kann allerdings auch in periphere Abschnitte der Koronararterie embolisiert werden bzw. durch endogene Fibrinolyse teilweise wieder aufgelöst werden. Hieraus resultiert eine inkomplette Durchblutungsstörung, die je nach Ausmaß und Dauer zu einer „**instabilen Angina Pectoris (IAP)**" oder zu einem „nichttransmuralen" Myokardinfarkt (**Nicht-ST-Hebungsinfarkt (NSTEMI)** führen kann. IAP, NSTEMI und STEMI sind lebensbedrohliche Komplikationen der KHK, die in Abhängigkeit von Ausmaß und Dauer der koronaren Durchblutungsstörung auftreten und ineinander übergehen können. Sie werden unter dem Überbegriff **akutes Koronarsyndrom (ACS)** zusammengefasst.

Merke: Die häufigste Ursache der Myokardischämie, die KHK, wird durch eine Atherosklerose der Herzkranzgefäße hervorgerufen. Stabile Plaques führen allmählich zu einer Stenosierung der Herzkranzgefäße und dadurch meist zu einer reversiblen Myokardischämie (chronische KHK). Vulnerable Plaques neigen frühzeitig zur Ruptur. Die Folge ist eine thrombotische Gefäßokklusion mit Unterbrechung der Herzmuskeldurchblutung und Entwicklung einer irreversiblen Myokardischämie mit Myokardnekrose (Myokardinfarkt). Je nach Ausmaß und Dauer der Durchblutungsstörung entwickelt sich eine instabile Angina pectoris (IAP, ohne nachweisbare Nekrose), ein NSTEMI (nicht-transmuraler

Infarkt) oder STEMI (transmuraler Infarkt). Diese drei lebensgefährlichen Komplikationen der KHK werden als akutes Koronarsyndrom (ACS) zusammengefasst.

Klinik

Die Myokardischämie kann stumm (asymptomatisch) oder symptomatisch verlaufen. Leitsymptom ist die **Angina Pectoris (AP)**.

Die Patienten klagen über ein thorakales Engegefühl und retrosternale Schmerzen, die in die Arme (meist linker Arm), zwischen die Schulterblätter, in den Hals bis zum Kinn (Buddenbrook-Syndrom) und in den Oberbauch ausstrahlen können. Klinisch bedeutsam ist die Differenzierung der AP in eine **stabile und instabile Form**. Die stabile AP als Ausdruck einer reversiblen Myokardischämie lässt sich regelmäßig durch körperliche oder psychische Belastungen und durch kalte Außentemperaturen auslösen und spricht gut auf Nitrate an. Von einer instabilen AP spricht man, wenn die AP erstmalig auftritt oder das klinische Bild sich plötzlich ändert (AP in Ruhe, Zunahme der Anfallsdauer/-häufigkeit und Schmerzintensität). Die instabile AP ist mit einem hohen Herzinfarktrisiko assoziiert und wird daher zum **ACS** gezählt.

Das Kardinalsymptom des **Myokardinfarktes** ist die plötzliche, aus der Ruhe heraus auftretende instabile AP, die meist von vegetativen Symptomen wie Blässe, Kaltschweißigkeit und Hypotonie begleitet wird. Beachtet werden muss, dass insbesondere bei Diabetikern (Neuropathie) die typische AP-Symptomatik völlig fehlen kann (**stumme Ischämie**).

Der Myokardinfarkt hat eine Gesamtletalität von ca. 50 % (▶ Abb. 3.7). Die Komplikationen sind hauptsächlich Folge von Störungen der Reizleitung und der Herzmuskelkontraktilität. Besonders kritisch sind die ersten 48 h nach einem Myokardinfarkt. In dieser Zeit treten häufig **Herzrhythmus-**

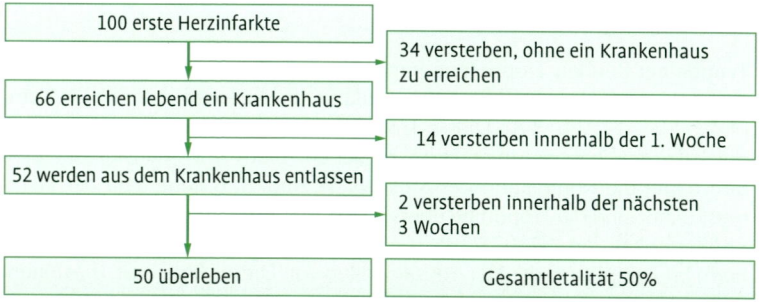

Abb. 3.7 Letalität des Mykardinfarkes (MONICA/KORA Studie).

störungen (Kammerflimmern oder Asystolie) auf, die zum Herzstillstand und zum Tod führen können. Als Folge einer ausgeprägten Myokardischämie kann sich eine **akute Herzinsuffizienz** mit kardiogenem Schock entwickeln. Darüber hinaus kann es bei ausgedehnten Myokardnekrosen zu einer Ruptur der Herzwand mit **Herzbeuteltamponade**, zu einer **Ruptur des Ventrikelseptums** mit **Links-Rechts-Shunt** oder zu einem **Papillarmuskelabriss mit akuter Klappeninsuffizienz** (meist Mitralklappe) kommen. Zu den Spätkomplikationen zählen die **arterielle Embolie** mit der Gefahr von Hirnembolien, das **Herzwandaneurysma** und die **Pericarditis epistenocardica**. Zeitlich verzögert kann auch eine nicht-infektiöse Entzündung der Herzbeutelhaut, ein **Postmyokardinfarktsyndrom** (Dressler-Syndrom), auftreten.

Merke: Die Angina Pectoris (AP) ist das Leitsymptom der Myokardischämie. Man unterscheidet eine stabile (regelmäßig durch Belastung auslösbar, spricht gut auf Nitro an) und eine instabile (Erst- und Ruheangina, plötzliche Änderung der Symptomatik) Form der AP. Die stabile AP ist meist Folge einer reversiblen Myokardischämie. Die instabile AP wird meist durch eine irreversible Myokardischämie hervorgerufen (ACS). Kritisch sind Frühkomplikationen (Herzrhythmusstörungen, akute Herzinsuffizienz) innerhalb der ersten 48 h nach Infarkt. Diabetiker können Myokardinfarkte ohne typische Symptomatik entwickeln. Die Gesamtletalität des Myokardinfarktes beträgt 50 %.

Labordiagnostik des ACS

Für die Labordiagnostik des ACS sind **kardiales Troponin T** (cTnT) oder **Troponin I** (cTnI), **Kreatinkinase-MB** (CK-MB) und **Myoglobin** von Bedeutung. Diese Parameter unterscheiden sich in ihrer Sensitivität und Spezifität sowie dem zeitlichen Verlauf ihrer Konzentrationserhöhung im Blut (▶ Tab. 3.9). Enzyme wie die AST (GOT) und LDH spielen heute in der ACS-Diagnostik keine Rolle mehr!

Troponine: Bei den Troponinen handelt sich um myofibrilläre Proteine der quergestreiften Herz- und Skelettmuskulatur, die einen regulatorischen Komplex bilden (▶ Abb. 3.8). Dieser Troponin-Komplex vermittelt und reguliert die kalziumabhängige Interaktion zwischen Aktin- und Myosinfilamenten und damit die Kontraktion des Muskels (▶ Abb. 3.9). Innerhalb der Herzmuskulatur sind die Troponine überwiegend als Strukturproteine in den Myofibrillen lokalisiert (92–97 %). Nur ein geringer Anteil (3–8 %) liegt in freier Form im Zytoplasma der Herzmuskelzellen vor. Dieser Anteil wird bei einem Zelluntergang zuerst freigesetzt.

Tab. 3.9 Herzinfarktmarker: Sensitivität, Spezifität und zeitlicher Verlauf ihres Auftretens

Marker	Sensitivität	Spezifität	Erster Anstieg	Maximum	Normalisierung
Myoglobin	++++	+	2–4 h	5–7 h	1 d
CK-MB-Aktivität	++	+++	4–10 h	12–24 h	2–3 d
CK-MB-Masse			3–5 h		
Troponin T	+++	++++	3–8 h	12–96 h	7–14 d
Troponin I				12–24 h	4–7 d

Troponin C (18 kDa)
- **Kalz**iumbindende Untereinheit
- keine herzspezifische Form

Troponin I (26.5 kDa)
- Actinomyosin-ATPase inhibierende Untereinheit
- herzspezifische Form

Troponin T (39 kDa)
- Tropomyosinbindende Untereinheit
- herzspezifische Form

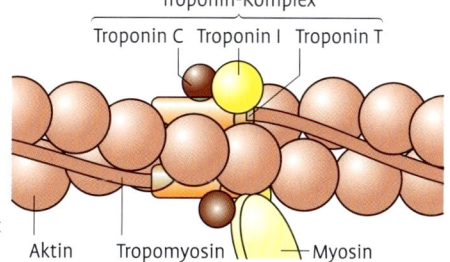

Abb. 3.8 Komponenten des Troponin-Komplexes.

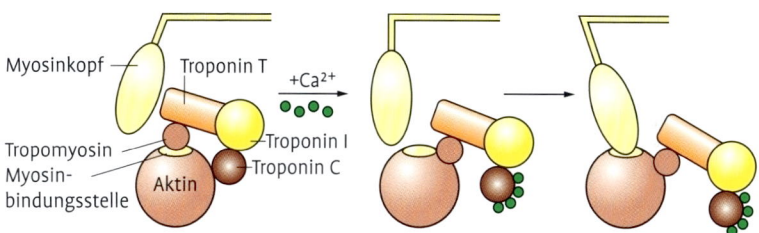

Ruhezustand:
- Der Tropomyosin/Troponin-Komplex blockiert die Myosin-Bindungsstelle am Aktin.
- Myosin-Köpfe können nicht am Aktinfilament binden.
- Der Muskel ist entspannt.

Muskelkontraktion:
- Die Ca^{2+}-Konzentration steigt an, Troponin C bindet Ca^{2+}.
- Dadurch ändert der Troponin-Komplex seine Konformation mit Wegbewegen des Tropomyosins und Freiwerden der Myosin-Bindungsstelle.
- Die Myosin-Köpfe können an das Aktinfilament binden.
- Es kommt zur Muskelkontraktion.

Abb. 3.9 Funktion des Troponin-Komplexes bei der Muskelkontraktion.

Die Troponine cTnT und cTnI sind im Blut Herzgesunder praktisch nicht nachweisbar. Sie gelten als spezifischste Marker zum Nachweis einer Herzmuskelschädigung und können bereits minimale kardiomyozytäre Nekrosen (1 g Gewebe) unabhängig von der Ursache der Schädigung (ischämisch, entzündlich, toxisch oder traumatisch) nachweisen. Nach einem Myokardinfarkt steigt die Konzentration von cTnT und cTnI erst innerhalb von 3–8 h an, daher kann im Falle einer zu frühen Blutabnahme die Konzentration noch unterhalb der Entscheidungsgrenze liegen. Aus diesem Grund muss bei zunächst unauffälligen Werten die Messung nach 6–9 h sowie nach 12–24 h wiederholt werden. Sind die Resultate dann immer noch negativ, liegt mit hoher Wahrscheinlichkeit kein Myokardinfarkt vor. Die Maximalwerte nach einem Myokardinfarkt werden innerhalb von 12–96 h erreicht. Anschließend fallen die Werte wieder ab. Das cTnT normalisiert sich erst nach 7–14 d, cTnI innerhalb von 4–7 d (▶ Tab. 3.9).

Der Troponinanstieg in den ersten Stunden nach einer Myokardschädigung beruht auf einer raschen Freisetzung von Troponin aus dem Zytoplasma der Herzmuskelzelle. Die Struktur-Troponine werden erst verzögert ab dem zweiten Tag freigesetzt. Dies erklärt den oft zweigipfligen Verlauf v. a. des cTnT und die Beobachtung, dass die Troponin-Werte am 3–5 d nach Myokardinfarkt am besten mit der Infarktgröße korrelieren, da zu diesem Zeitpunkt ausschließlich strukturgebundenes Troponin freigesetzt wird. Aufgrund der langen Halbwertszeit der Troponine können **stumme Myokardinfarkte** noch Tage später diagnostiziert werden. Andererseits ist eine regelmäßige Verlaufskontrolle bei gesichertem Myokardinfarkt überflüssig. Der Erfolg einer frühen Reperfusionsmaßnahme lässt sich an einem mehr als 7-fachen Anstieg des Troponins 90 min nach deren Durchführung erkennen (Auswascheffekt). Bei Patienten mit ACS und fehlender ST-Streckenhebung im EKG spielt die Bestimmung von Troponin eine besondere Rolle in der Risikoabschätzung (▶ Abb. 3.10). Patienten mit erhöhtem Troponin (NSTEMI) haben gegenüber denen mit Werten unterhalb der Entscheidungsgrenze (IAP) eine deutlich schlechtere Prognose. Sie müssen daher intensiver behandelt werden (GPIIb/IIIa-Rezeptor-Antagonisten und elektive Herzkatheteruntersuchung).

Zu den **Indikationen** für den Troponinnachweis gehören:

- Nachweis einer Myokardschädigung (ischämisch, entzündlich, toxisch, traumatisch)
- Diagnose und Prognose des ACS
- Einschätzung der Infarktgröße
- Erfolgskontrolle von Reperfusionsmaßnahmen (Thrombolyse und perkutane transluminale koronare Angioplastie (PTCA))
- Nachweis von Myokardnekrosen bei Patienten mit stummer Myokardischämie
- Abgrenzung von Herzmuskel- und Skelettmuskelschädigungen

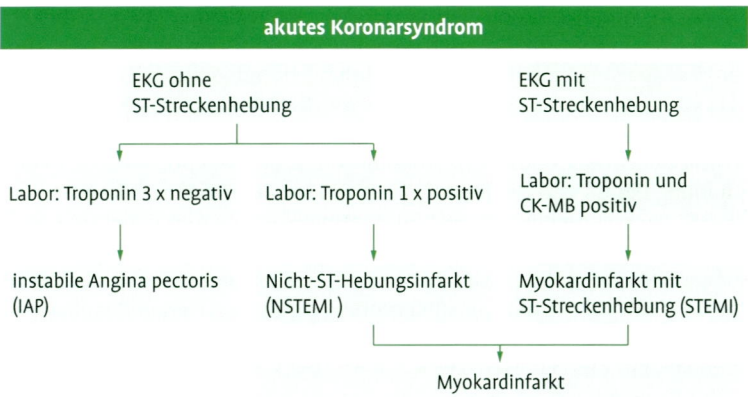

Abb. 3.10 Algorithmus für die Differentialdiagnose des akuten Koronarsyndroms.

Kardiale Troponine können mit sehr spezifischen Immunoassays (▶ Kap. 18.13) und Point-of-Care-Systemen analysiert werden. Während die Bestimmung von cTnT weltweit nur von einem Diagnostika-Hersteller angeboten wird, stehen für cTnI eine Vielzahl verschiedener Assays mit unterschiedlichen AK zur Verfügung. Zudem wird gerade cTnI in vivo und in vitro in seiner Struktur vielfältig modifiziert (Komplexbildung mit anderen Troponinen, Proteolyse, Phosphorylierung, Oxidation und Reduktion). Die in der Analytik verwendeten AK binden diese Strukturvarianten mit unterschiedlicher Affinität. Dies erschwert die Teststandardisierung und erklärt die unterschiedlichen Ergebnisse verschiedener cTnI-Assays. Verlaufsuntersuchungen sollten daher immer mit der gleichen Methode durchgeführt werden.

Die klinischen Entscheidungsgrenzen sind methoden- und herstellerspezifisch. Pathologisch erhöhte Troponinwerte liegen definitionsgemäß vor, wenn die Konzentration oberhalb der 99. Perzentile eines gesunden Kontrollkollektives liegt. Darüber hinaus muss gewährleistet sein, dass Troponin an dem jeweiligen Grenzwert mit hinreichender Präzision (CV Variationskoeffizient < 10 %) gemessen wird (▶ Kap. 17.2.3). Die Tests der neuesten Generation erfüllen diese Anforderung und lassen aufgrund ihrer außerordentlich hohen Sensitivität im niedrigen Konzentrationsbereich eine weitere Verbesserung der Diagnostik von Myokardschäden erwarten.

Kreatinkinase (CK und CK-MB): Die CK ist ein intrazelluläres Enzym, das Phosphatgruppen von Kreatinphosphat auf ADP überträgt und somit zur Regeneration von ATP beiträgt. Das dimere Enzym besteht hauptsächlich aus den Monomeren M (Muskel) und B (Brain). Hieraus ergeben sich drei zytoplasmatische Isoenzyme: CK-MM (Skelettmuskelform), CK-MB (Myokardform) und CK-BB (Gehirnform). Im Skelettmuskel überwiegt CK-MM

(97–99 %), nur 1–3 % entfallen auf CK-MB. Im gesunden Myokard beträgt der Anteil von CK-MM 95 % und der von CK-MB 5 %. Erst durch Erkrankungen des Myokards (z. B. Ventrikelhypertrophie bei arterieller Hypertonie oder KHK) steigt der CK-MB-Anteil auf Werte von 20–30 % an. Das gleiche Phänomen beobachtet man auch im Skelettmuskel, wo schwere Myopathien (z. B. Polymyositis) oder chronische Belastungen (z. B. Marathonläufer) zu einer Erhöhung des CK-MB-Anteils auf Werte von bis zu 30 % führen können. Die CK-BB, die ursprünglich im Gehirn nachgewiesen wurde, findet sich auch in der glatten Muskulatur von Darm, Blase, Prostata, Uterus, Plazenta und Lunge. Neben den zytoplasmatischen Enzymen gibt es noch eine mitochondriale CK (CK-MiMi), die nur bei Zerstörung der Zellen (Tumorerkrankungen, Leberzirrhose) ins Blut übertritt. Die Isoenzyme der CK unterscheiden sich in ihrer biologischen Halbwertszeit (CK-MM: 18 h; CK-MB: 12 h; CK-MiMi: 4 h).

Bei Patienten mit Myokardischämie sind Verlauf, Höhe und der relative Anteil der CK-MB an der Gesamt-CK-Aktivität von klinischer Relevanz. Im Verlauf eines Myokardinfarktes steigt der relative Anteil der CK-MB-Aktivität im Blut innerhalb der ersten 4–10 h auf über 6 % der Gesamt-CK-Aktivität an. Das Maximum wird nach 12–24 h erreicht. Anschließend fällt die Enzymaktivität wieder ab und erreicht nach 48–72 h den Referenzbereich (▶ Tab. 3.9). Bei der Interpretation der CK-MB-Ergebnisse muss die Besonderheit im Verteilungsmuster von gesundem und vorgeschädigtem Myokard beachtet werden. Sie erklärt, dass bei jungen Patienten ohne Vorschädigung des Myokards, im Falle eines Myokardinfarktes, ein signifikanter CK-MB-Anstieg ausbleiben oder weniger stark ausgeprägt sein kann.

Neben der Bestimmung der enzymatischen CK-MB-Aktivität stehen auch immunologische Tests zur Bestimmung der CK-MB-Masse zur Verfügung. Sie reagiert in den ersten Stunden nach Myokardinfarkt sensitiver als die CK-MB-Aktivität (Anstieg innerhalb von 3–5 h). Daher sollte entsprechend aktueller Empfehlungen die CK-MB-Masse anstelle der CK-MB-Aktivität bestimmt werden. Allerdings erreicht auch die CK-MB-Masse nicht die Spezifität von Troponin.

Zu den **Indikationen** für den CK-Nachweis gehören:

- Nachweis von Herzmuskelschädigungen
- Verlaufskontrolle nach Myokardinfarkt
- Erfolgskontrolle der Reperfusionsmaßnahmen (Thrombolyse und PTCA)
- Abgrenzung von Herzmuskel- und Skelettmuskelschädigungen

Die CK-MB-Aktivität wird mit Hilfe eines **Immuninhibitionstests** (▶ Kap. 18.13) ermittelt. Hierbei wird zunächst die CK-M-Untereinheit mit Hilfe eines AK vollständig blockiert und anschließend die Enzymaktivität der CK-B-Untereinheit gemessen. Der ermittelte Wert wird mit 2 multipliziert und als CK-MB-Aktivität ausgewiesen. Bei der Messung darf CK-BB nur in Spuren im Blut vorhanden sein, da sonst **falsch hohe CK-MB-Aktivitäten** ermittelt werden (z. B. bei Schädel-Hirn-Trauma, malignen Tumoren von Organen mit hohem CK-BB-Anteil, nekrotisierender Pankreatitis, akuter Lebernekrose, Mesenterialinfarkt, hämatologischen Erkrankungen (myeloproliferatives Syndrom)). Zu beachten ist auch, dass starke Hämolysen zur Freisetzung der intrazellulären Adenylatzyklase führen. Hierdurch kann die enzymatische CK- und CK-MB-Aktivitätsbestimmungen gestört werden (falsch hohe Werte).

Im klinischen Alltag führen nicht selten, vor allem bei älteren Patienten, konstant erhöhte CK- und/oder CK-MB-Aktivitäten zu Irritationen. Ursache dieses Phänomens ist eine **Beeinträchtigung der enzymatischen CK- und CK-MB-Aktivitätsbestimmung durch Makroenzyme**. Hierbei handelt es sich entweder um Komplexe bestehend aus CK und Immunglobulinen (**Makro-CK Typ 1**) oder um Oligomere mitochondrialer CK (**Makro-CK Typ 2**). Durch die größere Molekularmasse der Makro-CK (>200 kDa) wird deren Elimination verzögert und es lässt sich eine erhöhte Gesamt-CK-Aktivität messen. Zudem wird die Enzymaktivitätsmessung der CK-MB mit der Folge erhöhter CK-MB-Aktivitäten gestört. Die **Makro-CK Typ 1** findet sich häufig bei älteren Menschen, sie hat keinen Krankheitswert. Die **Makro-CK Typ 2** führt zwar nur selten zu einer Erhöhung der CK-Gesamtaktivität. Es resultieren aber falsch hohe CK-MB-Aktivitäten (teilweise >20 % der CK-Gesamtaktivität). Die Makro-CK Typ 2 tritt gehäuft bei Patienten mit malignen Tumoren, Lebererkrankungen oder sonstigen schweren Gewebszerstörungen auf. Die Makroenzyme können mit Hilfe elektrophoretischer (▶ Kap. 18.9) oder chromatographischer Trennverfahren (▶ Kap. 18.4) differenziert werden.

> **Merke:** An eine Makro-CK muss gedacht werden, wenn Patienten ohne klinisches Korrelat eine konstant hohe CK-Gesamtaktivität aufweisen und/oder wenn der Anteil der CK-MB-Aktivität an der CK-Gesamtaktivität ständig erhöht ist (>20 %).

Myoglobin: Myoglobin ist ein kleines, zytoplasmatisches, sauerstoffbindendes Hämoprotein (molare Masse 18 kDa), das in der quergestreiften Skelett- und Herzmuskulatur vorkommt. Es wird nach Schädigung der Muskulatur aufgrund seiner geringen Größe schnell freigesetzt, glomerulär filtriert und tubulär resorbiert. Bei massiver Myoglobinfreisetzung im Rahmen schwerer Skelettmuskelschäden (Rhabdomyolyse) besteht die Gefahr einer prärenalen Myoglobinurie mit Entwicklung eines akuten Nierenversagens (Crush-Niere).

Myoglobin steigt bereits innerhalb von 2–4 h nach einem kardialen Schmerzereignis an und ist somit ein **sensitiver Frühmarker des Myokardinfarktes** (▶ Tab. 3.9). Eine normale Myoglobinkonzentration 6–10 h nach einem akuten Schmerzereignis schließt daher einen Myokardinfarkt mit hoher Sicherheit aus. Die Spezifität des Myoglobins ist gering, da es nicht sicher zwischen Schädigungen der Skelett- und Herzmuskulatur differenzieren kann. Zu diesem Zweck muss Troponin (hohe Spezifität!) bestimmt werden. Myoglobin ist aufgrund seiner kurzen Halbwertszeit von 10–20 min ein idealer Parameter zur Diagnostik von **Reinfarkten** und zur Kontrolle der **Reperfusion** nach Durchführung entsprechender Maßnahmen (Lyse, PTCA). Nach einer erfolgreichen Reperfusionsmaßnahme steigt das Myoglobin zunächst rasch und steil an und fällt anschließend steil ab.

Zu den **Indikationen** für den Myoglobinnachweis gehören:

- Frühdiagnose bzw. Ausschluss eines Myokardinfarktes und Reinfarktes
- Erfolgskontrolle von Reperfusionsmaßnahmen (Lyse, PTCA)
- Verlaufsbeurteilung von Skelettmuskelerkrankungen

Die Bestimmung kann mittels **immunologischer Testverfahren** und mit Point-of-Care-Systemen erfolgen. Präanalytisch ist zu beachten, dass starke körperliche Aktivität, Muskelschäden (z. B. Sturz, i. m. Injektion, kardiale Reanimation), Medikamente (z. B. Statine, Fibrate, Muskelrelaxantien, Appetitzügler), toxische Substanzen (z. B. Kohlenmonoxid, Alkohol) und eine Niereninsuffizienz bzw. ein akutes Nierenversagen erhöhte Myoglobinwerte zur Folge haben können.

Für die **Risikoabschätzung von Patienten** mit ACS kommt der Bestimmung laborchemischer **Biomarker** eine zentrale Rolle zu. Zu den gegenwärtig etablierten Markern zählen **cTnT/cTnI**, das hoch sensitive **CRP**, die **natriuretischen Peptide (BNP und NT-proBNP)** und **Cystatin C**.

Merke: Myoglobin ist der sensitivste und Troponin der spezifischste Marker zum Nachweis eines Myokardinfarktes. Bei klinischem Verdacht auf einen Myokardinfarkt sollten daher Myoglobin (insbesondere wenn der Beginn der Symptomatik weniger als 3 h zurückliegt) und Troponin bestimmt werden. Bei initial negativem Troponinbefund muss zum sicheren Ausschluss eines Infarktes eine Wiederholungsbestimmung nach 6–9 und 12–24 h durchgeführt werden. Die CK-MB-Masse ist nur indiziert, wenn Troponin nicht bestimmt werden kann. Troponin ermöglicht die prognostisch/therapeutisch wichtige Differenzierung zwischen IAP und NSTEMI. Zur Verlaufsbeobachtung nach Myokardinfarkt und zum Nachweis von Reinfarkten sind Myoglobin und CK-MB aufgrund ihrer kürzeren Halbwertszeit dem Troponin überlegen. Troponin ermöglicht die Risikoabschätzung von Patienten mit ACS. Die zusätzliche Bestimmung von hsCRP (high-sensitivity-CRP), BNP oder NT-proBNP und Cystatin C erhöht die Aussagekraft.

3.4.2 Herzinsuffizienz

Laborparameter:
- natriuretische Peptide (BNP, NT-proBNP)

Ausgewählte Erkrankungen:
- akute und chronische Herzinsuffizienz

Bei der **Herzinsuffizienz** kann das Herz trotz eines ausreichenden venösen Blutangebotes und Füllungsdrucks sich selbst und die peripheren Organe nicht ausreichend mit Blut, Sauerstoff und Substraten versorgen. In den westlichen Industrieländern liegt die Prävalenz für die Herzinsuffizienz bei 2 % (bei über 80jährigen ca. 10 %). Trotz neuer Therapiekonzepte liegt die 5-Jahres-Mortalität der Patienten bei über 50 %.

Pathophysiologie und Pathobiochemie

Die Schädigung des Myokards löst frühzeitig Prozesse aus, die primär der ventrikulären Funktionseinschränkung entgegenwirken, über Jahre hinweg aber selbst zur Entwicklung der chronischen Herzinsuffizienz beitragen (▶ Abb. 3.11). Dazu gehören eine Beeinträchtigung der **Kraft-Spannungs-Beziehung (Frank-Starling-Mechanismus)**, die normalerweise bei Erhöhung der Vorlast eine Zunahme des Schlagvolumens bewirkt, eine abgeschwächte/inverse **Kraft-Frequenz-Beziehung (Bowditch-Effekt)**, die beim gesunden Herzen bei Zunahme der Herzfrequenz zu einer Steigerung der Kontraktilität führt. Pathogenetisch bedeutsam sind auch **neurohumorale Anpassungsprozesse**, deren Ziel die Aufrechterhaltung der Durchblutung lebenswichtiger Organe ist. Beteiligt sind:

Sympatho-adrenerges System: Die vorübergehende Aktivierung bei körperlicher Belastung führt zu einer Zunahme der Herzfrequenz und der Kontraktilität des Herzmuskels. Bei der chronischen sympatho-adrenergen Stimulation, wie sie bei Herzinsuffizienz auftritt, kommt es aber über eine Desensibilisierung der β-Adrenorezeptoren zur Verminderung der Kontraktilität.

Renin-Angiotensin-Aldosteron-System (RAAS) (▶ Kap. 10.6): Aus einer renalen Minderperfusion bei der Herzinsuffizienz resultiert eine Aktivierung des RAAS. Diese führt über eine Vasokonstriktion (Angiotensin II) zur Erhöhung des peripheren Widerstandes/Blutdrucks (Zunahme der Nachlast) und über die Natrium-/Flüssigkeitsretention der Nieren (Aldosteron) zu einer Erhöhung des Plasmavolumens (Zunahme der Vorlast).

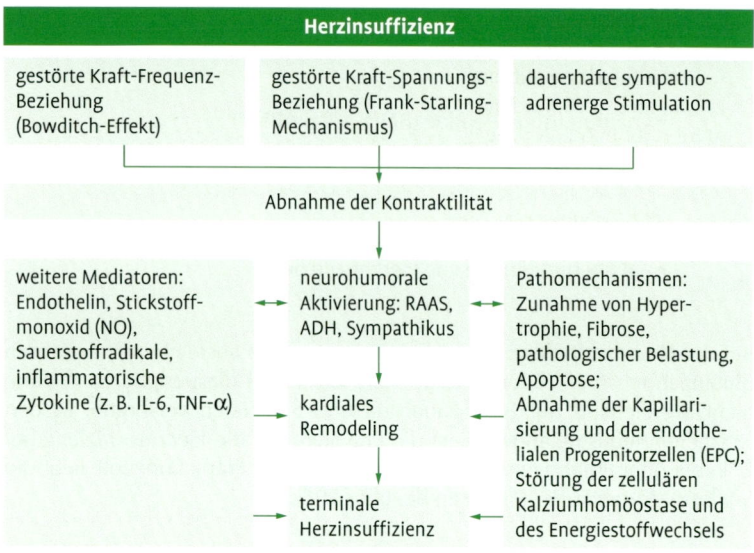

Abb. 3.11 Pathophysiologie der Herzinsuffizienz.

Antidiuretisches Hormon (Vasopressin, ADH): ADH löst Durst aus und induziert die Aquaporin-vermittelte Wasserresorption in der Niere (▶ Kap. 9.1.1). Somit trägt ADH zusätzlich zur Erhöhung des Flüssigkeitsvolumens bei.

Noradrenalin, Angiotensin II, ADH und **Endothelin 1** stimulieren zudem auf zellulärer Ebene die Proliferation der Fibroblasten und fördern damit die Entwicklung einer kardialen Hypertrophie und Myokardfibrose.

Somit unterhält die neurohumorale Aktivierung einen Circulus vitiosus (kardiale Pumpschwäche, Vasokonstriktion (Nachlast↑), Natrium- und Volumenüberladung (Vorlast↑), Myokardfibrose), der ganz wesentlich zur Progredienz der Herzinsuffizienz beiträgt.

Aktuelle Untersuchungen beleuchten insbesondere die Prozesse im Rahmen des **„kardialen Remodelings"**. Hierunter versteht man alle genexpressorischen, molekularen, zellulären und interstitiellen Veränderungen, die zur Änderung von Größe, Form und Funktion des Herzens nach einer Myokardschädigung beitragen. Hierbei spielen wiederum eine Vielzahl neurohumoraler und inflammatorischer Mediatoren sowie verschiedene Pathomechanismen eine Rolle. Zudem modifiziert eine Vielzahl von Genpolymorphismen das Risiko und den Verlauf der Herzinsuffizienz.

Merke: Die Herzinsuffizienz ist ein mit zunehmendem Alter häufig auftretendes Syndrom mit einer hohen Mortalität. Eine Vielzahl myokardialer und nicht-myokardialer Prozesse wird bei Herzinsuffizienz aktiviert, um der Funktionsstörung entgegenzuwirken. Langfristig führen die Prozesse zum kardialen Remodeling und zur Progression der Herzinsuffizienz. Von besonderer Bedeutung ist die neurohumorale Aktivierung.

Klinik

Die Herzinsuffizienz ist ein klinisches Syndrom, dass durch verschiedene kardiale/extrakardiale Erkrankungen ausgelöst werden kann (▶ Tab. 3.10). Die **akute Herzinsuffizienz** (Entwicklung innerhalb von Tagen bis Wochen) ist meist Folge einer akuten Myokardischämie (Myokardinfarkt) mit Verlust kontraktiler Elemente. Häufigste Ursachen der **chronischen Herzinsuffizienz** (Entwicklung dauert Monate bis Jahre) sind die KHK und die arterielle Hypertonie. Man unterscheidet bei der Herzinsuffizienz zwischen einem **Low-output failure**, (Herzzeitvolumen durch primäre kardiale Schädigung erniedrigt) und einem **High-output failure** (erhöhter Blut- und Sauerstoffbedarf in der Peripherie, der trotz Steigerung des Herzzeitvolumens nicht gedeckt werden kann). Mögliche Ursachen hierfür sind eine Anämie (reduzierte Sauerstoffsättigung des Blutes), eine Hyperthyreose (erhöhter peripherer Sauerstoffbedarf) und arteriovenöse Shunts. Das **Low-output failure** kann durch eine Kontraktionsstörung des Herzmuskels (**systolische Funktionsstörung**) oder durch eine Störung der diastolischen Dehnbarkeit/Muskelrelaxation (**diastolische Funktionsstörung**) verursacht sein. Ist primär das Myokard des linken Ventrikels geschädigt, entwickelt sich das klinische Bild einer **Linksherzinsuffizienz**. Das **Vorwärtsversagen** des linken Ventrikels führt zu einer Abnahme des Schlagvolumens mit Blutdruckabfall und Minderperfusion peripherer Organe. Das **Rückwärtsversagen** des linken Ventrikels verursacht eine pulmonale Stauung (Lungenödem) und Pleuraergüsse. Ist primär das Myokard

Tab. 3.10 Wichtige Ursachen der Herzinsuffizienz

Koronare Herzkrankheit (KHK) (54–70 %)

- arterielle Hypertonie (35–52 %, isoliert 9–20 %)
- Kardiomyopathie
- Herzklappenerkrankungen
- Perikarderkrankungen
- entzündliche Erkrankungen (z. B. Myokarditis)
- Stoffwechselstörungen (z. B. Hyperthyreose, Hypothyreose)
- toxische Wirkungen (z. B. Chemotherapeutika)
- Herzrhythmusstörungen
- schwere Anämie

des rechten Ventrikels betroffen, dann entwickelt sich das klinische Bild einer **Rechtsherzinsuffizienz** mit einer Rückstauung des Blutes in den venösen Kreislauf. Aufgrund der engen Kopplung beider Ventrikel entwickelt sich im weiteren Krankheitsverlauf häufig eine **Globalherzinsuffizienz** (▶ Abb. 3.12).

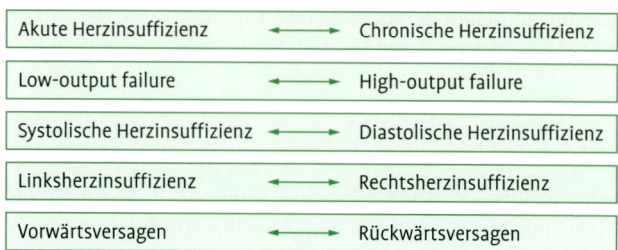

Akute Herzinsuffizienz	◄——►	Chronische Herzinsuffizienz
Low-output failure	◄——►	High-output failure
Systolische Herzinsuffizienz	◄——►	Diastolische Herzinsuffizienz
Linksherzinsuffizienz	◄——►	Rechtsherzinsuffizienz
Vorwärtsversagen	◄——►	Rückwärtsversagen

Abb. 3.12 Mögliche Differenzierungen der Herzinsuffizienz.

Merke: Die Herzinsuffizienz lässt sich anhand der Progressionsgeschwindigkeit, Lokalisation und Art der ventrikulären Funktionsstörung in verschiedene Formen mit unterschiedlicher Symptomatik differenzieren.

Linksherzinsuffizienz: Abgeschlagenheit, Minderperfusion der Organe, pulmonale Stauung, Pleuraergüsse

Rechtsherzinsuffizienz: Gestaute Halsvenen, periphere Ödeme, Nykturie, Stauungsleber, Stauungsgastritis, Stauungsnieren.

Labordiagnostik der Herzinsuffizienz

Im Mittelpunkt der Labordiagnostik der Herzinsuffizienz steht die Bestimmung des B-Typ natriuretischen Peptides (**BNP**) und seines N-terminalen Fragments (**NT-proBNP**).

Die Familie der **natriuretischen Peptide** besteht aus den Mitgliedern **ANP** (atrial natriuretic peptide, A-Typ), **BNP** (brain natriuretic peptide, B-Typ) und **CNP** (C-type natriuretic peptide, C-Typ). Die Peptide sind sich in ihrer chemischen Struktur und Funktion sehr ähnlich. Sie wirken über eine direkte Aktivierung der Guanylatzyklase und das dadurch intrazellulär gebildete, zyklische Guanosin-Monophosphat (cGMP) (▶ Abb. 3.13).

BNP wird bei Zunahme der Wanddehnung und Wandspannung durch eine Volumen- oder Druckerhöhung im Ventrikelmyokard synthetisiert und ins Blut sezerniert (▶ Abb. 3.14). Die Synthese und Freisetzung werden zusätzlich durch Neurohormone und durch das sympathische Nervensys-

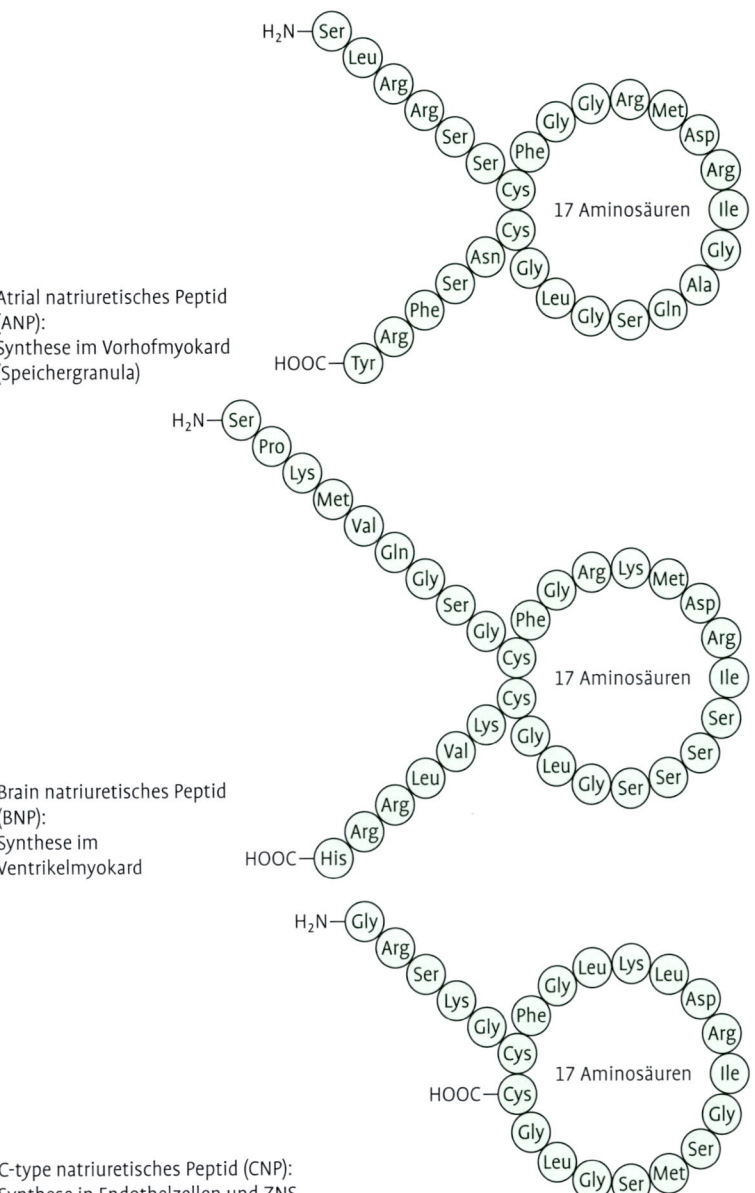

Atrial natriuretisches Peptid (ANP):
Synthese im Vorhofmyokard (Speichergranula)

Brain natriuretisches Peptid (BNP):
Synthese im Ventrikelmyokard

C-type natriuretisches Peptid (CNP):
Synthese in Endothelzellen und ZNS

Abb. 3.13 Struktur und Syntheseort der drei natriuretischen Peptide ANP, BNP und CNP.

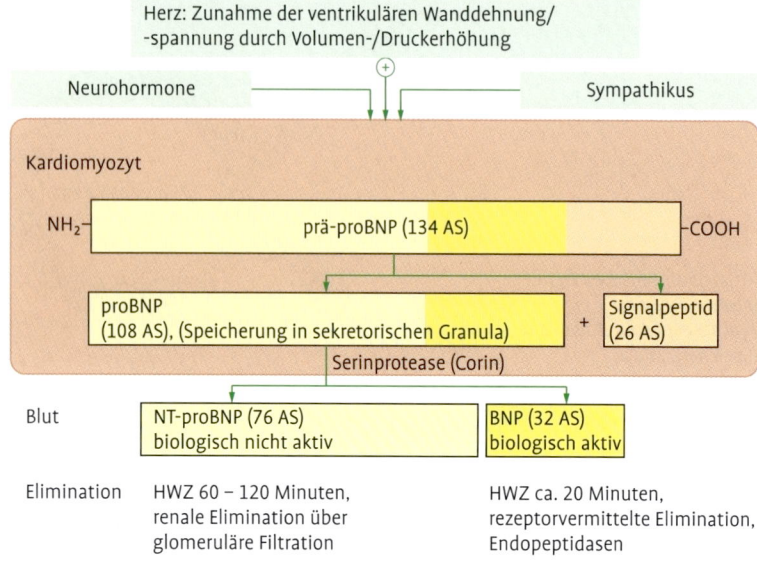

Abb. 3.14 Synthese und Elimination von BNP und NT-proBNP.

tem reguliert. Nach Stimulation wird in den Kardiomyozyten zunächst prä-proBNP gebildet, das in proBNP und ein Signalpeptid gespalten wird. ProBNP wird durch eine membranständige Serinprotease (Corin) in das aktive BNP und in das inaktive N-terminale Fragment NT-proBNP gespalten. Beide werden in äquimolarer Menge ins Blut abgegeben. BNP wird hauptsächlich über Peptidrezeptoren der Leber, Lunge und des Gefäßendothels metabolisiert und durch Plasma-Endopeptidase abgebaut. Im Gegensatz hierzu wird NT-proBNP ausschließlich über die Nieren ausgeschieden. Aufgrund der unterschiedlichen Eliminationswege unterscheiden sich NT-proBNP (60–120 min) und BNP (20 min) in ihrer Halbwertszeit.

BNP antagonisiert die neuroendokrine Aktivierung bei Herzinsuffizienz. Darüber hinaus wirkt es auch direkt auf Nieren und Gefäße (▶ Abb. 3.15). In den Nieren wird die glomeruläre Filtrationsrate gesteigert und die tubuläre Natrium- und Wasserresorption gehemmt. Dies führt zu einer gesteigerten Salz- und Wasserausscheidung (Diurese und Natriurese). Gleichzeitig kommt es zu einer Vasodilatation. Somit senkt BNP die Vor- und Nachlast des Herzens.

BNP und NT-proBNP sind die aussagekräftigsten Marker der Herzinsuffizienz (▶ Abb. 3.16). Werte unterhalb des Grenzwertes schließen mit hoher Wahrscheinlichkeit eine Funktionsstörung der Ventrikel aus. Gleichzeitig lie-

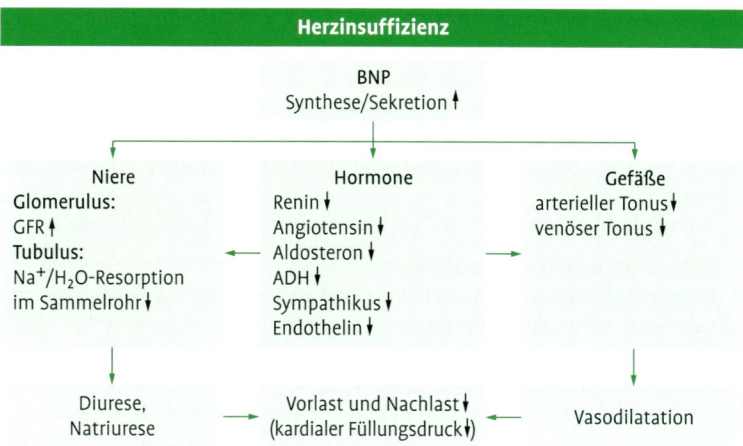

Abb. 3.15 Physiologische Funktion von BNP bei Herzinsuffizienz.

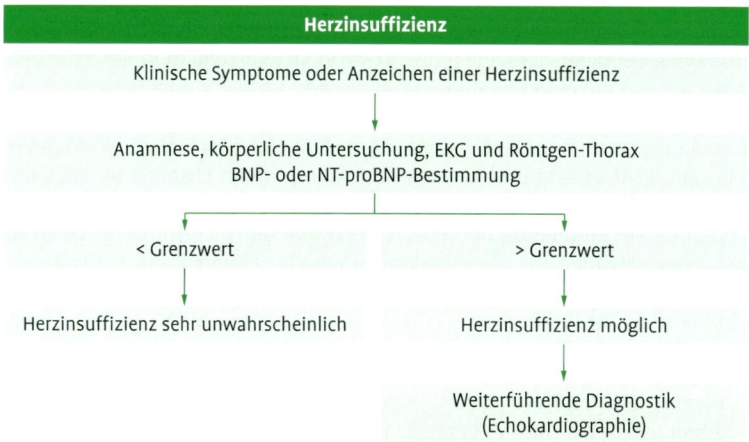

Abb. 3.16 Algorithmus für die Diagnose der Herzinsuffizienz.

fern beide Marker bereits im asymptomatischen Frühstadium oder bei Patienten mit milder und unspezifischer Symptomatik Hinweise für eine ventrikuläre Dysfunktion. Zudem eignen sich BNP und NT-proBNP zur **Prognosebeurteilung, Verlaufskontrolle** und **Therapieüberwachung** von Patienten mit bekannter **Herzinsuffizienz**. Bei Notfallpatienten mit **akuter Atemnot (Dyspnoe)** schließen Konzentrationen unterhalb des Grenzwertes eine kardiale Ursache weitgehend aus und erleichtern somit die oft schwierige Differentialdiagnose zwischen Herzinsuffizienz und Lungenerkrankungen. Beim **akuten Koronarsyndrom** liefern BNP und NT-proBNP wichtige prognostische Informationen.

Bei der Interpretation serieller Befunde im Rahmen der Verlaufskontrolle muss die **hohe intraindividuelle Variabilität** unbedingt beachtet werden. Daher erlauben nur ausgeprägte Konzentrationsänderungen eine klinische Aussage.

Zu den **Indikationen** für den Nachweis von BNP/NT-proBNP gehören:

- Ausschluss einer Herzinsuffizienz
- Differentialdiagnose von kardialen/pulmonalen Erkrankungen bei Notfallpatienten mit akuter Dyspnoe
- Verlaufskontrolle und Therapieüberwachung bei Herzinsuffizienz
- Prognosebeurteilung und Risikoabschätzung beim ACS und bei Herzinsuffizienz (erhöhte Werte sind mit einer höheren Mortalität assoziiert)

BNP und NT-proBNP können mit **verschiedenen immunologischen Testverfahren** und Point-of-Care-Systemen analysiert werden (▶ Kap. 18.7). Wegen fehlender Standardisierung sollte für die Verlaufskontrolle immer der gleiche Test verwendet werden. BNP und NT-proBNP können aufgrund körperlicher Belastung ansteigen. Daher sollte die Blutentnahme nur nach einer Ruhephase erfolgen. Die BNP- und NT-proBNP-Konzentration steigt mit dem **Alter** an, was auf eine Zunahme subklinischer, kardialer oder renaler Erkrankungen zurückgeführt wird. Die Synthese von natriuretischen Peptiden wird durch Östrogene stimuliert. Daher zeigen **Frauen** höhere Werte als **Männer**. Mit dem **BMI** besteht eine inverse Korrelation, deren Ursache nicht geklärt ist. Die Konzentration der natriuretischen Peptide steigt auch bei Einschränkung der **Nierenfunktion** und/oder **Überwässerung** an. Trotzdem haben sie auch bei Patienten mit Nierenerkrankungen im Hinblick auf kardiale und renale Komplikationen einen besonderen diagnostischen und prognostischen Stellenwert.

Merke: BNP und NT-proBNP sind zum Ausschluss einer Herzinsuffizienz geeignet. Bei Patienten mit akuter Dyspnoe erleichtern sie die Differentialdiagnose kardialer/pulmonaler Erkrankungen. BNP/NT-proBNP unterstützen die Verlaufskontrolle und Therapieüberwachung von Patienten mit Herzinsuffizienz. Bei Patienten mit ACS und Herzinsuffizienz liefern sie wichtige Hinweise für die Prognose und Risikoabschätzung.

Zusammenfassung

Störungen des Fettstoffwechsels können primäre und sekundäre Ursachen haben. Zu den **primären Fettstoffwechselstörungen** gehören u. a LDL-Hypercholesterinämien (LDL-C ↑), primäre Hypertriglyceridämien (VLDL↑ und/oder Chylomikronen↑), gemischte Hyperlipidämien mit der familiären kombinierten Hyperlipidämie (FCHL) als häufigste familiäre Fettstoffwechselstörung (Cholesterin↑, Triglyceride↑), primäre Störungen des reversen Cholesterintransports (HDL-C↓) und die Lipoprotein(a)-Hyperlipoproteinämie (Lp(a)↑). Die Ursachen der häufigeren **sekundären Dyslipoproteinämien** sind u. a. Diabetes mellitus Typ II, Hypothyreose und Medikamente. Die Basisdiagnostik der Fettstoffwechselstörungen erfolgt über ein **Lipoproteinprofil** (Bestimmung von **Gesamtcholesterin, Triglyceride, LDL-C, HDL-C, Lipoprotein(a)**). Weitere Untersuchungen (Lipoprotein-Ultrazentrifugation und -Elekrophorese, Apolipoproteine, Enzyme und Transferproteine, molekulargenetische Untersuchungen) werden nur bei speziellen Fragestellungen durchgeführt. Das **koronare Risiko** wird anhand des Lipoproteinprofils abgeschätzt und bildet die Grundlage für die Festlegung eines therapeutischen Zielwertes für LDL-Cholesterin. Eine Erhöhung des LDL-Cholesterins ist der wichtigste kausale Faktor für die Entstehung der **Atherosklerose**. Tritt diese in den Herzkranzgefäße auf, entsteht eine **koronare Herzkrankheit (KHK)**. Als **akutes Koronarsyndrom (ACS)** werden lebensbedrohliche Komplikationen der KHK zusammengefasst, die sich je nach Ausmaß und Dauer des Verschlusses als instabile **Angina-Pectoris** oder als **Myokardinfarkt** äußern. Der Anstieg von **kardialem Troponin T (cTnT), Troponin I (cTnI), Kreatinkinase (CK-MB)** und **Myoglobin** im Blut ist für die Differentialdiagnostik, Verlaufsbeobachtung, Nachweis von Reinfarkten und Risikoabschätzung eines ACS von Bedeutung. Bei einer **Herzinsuffizienz** werden das Herz und die peripheren Organe nicht mehr ausreichend mit Blut versorgt. Eine Vielzahl von Reparaturprozessen, die bei einer Myokardschädigung einsetzen, verstärkt letztlich die Progression der Erkrankung. Die Ursachen einer **akuten Herzinsuffizienz** sind u. a. Myokardinfarkt und Herzrhythmusstörungen, eine **chronische Herzinsuffizienz** entwickelt sich v. a. als Folge einer KHK und arteriellen Hypertonie. Die Bestimmung des **B-Typ natriuretischen Peptides (BNP)** und seines **N-terminalen Fragments (NT-pro-BNP)** im Blut unterstützt die Diagnose einer Herzinsuffizienz. Darüber hinaus werden beide zur Differentialdiagnostik (kardiale/pulmonale Erkrankungen), Verlaufskontrolle, Therapieüberwachung und Risikoabschätzung von Patienten mit Herzerkrankungen eingesetzt.

4 Gastrointestinalsystem

4.1 Magen

Laborparameter:

- BAO/MAO/PAO (basic/maximal/peak acid output)
- Gastrin
- Sekretin
- Cholecystokinin
- Intrinsic factor
- Urease-Atemtest
- Auto-AK gegen Parietalzellantigene (PCA-AK)
- Auto-AK gegen Intrinsic factor (IF-AK)

Ausgewählte Erkrankungen:

- Achlorhydrie
- Hyperchlorhydrie
- akute Gastritis
- chronische Gastritis (Typ A, B, C)
- Ulcus ventriculi
- perniziöse Anämie
- Gastrinom

Aufgrund der Sekretion von Magensäure besitzt der Magen ein **azides Milieu**. Der physiologische pH-Wert schwankt in Abhängigkeit von Geschlecht, Nahrungsaufnahme, Alter und Tageszeit zwischen 1 und 1,5. Durch dieses Milieu wird im Zusammenspiel mit **Verdauungsenzymen** die Digestion der Nahrung eingeleitet und die Nahrungsbestandteile für eine Resorption bzw. Absorption im Dünndarm vorbereitet. Der Magen sezerniert 2–3 l Magensäure pro Tag mit einer maximalen Sekretionsrate am späten Abend. **Pepsinogen** wird von den Hauptzellen des Magens synthetisiert, im sauren Milieu durch die Abspaltung eines Peptides in Pepsin umgewandelt und somit aktiviert. Pepsin ist eine Endopeptidase, die mit der Nahrung aufgenommene Proteine spaltet. Die Parietalzellen des Magens sezernieren ein Glykoprotein, den **Intrinsic factor**, der essentielles Vitamin B12 komplexiert und so die Resorption des Vitamins im Dünndarm ermöglicht. Andere Funktionen des Magens beinhalten die Absorption von Ionen, Wasser sowie von einigen fettlöslichen Substanzen (z. B. Alkohol, Acetylsalicylsäure, Koffein). Die Peristaltik und Sekretionsrate des Magens werden mechanisch (Magendehnung), durch vagale Stimulation sowie humoral (Gastrin, Cholezystokinin, Sekretin) kontrolliert. Zentraler Regulator ist Histamin, über das sowohl der vagale Neurotransmitter Acetylcholin als auch Gastrin ihre Wirkung mediieren.

4.1.1 Labordiagnostische Parameter der Magenfunktion

Fraktionierte Magensekretionsanalyse

Die fraktionierte Magensekretionsanalyse ist ein labormedizinisches Verfahren zur Bestimmung der intragastralen Azidität. Nach 12-stündiger Nüchternphase wird das Magensekret vollständig abgesaugt und makroskopisch beurteilt (Nüchternsekretion). Anschließend erfolgen vier Aspirationen in Intervallen von je 15 min (Basalsekretion). Eine darauf folgende Applikation des synthetischen Pentapeptids Pentagastrin führt zu einer maximalen Stimulation der Säuresekretion. Anschließend wird Magensekret erneut in vier je 15-minütigen Intervallen aspiriert (Maximalsekretion). Im Rahmen der Testbeurteilung werden nun BAO (basic acid output; Sekretionsmenge im Nüchternzustand unter Ausschaltung aller exo- und endogenen Reize [Summe der 4 Werte]), MAO (maximal acid output; Sekretionsmenge nach Stimulation mit Pentagastrin [Summe der 4 Werte]) und PAO (peak acid output; Summe der 2 höchsten MAO-Werte multipliziert mit 2 [= max. Sekretion/h]) ermittelt. Bei erhöhten BAO- und PAO-Werten spricht man von einer **Hyperchlorhydrie**, bei erniedrigten Werten von einer **Achlorhydrie**. Aus den bei der fraktionierten Magensekretionsanalyse erhobenen Werten lassen sich erste Verdachtsdiagnosen ableiten (▶ Tab. 4.1).

Tab. 4.1 Fraktionierte Magensekretionsanalyse: Kenngrößen und Verdachtsdiagnosen

BAO	5–15 mmol/h	Ulcus duodeni
	≥20 mmol/h	Gastrinom
PAO	0 mmol/h	Typ A Gastritis
	<40 mmol/h	Ulcus ventriculi
	≥40 mmol/h	Gastrinom
BAO/PAO	<0,2	Normalbefund
	>0,2	Gastrinom

Merke: Bei der Magensekretionsanalyse werden folgende Kenngrößen ermittelt:

BAO = basic acid output (Sekretionsmenge im Nüchternzustand)
MAO = maximal acid output (Sekretionsmenge nach Stimulation mit Pentagastrin)
PAO = peak acid output (Summe der 2 höchsten MAO-Werte multipliziert mit 2).

Bei erhöhten BAO- und PAO-Werten spricht man von einer Hyperchlorhydrie, bei erniedrigten Werten von einer Achlorhydrie.

Humorale Regulatoren der Magenfunktion

Gastrin: Das Peptidhormon Gastrin bewirkt an den Parietalzellen des Magenfundus eine Sekretion von HCl und Intrinsic factor. Darüberhinaus wirkt es motilitätssteigernd. Gastrin wird von G-Zellen des Magens infolge mechanischer (Antrumdehnung) bzw. chemischer (Digestionsprodukte) Reize sezerniert. Seine Sekretion wird durch einen pH < 4, sowie durch Somatostatin gehemmt. Pathologische Erhöhungen können bei Gastrinomen des Pankreas oder Duodenums (Zollinger-Ellison-Syndrom), iatrogen induziert nach Billroth-II-Magenresektion, bei Magenausgangsstenose sowie bei Vagotonie beobachtet werden. Häufig finden sich bei endoskopischem Nachweis einer chronischen Gastritis und/oder eines Ulcus ventriculi pathologisch erhöhte Gastrinwerte.

Sekretin: Sekretin wird in den S-Zellen der Lieberkühn-Krypten im proximalen Duodenum nach Stimulation durch sauren Chymus synthetisiert. Die Hemmung der Sekretion dieses Peptidhormons erfolgt durch alkalisches Pankreassekret. Sekretin stimuliert die Wasser- und Bicarbonatsekretion aus dem Pankreas und senkt die gastrale Säuresekretion durch Hemmung der Gastrinsekretion aus den G-Zellen. Letzteres macht man sich beim **Sekretin-Test** zu Nutze: Nach 12-stündigem Fasten und Abnahme von zwei basalen Blutproben wird dem Probanden Sekretin intravenös appliziert. Es folgen Blutentnahmen 2, 5, 10, 15, 20 und 30 min nach Injektion. Eine physiologische Gastrinproduktion ist durch einen kurzen Anstieg der Sekretinkonzentration bei gleichzeitigem Abfall des Gastrins im Serum gekennzeichnet. Im Falle eines Gastrinoms ist trotz ansteigender Sekretinkonzentration eine persistierend erhöhte Gastrinkonzentration zu verzeichnen.

Cholecystokinin (CCK): Das Peptidhormon CCK wird im oberen Duodenum sowie Jejunum in speziellen Zellen, den sogenannten I-Zellen, synthetisiert. Die Sekretion wird durch Fett und Aminosäuren im Chymus angeregt. Wenngleich Pankreas und Gallenblase das primäre Zielorgan des CCK darstellen, so hat dieses auch eine inhibierende Wirkung auf die Magenentleerung und die Magensäuresekretion. Erhöhte Werte finden sich physiologischerweise nach der Nahrungsaufnahme. Jedoch können auch bei Infektionen des oberen Gastrointestinaltrakts leicht bis mäßig erhöhte CCK-Werte gemessen werden.

Merke: Die humorale Steuerung der Magenmotilität und -sekretion erfolgt primär über eine duodenale Freisetzung von Gastrin, Sekretin und CCK infolge chemischer oder mechanischer Reize. Gastrin bewirkt eine vermehrte HCl-Sekretion des Magens. Die Gastrinsekretion wird durch Sekretin gehemmt. Hier setzt der Sekretin-Test an: Ein ausbleibender Abfall des Gastrins nach Sekretingabe spricht für das Vorliegen eines Gastrinoms. CCK hemmt die gastrale Motilität und Säuresekretion.

4.1.2 Ausgewählte Erkrankungen des Magens

Chronische Gastritis

Die Einteilung der chronischen Verlaufsform der Gastritis erfolgt nach der Sidney-Klassifikation in die ätiologischen Subtypen A (**A**utoimmun), B (**B**akteriell) und C (**C**hemisch/toxisch). Labordiagnostisch fassbar ist v. a. die **Typ A Gastritis**, die durch gegen Parietalzellantigene und evtl. gegen den Intrinsic factor gerichtete **Autoantikörper** (PCA-AK, IF-AK) verursacht wird. Folge sind eine Achlorhydrie und Vitamin B12-Mangelanämie (perniziöse Anämie durch Intrinsic factor Mangel (▶ Kap. 6.2.3) sowie ein reaktiv erhöhter Gastrinspiegel. Eine **Typ B Gastritis** wird durch die Besiedelung der Magenmukosa mit dem gramnegativen, mikroaerophilen Stäbchenbakterium **Helicobacter pylori** hervorgerufen. Labordiagnostisch sollte hier der **Urease-Atemtest** (Patient erhält Harnstofflösung mit markiertem Kohlenstoff, die Urease des Bakteriums spaltet Harnstoff in Ammoniak und Kohlendioxid, letzteres ist in der Atemluft nachweisbar) bzw. die serologische AK-Bestimmung Erwähnung finden. Eine spezifische Labordiagnostik im Rahmen der **Typ C Gastritis** gibt es nicht. Besteht neben der chronischen Gastritis der Verdacht auf ein Ulcus ventriculi, sollte eine Untersuchung auf okkultes Blut im Stuhl oder Erbrochenem durchgeführt werden. Zusätzlich können im Falle einer Sickerblutungsanämie sowohl Hb als auch Hämatokrit erniedrigt sein.

4.2 Leber und Gallenwege

Laborparameter:

Parameter der Nekrose
- Alanin-Aminotransferase (ALT, GPT)
- Glutamat-Dehydrogenase (GLDH)
- Aspartat-Aminotransferase (AST, GOT)
- Laktat-Dehydrogenase (Isoenzym 5, LDH-5)

Parameter der Leberinsuffizienz
- Albumin
- spezifische Gerinnungsparameter (Thromboplastinzeit, Fibrinogen u. a.)
- Pseudocholinesterase
- Ammoniak (Hyperammoniämie)

Parameter der Cholestase
- Bilirubin (konjugiertes, unkonjugiertes)
- Gallensäuren
- alkalische Phosphatase (AP)
- γ−Glutamyltransferase (γ-GT)

Parameter der Fibrose
- Hyaluronsäure (Hyaluronan)
- multiparametrische Testkombinationen (in Evaluation)

Ausgewählte Erkrankungen:

- akute und chronische Hepatitis
- Leberzirrhose, -fibrose unterschiedlicher Aetiologie
- Verschlussikterus (z. B. Cholelitiasis, Tumoren)
- Ikterus funktioneller Ursache (z. B. hämolytisch, genetisch)
- Leberausfall (s-Koma)

Mit 1500 g, das entspricht 1/50 des Körpergewebes, ist die Leber das größte Organ des menschlichen Körpers. Die Leber erfüllt komplexe, lebenswichtige Funktionen, dazu gehören der Lipid- und Lipoproteinstoffwechsel (▶ Kap. 3), der Protein-, Aminosäuren- (▶ Kap. 2) und Stickstoffstoffwechsel und die Biotransformation endogener und exogener Substanzen (s. Lehrbücher der Biochemie). Die kleinste funktionelle, mikrozirkulatorische Einheit der Leber ist der **Leberazinus**, der u. a. aus einem relativ geringen Anteil an Leberbindegewebe sowie aus Parenchymzellen (Hepatozyten) und Nicht-

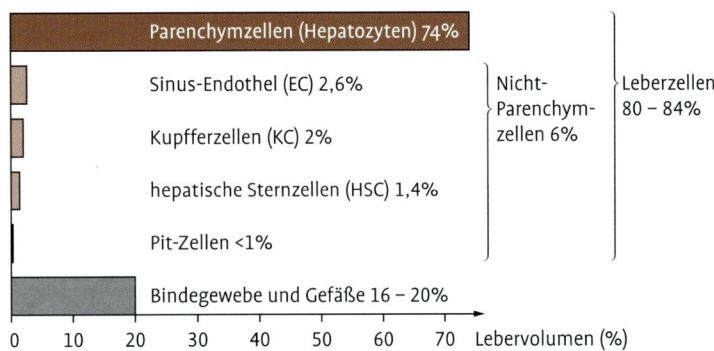

Abb. 4.1 Volumenanteile zellulärer und extrazellulärer (Leberbindegewebe) Bestandteile der Leber.

Parenchymzellen besteht (▶ Abb. 4.1). Die Hepatozyten umfassen 74 % des Lebervolumens, die Nicht-Parenchymzellen hingegen nur 6 %, der Rest verteilt sich auf Bindegewebe und Gefäße. Die Nicht-Parenchymzellen bestehen aus den „porösen" Sinus-Endothelzellen (endothelial cell, EC), phagozytierenden Kupffer-Zellen (Kupffer-cell, KC), den für die Bindegewebssynthese im geschädigten Organ wichtigen hepatischen Sternzellen (hepatic stellate cells, HSC, Itozellen) und den sogenannten Pit-Zellen, denen immunologische Funktionen zugeschrieben werden (▶ Abb. 4.2).

Die Zellen der Leber werden durch durch die extrazelluläre Matrix verbunden, die aus Proteinen (verschiedene Kollagentypen und Elastin), Glykoproteinen (strukturelle Glykoproteine, Proteoglykanen) und Kohlenhydraten (Glykosaminoglykane u. a. Hyaluronsäure) besteht. Im Rahmen chronischer Schädigungen des Lebergewebes kommt es zu einer erheblichen Zunahme der extrazellulären Matrix (Fibrosierung) und zu einer Veränderung ihrer Zusammensetzung. So nimmt der Anteil bestimmter Kollagene (Typ I und III), der Proteoglykane (Chondroitin-, Dermatansulfat), der Glykoproteine (Laminin, Fibronektin u. a.) und der Hyaluronsäure stadienabhängig zu.

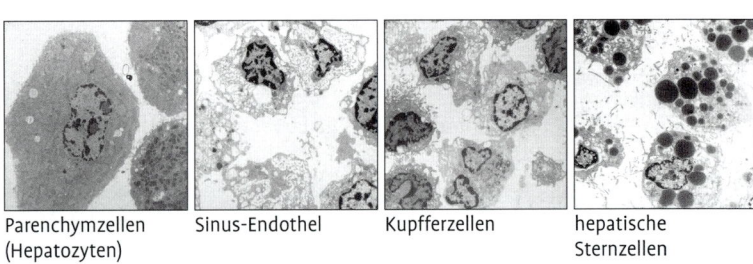

Parenchymzellen (Hepatozyten) Sinus-Endothel Kupfferzellen hepatische Sternzellen

Abb. 4.2 Elektronenmikroskopisches Erscheinungsbild der Leberzellen.

Merke: Die gesunde Leber ist ein Zellverband aus Parenchymzellen (Hepatozyten) und Nicht-Parenchymzellen (Endothelzellen, Kupffer-Zellen, hepatische Sternzellen (Ito-Zellen), Pit-Zellen), der von einer bindegewebsartigen Leberkapsel und interstitiellem Bindegewebe zusammengehalten wird. Die lebenswichtigen metabolischen Leistungen und Entgiftungsfunktionen der Leber werden v. a. von Hepatozyten erbracht.

4.2.1 Pathophysiologie und Pathobiochemie der Leber

Aufgrund der zentralen Stellung im Stoffwechsel ist die Leber vielfältigen schädlichen Einflüssen, wie viralen (Hepatitis B, Hepatitis C u. a.) und nicht-viralen Infektionen, toxischen Effekten (Alkoholabusus, toxische Metabolite, Drogen u. a.) und genetisch bedingten metabolischen Effekten, ausgesetzt. Diese Einflüsse, verbunden mit der hohen Differenzierung, führen zu einer ausgeprägten Vulnerabilität der Leber. Die Schädigung des Organs kann sich als **Nekrose der Parenchymzellen**, als **metabolische Insuffizienz** (Abnahme von Synthese und Clearance-Raten), als **Cholestase** (Gallenbildungs- und Exkretionsstörung) und als **Fibrosierung** (extrazelluläre Bindegewebsablagerung) manifestieren (▶ Abb. 4.3). Die Leberdiagnostik konzentriert sich auf den Nachweis, das Ausmaß und die Relation der genannten pathobiochemischen Partialreaktionen zueinander.

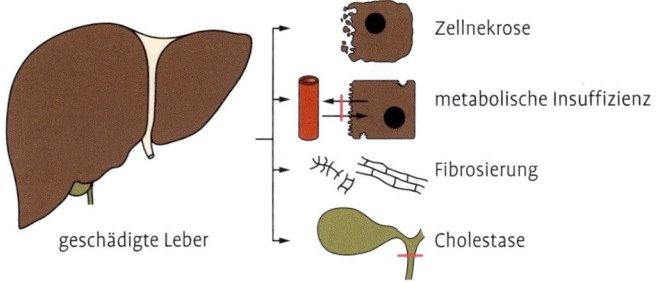

Zellnekrose

metabolische Insuffizienz

Fibrosierung

geschädigte Leber

Cholestase

Abb. 4.3 Pathobiochemische Partialreaktionen der geschädigten Leber.

Merke: Die pathobiochemischen Partialreaktionen der Leber sind die Nekrose der Parenchymzellen, die metabolische Insuffizienz, die Cholestase und die Fibrosierung des Organs. Die Relation der Partialreaktionen zueinander ist bei den einzelnen Erkrankungen verschieden.

Diese komplexen biochemischen Veränderungen führen zu Symptomen der Lebererkrankungen, von denen u. a. Ikterus, Spontanblutungen, Ödeme (Wassereinlagerung in das interstitielle Gewebe), Lackzunge, aber auch Flüssigkeitsansammlung in präformierten Körperhohlräumen (Aszites) charakteristisch sind. Sie zeigen das dekompensierte Stadium einer chronischen Lebererkrankung an.

Zellnekrose

Anders als der programmierte Zelltod (Apoptose), dem ein geregeltes Absterben der Zellen durch Einfluss von genetischen und immunologischen Mechanismen zugrunde liegt (▶ Abb. 4.4), ist die Nekrose (akzidenteller Tod) eine entscheidende pathobiochemische Partialreaktion der Leber, die durch toxische Einflüsse (z. B. Alkohol), immunologische Mechanismen (z. B. Hepatitis B, Hepatitis C) oder reaktive Sauerstoffmetabolite hervorgerufen wird. Das Targetorganell ist die Zellmembran des Hepatozyten, die bei Schädigung einen Einstrom von Kalzium in das Zellinnere (Kalzium liegt zellextern in einer 10^4-fach höheren Konzentration als zellintern vor) erlaubt. Dort aktiviert Kalzium Proteasen und Phospholipasen und trägt so entscheidend zum Zelltod bei. Weitere Mediatoren der Zellschädigung sind reaktive Sauerstoffspezies (ROS), reduziertes Glutathion (GSH), die Hemmung des Energiestoff-

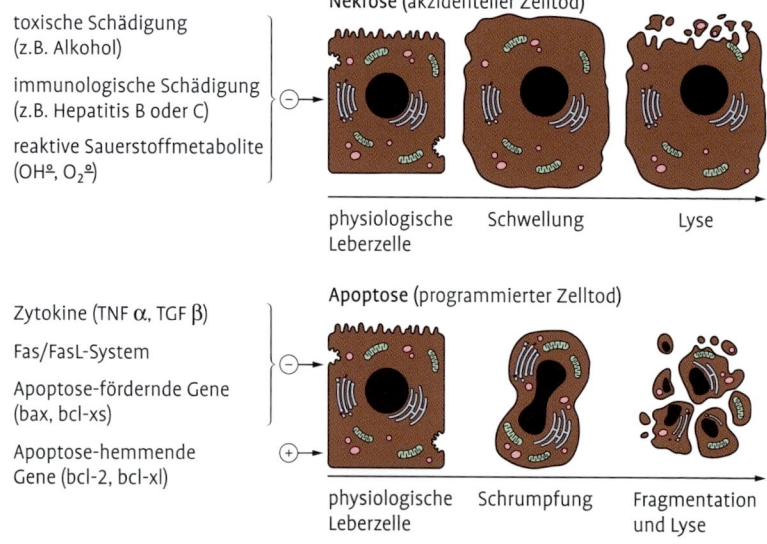

Abb. 4.4 Mechanismen der Zellschädigung.

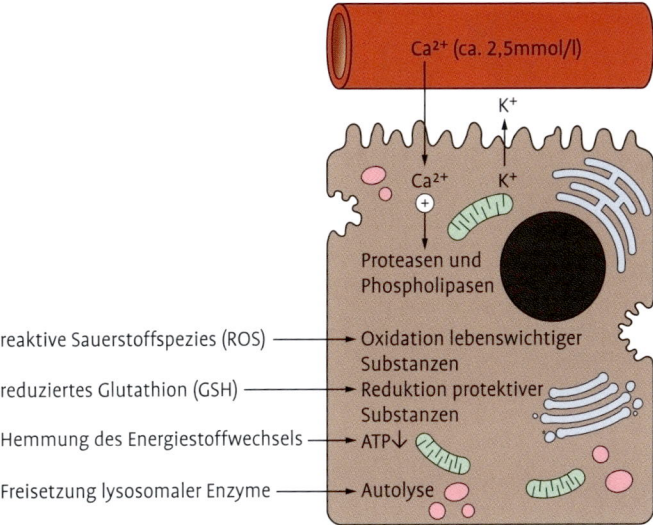

Abb. 4.5 Pathogenese der Zellnekrose.

wechsels und lysosomale Enzyme, die schädigungsbedingt freigesetzt werden (▶ Abb. 4.5).

Metabolische Insuffizienz

Die Leber synthetisiert als „Zentrallabor" des Körpers eine Vielzahl von Plasmaproteinen, Gerinnungsfaktoren, Lipoproteinen und Enzymen. Dazu gehören u.a. Albumin, Fibrinogen, weitere (hepatogene) Gerinnungsfaktoren sowie diagnostisch relevante Enzyme (z. B. Pseudocholinesterase (▶ Tab. 4.2)).

Tab. 4.2 Metabolische Insuffizienz: Veränderung der Kenngrößen der funktionellen Kapazität des Leberparenchyms

Konzentrationsabnahme hepatogener Syntheseprodukte im Plasma	
Transportproteine	Gerinnungsfaktoren
Albumin (14g/d = ca. 160 mg/kg)	Fibrinogen
Präalbumin (Transthyretin)	Thromboplastinzeit (Quick-Wert)
Retinolbindendes Protein	u. a.

Aktivitätsabnahme von Sekretionsenzymen
Pseudocholinesterase

Abnahme der Eliminations- und Entgiftungsleistung
Hyperammoniämie

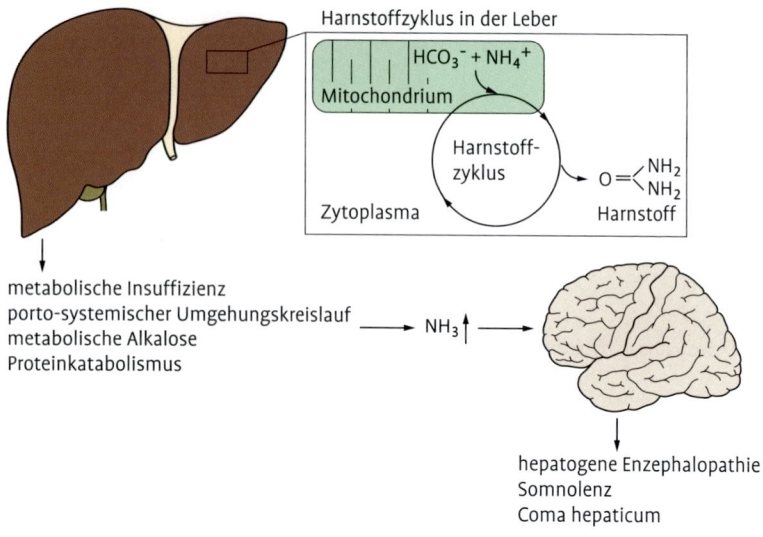

Abb. 4.6 Mechanismen der Hyperammoniämie bei Lebererkrankungen.

Die Leber hat darüber hinaus eine entscheidende Funktion bei der Entgiftung des toxischen Ammoniaks (NH_3). Ursachen für eine erhöhte Ammoniakkonzentration im Blut können neben metabolischer Insuffizienz auch eine hämodynamische Umgehung der Leber, eine metabolische Alkalose (Verschiebung des Gleichgewichtes von NH_4^+ [98 %] zu frei-diffusiblem neurotoxischem NH_3) und ein erhöhter Proteinkatabolismus sein (▶ Abb. 4.6).

Cholestase

Ein klinisch typisches, aber nicht spezifisches Hautzeichen einiger Lebererkrankungen ist der Ikterus (Gelbsucht). Die Gelbverfärbung der Skleren (Sklerenikterus) tritt bereits bei einem Anstieg der Bilirubinkonzentration auf nur 2 mg/dl auf (normal bis 1,2 mg/dl). Die wichtigsten extra- und intrahepatischen Ursachen der Cholestase (Gallenabflussbehinderung) sind in ▶ Tab. 4.3 aufgeführt.

Vermehrung des Bindegewebes (Fibrose)

Chronische (z. B. Hepatitis C, Hepatitis B) und nutritiv-toxische (Alkoholabusus) Belastungen der Leber führen zur Bindegewebszunahme (Fibrose). Dabei kommt es zu einer quantitativ unterschiedlichen Vermehrung der einzelnen Kollagentypen sowie zu einer Zunahme der Proteoglykane und der Hyaluronsäure (Hyaluronan) im unterschiedlichen Ausmaß (▶ Abb. 4.7). Die Bindegewebskomponenten nehmen im Durchschnitt um das Drei- bis Zehn-

Tab. 4.3 Ursachen der Cholestase

Extrahepatisch	Intrahepatisch
maligne (selten benigne) Tumoren (Pankreaskopf-, Choledochus-, Gallenblasenkarzinom)	maligne Tumoren (primäres Leberzellkarzinom, Metastasen)
Konkremente	„Granulomatöse" Hepatitis (Sarkoidose, Tuberkulose)
sklerosierende Cholangitis	andere raumfordernde Prozesse (z. B. Echinokokkus)
	Cholangitis
	genetische Transporterdefekte

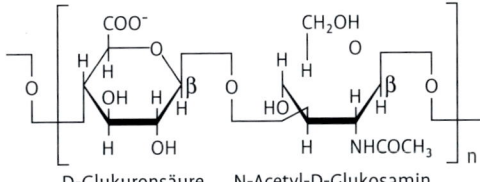

D-Glukuronsäure   N-Acetyl-D-Glukosamin

Disaccharideinheit der Hyaluronsäure

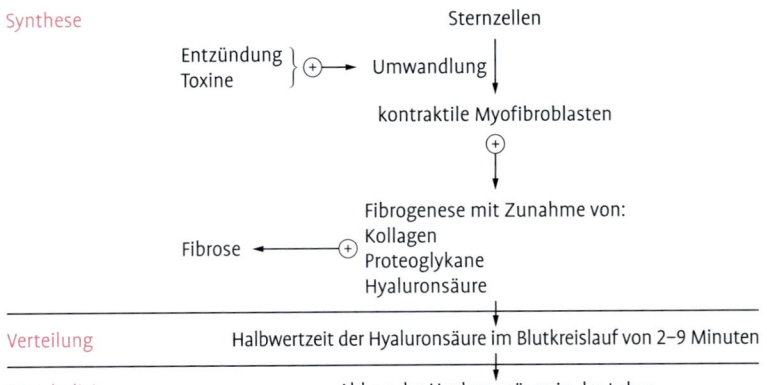

Kinetik der Hyaluronsäure im Körper

Abb. 4.7 Hyaluronsäure; chemische Struktur und Kinetik.

fache zu und zeigen eine histologische Umverteilung. Die das Bindegewebe synthetisierenden, hepatischen Sternzellen transdifferenzieren zu kontraktilen Myofibroblasten, die für die Zunahme der Bindegewebskomponenten hauptverantwortlich sind (Fibrogenese).

4.2.2 Labordiagnostische Parameter der pathophysiologischen Partialreaktionen der Leber

Zellnekrose

Für die diagnostische Erfassung der Zellnekrose stehen mit abnehmender Bedeutung die Alanin-Aminotransferase (ALT), die Glutamat-Dehydrogenase (GLDH) und mit Einschränkung die Aspartat-Aminotransferase (AST) und das Isoenzym 5 der Laktat-Dehydrogenase (LDH-5) zur Verfügungm (Enzymaktivitätsbestimmung ▶ Kap. 18.8). Über die unterschiedliche Leberspezifität dieser Enzyme, ihre subzelluläre Lokalisation und Halbwertszeiten im Serum informiert ▶ Tab. 4.4. Keines der genannten Enzyme ist absolut leberspezifisch, die höchste Organspezifität zeigen GLDH und ALT. Es gibt zahlreiche unterschiedliche Erkrankungen, bei denen die Serumspiegel der ALT erhöht sind. Diese sind wegen der mangelnden Zellspezifität nicht ausschließlich auf die Leber begrenzt (▶ Tab. 4.5).

Merke: Die Nekrose der Leberparenchymzellen ist das Schlüsselereignis der Leberdiagnostik und geht mit der Erhöhung der Serumaktivitäten von Alanin-Aminotransferase (ALT) und Glutamat-Dehydrogenase (GLDH) einher. Unspezifische Kenngrößen sind die Aspartat-Aminotransferase (AST) und Laktat-Dehydrogenase (LDH, Isoenzym-5).

Metabolische Insuffizienz

Mit unterschiedlicher Sensitivität zeigt die Abnahme der von der Leber synthetisierten Proteine (z. B. Albumin, Fibrinogen, Gerinnungsfaktoren) eine Leberinsuffizienz (oder einen verstärkten Verbrauch der Proteine) an. Die Abnahme der heute nicht mehr routinemäßig bestimmten Aktivität der **Pseudocholinesterase** (Hypocholinesterasämie) ist nicht spezifisch für Leberschädigungen, sondern kann auch genetisch bedingt (atypische Pseudocholinesterasämie) oder auf Intoxikation mit Cholinesteraseinhibitoren und Unterernährung zurückzuführen sein.

Merke: Die Zellnekrose geht oftmals mit einer metabolischen Insuffizienz des Organs einher, die sich an einem Abfall hepatogener Plasmaproteine und Gerinnungsfaktoren sowie in einer Abnahme der Pseudocholinesteraseaktivität zeigt. Letztere ist nicht spezifisch für eine Leberschädigung.

Tab. 4.4 Kenngrößen der Leberzellnekrose

Kenngröße	Abkürzung	Leber-spezifität	Subzelluläre Lokalisation	Halbwertzeit im Serum (h)
Alanin-Aminotransferase	ALT (GPT)	(+)	85% Zytoplasma 15% Mitochondrien	47 +/− 10
Glutamat-Dehydrogenase	GLDH	+	Mitochondrien	18 +− 1
Aspartat-Aminotransferase	AST (GOT)	−	80% Mitochondrien 20% Zytoplasma	17 +/− 5
Laktat-Dehydrogenase Isoenzym 5	LDH-5	+	Zytoplasma	10 +/− 2

Tab. 4.5 Erkrankungen mit Erhöhung der Alanin-Aminotransferase (ALT)

Erkrankung	Enzymanstieg im Mittel (U/l)	Beurteilung
akute Virushepatitis	1200	Enzymanstieg vor Auftreten des Ikterus, auch bei anikterischem Verlauf ALT-Erhöhung unkomplizierter Verlauf: AST/ALT <0,7 Nekrosetyp: AST/ALT >0,7
chronische Hepatitis: persistierender Verlauf aggressive Form	90 170	Enzymquotient AST/ALT <0,7 bei persistierendem Verlauf. Werte >0,7 bei aggressiver Form
Leberzirrhose: posthepatisch, primär-biliär, alkohol-toxisch	50	ALT für Diagnose und Verlaufskontrolle nur von geringer Bedeutung
Verschlussikterus	200	Anstieg am 1. Tag nach Auftreten des Ikterus
akut toxische Leberschäden z. B. Halothan, Östrogene/Gestagene	>2000 200	Anstieg vom Ausmaß der Nekrosen abhängig

Bei Patienten mit Leberinsuffizienz ist eine **erhöhte Ammoniakkonzentration** ein wichtiger diagnostischer Hinweis auf eine gestörte Clearancefunktion des Organs (mangelhafte Entgiftung des Ammoniaks im Harnstoffzyklus der Leber). Die Zunahme des neurotoxischen NH_3 kann zu einer hepatogenen Enzephalopathie führen. Die Symptomatik dieser neurotoxischen Schädigung reicht von einer Somnolenz bis hin zu einem Coma hepaticum. Die Messung der Ammoniakkonzentration gestattet gemeinsam mit neuropsychiatrischen Parametern den Schweregrad der hepatogenen Enzephalopathie festzulegen.

Merke: Schwerwiegende Leberschädigungen reduzieren die Entgiftungsfunktion des Organs für Ammoniak und führen somit zu einer Hyperammoniämie und in deren Folge zu einer hepatogenen Enzephalopathie.

Cholestase

Die klinisch relevanten Kenngrößen der Cholestase sind in ▶ Tab. 4.6 zusammengefasst und betreffen Bilirubin, bestimmte Gallensäuren und „Cholestase-anzeigende" Enzyme.

Tab. 4.6 Kenngrößen der Cholestase

Hyperbilirubinämie	konjugiertes (verestertes, direktes) Bilirubin unkonjugiertes (nicht-verestertes, indirektes) Bilirubin
Gallensäurenveränderungen im Serum	Konzentrationszunahme in toto Abnahme der Desoxycholsäure Auftreten der Lithocholsäure Anstieg von Cholsäure/Chenodesoxycholsäure
Enzymaktivitätserhöhungen im Serum	alkalische Phosphatase (AP) γ-Glutamyltransferase (γ-GT)

Bilirubin: Das aus dem Häm über Biliverdin gebildete, unkonjugierte (indirekte) Bilirubin wird in Hepatozyten mit UDP-Glukuronsäure verestert (direktes oder konjugiertes Bilirubin) und so in eine wasserlösliche Form überführt. Dies ermöglicht nach Resorption eine Elimination über die Nieren. Die Störungen des Bilirubinstoffwechsels treten entweder prähepatisch (gesteigerte Produktion (Hämolyse)), hepatisch (verminderte Absorption, Konjugation oder Exkretion) oder posthepatisch (verminderte Elimination des bereits glukuronidierten Bilirubins) auf (▶ Abb. 4.8). In Abhängigkeit von der Störungsebene ist demzufolge entweder das unkonjugierte (prähepatische) oder das

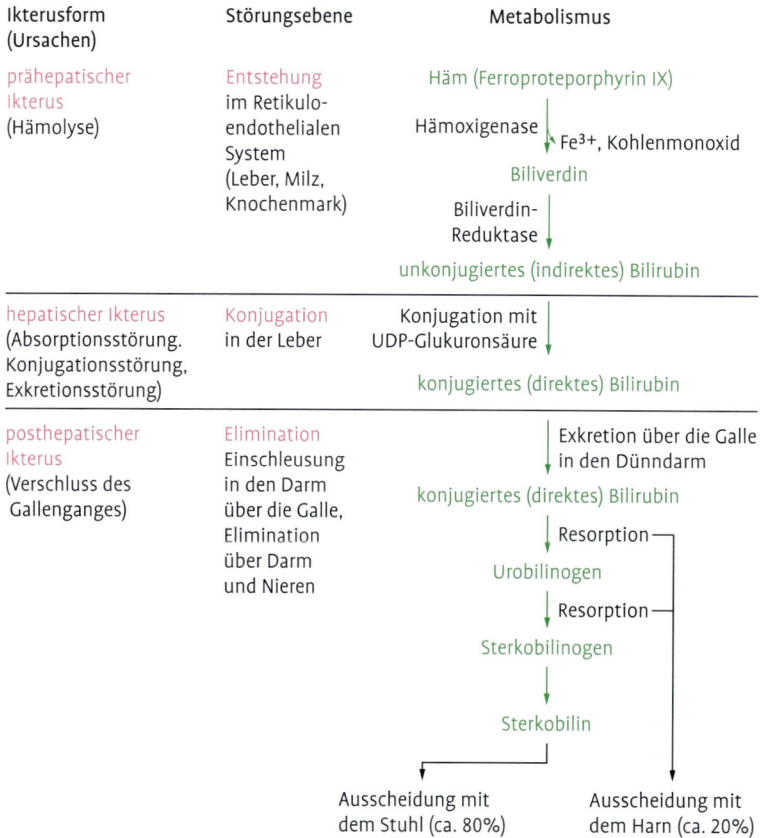

Ikterusform (Ursachen)	Störungsebene	Metabolismus
prähepatischer Ikterus (Hämolyse)	Entstehung im Retikuloendothelialen System (Leber, Milz, Knochenmark)	Häm (Ferroproteporphyrin IX) Hämoxigenase → Fe³⁺, Kohlenmonoxid Biliverdin Biliverdin-Reduktase unkonjugiertes (indirektes) Bilirubin
hepatischer Ikterus (Absorptionsstörung. Konjugationsstörung, Exkretionsstörung)	Konjugation in der Leber	Konjugation mit UDP-Glukuronsäure konjugiertes (direktes) Bilirubin
posthepatischer Ikterus (Verschluss des Gallenganges)	Elimination Einschleusung in den Darm über die Galle, Elimination über Darm und Nieren	Exkretion über die Galle in den Dünndarm konjugiertes (direktes) Bilirubin Resorption Urobilinogen Resorption Sterkobilinogen Sterkobilin Ausscheidung mit dem Stuhl (ca. 80%) / Ausscheidung mit dem Harn (ca. 20%)

Abb. 4.8 Pathogenetische Ursachen des Ikterus.

konjugierte Bilirubin erhöht. Von den erworbenen Störungen der Bilirubinexkretion sind die (relativ seltenen) genetischen Störungen des hepatischen Bilirubinstoffwechsels abzugrenzen. Dazu gehören das Crigler-Najjar-Syndrom (erhöhte Konzentration von unkonjugiertem Bilirubin) sowie die Dubin-Johnson- und Rotor-Syndrome (erhöhte Konzentration von konjugiertem Bilirubin).

Merke: Eine Hyperbilirubinämie ist ein wichtiges Symptom der Leberschädigung, da dieses Organ für die Clearance des Bilirubins verantwortlich ist. Die verminderte Clearance des Bilirubins geht mit einem

Ikterus einher, der auf einer gesteigerten Produktion (prähepatischer Ikterus), auf einer verminderten Absorption, Konjugation oder Exkretion durch die Hepatzozyten (hepatischer Ikterus) oder auf einer reduzierten Elimination durch die Leber (posthepatischer Ikterus) beruht.

Gallensäuren: Die Leber synthetisiert pro Tag etwa 0,5 g Gallensäuren und besitzt einen Gallensäurepool von 2–5 g, der pro Tag 3–10mal zirkuliert. Die biliäre Sekretion beträgt 15 g/d und mit dem Stuhl werden etwa 0,5 g/d ausgeschieden (was der Neusynthese entspricht). Die quantitative Bestimmung der aus dem Cholesterin in der Leber gebildeten primären Gallensäuren (Cholsäure, Chenodesoxycholsäure) und nach Ausscheidung in den Darm bakteriell gebildeten sekundären Gallensäuren (Desoxycholsäure, Lithocholsäure, 7-Ketolithocholsäure) spielt in der Routinediagnostik der Lebererkrankungen nur eine untergeordnete Rolle. Lediglich die **Gesamtgallensäurequantifizierung** als sensitiver Parameter einer Cholestase hat eine gewisse Bedeutung erlangt.

Enzyme: Als Cholestase-anzeigende Enzyme gelten die **γ-Glutamyltransferase (γ-GT)** und ein spezielles Isoenzym der **alkalischen Phosphatase (AP)** (▶ Tab. 4.6). Die γ-GT kommt mit der höchsten spezifischen Aktivität in der Niere und mit nur relativ geringer Aktivität in der Leber vor. Dennoch ist sie für die Cholestasediagnostik eines der am häufigsten bestimmten Routineenzyme. Da die Enzymaktivität bei einer Vielzahl cholestatischer Lebererkrankungen erhöht ist, erlaubt dies keine Aussage über die Art der cholestatischen Erkrankung. Die AP ist eine Sammelbezeichnung für mehrere Isoenzyme. Das für die Leberdiagnostik relevante Protein, die gewebsunspezifische AP, wird bei seiner Synthese in der Leber gewebsspezifisch glykosiliert. Man misst erhöhte Aktivitäten dieses Enzyms bei allen Formen der cholestatischen Lebererkrankungen, kann jedoch keine differentialdiagnostische Aussage treffen. Außerdem ist die Erhöhung kein absolut leberspezifisches Symptom, da sie auch bei Knochenerkrankungen auftritt. Eine Abgrenzung der Leber- von der Knochenphosphatase ist möglich, wird aber selten vorgenommen. Von der AP ist die Makroenzymbildung im Serum bekannt, die durch Bindung von IgG in 3 ‰ der Fälle auftritt. Das Auftreten ist häufig mit anderen Immunkomplexen und Autoimmunerkrankungen assoziiert, eine Krankheitswertigkeit besteht nicht.

Merke: Die klinisch wichtigsten „Cholestase-anzeigenden" Enzyme sind γ-Glutamyltransferase (γ-GT) und eine Isoform der alkalischen Phosphatase (AP). AP-Erhöhungen treten jedoch auch bei Knochenerkrankungen auf.

Vermehrung des Bindegewebes (Fibrose)

Die Fibrosierung der Leber lässt sich gegenwärtig nicht sicher über die Bestimmung einer spezifischen Bindegewebskomponente im Serum diagnostizieren, jedoch sind zahlreiche multiparametrische Testverfahren vorgeschlagen worden. Als Einzelparameter kann die **Zunahme des Glykosaminoglykans Hyaluronsäure** empfohlen werden, allerdings ist die Konzentrationserhöhung weder leberspezifisch noch krankheitstypisch. Keiner der bisher vorgeschlagenen Parameter kann die histologische Untersuchung einer bioptisch entnommenen Gewebsprobe ersetzen.

Merke: Die Bindegewebsablagerung in der chronisch geschädigten Leber (Fibrose) ist ein typisches Zeichen chronischer Lebererkrankungen, die gegenwärtig noch nicht ausreichend spezifisch mit nicht-invasiven Kenngrößen (z. B. Konzentrationsbestimmung von Bindegewebskomponenten im Serum) diagnostiziert werden kann. Auch eine Zunahme der Hyaluronsäure ist nicht spezifisch für eine Fibrose.

4.3 Pankreas

Parameter:

- Pankreas-Amylase
- Pankreas-Lipase
- Stuhlgewicht
- Stuhlfettgehalt
- Elastase im Stuhl

Ausgewählte Erkrankungen:

- akute Pankreatitis
- chronische Pankreatitis
- Pankreastumor
- Maldigestion
- Malabsorption

4.3.1 Pathophysiologie und Pathobiochemie des Pankreas

Die Leitsymptome der akuten Pankreatitis lassen sich in lokale und systemische Reaktionen unterteilen. Die lokalen Symptome umfassen einen heftigen epigastrischen Schmerz mit Ausstrahlung in den Rücken, Übelkeit, Brechreiz, Meteorismus und Obstipation. Das klinische Bild eines „akuten Abdomens" kann sich ergeben. Die systemischen Reaktionen sind Blutdruckabfall, Schock, hohes Fieber bei Sepsis, Verbrauchskoagulopathie bis hin zum akuten Nierenversagen. Die Ursachen der akuten Pankreatitis sind Gallengangserkrankungen in 40–50 % der Fälle und Alkoholgenuss bei 30–40 % der Patienten. Der Rest entfällt auf seltene Ursachen, die differentialdiagnostisch zu berücksichtigen sind.

Von der Symptomatik der **akuten** Pankreatitis ist die **chronische** Pankreatitis abzugrenzen. Hier liegt keine akute Destruktion des Parenchymgewebes vor, sondern ein Parenchymverlust, der durch rezidivierende chronische Pankreatitis, Pankreaskarzinom, Pankreasresektion und –traumata hervorgerufen wird. Daneben sind seltene Ursachen differentialdiagnostisch zu berücksichtigen. Die **exokrine Pankreasinsuffizienz** zeigt Symptome eines Malassimilationssyndroms mit einer Maldigestion (primäre Verdauungsstörung) und Malassimilation (primäre Absorptionsstörung), wobei das Ausmaß der beiden Partialrektionen schwanken kann.

4.3.2 Labordiagnostik der akuten Pankreatitis

Die diagnostischen Leitparameter der akuten Pankreatitis sind die Aktivitätserhöhungen der **Pankreas-Amylase** (Isoenzym der α-Amylase) und der **Pankreas-Lipase**. Diese Basiskenngrößen können durch Hilfskenngrößen, die zur Beurteilung des Schweregrades und zur Prognose herangezogen werden, ergänzt werden. Schließlich ist eine Reihe von Zusatzkenngrößen zu berücksichtigen, die zur Verlaufskontrolle und speziell zur Erkennung von Komplikationen bestimmt werden (► Tab. 4.7).

Merke: Die Labordiagnostik weist eine akute Pankreatitis durch die Aktivitätserhöhung der Serumenzyme Pankreas-Amylase und Pankreas-Lipase nach. Die Gesamtamylase (Pankreas- und Speicheldrüsen-Amylase) wird wegen mangelnder Organspezifität nicht mehr diagnostisch eingesetzt.

Die α-**Amylase** (molare Masse 50 kDa) ist glykosyliert und hat einen isoelektrischen Punkt (IEP) von 7,1. Es liegen zwei Isoenzyme, die Pankreas-Amylase (P-Typ) und die Speicheldrüsen-Amylase (S-Typ) vor. Die Funktion des Enzyms ist die einer Endoglukosidase mit Spezifität für α-1,4-

Tab. 4.7 Untersuchungsprogramm bei akuter Pankreatitis

Basiskenngrößen Hauptindikation: Diagnostik	Pankreas-Amylase Pankreas-Lipase
Hilfskenngrößen Hauptindikation: Beurteilung des Schwere- grades und der Prognose	Phospholipase A immunreaktives Trypsin immunreaktive Elastase C-reaktives Protein (CRP)
Zusatzkenngrößen Hauptindikation: (Therapie-) Verlaufskontrolle, Komplika- tionen	Kalzium (Hypokalziämie ?) Glukose (evtl. als Tagesprofil) (gestörte Glukose- toleranz, Diabetes mellitus?) Gesamtprotein (Hypoproteinämie?) Säure-Basen-Status Kreatinin (Niereninsuffizienz?) Elektrolyte (Kalium) (Hypokaliämie?) Blutbild (mit Thrombozyten) (Anämie, Thrombo- zytopenie?) Gerinnungsstatus (Verbrauch/Fibrinolyse?) Nachweis (gramnegativer) Bakterien im Blut (Sepsis?) Cholestaseparameter (Bilirubin?)

glykosidische Bindungen, wobei der Abbau bis zur Maltose erfolgt. Um die Spezifität der Enzymbestimmung für die Pankreas-Amylase zu gewährleisten, wird die Aktivität der Speicheldrüsen-Amylase durch zwei monoklonale AK geblockt und somit nicht erfasst. Bei der heute üblichen Bestimmungsmethode der Pankreas-Amylase ist die Verfälschung der Ergebnisse durch pankreasfremde Aktivitäten auszuschließen. Über das prozentuale Vorkommen der Isoenzyme S-Typ und P-Typ im Serum informiert ▶ Tab. 4.8. Die **Makroamylase** (Komplexierung der α-Amylase mit Immunglobulinen und folglich fehlender renaler Clearance) tritt bei 2 % der Patienten auf. Sie weist keine Krankheitsspezifität auf und besitzt keine klinische Symptomatik. Sie ist gekennzeichnet durch eine (meist geringe) persistierende Hyperamylasämie bei extrem niedriger renaler Amylaseclearance.

Das zweite Leitenzym der Pankreatitis ist die **Pankreas-Lipase**. Sie bewirkt die Hydrolyse von Triglyceriden langkettiger Fettsäuren und wirkt nur an hydrophoben Grenzflächen. Das glykosylierte Enzym (molare Masse 47 kDa) kommt mit zwei Isoenzymen (Isolipasen) vor. Die Aktivitätsbestimmung kann mit einem Triolein-Substrat erfolgen, wobei die Abnahme der Trübung einer Emulsion von Triolein in Wasser durch die Enzymaktivität photometrisch erfasst wird. Alternativ kann die Aufklärung einer Emulsion von Olivenöl die lipolytische Aktivität widerspiegeln. Die Aktivitätserhöhung der Lipase ist im Vergleich zur Amylase stärker und länger andauernd. Darüber hinaus ist sie

Tab. 4.8 Isoenzyme der α-Amylase im Serum

Isoenzyme	Anzahl der Subtypen	Vorkommen	Aktivitätsanteil (%) Serum	Urin
Speicheldrüsen-Amylase	4	Speicheldrüsen Tränendrüsen Schweißdrüsen Genitalgewebe Lunge bronchogene und Ovarialtumoren Thrombozyten	60	35
Pankreas-Amylase	3	Pankreas Seminalplasma	40	65

im Gegensatz zur Amylase unabhängig von der Nierenfunktion, deren Einschränkung zur Retention der Amylaseaktivität führt. Die Lipase bleibt bei akuter Pankreatitis i. d. R. 5–20 d erhöht, wohingegen die Amylase sich nach 2–5 d normalisiert. Dieser unterschiedliche Zeitverlauf der Erhöhung der beiden Pankreasenzyme wird genutzt, um eine bereits abklingende Pankreatitis zu diagnostizieren. Zunächst wird immer die Pankreas-Amylaseaktivität im Serum (gegebenenfalls auch im Urin) bestimmt. Ist diese jedoch nur marginal oder nicht mehr erhöht, empfiehlt es sich, die Pankreas-Lipase im Serum zu messen. Durch Verwendung beider Enzyme lässt sich der Zeitpunkt der Pankreasnekrose grob bestimmen. I. d. R. ist jedoch, aufgrund der mit der akuten Pankreatitis deutlich verbundenen klinischen Symptomatik, die Aktivitätsbestimmung der Pankreas-Amylase ausreichend. Zusammenfassend sind somit die Aktivitätserhöhungen der Pankreas-Amylase für die Frühdiagnostik, die der Pankreas-Lipase für die Früh- und Spätdiagnostik wertvoll.

Merke: Bei Verdacht auf akute Pankreatitis ist primär die Bestimmung der Aktivität der Pankreas-Amylase im Serum zu empfehlen. Liegen diese trotz eines bestehenden klinischen Verdachts im Normbereich, sollte die Aktivität der Pankreas-Lipase bestimmt werden. Aufgrund der längeren Aktivitätserhöhung der Pankreas-Lipase werden so auch länger zurückliegende akute Pankreasschädigungen erfasst. Zudem ist die Lipaseaktivität unabhängig von einer eingeschränkten Nierenfunktion, die zur Retention der Amylase führt. Zum Ausschluss einer Pankreasnekrose sind daher die Aktivitätsbestimmungen beider Enzyme nötig.

4.3.3 Labordiagnostik der chronischen Pankreatitis

Labordiagnostische Untersuchungen bei Verdacht auf chronische Pankreatitis beinhalten direkte und indirekte Funktionsuntersuchungen zum Nachweis der Pankreasinsuffizienz (▶ Tab. 4.9). Direkte Funktionsuntersuchungen (z. B. **Sekretin-Pankreozymin-Test, Lundh-Test)** sind aufwändiger für den Patienten (invasiv) und nur Speziallaboren vorbehalten. Beim Sekretin-Pankreozymin-Test (Sekretin-Cholecystokinin-Test, CCK-Test) wird nach Stimulation mit Sekretin bzw. Pankreozymin-Sekretin das Volumen des Pankreassekretes und der Bicarbonatgehalt gemessen und die α-Amylase-, Lipase-, Trypsin- und/oder RNAse-Aktivität erfasst. Das Sekret wird mit einer doppellumigen Sonde vom Duodenum aspiriert. Bei dem Lundh-Sondentest ist die Durchführung analog, jedoch wird die Sekretion nicht durch Sekretin-Pankreozymin, sondern durch eine Lundh-Probemahlzeit (5 % Protein, 5 % Fett, 15 % Kohlenhydrate) stimuliert. Sowohl der Sekretin-Pankreozymin-Test als auch der Lundh-Test werden mit labortypischen Varianten durchgeführt, die die Angabe allgemeingültiger Referenzbereiche nicht erlauben.

Tab. 4.9 Labordiagnostik der exkretorischen Pankreasinsuffizienz bei chronischer Pankreatitis

direkte Funktionsdiagnostik (invasiv)	• Sekretin-Pankreozymin (CCK)-Sondentest • Lundh-Test
indirekte Funktionsdiagnostik	• Stuhlinspektion • Stuhlgewicht • Stuhlfettgehalt • fäkale Chymotrypsinaktivität • fäkale Elastase • Pankreolauryl-Test (Urin)

Von den indirekten funktionsdiagnostischen Kenngrößen sind **Stuhlinspektion, Stuhlgewichtsbestimmung**, fäkale **Elastasekonzentration** und gegebenenfalls der **Stuhlfettgehalt** sowie Funktionstests, wie der **Pankreolauryl-Test**, aufzuführen. Bei der Stuhlinspektion wird der Fettgehalt durch Feststellung von glänzendem Faeces abgeschätzt. Das Stuhlgewicht von normalerweise 150–250 g/d ist an drei aufeinander folgenden Tagen bei Absetzen jeglicher Substitutionstherapie zu bestimmen. Bei Pankreasinsuffizienz ist das Gewicht in Abhängigkeit vom Schweregrad der Erkrankung deutlich erhöht. Der ebenfalls an drei aufeinander folgenden Tagen bestimmte Stuhlfettgehalt in einem 5 g schweren Aliquot des Stuhls ist bei Maldigestion und –absorption deutlich über dem Referenzbereich erhöht. Dieses aufwändige Verfahren wird heute weitgehend durch die Bestimmung der immunreaktiven Konzentration der Elastase im Stuhl ersetzt. Das Enzym wird

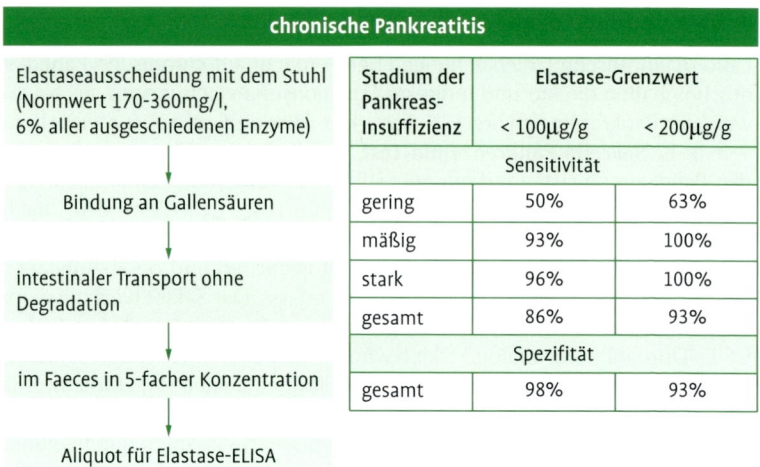

chronische Pankreatitis			
Elastaseausscheidung mit dem Stuhl (Normwert 170-360mg/l, 6% aller ausgeschiedenen Enzyme) ↓ Bindung an Gallensäuren ↓ intestinaler Transport ohne Degradation ↓ im Faeces in 5-facher Konzentration ↓ Aliquot für Elastase-ELISA	Stadium der Pankreas-Insuffizienz	Elastase-Grenzwert	
		< 100µg/g	< 200µg/g
		Sensitivität	
	gering	50%	63%
	mäßig	93%	100%
	stark	96%	100%
	gesamt	86%	93%
		Spezifität	
	gesamt	98%	93%

Abb. 4.9 Elimination und diagnostische Kriterien der fäkalen Elastase bei chronischer Pankreatitis.

bei Pankreasinsuffizienz in Abhängigkeit vom Schweregrad deutlich vermindert ausgeschieden. Die Elastase-Konzentrationsbestimmung hat heute die fäkale Chymotrypsin-Aktivitätsbestimmung im Stuhl weitgehend ersetzt (► Abb. 4.9).

Der nur noch selten eingesetzte Fluoreszein-Dilaurat-Test (Pankreolauryl-Test®) misst die Spaltung des oral verabreichten, farblosen, nicht resorbierbaren Fluoreszein-Dilaurats in resorbierbares Fluoreszein und dessen Ausscheidung im 10-h-Sammelurin. Die für die Resorption notwendige enzymatische Spaltung wird durch Pankreas-Esterasen bewirkt und ist somit von der exkretorischen Pankreasfunktion abhängig. Zusammenfassend stehen für den Nachweis der exokrinen Pankreasinsuffizienz mehrere praktikable Kenngrößen zur Verfügung, die nicht an ein Speziallabor gebunden sind.

Merke: Die Funktionsinsuffizienz bei chronischer Pankreatitis wird mit direkten und indirekten Funktionsuntersuchungen durchgeführt, wobei die direkten Sondenuntersuchungen nur Speziallaboren vorbehalten bleiben. Indirekte Kenngrößen der mit Insuffizienz einhergehenden chronischen Pankreatitis sind Zunahme des Stuhlgewichtes, Abnahme der fäkalen Elastasekonzentration und Stuhlfetterhöhung (Steatorrhoe). Die gegenwärtig am häufigsten eingesetzte Untersuchung ist die Bestimmung der Pankreas-Elastasekonzentration im Stuhl.

4.4 Dünndarm

Laborparameter:

- Belastungstests (Xylose, Laktose)
- H_2-Atemtest
- Vitamin-B12-Belastungstest (Schilling-Test)
- AK gegen Saccharomyces cerevisiae (ASCA IgA, IgG, IgM)
- AK gegen Gluten (AGA IgA, IgG)
- AK gegen Gewebstransglutaminase (tTG-A IgA)
- AK gegen Endomysiumantigene (EMA IgA)

Ausgewählte Erkrankungen:

- Sprue/Zöliakie
- Morbus Crohn
- Laktoseintoleranz
- Fruktosemalabsorption

Unter Dünndarm versteht man den vom Pylorus bis zur Bauhin-Klappe reichenden Abschnitt des Darmes. Er wird in drei Abschnitte unterteilt: Duodenum, Jejunum und Ileum. Das **Duodenum** dient der pH-Neutralisierung des sauren Mageninhalts durch die Beimischung eines aus dem Pankreas und den Brunner-Drüsen stammenden, Bicarbonat-reichen Sekretes. Der pH-Wert im Duodenum liegt bei 6. Der Chymus wird im Duodenum auch mit pankreatischen und duodenalen Verdauungsenzymen versetzt. Die Magenentleerung wird durch das Duodenum über die Sekretion von Sekretin und CCK reguliert. Klinisch ist das Duodenum besonders durch das häufige Ulcus duodeni relevant (Lebenszeitprävalenz in Deutschland 2 %). Das Duodenum ist auch Ort der Resorption und Assimilation verdauter Nahrungsbestandteile. Der Hauptteil der Resorptionsleistung wird allerdings durch das **Jejunum** gewährleistet. Eine Ausnahme stellen Vitamin B12 und Gallensäuren dar, welche im terminalen **Ileum** resorbiert werden.

Als Erkrankungen im Bereich des Dünndarms treten häufig Assimilationsstörungen **(Malassimilation)** auf. Man unterscheidet Maldigestion und Malabsorption. Unter **Maldigestion** versteht man eine gestörte intraluminale Verdauung der Nahrungsbestandteile zu resorbierbaren Komponenten. Unter **Malabsorption** versteht man eine gestörte Aufnahme und/oder einen gestörten Abtransport von zuvor aufgespaltenen Nahrungsbestandteilen durch den Enterozyten. Die häufigsten Kohlenhydrat-Assimilationsstörungen stellen die Laktoseintoleranz und Fruktosemalabsorption dar. Aufgrund der osmotischen Wirkung kommt es bei Malassimilationsstörungen zu einem Flüssigkeitseinstrom in den Dünndarm mit Motilitätssteigerung und durch Volumenbelastung des Kolons zur verstärkten Peristaltik mit Übelkeit, abdominellen Krämpfen, Schmerzen und wässrigen Durchfällen. Nicht resorbierte Zucker im Dickdarm werden unter Bildung kurzkettiger Fettsäuren, CO_2 und Wasserstoff bakteriell abgebaut. Eine ursächliche Therapie gibt es nicht und die Patienten müssen je nach Schweregrad und betroffenem Kohlenhydrat eine lebenslange Diät einhalten.

4.4.1 Labordiagnostik des Dünndarms

Spezifische Laboruntersuchungen des Dünndarms gibt es nicht. Primär stehen labormedizinische Untersuchungen zur intestinalen Assimilationskapazität im Vordergrund.

Xylosebelastungstest

Der Xylosebelastungstest dient der Beurteilung der Kohlenhydratabsorption im proximalen Duodenum. Hierzu trinkt der Proband 25 g Xylose, nach 2 und 5 h wird die Xylosekonzentration im Serum, nach 5 h zusätzlich im Urin bestimmt. Da Xylose nicht metabolisiert, sondern renal eliminiert wird, ermöglicht der Test eine Unterscheidung zwischen Malabsorption (Xyloseaufnahme vermindert) und Maldigestion (Xyloseaufnahme normal). Eine verminderte Xyloseausscheidung findet sich bei Malabsorptionssyndromen wie Sprue/Zöliakie, Lymphomen, Morbus Whipple oder Amyloidose. Falsch niedrige Ergebnisse können bei Magenentleerungsstörung, pathologischer bakterieller Besiedelung, Ödemen, verminderter glomerulärer Filtrationsrate sowie Medikamenten (Acetylsalicylsäure, Colchicin, Gold, Monoaminoxidase-Hemmer, Neomycin, u.a.) vorkommen. Eine Störung der Resorption im distalen Dünndarm wird durch den Test nicht erkannt.

Laktosebelastungstest – Laktosetoleranztest

Dieser Test ist bei klinischem Verdacht auf Laktasemangel (Laktoseintoleranz) indiziert. Laktase, ein Enzym der Duodenalschleimhaut, spaltet Laktose in Glukose und Galaktose, die anschließend resorbiert werden. Beim Laktosebelastungstest trinkt der nüchterne Proband nach einer basalen Glukosebestimmung 50 g Laktose in 400 ml Wasser. In regelmäßigen Zeitabständen (30, 60, 90, 120 min) wird die Glukose im Blut bestimmt. Bei Gesunden ist ein Anstieg von über 20 mg/dl (venös) bzw. 25 mg/dl (kapillär) zu erwarten. Ein verminderter Glukoseanstieg findet sich bei genetisch bedingtem (primärem) und bei sekundärem Laktasemangel. Patienten mit pathologischer Glukosetoleranz bzw. manifestem Diabetes mellitus weisen aufgrund erhöhter Glukosewerte nach Belastung falsch negative Ergebnisse auf. Der Test lässt initial keine Diskriminierung zwischen Malabsorption und Maldigestion zu. Zur Differenzierung empfiehlt sich die anschließende Gabe der Monosaccharide Glukose und Galaktose, worunter bei regelrechter Malabsorption der Glukosewert ansteigen sollte.

H_2-Atemtest

Nicht im Dünndarm resorbierte Zucker (Laktose, Fruktose) werden im Dickdarm von der lokalen Colonflora unter Bildung von Wasserstoff (H_2) abgebaut, der in der Exhalationsluft gemessen werden kann. Die Durchführung erfolgt analog der Belastungstests, aber mit Bestimmung des H_2-Gehaltes der endexpiratorischen Atemluft (gaschromatographisch, H_2-Atemtestgerät). Eine reduzierte oder veränderte Bakterienflora des Kolons (z. B. Antibiotikatherapie) führt zu falsch negativen Ergebnissen.

$^{13}CO_2$-Laktose Atemtest

Nach Gabe von ^{13}C-Laktose wird über 4 h kumulativ die $^{13}CO_2$-Menge der Atemluft massenspektrometrisch gemessen. Bei Gesunden ist mit mehr als 14,5 % $^{13}CO_2$ kumulativ zu rechnen.

Vitamin B12-Belastungstest (Schilling-Test)

Vitamin B12 bildet mit dem Intrinsic factor einen Komplex, der im terminalen Ileum resorbiert und dann, an Transcobalamin II gebunden, im Plasma transportiert wird. Die Vitamin B12-Resorption kann mit dem Schilling-Test überprüft werden. Hierzu wird dem Probanden mit ^{57}Co oder ^{58}Co markiertes Vitamin B12 oral gegeben. Nach einer Latenz von 2 h wird zur Absättigung von noch vorhandenem Transportprotein unmarkiertes Vitamin B12 parenteral appliziert und das ^{57}Co- bzw. ^{58}Co-Vitamin B12 im 24-h-Sammelurin bestimmt. Eine verminderte Ausscheidung von ^{57}Co- bzw. ^{58}Co-Vitamin B12 findet sich bei Intrinsic factor Mangel (z. B. bei chronisch-atrophischer Gastritis oder Magen(teil)resektion; häufig besteht zeitgleich eine perniziöse Anämie) oder im Rahmen einer Absorptionsstörung (Zöliakie/Sprue, proximale Ileumresektion, beschleunigte Dünndarmpassage). Zur Differenzierung dieser beiden Möglichkeiten werden frühestens 4 d nach Durchführung des ersten Tests Intrinsic factor und ^{57}Co- bzw. ^{58}Co-Vitamin B12 simultan appliziert. Bleibt ein Anstieg des markierten Vitamin B12 im 24-h-Sammelurin aus, so spricht dies für eine Absorptionsstörung, steigt es an, so spricht dies für einen Intrinsic factor Mangel.

Merke: Die Labordiagnostik des Dünndarms dient der Untersuchung intestinaler Assimilationsstörungen und deren Ursachen:

Xylosebelastungstest – Überprüfung der Resorptionsfähigkeit des proximalen Dünndarms

Laktosebelastungstest – Diagnose von primärem/sekundärem Laktasemangel, Laktosemalabsorption anderer Genese

H2-Atemtest – Laktasemangel oder Fruktosemalabsorption

Vitamin B12-Belastungstest (Schilling-Test) – bei gestörter Vitamin B12-Resorption oder zur differentialdiagnostischen Unterscheidung zwischen Malabsorption und Intrinsic factor Mangel

4.4.2 Ausgewählte Erkrankungen des Dünndarms

Laktoseintoleranz

Bei Säuglingen wird **Laktase** i. d. R. in ausreichenden Mengen produziert, um zu gewährleisten, dass die Muttermilch gut vertragen wird. Nach der Entwöhnung verringert sich die Produktion des Enzyms abhängig von der Bevölkerungsgruppe. In Nord- und Mitteleuropa bleibt die Laktaseaktivität i. d. R. bestehen, während der größte Teil der asiatischen und afrikanischen Bevölkerung (>90 %) keinen Milchzucker mehr verträgt. Das Fortbestehen der Enzymproduktion im Erwachsenenalter wird auf eine autosomal-dominant vererbte Mutation des Laktasegens zurückgeführt. Von dieser **erworbenen Laktoseintoleranz** des Erwachsenen (primärer Laktasemangel) deutlich abzugrenzen ist das sehr seltene kongenitale Fehlen der Laktase des Säuglings (in den letzten 35 Jahren weltweit 40 Fälle). Auch beim **sekundären Disaccharidasemangel** überwiegt der Laktasemangel. Er ist eine Begleiterscheinung als Folge einer Störung der Mukosaintegrität bei gastrointestinalen Erkrankungen wie Zöliakie, Mukoviszidose, blind-loop Syndrom, infektiöse Diarrhöen und wird auch durch eine Duodenalresektion sowie chemische Substanzen (Colchizin, Neomycin) und Strahlen hervorgerufen.

Merke: Die Laktoseintoleranz des Erwachsenen gilt streng genommen nur in Ländern mit verbreiteter Laktosetoleranz als Nahrungsmittelunverträglichkeit. Der sekundäre Disaccharidasemangel tritt als Folge einer Störung der Mukosaintegrität bei verschiedenen gastrointestinalen Erkrankungen auf.

Neben Auslass- und Expositionsversuchen (Verschwinden der Symptome bei laktosefreier Ernährung und Wiederauftreten bei Belastung) ist die Durchführung des Laktosebelastungstests und/oder H_2-Atemtests zielführend. Die Bestimmung der Enzymaktivität nach Entnahme von Dünndarmbiopsien ist nur noch selten indiziert. Eine verzögerte Magenentleerung oder eine zu rasche Intestinalpassage sind bei der Interpretation der Testergebnisse zu berücksichtigen.

Fruktosemalabsorption (intestinale Fruktoseintoleranz)

Die Fruktosemalabsorption kommt in Mitteleuropa relativ häufig (ca. 30 % der Bevölkerung) vor und ist nicht mit der sehr viel selteneren hereditären Fruktoseintoleranz (▶ Kap. 1.7) zu verwechseln. Die Fruktosemalabsorption beruht vermutlich auf einem defekten Transportsystem im Dünndarm. Die Kapazität des GLUT-5 Transporters, der für die Resorption von über die Nahrung aufgenommener Fruktose verantwortlich ist, ist erworbenerweise oder angeborenerweise vermindert. Eine Fruktosemalabsorption kann auch als Folge einer Störung der Mukosaintegrität bei gastrointestinalen Erkrankungen auftreten.

Neben Auslass- und Expositionsversuchen (Verschwinden der Symptome bei fruktosefreier Ernährung und Wiederauftreten bei Belastung) ist die Durchführung des Atemtests zielführend. Achtung! Bei Verdacht auf eine hereditäre Fruktoseintoleranz (HFI) ist der H_2-Atemtest mit hohen Risiken verbunden (▶ Kap. 1.7.2). Es gibt keine dem Laktosebelastungstext entsprechende Untersuchung, da Fruktose erst in der Leber relativ langsam in Glukose umgewandelt wird. Auch eine Messung des Fruktosespiegels im Blut ist aufgrund fehlender Standardisierung nicht zu empfehlen.

> **Merke:** Die Fruktosemalabsorption (intestinale Fruktoseintoleranz) kommt in Mitteleuropa relativ häufig vor und ist nicht mit der sehr viel selteneren hereditären Fruktoseintoleranz (HFI) zu verwechseln.

Störungen der Glukoseassimilation

Störungen der Glukoseassimilation sind selten. Eine mögliche Ursache ist der Defekt eines aktiven Glukosekotransporters (SGLT-Familie), der zu einer kombinierten Glukose-Galaktose-Malabsorption (SGLT1) führt.

Sprue/Zöliakie

Hierbei handelt es sich um eine meist bereits im Kleinkindalter auftretende Malabsorptionsstörung infolge einer immunologischen Reaktion der Dünndarmschleimhaut gegen Gluten. Serologisch lassen sich **AK gegen Gluten** selbst (Antigliadin-AK, AGA), jedoch auch gegen die Gewebstransglutaminase (tTG-A) und Endomysiumantigene (EMA) nachweisen. Ob diesen AK auch eine pathogenetische Rolle zukommt, ist nicht abschließend geklärt. Es finden sich darüber hinaus unspezifische Entzündungszeichen (z. B. Leukozytose, beschleunigte BSG, erhöhtes CRP). Die bei der Erkrankung auftretende Resorptionsstörung kann mittels Xylosebelastungstest erfasst werden.

Morbus Crohn

Der Morbus Crohn gehört zur Gruppe der chronisch-entzündlichen Darmerkrankungen. Er ist durch eine schubweise auftretende Entzündung der Wandstrukturen des gesamten Gastrointestinaltrakts (vom Ösophagus bis zum Analkanal) gekennzeichnet. Die Diagnose erfolgt primär endoskopisch. Die Ätiologie und Pathogenese sind nicht geklärt. Die derzeit am häufigsten vertretene Ansicht sieht im Morbus Crohn eine Autoimmunerkrankung der Gastrointestinalschleimhaut. Hauptargument ist das gute Ansprechen der Erkrankung auf Immunsuppressiva (z. B. Hydrocortison, Azathioprin). Jedoch konnten bisher keine spezifischen Auto-AK nachgewiesen werden, wie dies bei klassischen Autoimmunerkrankungen (z. B. Vaskulitiden, SLE) der Fall ist. Neben unspezifischen Entzündungsparametern (beschleunigte BSG, erhöhtes CRP, Leukozytose) kann eine Malabsorption mit perniziöser Anämie vorliegen. Gelegentlich können **erhöhte AK-Titer gegen die Backhefe Saccharomyces cerevisiae** (Synonym: Bierhefe; ASCA) beobachtet werden. Auch hier ist bisher nicht geklärt, ob diesen AK auch eine pathogenetische Rolle zuzuschreiben ist.

Merke: AK geben diagnostische Hinweise auf Dünndarmerkrankungen:

Sprue/Zöliakie – AK gegen Gluten (AGA), Gewebstransglutaminase (tTG-A), Endomysiumantigene (EMA)
Morbus Crohn – AK gegen Saccharomyces cerevisiae (ASCA)

4.5 Dickdarm

Ausgewählte Erkrankungen:

- Colitis ulcerosa
- Appendicitis
- Divertikulitis

Der Dickdarm stellt den letzten Abschnitt des Gastrointestinaltraktes dar. Er beginnt an der Bauhin-Klappe und endet am Rektum bzw. Analkanal. Seine Hauptfunktion liegt in der Rückresorption von Wasser, in der Speicherung des Stuhlinhalts bis zur Defäkation, in der Resorption von Elektrolyten und der Sekretion von Schleim. Auch nimmt er immunologische Aufgaben wahr. Der pH-Wert im Dickdarm steigt in aboraler Richtung von 5–6 im vorderen Abschnitt auf 6–7 im hinteren Abschnitt an. Verglichen mit der Koloskopie spielt die Labordiagnostik bei Dickdarmerkrankungen eine untergeordnete Rolle und ist i. d. R. unspezifisch.

4.5.1 Labordiagnostik ausgewählter Erkrankungen des Dickdarms

Colitis ulcerosa

Ebenso wie der Morbus Crohn zählt auch die Colitis ulcerosa zum Formenkreis der chronisch-entzündlichen Darmerkrankungen. Im Gegensatz zum Morbus Crohn, der den gesamten Gastrointestinaltrakt betrifft, ist die ebenfalls schubweise auftretende hämorrhagisch-entzündliche Aktivität bei der Colitis ulcerosa lediglich auf den Dickdarm und hier auf die Mucosa begrenzt. Die Endoskopie setzt auch hier nach wie vor den Goldstandard in der Diagnostik. Labordiagnostisch auffallend sind v. a. ein **erhöhtes CRP** eine **beschleunigte BSG** sowie eine **Leukozytose** als Zeichen der Entzündung. Auch kann gelegentlich eine Blutungsanämie beobachtet werden. In 60 % der Fälle findet man ferner antineutrophile zytoplasmatische AK mit perinukleärem Fluoreszenzmuster (**p-ANCA**).

Appendizitis/Divertikulitis

Unter Appendizitis versteht man eine Entzündung des Wurmfortsatzes des Caecums. Bei der Divertikulitis hingegen kommt es zu einer Entzündung von Schleimhautausstülpungen der Dickdarmwand (Divertikeln). Hier ist am häufigsten das Colon sigmoideum betroffen (Sigmadivertikulitis). Laboruntersuchungen bei Appendizitis/Divertikulitis sind, wie bei allen entzündlichen Dickdarmerkrankungen, unspezifisch und primär auf die klassischen Entzündungsparameter begrenzt.

Zusammenfassung

Zur laborchemischen Überprüfung der Organe des Verdauungstraktes werden häufig **Funktionalitätstests** oder **Aktivitätsbestimmungen von Enzymen** verwendet. Zur Überprüfung der Säuresekretion des **Magens** wird mit einer fraktionierten Magensekretionsanalyse die Basalsekretion (BAO, basic acid output) und die Sekretion nach Stimulation mit Pentagastrin (MAO, PAO, maximum bzw. peak acid output) ermittelt. Erhöhte (Hyperchlorhydrie) und erniedrigte (Achlorhydrie) Werte lassen erste Verdachtsdiagnosen (z. B. Ulcus duodeni, Typ A Gastritis, Gastrinom) zu. Auch Veränderungen der Konzentration humoraler Regulatoren wie Gastrin, Sekretin und Cholecstokinin (CCK) sind bei der Differentialdiagnostik hilfreich. Zur Differenzierung von chronischen Gastritiden helfen die Bestimmung von Autoantikörpern (Auto-AK) gegen Parietalzellantigene (Typ A Gastritis) und der Urease-Atemtest (positiv bei Typ B Gastritis). Die laborchemische Diagnostik der **Leber**erkrankung konzentriert sich auf die Untersuchung der pathobiochemischen Partialreaktionen. Eine Erhöhung der Serumaktivitäten der Alanin-Aminotransferase (ALT) und der Glutamat-Dehydrogenase (GLDH) zeigt eine **Nekrose** an. Die **metabolische Insuffizienz** wird über die Abnahme von hepatogenen Plasmaproteinen (u. a. Pseudocholinesterase) und Gerinnungsfaktoren sowie über eine erhöhte Ammoniakkonzentration (Ursache der hepatogenen Enzephalopathie) detektiert. Die **Cholestase** anzeigenden Parameter sind Bilirubin, Gallensäuren und Enzyme (γ-Glutamyltransferase (γ-GT), alkalische Phosphatase (AP)). Die **Fibrose** kann laborchemisch derzeit nicht sicher diagnostiziert werden. Akute Entzündungen der **Pankreas** werden über die Aktivitätserhöhung der Pankreas-Amylase und -Lipase detektiert. Bei der Diagnose einer chronischen Pankreatitis sind indirekte Kenngrößen (Stuhlgewicht↑, fäkale Elastase-Konzentration↓, Stuhlfett↑) bedeutsam. Für die Diagnostik von Assimilationsstörungen des **Dünndarms** spielen **Belastungstests** (Xylose, Laktose, Vitamin B12), der **H_2-Atemtest** und der ^{13}C-Atemtest eine Rolle. Häufige Assimilationsstörungen sind Laktoseintoleranz und Fruktosemalabsorption. AK gegen Gluten (AGA), Gewebstransglutaminase (tTG-A) und Endomysium (EMA) sind charakteristisch für Sprue/Zöliakie, AK gegen Saccharomyces cerivisiae (ASCA) für Morbus Crohn. Die Labordiagnostik spielt bei Erkrankungen des Dickdarms (Colitis ulcerosa, Appendizitis, Divertikulitis) eine untergeordnete Rolle und beschränkt sich i. d. R. auf allgemeine Entzündungszeichen.

5 Gerinnung (Hämostase)

Laborparameter:

- Thrombozytenzahl
- Blutungszeit (in vivo/in vitro)
- Quick/INR
- APTT
- Fibrinogen
- D-Dimer
- Thrombin-/Reptilasezeit
- von-Willebrand-Faktor (Konzentration und Aktivität)
- Thrombophiliediagnostik
- Antikoagulantienmonitoring

Ausgewählte Erkrankungen:

- Medikamenten-induzierte Thrombozytopenien
- Heparin-induzierte Thrombozytopenie Typ II
- Bernard-Soulier-Syndrom
- Thrombasthenie Glanzmann
- Willebrand-Jürgens-Syndrom
- Hämophilie A und B
- Faktor V-Leiden
- Antiphospholipid-Syndrom
- Verbrauchskoagulopathie
- iatrogene Koagulopathien durch Cumarine oder Heparine

5.1 Grundlagen der Hämostase

Die wichtigste Funktion des **Gerinnungssystems** ist die Wiederherstellung der Integrität des Gefäßsystems nach Verletzungen oder Schädigungen. Um dies sicher zu stellen, muss in kürzester Zeit ein stabiles Blutgerinnsel gebildet werden. Ein kompliziertes System aus pro- und antikoagulanten sowie zellulären und humoralen, fibrinolytischen Faktoren vermeidet eine inadäquate Gerinnselbildung. So wird unter normalen Bedingungen eine optimale

Blutstillung bei minimalem Thromboserisiko gewährleistet. Entsprechend sind die beiden **prototypischen Erkrankungen** der Hämostase die **Blutungs- und Gerinnungsneigung** bzw. die **Hämo- oder Thrombophilie**. Ein weiteres zunehmend wichtiges Krankheitsbild ist die **Verbrauchskoagulopathie** im Rahmen schwerer Allgemeinerkrankungen.

Die Blutstillung wird in die primäre und sekundäre Hämostase eingeteilt. An der **primären Hämostase**, also der initialen Thrombusbildung, sind hauptsächlich die Gefäßwand und die Thrombozyten beteiligt. Die **sekundäre Hämostase**, die Stabilisierung des initialen Plättchenthrombus durch Fibrinbildung und die Retraktion, wird von den humoralen Gerinnungsfaktoren getragen. Eine effiziente Blutstillung wird nur im Zusammenspiel von primärer und sekundärer Hämostase erreicht (▶ Abb. 5.1).

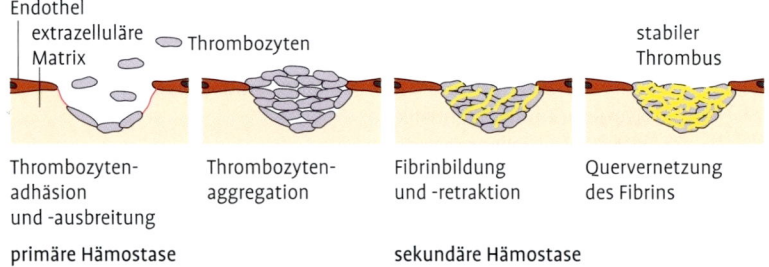

Endothel
extrazelluläre Matrix ⬭ Thrombozyten

stabiler Thrombus

Thrombozytenadhäsion und -ausbreitung

Thrombozytenaggregation

Fibrinbildung und -retraktion

Quervernetzung des Fibrins

primäre Hämostase

sekundäre Hämostase

Abb. 5.1 Ablauf der primären und sekundären Hämostase.

5.1.1 Funktion der Gefäßwand

Die Endothelzellschicht verhindert unter normalen Umständen sowohl die Adhäsion von Thrombozyten als auch die Bildung von Thrombin (▶ Abb. 5.2A, ▶ Kap. 5.1.3 u. 5.1.4). Verletzungen führen je nach Gefäßtyp zu einer mehr oder weniger starken Kontraktion, die den Blutfluss und damit besonders in Arteriolen die Scherkräfte reduziert. Gleichzeitig wird **extrazelluläre Matrix** freigelegt, die als Substrat für die durch den von-Willebrand-Faktor (vWF) vermittelte Thrombozytenadhäsion dient. Gewebefaktor auf subendothelialen Zellen kommt in Kontakt mit dem Blut, sodass sich der Komplex aus Faktor VIIa und Gewebefaktor bildet, der die plasmatische Gerinnung aktiviert. Unter pathologischen Bedingungen (z. B. bei Sepsis) können auch Endothelzellen selbst prokoagulante Eigenschaften entwickeln (▶ Abb. 5.2B). Dazu gehören u. a. die Expression von Gewebefaktor und der Verlust antikoagulanter Funktionen (z. B. die Expression von Thrombomodulin).

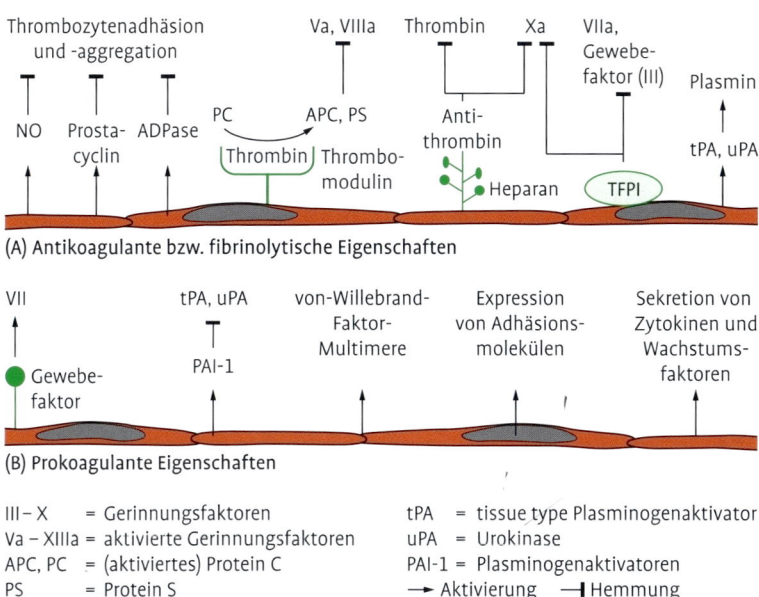

(A) Antikoagulante bzw. fibrinolytische Eigenschaften

(B) Prokoagulante Eigenschaften

III–X	= Gerinnungsfaktoren	tPA	= tissue type Plasminogenaktivator
Va–XIIIa	= aktivierte Gerinnungsfaktoren	uPA	= Urokinase
APC, PC	= (aktiviertes) Protein C	PAI-1	= Plasminogenaktivatoren
PS	= Protein S	→ Aktivierung —⊣ Hemmung
TFPI	= Tissue factor pathway Inhibitor	

Abb. 5.2 Funktion des Endothels in der Hämostase.

5.1.2 Funktion der Thrombozyten

Thrombozyten sind kernlose Zellen, die aus Megakaryozyten entstehen. Sie sind im Ruhezustand diskusförmig und haben einen Durchmesser von 1–3 µm und ein Volumen von 8,5–11,5 fl. Die Thrombozyten enthalten Sekretgranula (z. B. **α-Granula, Serotoningranula** (dense-bodies)). In den α-Granula werden Proteine gespeichert, die größtenteils durch Endozytose aus dem Blut aufgenommen wurden und nach Aktivierung der Thrombozyten sezerniert werden (▶ Tab. 5.1). Eine weitere Besonderheit der Thrombozyten ist das „offene Kanalsystem" (engl. open canalicular system, OCS), ein System verzweigter Membrankanäle, das bei Aktivierung des Thrombozyten rasch zur Vergrößerung der Membranoberfläche beitragen kann. Hier sind zahlreiche Oberflächenproteine der Thrombozyten lokalisiert, die so bei Bedarf schnell rekrutiert werden können.

Die normale Thrombozytenzahl im Blut liegt zwischen 150 und 400 Zellen/nl. Sie wird ergänzt durch einen mobilisierbaren Thrombozytenpool in der Milz und einen rasch verfügbaren endothelständigen, intravaskulären Pool, die zusammen noch einmal mehr als 50 % der im Blut messbaren Thrombozyten ausmachen. Thrombozytosen bzw. Thrombozytopenien können auch durch Umverteilungen der Pools verursacht werden.

Tab. 5.1 Wichtige Bestandteile der Thrombozytengranula

α-Granula
Fibrinogen
von-Willebrand-Faktor
Faktor V
Faktor XIII
Plättchenfaktor 4
β-Thromboglobulin
GPIb
GPV
GPIX
P-Selektin

Dense-bodies
Serotonin
ATP
ADP
Ca^{2+}

Die längerfristige Regulation der Thrombozytenzahl erfolgt über die Megakaryopoese im Knochenmark unter dem Einfluss von Thrombopoetin und anderer Zytokine, insbesondere IL-11. Die Megakaryopoese wird über die Größe des Thrombozytenpools reguliert. Thrombozyten exprimieren den Thrombopoetin-Rezeptor (c-Mpl) und können zirkulierendes Thrombopoetin darüber internalisieren. Auf diese Weise hält ein großer Thrombozytenpool den Thrombopoetinspiegel im Plasma niedrig.

Bei einer Gefäßverletzung adhärieren Thrombozyten an freiliegende subendotheliale extrazelluläre Matrix (▶ Abb. 5.1). Dieser Vorgang ist von **vWF** abhängig und wird durch die Membranglykoproteine **GPIb-V-IX und GPIIb-IIIa** der Thrombozyten vermittelt. Nach der Adhäsion folgt eine Aktivierung der Thrombozyten, Sekretion proaggregatorischer Substanzen, Stimulation von Signalrezeptoren und die Aggregation von Thrombozyten untereinander, die ebenfalls vWF und **Fibrinogen** benötigt. Die Funktion der verschiedenen thrombozytären Rezeptoren in diesem Prozess ist in ▶ Tab. 5.2 zusammengefasst. Unter den Bedingungen des arteriellen Flusses und hoher Scherkräfte kommt den thrombozytären Rezeptoren GPIb-V-IX und GPIIb-IIIa für vWF die größte Bedeutung für die Adhäsion von Plättchen zu. Entsprechend führen Defekte dieser Proteine oder deren pharmakologische Inhibition zu Blutungsneigungen. Die Bedeutung der anderen Adhäsionsrezeptoren ist nicht definitiv geklärt, Defekte führen allenfalls zu einer milden Symptomatik.

Eine Reihe von weiteren Agonisten können Plättchen aktivieren. Dazu gehören Thrombin, Thromboxan A2, ADP und Adrenalin. Diese Agonisten

Tab. 5.2 Membranrezeptoren der Thrombozyten

Thrombozytäre Rezeptoren	Liganden	Funktion
GPIIb-IIIa	Fibrinogen, vWF, Fibronektin, Vitronektin, Thrombospondin	wichtigster Rezeptor für Adhäsion und Aggregation
GPIb-V-IX	vWF	essentiell für Adhäsion unter hohen Scherkräften; Aktivierung
VLA-2 (GPIa/IIa)	Kollagen I, III und IV	Adhäsion unter Fließbedingungen
GPIV	Kollagen, Thrombospondin	Adhäsion unter geringen Scherkräften
VLA-5	Fibronektin	Adhäsion
VLA-6	Laminin	Adhäsion
Vitronektinrezeptor	Vitronektin	Adhäsion
P-Selektin	LFA-1	Thrombozyten-Leukozyten-Interaktion
Thrombinrezeptor	Thrombin, Thrombinrezeptor-aktivierende-Peptide	Aktivierung
Thromboxanrezeptor	Thromboxan	Aktivierung
α2 – Adrenozeptor	Adrenalin	Aktivierung
P2Y, P2X	ADP	Aktivierung

erhöhen die intrazelluläre Ca^{2+}-Konzentration und/oder aktivieren Proteinkinasen. Sie können aus der Gefäßwand oder aus Plättchengranula bei der Adhäsion und initialen Aktivierung freigesetzt werden oder, wie Thrombin, bei der Aktivierung der plasmatischen Gerinnung entstehen. Sie beschleunigen Adhäsion und Aggregation.

Merke: Für die Adhäsion und Aggregation von Thrombozyten haben der von-Willebrand-Faktor und Fibrinogen sowie die Oberflächenrezeptoren GPIb-V-X und GPIIb-IIIa eine zentrale Bedeutung.

5.1.3 Plasmatische Gerinnung und ihre Regulation

Im Plasma existiert ein komplexes System von Proteinen, die bei der Interaktion mit Faktoren der Gefäßwand bzw. der extrazellulären Matrix die Gerinnselbildung auslösen. Das zentrale Enzym der plasmatischen Gerinnung ist **Thrombin**, das Fibrinogen in Fibrin umwandelt (▶ Abb. 5.3, ▶ Tab. 5.3).

Von den zwei Aktivierungswegen der plasmatischen Gerinnung spielt in vivo der **exogene Weg über Gewebefaktor/Faktor VIIa** die größte Rolle. Störungen hier führen in aller Regel zu schwerwiegenden Blutungsneigungen. Dagegen sind Beeinträchtigungen der Gerinnungsaktivierung über das Kontaktsystem und den **endogenen Weg** selten klinisch bedeutsam. Der erste

Tab. 5.3 Plasmaproteine der Gerinnung und Fibrinolyse

	prokoagulant	antikoagulant	fibrinolytisch	antifibrinolytisch
Serinproteasen (Zymogene)	Prothrombin Faktor VII Faktor IX Faktor X Faktor XI (Faktor XII)	Protein C	Plasminogen t-Pa u-Pa (Faktor XII)	
Cofaktoren	Faktor V Faktor VIII Gewebefaktor	Protein S		
Antiproteasen		Antithrombin Hep.-Kofaktor 2		PAI-1 PAI-2 PAI-3 α_2-Antiplasmin α_2-Makroglobulin
andere	Fibrinogen Faktor XIII vWF	TFPI	Präkallikrein HMWK	TAFI

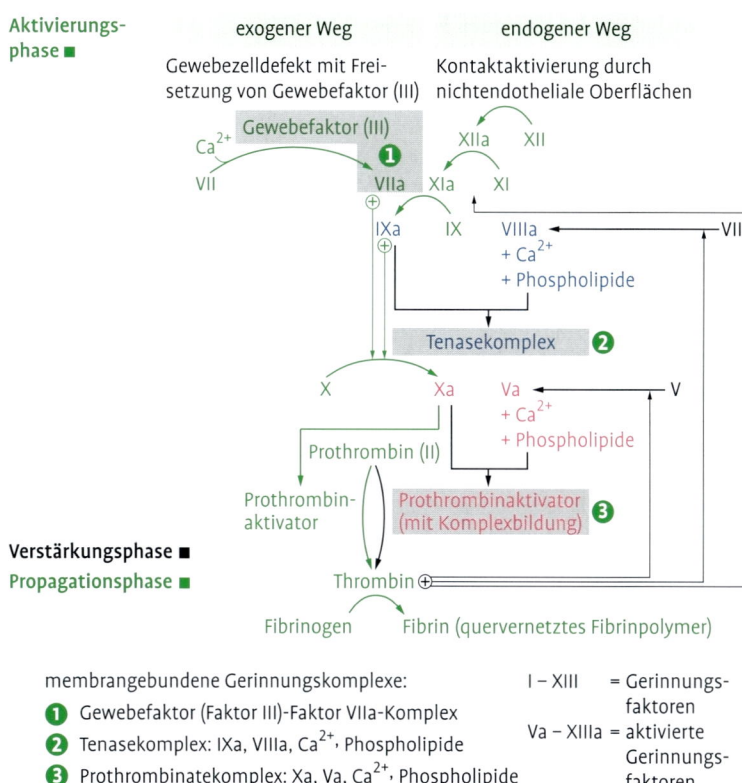

Abb. 5.3 Aktivierungswege der plasmatischen Gerinnung.

Faktor in der Kaskade des endogenen Systems, dessen Ausfall mit einer Blutungsneigung einhergeht, ist **Faktor XI**, der durch geringe Mengen aktiviertes Thrombin aktiviert wird und selbst die Gerinnung über eine positive Rückkopplung aktiviert (▶ Abb. 5.3). Es wird vermutet, dass das endogene System für andere Funktionen des Gerinnungssystems (z. B. die lokale Begrenzung bakterieller Infekte) von Bedeutung ist. Die Funktionsweise des endogenen Weges ist für das Verständnis zahlreicher in-vitro-Tests wichtig.

Anders als in den üblichen Schaubildern der Gerinnungskaskade dargestellt, findet die Fibrinbildung in aller Regel auf Zellmembranen und nicht in Lösung statt (▶ Abb. 5.3). Die phosphatidylserinreichen Membranen aktivierter Thrombozyten liefern das Substrat (Phospholipide), ohne das eine effiziente Gerinnselbildung nicht möglich wäre.

Die Aktivierung des exogenen Systems

Gewebefaktor und Faktor VII sind für die Aktivierung des exogenen Systems entscheidend. **Gewebefaktor** (tissue factor) ist ein Transmembranprotein, dessen extrazelluläre Domäne als Rezeptor für Faktor VIIa fungiert. Er wird auf fast allen Zellen konstitutiv exprimiert mit Ausnahme der Zellen (Endothelzellen, Leukozyten, Erythrozyten, Thrombozyten), die normalerweise Kontakt mit dem Blut haben. In Endothelzellen und Monozyten kann die Gewebefaktorexpression unter pathologischen Bedingungen induziert werden.

Faktor VII wird als Zymogen in der Leber synthetisiert und durch proteolytische Spaltung aktiviert (VIIa). Faktor VII enthält wie Prothrombin, Faktor IX, Faktor X, Protein C und Protein S eine Gla-Domäne mit 10–12 Vitamin K-abhängig, posttranslational γ-carboxylierten Glutaminsäuren. Die Gla-Domäne ermöglicht dem Faktor VII und den anderen Gerinnungsfaktoren in Gegenwart von Ca^{2+}-Ionen an negativ geladene Phospholipidsubstrate zu binden. Die γ-Carboxylierung ist für die normale Funktionsfähigkeit dieser Proteine erforderlich. Faktor VII kann von Thrombin, Faktor IXa, Faktor Xa und Faktor XIIa sowie durch autokatalytische Proteolyse nach Bindung an Gewebefaktor aktiviert werden. Normalerweise sind Faktor VII/VIIa und Gewebefaktor physisch voneinander getrennt. Erst eine Gefäßverletzung hebt diese Trennung auf, so dass Faktor VII/VIIa an Gewebefaktor binden kann. Dies führt zu einer deutlichen Beschleunigung der proteolytischen Aktivierung von Faktor VII. Gleichzeitig ist Gewebefaktor-gebundener Faktor VIIa um mehrere Größenordnungen aktiver gegenüber seinen eigenen Substraten Faktor X und IX. Geringe Mengen an Faktor VIIa/Gewebefaktorkomplexen können durch den Tissue factor pathway Inhibitor (TFPI) inaktiviert werden.

Aktivierung des Faktor X durch den Tenase-Komplex

Außer durch Faktor VIIa/Gewebefaktor kann Faktor X auch durch den Tenase-Komplex aus Faktor VIIIa und IXa auf Zellmembranen bzw. Phospholipidoberflächen aktiviert werden. Faktor IXa ist die aktive Protease, während Faktor VIIIa als Cofaktor und Membrananker dient. Nach Freisetzung aus dem Komplex mit vWF durch geringe Mengen Thrombin und proteolytischer Spaltung in eine schwere und leichte Kette bindet Faktor VIIIa an phosphatidylserinreiche Membranen, wie sie z. B. aktivierte Plättchen aufweisen. Die Affinität von Faktor IXa, der durch Gewebefaktor/Faktor VIIa-Komplexe oder Faktor XIa erzeugt wurde, zu gebundenem Faktor VIIIa ist hoch, während die Affinität zu freiem Faktor VIIIa gering und in vivo irrelevant ist. Der aktive Enzymkomplex der Tenase kann in Kürze große Mengen Faktor Xa produzieren. Die Aktivierung der Gerinnung auf der Ebene des Faktor X wird deshalb wahrscheinlich weniger über die Verfügbarkeit der Faktoren VIIIa und IXa als vielmehr über die Assemblierung des Tenase-Komplexes reguliert, die außer von Faktor VIIIa und IXa von der Bereitstellung geeigneter phosphatidylserinreicher Membrandomänen z. B. auf aktivierten Thrombozyten abhängt.

Aktivierung von Prothrombin

Analog zum Tenase-Komplex besteht auch der Prothrombinase-Komplex aus einem Cofaktor (Faktor Va) und einer Protease (Faktor Xa). Vermutlich gelangt Faktor Xa aus der Tenase-Reaktion in Prothrombinase-Komplexe, die auf der gleichen Membrandomäne assembliert werden. Der Komplex hat eine um mehrere Größenordnungen höhere proteolytische Aktivität gegenüber Prothrombin als freier Faktor Xa. Die Aktivierung von Prothrombin erfolgt durch die Abspaltung eines Prothrombinfragments und der Spaltung einer intramolekularen Peptidbindung (Arg322–Ile323). Das aktive, zweikettige Thrombin, hat eine zentrale Bedeutung für Ablauf und Regulation der Hämostase (▶ Tab. 5.4).

Tab. 5.4 Funktionen von Thrombin

prokoagulant
• Umwandlung von Fibrinogen zu Fibrin
• Aktivierung von Faktor XIII
• Aktivierung von Faktor VII
• Aktivierung von Faktor XI
• Aktivierung von Faktor VIII
• Aktivierung von Faktor V
• Aktivierung von Thrombozyten
antikoagulant
• Bindung an Thrombomodulin und Aktivierung von Protein C
antifibrinolytisch
• Bindung an Thrombomodulin und Aktivierung von TAFI (Thrombin aktivierbarer Inhibitor der Fibrinolyse)

Merke: Thrombin ist das Schlüsselenzym der Gerinnung und wird v. a. über die Aktivierung von FVII durch Gewebefaktor (extrinsischer Weg) generiert. Wichtige Verstärkerfunktionen haben die über FVIIIa und FVa an phospholipidhaltige Oberflächen gebundenen Komplexe Tenase (FIXa/FVIIIa) und Prothrombinase (FXa/FVa). Voraussetzung für die enzymatische Aktivität ist die γ-Carboxylierung der Vitamin K-abhängigen Gerinnungsfaktoren (FII, FVII, FIX und FX sowie Protein C und S).

Bildung und Stabilisierung von Fibrin

Fibrinogen ist der Vorläufer des Fibrins im Blut. Jeweils zwei Heterotrimere aus drei verschiedenen Untereinheiten bilden das fibrillär aufgebaute

Fibrinogenmolekül, bei dem eine zentrale E-Domäne und zwei periphere D-Domänen unterschieden werden. Thrombin spaltet aus dem Fibrinogen die Fibrinopeptide A und B aus der zentralen Domäne ab. Die entstehenden Fibrin-Monomere können sich zu löslichen Polymeren, den Fibrinprotofibrillen zusammenlagern, deren Zusammenhalt durch nicht kovalente Interaktionen erfolgt. Erst die Transglutaminase Faktor XIII vernetzt die Fibrinmoleküle kovalent (▶ Abb. 5.4).

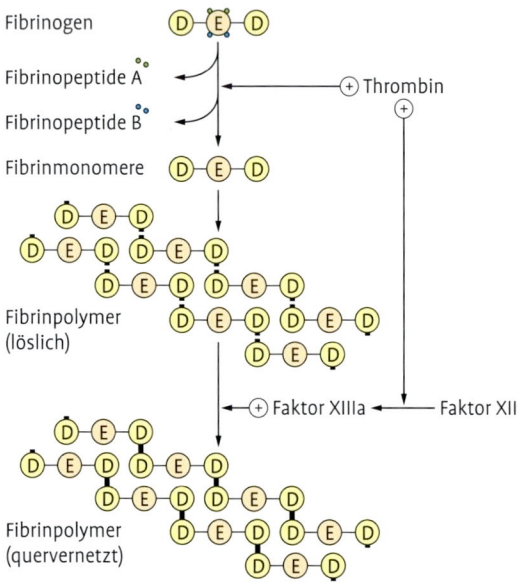

Abb. 5.4 Schematische Darstellung der Umwandlung von Fibrinogen zu Fibrin.

Merke: Für die Quervernetzung (Stabilisierung) von Fibrin wird Faktor XIII benötigt.

Von-Willebrand-Faktor (vWF)

Das Plasmaglykoprotein vWF spielt im Gegensatz zu anderen Gerinnungsfaktoren eine kritische Rolle in der Plättchenadhäsion und -aggregation (s. o.). Außerdem ist vWF als Stabilisator von Faktor VIII im Plasma auch in die sekundäre Hämostase involviert. Aus diesem Grund können Defekte im vWF sowohl die Plättchenfunktion als auch die plasmatische Gerinnung betreffen. vWF wird vorwiegend in Endothelzellen und in Megakaryozyten synthetisiert. Zwei Monomere werden vermutlich bereits im endoplasmatischen Retikulum zu sogenannten Protomeren verbunden. Die Protomere bilden die Grundstruktur der Oligo- und Multimere, die nach Austritt aus dem Golgi-Apparat gebildet und in den Weibel-Palade-Körperchen gespeichert werden. Isolierte Multimere können sowohl globulär (Durchmesser einige hundert Nanometer) als auch elongiert (Länge >1000 nm) vorkommen. Die größten vWF-Multimere (ultralarge multimers) unterstützen die Plättchenadhäsion am effektivsten. Diese Multimere tauchen im Plasma nur vorübergehend nach Freisetzung aus Endothelzellen oder Thrombozyten auf und werden rasch in kleinere Multimere gespalten. An diesem Prozess ist die spezifische Zink-Metalloprotease ADAMTS13 (**A D**isintegrin **A**nd **M**etalloproteinase with a **T**hrombo**S**pondin type 1 motif, member **13**, syn. vWF-spaltende Protease) beteiligt. Unkontrollierte Freisetzung der Multimere, wie sie nach Gabe des ADH-Analogs Desmopressin (DDAVP®, Minirin®) oder unter pathologischen Bedingungen auftritt, kann die Thromboseneigung deutlich erhöhen.

Merke: Von-Willebrand-Faktor verstärkt insbesondere als großes Multimer die Plättchenadhäsion.

Regulation der plasmatischen Gerinnung

Theoretisch führt jede Aktivierung der Gerinnungskaskade zu einer Aktivierung von Thrombin. Um eine überschießende Gerinnung zu vermeiden, gibt es Systeme (Antithrombin, Heparin-Cofaktor II, Thrombomodulin/Protein C-System, TFPI), die zu einer Begrenzung der Gerinnungsaktivierung führen und damit eine Steuerung der prokoagulanten Aktivität sicherstellen (s. ▶ Abb. 5.2).

Antithrombin: Der Proteaseinhibitor Antithrombin inaktiviert Thrombin durch Bildung eines Komplexes, so dass freies Thrombin praktisch nicht im Plasma vorkommt. In Abwesenheit von Heparin oder anderen Heparansulfaten ist die Komplexbildung langsam. Die physiologische Quelle von Heparansulfaten ist das intakte Endothel. Die Thrombin/Antithrombin-Komplexe werden rasch aus der Zirkulation entfernt. Antithrombin kann in gleicher Weise die Faktoren Xa, IXa, XIa und XIIa inaktivieren.

Heparin-Cofaktor II: Die physiologische Bedeutung von Heparin-Cofaktor II ist sehr viel schlechter charakterisiert. Wie Antithrombin ist das Protein in der Lage, in Anwesenheit von Heparin Faktor Xa zu inaktivieren.

Thrombomodulin: Thrombomodulin, ein endothelialer Rezeptor für Thrombin, verändert die enzymatischen Eigenschaften von Thrombin so, dass die Aktivität gegenüber Fibrinogen und anderen prokoagulanten Substraten abnimmt und stattdessen Protein C das bevorzugte Substrat wird. Die Serinprotease Protein C inaktiviert in erster Linie Faktor Va und Faktor VIIIa proteolytisch. Die Inaktivierung des Tenase- und Prothrombinasekomplexes läuft an Membranoberflächen ab und unterbricht die Gerinnungskaskade. Als Cofaktor benötigt Protein C das Protein S, das u. a. die Bindung von Protein C an Membranen fördert. Protein S liegt im Plasma zum großen Teil an C4b-Bindungsprotein gebunden vor und ist in dieser Form nicht als Protein C-Cofaktor funktionell. Da sowohl Protein C als auch Protein S Gla-Domänen besitzen, ist die Synthese beider Proteine Vitamin K-abhängig.

Tissue-factor-pathway-inhibitor: TFPI kann Faktor Xa inhibieren und zusammen mit diesem den Komplex aus Faktor VIIa und Gewebefaktor inaktivieren. TFPI stellt den physiologischen Schutzmechanismus gegenüber einer permanenten geringen Aktivierung des exogenen Weges dar. Diagnostisch spielt TFPI momentan keine Rolle.

> **Merke:** Die wichtigsten Gerinnungsinhibitoren sind Antithrombin (Inaktivierung von FIIa und FXa durch Komplexbildung) sowie Protein C und S (Inaktivierung von FVa und FVIIIa durch proteolytische Spaltung).

5.1.4 Fibrinolyse

Die Auflösung von Fibringerinnseln ist für den normalen Ablauf der Wundheilung erforderlich. Außerdem stellt die proteolytische Spaltung von Fibrin einen weiteren Schutzmechanismus vor unerwünschter Gerinnselablagerung dar.

Plasminogen und Plasminogenaktivatoren

Vergleichbar dem Thrombin in der Gerinnung stellt das Plasmin das zentrale Enyzm der Fibrinolyse dar. Plasmin spaltet Fibrin proteolytisch in Bruchstücke und löst Fibringerinnsel auf (▶ Abb. 5.5). Die aktive Serinprotease entsteht durch proteolytische Spaltung aus dem Zymogen Plasminogen. Die Aktivierung von Plasminogen erfolgt durch spezifische Serinproteasen. Die wichtigsten Plasminogenaktivatoren sind der **tissue-type Plasminogenaktivator (t-PA)**, der hauptsächlich im Endothel synthetisiert wird, und der **Urokinase-type Plasminogenaktivator (u-PA)**, der in Niere und Endothel gebildet wird (▶ Abb. 5.2). Beide Plasminogenaktivatoren liegen als einkettige Proformen (sct-PA, scu-PA) vor, die durch proteolytische Spaltung in zweikettige Formen überführt werden (tct-PA und tcu-PA). Diese Spaltung erfolgt beim u-PA durch Kallikrein nach Aktivierung des Kontaktsystems. Neben den physiolo-

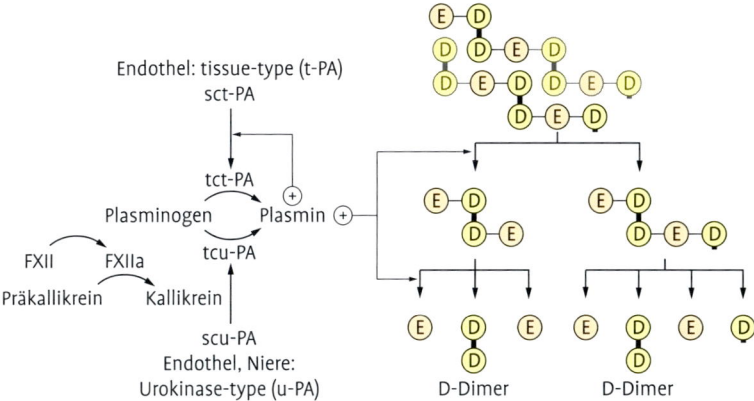

Abb. 5.5 Schematische Darstellung der Fibrinolyse. Die Plasminaktivierung erfolgt durch t-PA oder u-PA, die zunächst ebenfalls aktiviert werden müssen (siehe Text). Anschließend spaltet Plasmin Fibrin in verschiedene Fragmente, von denen die D-Dimere diagnostische Bedeutung haben.

gischen Aktivatoren des Plasminogens gibt es eine Anzahl anderer Proteasen (z. B. Streptokinase), die Plasminogen aktivieren und therapeutisch genutzt werden.

Die Aktivierung der Fibrinolyse unterliegt einer vielfältigen Kontrolle. Die **Inhibitoren der Plasminogenaktivatoren PAI-1, PAI-2 und PAI-3** hemmen die Fibrinolyse bereits vor der Generierung von Plasmin. Im Plasma ist vermutlich PAI-1 der wichtigste Inhibitor. Aktives Plasmin wird von α2-Antiplasmin und α2-Makroglobulin gebunden und inaktiviert. Die α2-Antiplasmin-Plasmin-Komplexe werden wie die Thrombin-Antithrombin-Komplexe rasch aus der Zirkulation entfernt. Die Hemmung beschränkt sich auf lösliches Plasmin, während Fibrin-gebundenes Plasmin nicht effizient inaktiviert wird. Außerdem hemmt der **Thrombin aktivierbare Inhibitor der Fibrinolyse (TAFI, Procarboxypeptidase U)** die Bindung von Plasminogen an Fibrin. Ähnlich der Aktivierung von Protein C kann Thrombin nach Bindung an endotheliales Thrombomodulin TAFI proteolytisch aktivieren.

> **Merke:** Die wichtigsten Aktivatoren der Fibrinolyse sind tissue-type Plasminogenaktivator (t-PA) und der Urokinase-type Plasminogenaktivator (u-PA). Der wichtigste Fibrinolyseinhibitor ist Plasminogenaktivatorinhibitor Typ 1 (PAI-1).

5.2 Labordiagnostik ausgewählter Erkrankungen

5.2.1 Blutungsneigung (Hämophilie)

Generell können zwei Typen der Blutungsneigung unterschieden werden: Störungen der primären Hämostase und Störungen der sekundären Hämostase. Die unterschiedlichen Manifestationen (▶ Tab. 5.5) geben einen Hinweis auf die Art der Störung.

Tab. 5.5 Klinische Manifestationen von Störungen der primären und sekundären Hämostase

Blutungstyp	Ursache
punktförmige Blutungen (Petechien)	**thrombozytär** (meist Thrombozytopenie)/**vaskulär**
kleinfleckige Blutungen (Purpura) (= konfluierende Petechien)	**thrombozytär**
flächenhafte Blutungen (Ekchymosen) (meist traumatisch: Suffusionen, Sugillationen)	**thrombozytär/vaskulär**/selten plasmatisch
flächenhafte Gewebsblutung mit Schwellung (Hämatome)	**plasmatisch oder thromozytär**
Gelenkblutung (Hämarthros)	**plasmatisch**/selten thrombozytär

cave: Differentialdiagnose Teleangiektasien (keine Blutung, sondern Gefäßmissbildung (Angiome) mit Bildung von flächenhaften roten Flecken, mit Glasspatel wegdrückbar)

Merke: Screeninguntersuchungen für die primäre Hämostase sind die Bestimmung der Thrombozytenzahl und die Blutungszeit in vivo und in vitro. Für die sekundäre Hämostase werden Quick-Test (▶ Kap. 18.15), aktivierte partielle Thromboplastinzeit (APTT) und Fibrinogen als Screeninguntersuchungen durchgeführt.

5.2.2 Störungen der Thrombozytenfunktion

Für Störungen der Thrombozytenfunktion in der Hämostase sind quantitative (▶ Tab. 5.6) und qualitative (▶ Tab. 5.7, ▶ Tab. 5.8) Veränderungen der Plättchen verantwortlich. Häufig treten gemischte Formen auf. Wegen der gestörten initialen Blutstillung ist die Blutungszeit verlängert und es kommt zu petechialen Hautblutungen, Schleimhautblutungen, Nasenbluten oder Menorrhagien, jedoch selten zu großflächigen Hämatomen oder Gelenkeinblutungen.

Für die klinische Symptomatik von **Thrombozytopenien** und **Thrombozytosen** ist es von entscheidender Bedeutung, ob die Veränderung der Throm-

Tab. 5.6 Veränderungen der Thrombozytenzahl

Thrombozytosen (>400/nl)	
akut	starke körperliche Belastungen akute Infektionen akuter Blutverlust postoperativ
chronisch reaktive	Splenektomie, Asplenie chronisch entzündliche Erkrankungen chronische Infektionen Malignome
chronisch klonal	essentielle Thrombozythämie Polyzythämia vera andere myeloproliferative Erkrankungen
Thrombozytopenien (<150/nl)	
akut	medikamentös (zytotoxische Substanzen) Strahlentherapie Immunthrombozytopenien • akut • chronisch • medikamenten-induziert (z. B. Heparin)
chronisch	Hypersplenismus Autoimmunthrombozytopenien megaloblastäre Anämie amegakaryozytäre Anämie aplastische Anämie Leukämien, Lymphome u. a. Erkrankungen mit Verdrängung des normalen Knochenmarks hereditär (z. B. Wiskott-Aldrich-Syndrom, autosomale dominante Thrombozytopenie)

bozytenzahl von einer Veränderung der Thrombozytenfunktion begleitet ist. Generell sind Thrombozytopenien mit hämorrhagischen Komplikationen und Thrombozytosen mit thrombo-embolischen Komplikationen vergesellschaftet. Allerdings sind Thrombozytopenien bei normaler Thrombozytenfunktion lange asymptomatisch, Blutungen treten bei Thrombozytenzahlen >50 Zellen/nl praktisch nicht auf. Funktionsstörungen der Thrombozyten bei Patienten mit essentieller Thrombozytose führen zu gehäuften hämorrhagischen Komplikationen, die bei Plättchenzahlen >1.000 Zellen/nl häufiger sind als bei geringer ausgeprägten Thrombozytosen.

Häufige Ursachen für akute und chronische Thrombozytopenien sind **Antikörper (AK) gegen Antigene auf der Thrombozytenoberfläche**, die zu einem beschleunigten Thrombozytenabbau oder -verbrauch führen. Häufig

Tab. 5.7 Erworbene Störungen der Thrombozytenfunktion

medikamentös – therapeutisch	Aspirin® u. a. Zyklooxygenasehemmer ADP-Antagonisten (Clopidogrel) GPIIb-IIIa Antagonisten (z. B. Abciximab, Tirofiban)
– Nebenwirkung	Penicilline Cephalosporine Inhalationsanästhetika (z. B. Halothan) Dextrane
krankheitsassoziiert	Urämie chron. Lebererkrankungen; Leberversagen Dysproteinämien myeloproliferative Erkrankugen

entstehen diese AK postinfektiös oder im Rahmen medikamentöser Therapien. Eine Sonderform stellt die **Heparin-induzierte Thrombozytopenie Typ II** dar, bei der AK gegen einen Komplex aus Heparin und Plättchenfaktor 4 entstehen. Dadurch kommt es zu einer Aktivierung und unkontrollierten Aggregation der Thrombozyten, die zu einem rapiden Thrombozytenverbrauch und disseminierten Thrombosen führen kann.

Neben der Veränderung der Plättchenzahl sind Thrombozytenfunktionsstörungen von Bedeutung. Den seltenen hereditären Formen (▶ Tab. 5.8), die meist entweder die Glykoproteinrezeptoren der Thrombozyten oder die Sekretionsfunktion betreffen, stehen häufige erworbene, meist medikamentös bedingte Störungen (▶ Tab. 5.7) gegenüber.

Labordiagnostik

Die diagnostische Differenzierung der Thrombozytopenien ist in ▶ Abb. 5.6 dargestellt. Bei erniedrigten Thrombozytenzahlen muss differenziert werden, ob es sich um eine echte Thrombozytopenie handelt oder ob durch Thrombozytenaggregate, die vom Blutbildanalysator nicht erfasst werden, eine Thrombozytopenie vorgetäuscht wird. Thrombozytenaggregate werden mikroskopisch (im Blutausstrich) nachgewiesen. Meist entstehen Thrombozytenaggregate erst ex vivo in Anwesenheit von EDTA. Eine solche **Pseudothrombozytopenie** tritt bei Gesunden in etwa 1:1000 Fällen auf. Ursächlich wird ein natürlich vorkommender Antikörper gegen ein verdecktes Epitop des GPIIb-IIIa-Komplexes, das durch EDTA demaskiert wird, für die Aggregatbildung verantwortlich gemacht. Es kommt ex vivo zu einem zeitabhängigen Abfall der Thrombozytenzahl (ca. 70 % Reduktion innerhalb von 20 min, weiterer langsamer Abfall innerhalb von 6 h bis zum Minimum). In diesen Fällen sollte eine Wiederholungsbestimmung der Thrombozytenzahl aus Citrat-Vollblut durchgeführt werden, da GPIIb-IIIa durch Natriumcitrat seltener verändert

Tab. 5.8 Erbliche Störungen der Thrombozytenfunktion

	Defekt	Funktionsstörung	Symptomatik
Bernard-Soulier-Syndrom	GPIb-V-IX	Adhäsion	Schleimhautblutungen, Menorrhagien, Epistaxis; Blutungszeit verlängert, Ristocetin-induzierte Aggregation vermindert oder fehlend, große Thrombozyten, Thrombozytopenie
Thrombasthenie Glanzmann	GPIIb-IIIa	Aggregation	Schleimhautblutungen, Menorrhagien, Epistaxis; Blutungszeit verlängert, fehlende Adrenalin-induzierte Aggregation
Storage Pool Disease		Sekretion	milde Blutungsneigung, Epistaxis, Menorrhagien; Blutungszeit verlängert, Thrombin- und Kollagen-induzierte Aggregation vermindert
α-SPD (gray platelet S)	?		
δ-SPD	?		
– Hermansky-Pudlak-Syndrom	HPS1 bis 4		zusätzl.: Albinismus, Ceroidspeicherung
– Chediak-Higashi-Syndrom	CHS-1		zusätzl.: verminderte Pigmentierung, Infektanfälligkeit, Lymphome
αδ-SPD	?		
Thromboxan A2 Rezeptor Mangel	TBXA2 Rezeptor	Aggregation	milde Blutungsneigung, Epistaxis; verminderte Aggregation auf TBXA2
Thromboxan A2 Synthase Mangel	TBXA2 Synthase	Aggregation	ausgeprägte Blutungsneigung bei Index-Patient

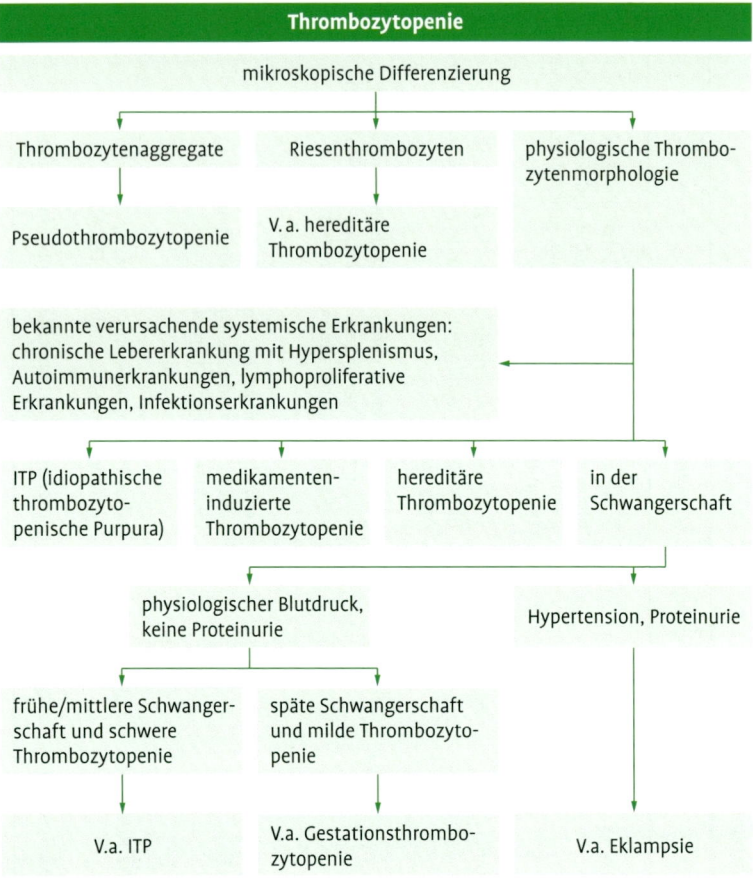

Abb. 5.6 Differentialdiagnose einer Thrombozytopenie.

wird. Klinisch ist die Pseudothrombozytopenie, mit Ausnahme der möglichen Fehldiagnose einer Thrombozytopenie, bedeutungslos.

Eine Funktionsbeurteilung der primären Hämostase kann anhand der **Blutungszeit in vivo oder in vitro** erfolgen. Bei der in vivo-Messung wird die Dauer der Blutung nach Setzen einer stichförmigen Verletzung an der Haut bestimmt. Die Blutungszeit hängt hauptsächlich von der Zahl und Funktion der Plättchen sowie von einer ausreichenden Konzentration des vWF ab. Es gibt eine Vielzahl schlecht standardisierter Methoden zur Bestimmung der Blutungszeit. Die Methode nach Ivy in der Modifikation nach Mielke ist am besten standardisiert: Eine Blutdruckmanschette wird am Oberarm mit einem Druck von 40 mm Hg angelegt und mittels eines automatisierten Schnittinstruments ein standardisierter Hautschnitt von 1 mm Tiefe und typischerweise 0,5 bis 1 cm Länge am Unterarm gesetzt. Alle 30 Sekunden wird mit einem Tupfer das ausgetretene Blut vorsichtig aufgesaugt und die Zeit bis zum Stillstand der Blutung gemessen.

Als gut standardisierter Ersatz für die in vivo Blutungszeit steht die Messung der in vitro Blutungszeit am Plättchenfunktionsanalyser-100 (PFA-100) zur Verfügung, wobei die Verhältnisse in einem verletzten Gefäß simuliert werden. Diese Methode ist besonders für die Beurteilung der Funktion des vWF und zum Nachweis der Aspirinwirkung geeignet. Dagegen wird die Wirkung von ADP-Antagonisten (Clopidogrel) nicht zuverlässig erfasst.

Für spezielle Fragestellungen (Thrombozytopathien, Willebrand-Jürgens-Syndrom, antiaggregatorische Therapie) wird die induzierte Thrombozytenaggregation durchgeführt, wobei in plättchenreichem Plasma die Aggregationsfähigkeit der Thrombozyten mittels verschiedener Induktoren (z. B. Kollagen, Adrenalin, Arachidonsäure, Ristocetin) getestet wird.

Merke: Erworbene Thrombozytopathien durch Medikamente (Thrombozytenaggregationshemmer) und Thrombozytopenien sind häufige Ursachen einer Thrombozytenfunktionsstörung. Angeborene Thromozytopathien sind dagegen selten, können jedoch klinisch relevant sein.

5.2.3 Willebrand-Jürgens-Syndrom

Das Willebrand-Jürgens-Syndrom betrifft sowohl die primäre als auch die sekundäre Hämostase. Die Störungen der sekundären Hämostase sind durch die fehlende Stabilisierung des Faktor VIII durch vWF und den daraus folgenden Faktor VIII-Mangel durch beschleunigten Abbau bedingt. Die primäre Hämostase ist gestört, weil das Substrat für Plättchenadhäsion und -aggregation fehlt. Das Willebrand-Jürgens-Syndrom wird in drei Typen unterteilt. Typ 1 und 3 stellen leichte bzw. schwere, quantitative Defekte dar (Typ 3: kein messbarer vWF im Plasma), Typ 2 ist auf qualitative Veränderungen des vWF zurückzuführen, die die Funktion bzw. Multimerenbildung des vWF stören. Der Typ 2B stellt eine Besonderheit dar, weil es zu einer spontanen Bindung von vWF an GPIb auf Thrombozyten kommt. Beim Typ 2N ist die Bindung von Faktor VIII an vWF gestört (▶ Tab. 5.9).

Aufgrund des Pathomechanismus kann der Typ 1 erfolgreich mit Desmopressin (ein ADH-Analog) behandelt werden, das die Freisetzung von vWF aus Speichergranula induziert und damit zu einem zumindest vorübergehenden Anstieg des vWF führt. Beim Typ 3 ist Desmopressin i. d. R. wirkungslos. Beim Typ 2 ist die Wirkung von Desmopressin variabel. Insbesondere beim

Tab. 5.9 Klassifikation des Willebrand-Jürgens-Syndroms

Typ	Vererbung	Häufigkeit	Blutungsneigung	vWF-Antigen	vWF-Aktivität	FVIII	Multimere
1	dominant (rezessiv)	bis zu $1{:}10^2$	leicht bis mäßig	↓	↓	↓	normal
2A	dominant	ca. $1{:}10^4$	leicht bis mäßig	↓	↓	↓	große und mittlere fehlen
2B	dominant	ca. $1{-}3{:}10^5$	leicht bis mäßig	(↓)	↑	(↓)	große fehlen
2M	dominant	selten	variabel	(↓)	(↓)	(↓)	große und mittlere vorhanden
2N	dominant	selten	variabel	±	±	↓↓	normal
3	rezessiv	ca. $1{:}10^6$	schwer	↓↓↓	↓↓↓	↓↓↓	keine

Typ 2B ist eine Thromboseneigung unter Desmopressin nicht auszuschließen, weil die Neigung zur Plättchenaggregation noch verstärkt wird.

> **Merke:** Ein Willebrand-Jürgens-Syndrom kann laboranalytisch bei bis zu 1 % der Bevölkerung nachgewiesen werden. Klinisch relevante Defekte treten in einer Prävalenz von ca. 1:10.000 auf. Sowohl Typ 1 (wWF↓) als auch Typ 2 (qualitative Defekte im vWF) treten häufig auf, während Typ 3 (vollständiges Fehlen von vWF, autosomal rezessiv vererbt) eine Seltenheit (1:200.000 bis 1:500.000) ist, die mit schwerer Blutungsneigung einhergeht.

Labordiagnostik

Als Zufallsbefund kann ein Willebrand-Jürgens-Syndrom durch eine verlängerte APTT auffallen. Als Screeninguntersuchung weist die in vitro Blutungszeit eine gute Sensitivität auf (▶ Kap. 5.2.2). In der Stufendiagnostik des Willebrand-Jürgens-Syndroms werden primär das vWF-Antigen (vWF-Ag), die Ristocetin-Cofaktor-Aktivität des vWF (vWF-RC) und Faktor VIII bestimmt (▶ Abb. 5.7). Die Differenzierung des Willebrand-Jürgens-Syndroms erfolgt über Spezialuntersuchungen, von denen die Ristocetin-induzierte Thrombozytenaggregation und die Multimer-Analyse die wichtigsten Tests sind.

Die **Plasmakonzentration des vWF-Ag** wird immunologisch (▶ Kap. 18.13) bestimmt. Bei der Beurteilung der Ergebnisse muss bedacht werden, dass bei Trägern der Blutgruppe 0 deutlich niedrigere vWF-Ag-Konzentrationen als bei den übrigen Blutgruppen gefunden werden. Für Patienten mit Blutgruppe 0 müssen daher eigene Normbereiche definiert werden.

Die Bestimmung der **Ristocetin-Cofaktor-Aktivität (vWF-RC)** erfolgt mit Formalin-fixierten Thrombozyten von gesunden Blutspendern, bei denen durch Zugabe von Patientenplasma und Ristocetin eine Aggregation induziert und photometrisch quantifiziert wird. Bei definierter Thrombozytenmenge im Reagenz wird das Ausmaß der Aggregation ausschließlich von der Menge und der Funktionsfähigkeit des vWF aus dem Patientenplasma bestimmt. Bei funktionellen Defekten (Typ 2) fällt eine gegenüber der vWF-Konzentration deutlich verminderte Ristocetin-Cofaktor-Aktivität auf (Verhältnis vWF-RC/vWF-Ag < 0,7).

Die **Ristocetin-induzierte Thrombozytenaggregation (RIPA)** wird v. a. zur Identifizierung des Willebrand-Jürgens-Syndrom Typ 2b eingesetzt. Diese Patienten zeigen bei Induktion mit geringen Mengen von Ristocetin, die beim Gesunden zu keiner Thrombozytenaggregation führen, eine deutliche Aggregation. Grund hierfür ist die Vorbeladung der Thrombozyten mit vWF-Multimeren, die zu einer verstärkten Aggregationsneigung führt. Ein neuerer

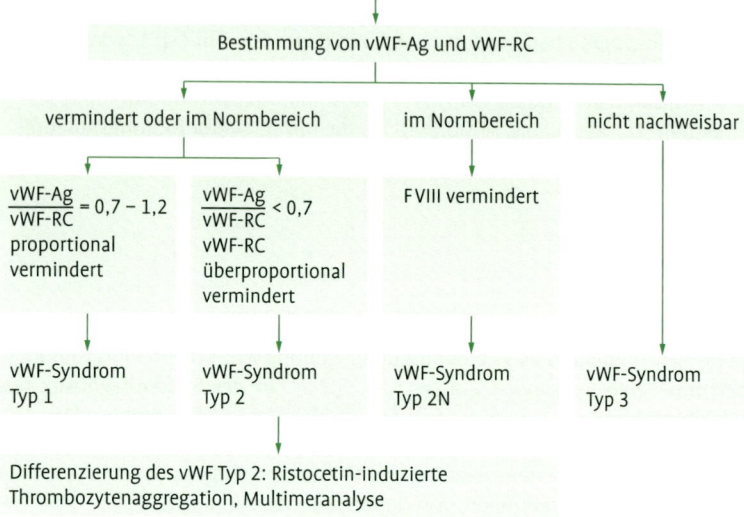

Willebrand-Jürgens-Syndrom (vWF-Syndrom)

Blutungs- und Familienanamnese positiv, Blutungszeit/PFA erhöht oder physiologisch (nur bei Typ 2N), Quick physiologisch, APTT verlängert oder physiologisch, Thrombozyten physiologisch oder vermindert

Bestimmung von vWF-Ag und vWF-RC

vermindert oder im Normbereich   im Normbereich   nicht nachweisbar

$\dfrac{\text{vWF-Ag}}{\text{vWF-RC}} = 0{,}7 - 1{,}2$ proportional vermindert

$\dfrac{\text{vWF-Ag}}{\text{vWF-RC}} < 0{,}7$ vWF-RC überproportional vermindert

F VIII vermindert

vWF-Syndrom Typ 1

vWF-Syndrom Typ 2

vWF-Syndrom Typ 2N

vWF-Syndrom Typ 3

Differenzierung des vWF Typ 2: Ristocetin-induzierte Thrombozytenaggregation, Multimeranalyse

Abb. 5.7 Differentialdiagnose des Willebrand-Jürgens-Syndroms (vWF-Syndrom).

funktioneller Test in der vWF-Diagnostik ist die Bestimmung der Kollagenbindungsaktivität des vWF mittels ELISA.

Die elektrophoretische Auftrennung der vWF-Multimere (▶ Kap. 18.9) erlaubt eine Differenzierung der verschieden Subtypen des Typ 2 Willebrand-Jürgens-Syndroms.

Merke: Als Screeninguntersuchung für das Willebrand-Jürgens-Syndrom ist die in vitro-Blutungszeit ein sensitiver Test. Die Unterscheidung in Subtypen erfolgt anhand der Ergebnisse von vWF-Konzentration und Ristocetin-Cofaktor-Aktivitäten. Spezielle diagnostische Methoden (RIPA, Multimeranalyse) erlauben eine weitere Differenzierung der Typ 2-Subtypen.

5.2.4 Störungen der plasmatischen Gerinnung

Störungen der plasmatischen Gerinnung beruhen auf angeborenen oder erworbenen Aktivitätsverminderungen einzelner oder mehrerer Gerinnungsfaktoren. Entscheidend für die klinische Ausprägung ist die verbleibende Restaktivität des betroffenen Einzelfaktors und seine Bedeutung für die Hämostase insgesamt (▶ Tab. 5.10). Außer den Hämophilien A (Faktor VIII) und B (Faktor IX) sind angeborene Störungen äußerst selten.

Tab. 5.10 Genetische Defizienzen von Faktoren der plasmatischen Gerinnung mit Blutungsneigung

Gen	Anmerkung	Vererbung	Häufigkeit
Faktor VIII	Hämophilie A	X-chromosomal	ca 1:5.000 männl. Neugeborene
Faktor IX	Hämophilie B	X-chromosomal	ca. 1:30.000 männl. Neugeborene
Faktor VII		autosomal rezessiv	selten
Faktor V		autosomal rezessiv	selten
Faktor X		autosomal rezessiv	selten
Faktor XI	variable Blutungs- neigung	autosomal rezessiv	selten
Prothrombin		autosomal rezessiv	selten
Fibrinogen	Dysfibrinogenämie –	meist autosomal dominant	selten
	variable Blutungs- neigung A-/Hypofibrinogen- ämie	autosomal rezessiv	selten
Faktor XIII		autosomal rezessiv	selten

Den **erworbenen Störungen** der plasmatischen Gerinnung liegt entweder eine **medikamentöse Therapie** (▶ Kap. 5.3), eine **Synthesestörung** (z. B. bei der Leberzirrhose) oder das Auftreten von spezifischen **Inhibitoren** zugrunde. Bei Synthesestörungen sind in aller Regel mehrere Gerinnungsfaktoren betroffen mit entsprechend komplexen Gerinnungsstörungen. Die Inhibitoren sind meist Immunglobuline, aber auch Heparin-ähnliche Inhibitoren, besonders bei Leukämien, sind beschrieben. Eine komplexe Störung der Hämostase, die nicht nur einzelne Faktoren betrifft, ist die Verbrauchskoagulopathie, die wegen ihrer besonderen klinischen Bedeutung gesondert abgehandelt wird.

Merke: Die Hämophilien A und B sind die wichtigsten angeborenen Störungen der plasmatischen Hämostase.

Labordiagnostik

Die Globaltests Quick und APTT (▶ Kap. 18.15) sind geeignete Screeningparameter, um Störungen im plasmatischen Gerinnungssystem zu identifizieren und einer weiteren Abklärung zuzuführen. Die diagnostische Strategie orientiert sich dabei an den in ▶ Tab. 5.11 aufgeführten Kombinationsmöglichkeiten.

Die Einteilung des Schweregrads der Hämophilien A und B erfolgt nach Kriterien der International Society of Thrombosis and Haemostasis (ISTH) in schwer (<1 % Faktorrestaktivität), mittelschwer (1–5 %) und mild (>5 bis <40 %). Die Einteilung ist für den zu erwartenden Blutungstyp und die therapeutischen Maßnahmen relevant (▶ Tab. 5.12).

Tab. 5.11 Differentialdiagnose der Störungen der plasmatischen Gerinnung

Test	Ergebnis		
Quick	normal	niedrig	niedrig
APTT	verlängert	normal	verlängert
mögliche Ursachen	Faktorenmangel (VIII, IX, XI, XII, Kallikreinsystem) Heparin und andere Antikoagulantien Lupus antikoagulans	Faktorenmangel (VII) Cumarintherapie	Faktorenmangel (X, V, II) Heparin und andere Antikoagulantien/ Cumarintherapie (hoch dosiert) Lupus antikoagulans Fibrinogenmangel/ -polymerisationsstörungen

Tab. 5.12 Einteilung der Hämophilie A und B

Schweregrad	F VIII/F IX	Blutungstyp	APTT
schwer	<1 %	spontan in Gelenke, Haut, Weichteile und Urogenitalsystem	sehr stark verlängert
mittelschwer	1–5 %	selten spontan, meist posttraumatisch und postoperativ	stark verlängert
mild	>5 – <40 %	posttraumatisch und postoperativ	verlängert bis normal (!)

Merke: Quick und APTT sind geeignete, jedoch nicht absolut sensitive Screeningtests zur Erfassung von Störungen des plasmatischen Gerinnungssystems. Eine relevante Blutungsneigung (z. B. postoperativ bei milder Hämophilie) kann mit einer normalen APTT einhergehen! Daher ist zusätzlich zur Laboranalytik eine Blutungsanamnese wichtig.

5.2.5 Thromboseneigung

Verschiedene genetische und erworbene Defekte prädisponieren für Thrombosen (▶ Tab. 5.13). Meist werden die genetischen Erkrankungen autosomal dominant mit einem Gendosiseffekt vererbt. Die häufigste angeborene Thrombophilie ist die Resistenz gegenüber aktiviertem Protein C (APC-Resistenz, **Faktor V-Leiden**), die durch eine Mutation im Faktor V verursacht wird und in Mitteleuropa bei 5 % der Bevölkerung (heterozygot) gefunden wird. Diese Mutation bewirkt, dass Faktor Va nicht mehr normal durch aktiviertes Protein C proteolytisch gespalten werden kann. Heterozygote Merkmalsträger haben ein mäßiges, etwa 2–4-fach erhöhtes Thromboserisiko. Selbst Homozygote sind häufig lange asymptomatisch, zeigen jedoch ein bis zu 40fach erhöhtes Risiko.

Tab. 5.13 Angeborene und erworbene Ursachen einer Thrombophilie

Defekte		Häufigkeit	relatives Thromboserisiko
angeboren (autosomal dominante Gendefekte)			
Faktor-V-Leiden	heterozygot	häufig	ca. 2–4:1
	homozygot	selten	>10:1
Prothrombin-Mutation G20210A		häufig	ca. 2–3:1
Antithrombin-Mangel		selten	>10:1
Protein-C-Mangel		selten	ca. 10:1
Protein-S-Mangel		selten	ca 5:1
Dysfibrinogenämie		sehr selten	?
Homocysteinurie		sehr selten	>10:1
erworben			
Lupus Antikoagulans/Antiphospholipid-Antikörper		häufig	ca. 2–5:1
Hyperhomocysteinämie*		häufig	ca. 2–3:1
erhöhte F VIII-Spiegel*		häufig	ca. 7:1

* teilweise auch genetisch bedingt

Genetische Defekte bei Antithrombin, Protein C oder Protein S prädisponieren ebenfalls für ein erhöhtes Thromboserisiko. Dabei ist das relative Risiko Heterozygoter deutlich höher als bei der erblichen APC-Resistenz. Homozygote Patienten mit vollständigem Fehlen des betroffenen Proteins sind ohne Substitution nicht lebensfähig.

Unter den erworbenen Thrombophilien ist das **Antiphospholipidsyndrom** (APS) hervorzuheben. Hier wird die Thrombophilie durch Antikörper gegen anionische Phospholipide verursacht, die u. a. die Expression von Gewebefaktor auf Monozyten induzieren, die Produktion von Prostacyclin in Endothelzellen hemmen und Plättchen aktivieren. Klinisch stellt sich das APS als Autoimmunerkrankung dar, die durch venöse und/oder arterielle Thrombosen, rezidivierende Aborte und/oder andere geburtshilfliche Komplikationen gekennzeichnet ist. Das klinische Bild reicht von Minimalbefunden bis hin zu lebensbedrohlichen Komplikationen. Die Erkrankung kommt isoliert oder in Verbindung mit anderen Autoimmunerkrankungen (SLE) vor. Kennzeichnend für APS sind die Auto-AK gegen anionische Phospholipide und/oder der Nachweis eines Lupus antikoagulans. Für die Diagnosestellung müssen die Tests in mindestens 12-wöchigem Abstand wiederholt werden und mindestens einer der Tests wiederholt positiv sein. Die beim APS auftretenden AK können gegen eine Vielzahl von Phospholipiden gerichtet sein. Ein Teil dieser AK verlängert in vitro die Gerinnselbildungszeit Phospholipid-abhängiger Gerinnungstests (v. a. APTT, activated partial thromboplastin time; seltener Thromboplastinzeit (PTT, partial thromboplastin time)). Diese Eigenschaft der Phospholipid-AK, die erstmals bei Patienten mit SLE beobachtet wurde, wird als **Lupus antikoagulans (LA)** bezeichnet. Die Stufendiagnostik zur Abklärung eines APS ist in ▶ Abb. 5.8 dargestellt.

Der Nachweis eines LA erfolgt mittels LA-sensitiver Screeningtests. Dazu gehören die LA-sensitiven Formen der APTT, eine verdünnte Variante der Prothrombinzeit (dPT), die diluted Russels-Viper-Venom-Time (dRVVT) und die Kaolin-Clotting-Time (KCT). Gemeinsam ist allen Testreagenzien, dass sie wenig Phospholipide enthalten. Die im Patientenplasma vorhandenen Antiphospholipid-AK binden an diese Phospholipide, die somit nicht mehr für den Gerinnungsprozess zur Verfügung stehen; es kommt zu einer Verlängerung der Gerinnselbildungszeit. Die dRVVT ist wahrscheinlich der am häufigsten eingesetzte Screeningtest. Sie beruht auf der Eigenschaft des Giftes der Kettenviper (Russels-Viper-Venom) direkt Faktor X zu aktivieren und ist so unbeeinflusst von anderen Faktormangelzuständen (Faktor XII-, XI-, IX- und VIII-Mangel). Nach aktuellen Richtlinien zum Nachweis eines LA im Rahmen eines APS müssen mindestens zwei der oben genannten Tests im Screening eingesetzt werden. Am verbreitetsten ist die Kombination einer LA-sensitiven APTT mit der dRVVT. Zur Bestätigung eines positiven Screeningtests und zum Ausschluss von Faktormangelzuständen, die ebenfalls zu einer Verlängerung der Gerinnungszeiten führen, muss ein Plasmatauschversuch mit Normalplasma durchgeführt werden. Bei weiterhin pathologischen

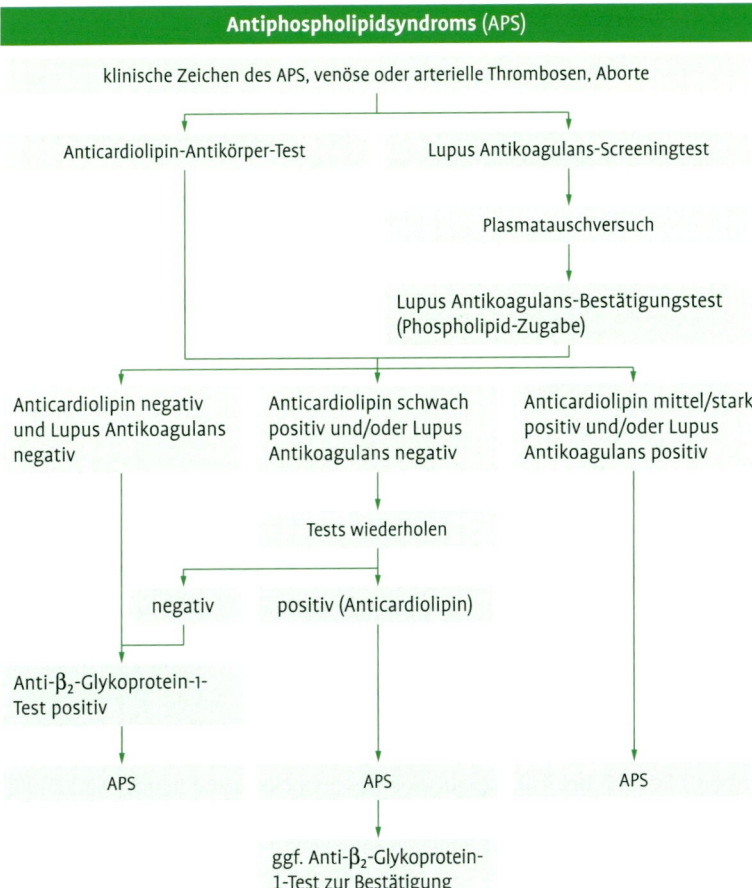

Abb. 5.8 Stufendiagnostik des Antiphospholipidsyndroms (APS). Voraussetzung für die Diagnose APS ist, dass ein positiver Labortest zweimal im Abstand von mindestens 12 Wochen nachgewiesen wird.

Ergebnissen wird dann zum Nachweis der Phosholipidabhängigkeit einer der Tests (meist die dRVVT) mit Zusatz von Phospholipiden im Überschuss wiederholt. Kommt es dadurch zu einer Verkürzung der Gerinnselbildungszeit um mehr als 25 %, gilt die Probe als LA-positiv.

Eine weitere thrombophile Diathese findet sich bei Patienten mit Malignomen. Vermutlich kommt es hier zur Einschwemmung von Gewebefaktor in die Zirkulation mit Aktivierung des exogenen Weges.

Merke: Insbesondere homozygote Defekte (Faktor V-Leiden) und das Antiphospholipidsyndrom sind relevante Thrombophilien, die auch das therapeutische Vorgehen beeinflussen können. Heterozygote Defekte sind meist als Risikofaktoren anzusehen, die jedoch i. d. R. die medizinische Vorgehensweise nicht beeinflussen

Merke:: Zur Ausschlussdiagnostik einer Thrombose ist D-Dimer (Abbauprodukt des Fibrins bei der Fibrinolyse (▶ Abb. 5.5) bei niedriger und mittlerer Vortestwahrscheinlichkeit (klinisches Bild) ein geeigneter Marker. Bei eindeutigen klinischen Zeichen (hohe Vortestwahrscheinlichkeit) werden jedoch direkt diagnosestellende Maßnahmen wie Ultraschall der Bein-/Beckenvenen durchgeführt.

5.2.6 Verbrauchskoagulopathie

Die Verbrauchskoagulopathie (Disseminierte intravasale Gerinnung, DIC) ist eine komplexe, erworbene Gerinnungsstörung mit thrombotischen und hämorrhagischen Prozessen. Durch eine globale Gerinnungsaktivierung kommt es zum Verbrauch von Gerinnungsfaktoren und Thrombozyten. Viele Grundkrankheiten (▶ Tab. 5.14) können die intravasale Gerinnung durch Einschwemmung von Gewebsthromboplastinen (z. B. verhaltener Abort), Störung der Mikrozirkulation bei Schockzuständen oder Endotoxineinschwemmung (z. B. Sepsis) auslösen.

Unabhängig vom Auslösemechanismus wird bei der DIC vermehrt Thrombin gebildet und Fibrinogen in Fibrin umgewandelt. Die meist ubiquitäre Fibrinbildung in der Mikrozirkulation führt zu ausgedehnten Mikrothrombosierungen und Nekrosen der befallenen Gewebe. Zusätzlich führt der massive Verbrauch von Gerinnungsfaktoren und Thrombozyten im Verlauf der DIC zu einer zunehmenden Blutungsneigung. Reaktiv wird die Fibrinolyse aktiviert, was die Blutungsneigung noch verstärkt. Abhängig vom Fortschritt des Krankheitsbildes werden bei der DIC 3 Stadien unterschieden:

1. **Stadium; Pathologische Aktivierung des Gerinnungssystems:** Die über das physiologische Maß gesteigerte Gerinnungsaktivierung ist klinisch und labordiagnostisch noch kompensiert. Es wird jedoch TFPI und v. a. Antithrombin verbraucht, um Thrombin zu inaktivieren.

2. **Stadium; Erkennbares Defizit des Gerinnungspotentials:** In Folge der fortschreitenden Gerinnung kommt es zu einem deutlichen Abfall von Thrombozyten, Gerinnungsfaktoren und Inhibitoren. Gleichzeitig wird in

Tab. 5.14 Erkrankungen, die häufig zu Verbrauchskoagulopathien führen

Geburtshilfliche Komplikationen
- Fruchtwasserembolie
- vorzeitige Plazentaablösung
- septischer Abort
- Deat-Foetus-Syndrom
- Eklampsie

Schwere Hämolysen
- Fehltransfusionen
- hämolytisch-urämisches Syndrom
- thrombozytisch-thrombozytopenische Purpura

Maligne Erkrankungen
- Leukämien, insbesondere Promyelozytenleukämie (AML M3) und Monozytenleuk-ämie (AML, M5)
- Adenokarzinome (Lunge, Pankreas, Magen, Kolon, Prostata)
- metastasierende Karzinome

Große Operationen
- Lunge, Pankreas, Prostata
- Organtransplantation

Schockzustände
- septischer, traumatischer, hämorrhagischer Schock, Verbrennungsschock

Infektionen
- Meningokokkensepsis (Waterhouse-Friedrichsen-Syndrom)
- Pneumokokkensepsis
- andere gramnegative und grampositive Sepsen
- vitale Infektionen
- Malaria
- Purpura fulminans (postinfektiös)

Gefäßanomalien
- Kasabach-Meritt-Syndrom
- Klippel-Trenaunay-Syndrom
- Aortenaneurysma

Andere
- extrakorporale Zirkulation
- Schlangenbiss
- Hitzeschlag oder Hypothermie

diesem Stadium die Fibrinolyse aktiviert, was zum Auftreten von Fibrin- und Fibrinspaltprodukten führt.

3. **Stadium; Defibrinierung:** In diesem Stadium sind Thrombozyten, Gerinnungsfaktoren und Antithrombin stark vermindert. Klinisch kommt es zum Vollbild des Schocks mit Multiorganversagen und/oder hämorrhagischer Diathese.

Labordiagnostik

Die Diagnose der DIC basiert auf dem Vorhandensein einer DIC-assoziierten Erkrankung und dem labormedizinischen Nachweis eines Verbrauchs an Gerinnungsfaktoren und dem Auftreten von Fibrinspaltprodukten im Plasma. Mit Hilfe klinischer Score-Systeme gelingt sowohl eine Ausschlussdiagnostik (DIC nahezu sicher ausgeschlossen bei negativen D-Dimer-Werten) als auch eine Prognoseeinschätzung (▶ Tab. 5.15).

Tab. 5.15 DIC-Score der International Society for Thrombosis and Hemostasis

Parameter	Werte	Punkte
INR	< 1,25	0
	1,25–1,7	1
	> 1,7	2
Thrombozytenzahl	> 100/nl	0
	50–100/nl	1
	< 50/nl	2
Fibrinmarker (D-Dimer)	normal	0
	leicht erhöht	2
	stark erhöht	3
Fibrinogen	> 1 g/l	0
	< 1 g/l	1

Beurteilung:
≥ 5: kompatibel mit einer manifesten DIC (Score täglich wiederholen)
< 5: weist auf eine nicht-manifeste DIC hin (Score nach 1–2 d wiederholen)

Merke: Für die Diagnose einer DIC muss die Kombination aus einer zur DIC-führenden Erkrankung und typischen Laborbefunden vorliegen. Die wichtigsten Laborparameter für die Diagnose sind D-Dimer, Thrombozytenzahl und Quick bzw. INR-Wert (▶ Kap. 18.15).

5.2.7 Störungen der Fibrinolyse

Neben seltenen genetischen Störungen der Fibrinolyse gibt es erworbene Störungen, die mit einer verstärkten fibrinolytischen Aktivität einhergehen und als primäre Hyperfibrinolyse bezeichnet werden. Sie gelangen durch Freisetzung von Plasminogenaktivatoren aus bestimmten Geweben wie Plazenta, Lunge, Prostata im Rahmen einer Geburt oder Operation ins Plasma. In der Folge wird exzessiv Plasmin gebildet, das Fibrinogen zu Spaltprodukten degradiert mit nachfolgender z. T. schwerer Blutungsneigung.

Merke: Eine Hyperfibrinolyse mit Bildung von Fibrinspaltprodukten erkennt man an einer Verlängerung der Thrombin- und der Reptilasezeit.

5.3 Gerinnungshemmende Therapie

Die gerinnungshemmende Therapie ist eine der Hauptindikationen für die Durchführung von Gerinnungstests (▶ Kap. 18.15). Gerinnungshemmende Medikamente sind in ▶ Tab. 5.16 aufgeführt.

Tab. 5.16 Gerinnungshemmende Medikamente

Substanzen	Beispielsubstanzen	Wirkmechanismus	Labormonitoring
Thrombozyten			
Cyclooxygenasehemmer	Acetylsalicylsäure	verminderte TBXA2-Synthese	induzierte Thrombozytenaggregation mit Arachidonsäure PFA 100 (Kollagen/Epinephrin)
ADP-Antagonisten	Clopidogrel	Hemmung der ADP-Rezeptor-vermittelten Thrombozytenaktivierung	induzierte Thrombozytenaggregation mit ADP
GPIIb-IIIa-Antagonisten	Abciximab Tirofiban Eptifibatid	verminderte Aggregation und Adhäsion	
Plasmatische Gerinnung			
Vitamin K-Antagonisten	Phenprocoumon Warfarin	Hemmung der γ-Carboxylierung der Faktoren II, VII, IX, X, Protein C und Protein S	INR
Heparine	unfraktionierte Heparine niedermolekulare Heparine Heparinoide	Hemmung von Faktor Xa und Thrombin im Zusammenwirken mit Antithrombin	unfraktionierte Heparine: APTT niedermolekulare Heparine und Pentasaccharid: kein Monitoring erforderlich (in Spezialfällen: Anti Xa-Aktivität) Heparinoide: Anti Xa-Aktivität
Thrombininhibitoren (parenteral)	Hirudin Argatroban	direkte Hemmung von Thrombin	Hirudin: APTT und chromogene Hirudin-Tests Argatroban: APTT
Thrombininhibitoren (oral)	Dabigatran	direkte Hemmung von Thrombin	kein Monitoring erforderlich
Faktor Xa-Inhibitoren (oral)	Rivaroxaban	direkte Hemmung von Faktor Xa	kein Monitoring erforderlich

Zusammenfassung

Aufgabe des Gerinnungssystems ist die Wiederherstellung der Integrität des Gefäßsystems nach Verletzung. Bei dem komplexen Vorgang sind Gefäßwand und Thrombozyten (**primäre Hämostase**) und humorale Gerinnungsfaktoren (**sekundäre Hämostase**) beteiligt. Störungen des Gerinnungssystems äußern sich entweder in einer **Blutungsneigung** oder in einer Neigung zur Thrombenbildung (**Thrombophilie**). Eine gemischte Symptomatik zeigt die Verbrauchskoagulopathie. Blutungsneigungen, die auf Störungen der primären Hämostase beruhen, zeigen Veränderungen in der Thrombozytenzahl und in der Blutungszeit. Blutungsneigungen, die auf Veränderungen der sekundären Hämostase zurückzuführen sind, lassen sich über Gerinnungstests (Quick, APTT) und Fibrinogen diagnostizieren. Die Thrombozytenfunktion kann durch quantitative (**Thrombozytopenien, Thrombozytosen**) und/oder durch qualitative Veränderungen (**Thrombozytopathien**, Bernard-Soulier-Syndrom, Thrombasthenie Glanzmann) beeinträchtigt werden. Medikamentöse Therapien sind häufig Ursache einer Thrombozytopenie (u. a. **Heparin-induzierte Thrombozytopenie**). Thrombozytenfunktionsstörungen werden vor allem durch antithrombozytäre Therapie (Thrombozytenaggregationshemmer) verursacht. Das **Willebrand-Jürgens-Syndrom** betrifft sowohl die primäre als auch die sekundäre Hämostase. Eine Verlängerung der in vitro Blutungszeit gibt erste Hinweise auf die Erkrankung, Spezialuntersuchungen (vWF-Antigen bzw. Aktivätsnachweis von vWF) differenzieren Subtypen. Störungen der sekundären Hämostase beruhen auf **Aktivitätseinbußen von Gerinnungsfaktoren**. Ursachen sind erworbene Störungen (z. B. durch Medikamente wie Cumarine) und angeborene Störungen (**Hämophilie A und B**). Labordiagnostisch differenziert werden diese Störungen durch Quick- und APTT-Test. Unter den genetischen Ursachen für **Thrombophilien** ist der **Faktor V-Leiden** (Mutation im Faktor V) hervorzuheben. Eine Form der erworbenen Thrombophilie ist das **Antiphospholipidsyndrom** (Ursache: AK gegen anionische Phospholipide), das durch die verlängerte Gerinnselbildungszeit (**Lupus antikoagulans**) bei phospholipidabhängigen Gerinnungstests (APTT) auffällt. Durch eine globale Gerinnungsaktivierung bei der **Verbrauchskoagulopathie** kommt es zu ausgedehnten Mikrothrombosierungen und durch den exzessiven Verbrauch von Gerinnungsfaktoren und Thrombozyten zu zunehmender Blutungsneigung. Zur Diagnose sind neben der Feststellung der Grunderkrankung die Laborparameter Thrombozytenzahl und Quick bzw. INR-Wert sowie das Auftreten von Fibrinspaltprodukten (D-Dimer) von Bedeutung. Bei der **Hyperfibrinolyse** kommt es zu schweren Blutungsneigungen, die Diagnose erfolgt über die Verlängerung der Thrombin- und Reptilasezeit. **Gerinnungstests** werden häufig zur Überwachung von gerinnungshemmenden Therapien eingesetzt.

6 Hämatologie und Eisenstoffwechsel

6.1 Grundlagen der Anämiediagnostik

Laborparameter:

- Hämatokrit (Hkt)
- Hämoglobin (Hb)
- mittleres korpuskuläres Hämoglobin (MCH)
- mittleres korpuskuläres Erythrozytenvolumen (MCV)
- Eisen
- Serumtransferrin
- Transferrin-Rezeptor im Serum
- Vitamin B12, Folsäure, Homocystein
- Retikulozyten
- Retikulozytenproduktionsindex (RPI)
- LDH, Haptoglobin, Bilirubin

Als **Anämie** bezeichnet man die Verminderung des Hämoglobins (Hb) unter 12 g/dl bei Frauen und unter 13 g/dl bei Männern. Zur Differenzierung der Ursache einer Anämie sind eine gründliche Anamnese, eine körperliche Untersuchung und Grundkenntnisse der Erythropoese, des Eisenstoffwechsels sowie des Erythrozytenabbaus erforderlich. Durch eine gezielte, stufenweise Diagnostik kann nahezu jede Anämieursache ohne invasive Untersuchungen ermittelt werden. Bei der **Diagnostik der Anämie** müssen **angeborene Störungen** (Thalassämie, Sichelzellenanämie, Kugelzellenanämie, Pyruvat- und Glucose-6-Phosphat-Dehydrogenasemangel) sowie **Substratdefekte** (Eisen-, Vitamin B12- oder Folsäuremangel), **Intoxikationen** (Blei, Medikamente), **Infektionen, autoimmunbedingte Störungen** (autoimmunhämolytische Anämie, aplastische Anämie, Moschcowitz-Krankheit), toxische Knochenmarkschäden (Strahlung, Medikamente), ein **Mangel an Wachstumsfaktoren** (Erythropoetinmangel) sowie **primäre Knochenmarkerkrankungen** (myelodysplastisches Syndrom, aplastische Anämie, Infiltration durch solide oder hämatopoetische Tumorzellen) (▶ Kap. 6.4.2) unterschieden werden.

Merke: In Deutschland wird die Anämie mit erniedrigtem Hämoglobin-werten, in angelsächsischen Ländern mit erniedrigtem Hämatokrit asso-ziiert. Anämie ist eine der häufigsten Erkrankungen weltweit.

6.1.1 Erythropoese

Erythrozytenreifung

Die Blutbildung erfolgt nach der Geburt im Knochenmark (pränatal in Leber und Milz). Alle Blutzellen entwickeln sich aus gemeinsamen **hämatopoeti-schen Stammzellen** (▶ Abb. 6.1), die das Zelloberflächen-Antigen CD 34 exprimieren. Die Differenzierung der verschiedenen Zelllinien erfolgt unter dem Einfluss von Wachstumsfaktoren, die häufig als **Kolonie-stimulierende Faktoren** (colony-stimulating factors, CSF) bezeichnet werden. Es handelt sich um eine Gruppe von Zytokinen, die die Proliferation und Differenzie-rung verschiedener hämatopoetischer Zellen induzieren.

Die erste mikroskopisch im Knochenmark sichtbare Zelle der Erythropoese ist der **Proerythroblast**, aus dem in mehreren Zellteilungsschritten kleinere **Erythroblasten** entstehen. Durch die Synthese von Hb färben sich diese Zel-len zunehmend rosa. Der RNA-Gehalt der Zellen wird im Verlauf der Reifung geringer, und die Proteinbiosynthese geht zurück. Letzteres kann mikrosko-pisch am Rückgang der Blaufärbung (basophile Tüpfelung) des Zytoplasmas erkannt werden. (▶ Abb. 6.2). Es kommt zur Zellkernverdichtung (Chro-matinverdichtung), bis die Zellkerne endgültig ausgestoßen werden. Diese „jugendlichen" Erythrozyten werden als **Retikulozyten** bezeichnet. In einer Supravitalfärbung lassen sich noch Reste von RNA und aggregierten, netzar-tig verbundenen Zellorganellen darstellen. Nach 3 d im Knochenmark und 1 d im peripheren Blut stoßen die Retikulozyten auch diese Kernreste und Organellen aus. Nach einer (funktionellen) Splenektomie sieht man im peri-pheren Blutausstrich Erythrozyten mit einem **Jolly-Körperchen** (DNA- und Kernreste). Retikulozyten weisen ein Volumen von 105 fl (= μm^3) auf und sind daher größer als reife Erythrozyten mit 90 fl. Die Lebensdauer der Ery-throzyten beträgt im Mittel 120 d. Dann werden sie in der Milz abgebaut.

Die Regulation der Erythropoese erfolgt durch **Erythropoetin**, das vor-wiegend in der Niere und in geringem Maße in der Leber und anderen Geweben in Abhängigkeit vom Sauerstoffgehalt (bzw. Erythrozytengehalt) des Blutes gebildet und freigesetzt wird. Das Glykoproteinhormon wird zu den Kolonie-stimulierenden Faktoren gezählt. Patienten mit einer chroni-schen **Niereninsuffizienz** zeigen oft einen Erythropoetinmangel und eine reduzierte Erythrozytenproduktion. Das Hormon kann durch Expression der cDNA in Säugetierzellen (z. B. CHO = Chinese hamster ovary cells) gewon-nen und therapeutisch genutzt werden. Berühmt geworden ist es als Doping-Mittel im Sport, v. a. im Fahrrad-Rennsport.

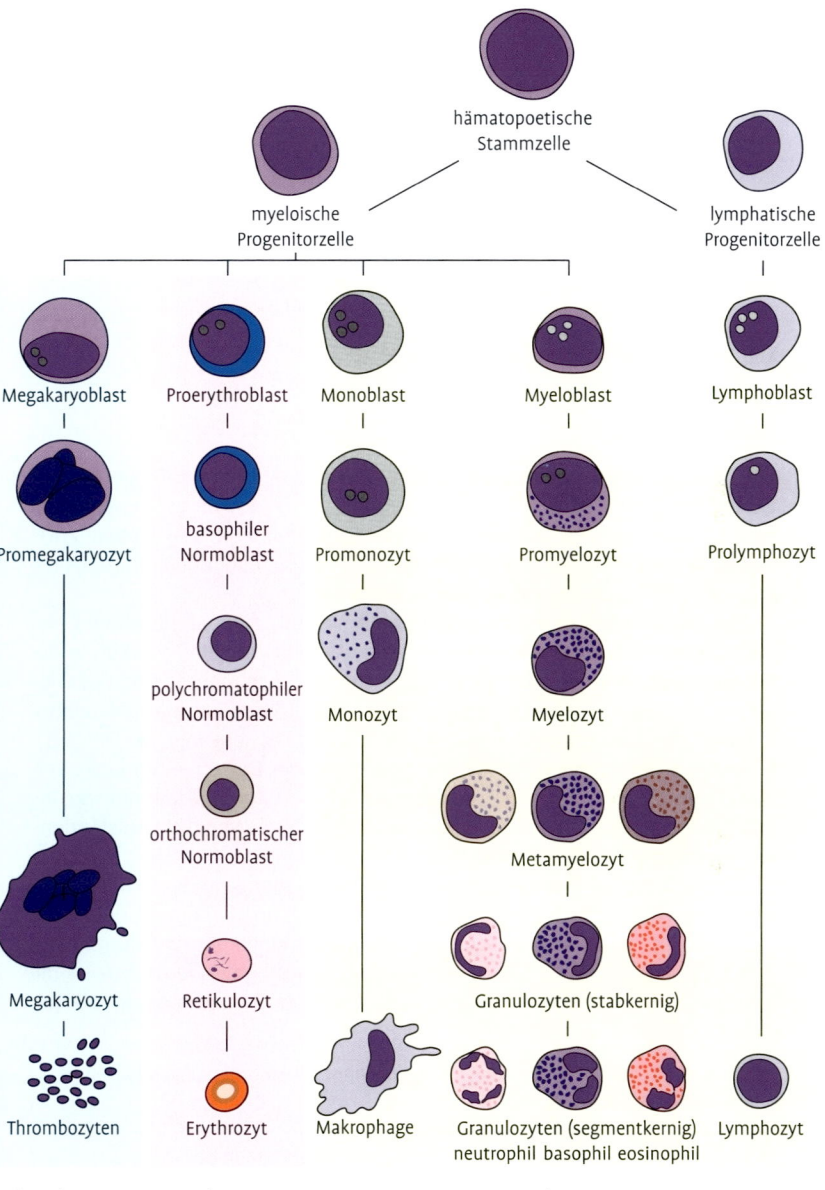

Abb. 6.1 Entwicklungsstufen der hämatopoetischen Zellen aus einer pluripotenten Stammzelle (CD 34 positiv).

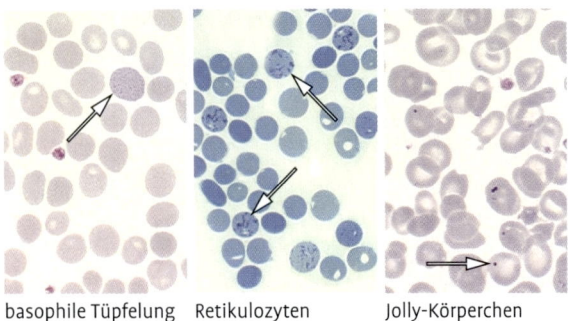

basophile Tüpfelung   Retikulozyten   Jolly-Körperchen

Abb. 6.2 Verschiedene Erythrozytenmorphologien.

Hämoglobin (Hb)

Das Sauerstoff-transportierende Protein Hb bildet den roten Blutfarbstoff der Wirbeltiere und macht 95 % der Trockenmasse der Erythrozyten aus. Dem menschlichen Körper stehen bei einem Blutanteil von 5–6 l etwa 700–900 g Hb zur Verfügung. Rund 65 % des Hb wird im reifenden Erythroblasten gebildet, der Rest während der Retikulozytenreifung.

Das Hb-Molekül besteht aus vier (davon jeweils zwei identischen) Polypeptidketten **(Globine)** mit je einem Eisen-(II)-haltigen Häm-Molekül. In der **Hb-Elektrophorese** (▶ Kap. 18.9) lässt sich die Zusammensetzung des Globins nachweisen. Postnatal treten α, β, γ und δ Ketten auf. Beim Neugeborenen ist die Zusammensetzung anders als beim Erwachsenen (▶ Tab. 6.1). Erwachsene besitzen v. a. HbA1, Neugeborene HbF. Bei einigen Anämie verursachenden, angeborenen Erkrankungen ist die Globinzusammensetzung qualitativ oder quantitativ verändert. Etwa 600 durch Mutation entstandene Hb-Typen sind heute bekannt.

Die Bildung von **Häm** setzt eine ausreichende Menge an Eisen und Protoporphyrin voraus. **Protoporphyrin** wird aus Glycin und Succinyl-Coenzym A gebildet. Die Synthese wird durch Erythropoetin angeregt und durch Häm und Glukose gehemmt. Das geschwindigkeitsbestimmende Enzym ist die δ-**Aminolävulinsäure-Synthetase** (δ-ALS). Die Häm-Synthese erfolgt ubiqui-

Tab. 6.1 Vorkommen verschiedener Globinkettenzusammensetzungen bei Erwachsenen und Neugeborenen.

Erwachsene	Neugeborene
HbA1 (α2β2) = 95–98 %	HbF (α2γ2) = 60–80 %
HbA2 (α2δ2) = 1,5–3 %	HbA1 (α2β2) = 20–40 %
HbF (α2γ2) = 0,2–0,8 %	HbA2 (α2δ2) = 0,5 %

tär, nicht nur in den Erythrozyten. Weitere Hämproteine sind Myoglobin, Katalasen und Cytochromperoxidasen. Störungen in der Protoporphyrinsynthese führen zum Erkrankungsbild der **Porphyrien**. Diese sind selten, oft aber lebensbedrohlich.

Der **Abbau des Hb** erfolgt im retikuloendothelialen System. Unter der oxidativen Aufspaltung des Porphyrinrings im Häm-Molekül entsteht Verdoglobin, Biliverdin und anschließend Bilirubin. Das freigesetzte Eisen wird zum geringen Teil aus dem Körper ausgeschieden, zum großen Teil jedoch über die Milz erneut in den Kreislauf zurückgebracht.

Substrate der Erythropoese

Für die Entwicklung und Reifung der Erythrozyten werden weitere Substrate benötigt. Dies sind v. a. **Eisen**, das in das Häm eingebaut wird, sowie **Vitamin B12** und **Folsäure**. Ein Nicotinsäure-, Riboflavin-, Vitamin C, -E, und -B6 Mangel sowie ein verminderter Gehalt an Spurenelementen (z. B. Kupfer, Kobalt) können direkt oder indirekt zu Störungen der Erythropoese führen.

Eisen: Die Resorption des essentiellen Spurenelementes Eisen erfolgt im oberen Dünndarm. Das Eisen im Blutplasma wird als dreiwertiges Eisen an β1-Globulinen (Transferrin, Siderophilin) gebunden. Es wandert nach Bedarf in die Leber (Ferritinbildung, Speichereisen), ins Knochenmark (Bildung von Hb), in die Muskeln (Bildung von Myoglobin, Myosin, Cytochrom c). Es bildet das Zentralatom des Häm. Bei einem Eisenmangel und ausreichendem Protoporphyrin wird anstelle des Eisens Zink eingebaut, so dass ein Zinkprotoporphyrin anstelle von Häm entsteht. Dieses ist ein früher Indikator für einen Eisenmangel.

Vitamin B12 (Cyanocobalamin): Vitamin B12 spielt eine wichtige Rolle für die Blutbildung, die Funktion von Nervenzellen sowie für das Wachstum. Als **Extrinsic factor** bildet Vitamin B12 mit dem von den Parietalzellen der Magenschleimhaut gebildeten Intrinsic factor einen Komplex, der im unteren Teil des Dünndarms (Ileum) resorbiert wird. Im Blut wird Vitamin B12 durch das zu den α-Globulinen gehörende Transcobalamin transportiert. Vitamin B12 dient als Cofaktor für die Bildung von Succinyl-Coenzym A, Tetrahydrofolsäure und Methionin. Ein Mangel führt zu Störungen der DNA-Synthese und des Fettsäurestoffwechsels. Dies zeigt sich in einer verzögerten Reifung des Zellkerns bei normaler zytoplasmatischer Entwicklung. Frühe Zeichen sind eine gestörte Erythropoese im Knochenmark, bei der die Erythrozyten auf einer frühen Stufe der Reifung, unter Bildung von megaloblastären (besonders großen) Hb-enthaltenden Zellen mit Zellkern stehen bleiben. Im peripheren Blut sieht man eine makrozytäre, hyperchrome Anämie. Störungen an den Nerven werden durch Sensibilitätsstörungen (Kribbeln) und später durch eine funikuläre Myelose, die eine Neuropathie durch eine symmetrische Schädigung der Hinterstränge, Pyramidenbahn und peripherer Nerven beinhaltet, charakterisiert. Es kommt zu beinbetonten motorischen Störungen, Gangunsicherheit, Ataxie, spastischen Paresen, Sehstörungen und psychischen Veränderungen. Weiterhin treten trophische Störungen der Haut- und Schleimhaut auf (Möller-Hunter-Glossitis). Ein Mangel an Vitamin B12 zeigt sich frühzeitig durch hohe Konzentrationen von Methylmalonsäure im Harn.

Folsäure: Folsäure dient als Cofaktor für die Thymidylatsynthese und ist für die DNA-Synthese erforderlich. Ein Mangel führt zu den gleichen Folgen wie ein Vitamin B12-Mangel bei der Hämatopoese, nicht aber zu den neurologischen Störungen. Darüber hinaus findet sich eine erhöhte Inzidenz von Neuralrohrdefekten bei Folsäuremangel in der Schwangerschaft.

Merke: : Viele Störungen des komplexen Vorgangs der Erythropoese können zu einer Anämie führen. Dazu gehören: **Mutationen im Hb-Gen** und **Störungen der anorganischen Häm-Synthese** z. B. durch Substratmangel (Eisen, Häm, Folsäure, Vitamin B12). Bei einem Vitamin B12-Mangel können zusätzlich schwere neurologische Symptome gefunden werden. Ein Folsäuremangel in der Schwangerschaft kann zum Neuralrohrdefekt des Ungeborenen führen.

Erythrozyten-Indices

Erythrozyten-Indices werden bei jeder routinemäßigen Blutbildkontrolle vom Labor mitgeliefert (▶ Tab. 6.2). Diese Indices beschreiben die Zellgröße der Erythrozyten (MCV = mittleres korpuskuläres Volumen) sowie den Farbstoffgehalt in den Erythrozyten (MCH= mittleres korpuskuläres Hb). Verschiedene Anämienformen gehen mit bestimmten Veränderungen der Erythrozyten-Indices einher, so dass bereits erste Verdachtsdiagnosen gestellt werden können.

Tab. 6.2 Berechnung der Erythrozyten-Indices.

$$MCV = \frac{\text{Hämotokrit (l/l)} \times 100}{\text{Erythrozyten (T/l)}} \qquad MCH = \frac{\text{Hämoglobin (g/l)} \times 100}{\text{Erythrozyten (T/l)}}$$

Ein normaler Erythrozyt misst 7 μm und entspricht damit etwa der Größe eines Lymphozytenkerns (7–8 μm). Weniger als 10 % der Zellen weisen Abweichungen in Größe, Form oder Färbung auf. Zwei Drittel eines Erythrozyten erscheinen mit Hb gefüllt, zentral sieht man eine Aufhellung. Ist der Farbring weniger stark ausgeprägt, ist die Zelle hypochrom, ist der Farbring größer und stärker gefärbt dagegen hyperchrom (▶ Abb. 6.3).

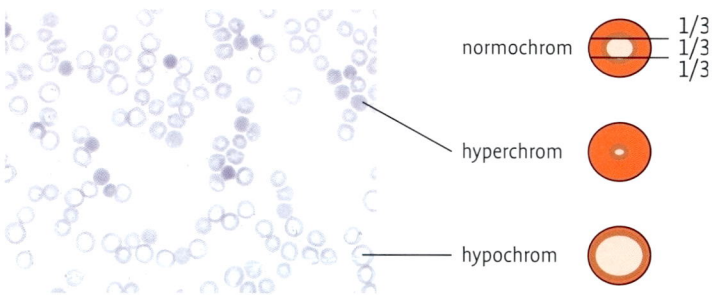

Abb. 6.3 Einteilung der Erythrozyten nach dem Färbeverhalten.

Merke: Zur Beurteilung einer Anämie werden Zellgröße und Farbstoffgehalt herangezogen und die Anämie somit beschreibend wie folgt charakterisiert:

	MCH	MCV
hypochrome Anämie	<28 pg*	oft mikrozytär
normochrome Anämie	28–32 pg*	meist normozytär
hyperchrome Anämie	>32 pg*	meist makrozytär

*pg: picogramm = 10^{-12} g

6.1.2 Regenerationsfähigkeit des Knochenmarks

Die Regenerationsfähigkeit des Knochenmarks wird mit Hilfe der Retikulozytenzahl sowie des **Retikulozytenproduktionsindex (RPI)** ermittelt. Im gesunden Knochenmark erfolgt bei einem Blutverlust oder bei einem gesteigerten Erythrozytenabbau eine kompensatorisch gesteigerte Erythropoese mit einer vermehrten Ausschwemmung von Retikulozyten. Normalerweise beträgt der Anteil im peripheren Blut 0,5–2,5 % (50.000 bis 100.000 Zellen/µl). Die Retikulozytenreifung dauert 4 d, davon 3 d im Knochenmark und 1 d im peripheren Blut. Unter dem erhöhten Erythropoetineinfluss bei Anämie kommt es zu einem frühzeitigen Shift der Retikulozyten vom Knochenmark in das periphere Blut, so dass sich die Verweildauer der Retikulozyten im peripheren Blut verlängert und die Werte falsch hoch gemessen werden. Zur Korrektur dieses Phänomen dient der RPI (▶ Tab. 6.3). Er berücksichtigt diesen Shift und liefert daher genauere Werte für die Regenerationsfähigkeit des Knochenmarks.

Normalerweise liegt der RPI bei 1. Bei einer Anämie zeigen Werte >3 eine adäquat gesteigerte Erythropoese an. Liegt der **RPI < 2,** so ist von einer **Regenerationsstörung des Knochenmarks** auszugehen. Dies ist ein wichtiger

Tab. 6.3 Retikulozytenshift in Abhängigkeit vom Hämatokritwert.

Hämatokrit (Hkt)	Retikulozytenverweildauer im Blut (Shift)
45 % (Ideal-Hkt)	1 d
35 %	1,5 d
25 %	2 d
15 %	2,5 d

Formel zur Berechnung des Retikulozytenproduktionsindex (RPI):

$$RPI = \frac{\text{Retikulozyten [\%]} \times \text{tatsächlicher Hkt}}{\text{Shift [d]} \times 0{,}45 \text{ (Ideal-Hkt)}}$$

Hinweis für weitere Differentialdiagnosen. Die Regenerationsfähigkeit des Knochenmarks ist abhängig von den erythropoetischen Stammzellen (primäre Knochenmarkerkrankung), von der Verfügbarkeit der Substrate (Eisen, Vitamin B12, Folsäure) für die Erythropoese und von der ausreichenden Produktion von Erythropoetin.

6.1.3 Eisenstoffwechsel

Eisen ist für die Bildung funktionsfähiger Erythrozyten unerlässlich. Es gelangt im Blut an Transferrin gebunden zu den erythropoetischen Zellen und wird über den **Transferrin-Rezeptor** (Transferrin-R) in die Zelle aufgenommen. Der Transferrin-R findet sich auf allen Eisen aufnehmenden Zellen, d. h. auch Zellen der Erythropoese.

Bei Eisenmangel wird der Transferrin-R verstärkt exprimiert. Die Regulation der Transferrin-R-Expression, aber auch der Ferritin- und Transferrinsynthese, erfolgt über eisenregulierende Proteine (IRP, iron regulatory-proteins). IRPs binden bei geringen Eisenkonzentrationen in der Zelle an eisenregulierende Elemente (IRE, iron-responsive-elements) der Transferrin-R-mRNA und stabilisieren sie. In der Zelle wird Eisen vom Transferrin freigesetzt und entweder an Ferritin gebunden gelagert oder in den Mitochondrien in Protoporphyrin eingebaut. Das dabei entstehende Häm verbindet sich im Zytoplasma mit den Globinketten zu Hb. Der Transferrin-R wird abhängig von seiner Expressionsdichte in der Membran proteolytisch gespalten und kann im Serum/Plasma als löslicher Transferrin-R (im Komplex mit Transferrin) gemessen werden. Anders als beim Ferritin haben chronische Entzündungen, Leberschäden oder Tumorleiden keinen Einfluss auf den Transferrin-R. Allerdings wird der Transferrin-R bei einer gesteigerten Erythropoese (z. B. akute Blutungen, Hämolysen, primäre Knochenmarkerkrankungen (myelodysplastisches Syndrom)) überexprimiert.

Die Transferrinkonzentration im Blut und die Sättigung des Transferrins mit Eisen (**Transferrinsättigung**) sind messbar. Bei Eisenmangel kommt es regulatorisch zu einem Anstieg der Transferrinkonzentration und die Transferrinsättigung sinkt. Im Rahmen der Akute-Phase-Reaktion wird die Transferrinsynthese supprimiert und der Eisenspiegel kann absinken. Somit ergibt sich trotz eines Eisenmangels eine normale Transferrinsättigung. Eine unauffällige Transferrinsättigung schließt einen Eisenmangel nicht aus. Der **Eisenspiegel** im Blut kann direkt gemessen werden. Er hat aber wenig Aussagekraft bezüglich des vorhandenen Speichereisens, da er **nahrungsabhängig** ist und tageszeitlich schwankt. Die Bestimmung des Eisenspiegels zur Beurteilung einer Eisenmangelanämie ist daher fehlerhaft.

Der menschliche Körper speichert 3–5 g Eisen, davon 70 % als Hämeisen, 18 % intrazellulär in Form von Ferritin und Hämosiderin, 12 % als Funktionseisen an Myoglobin und Enzymen sowie 0,1 % als an Transferrin gebundenes Eisen. Der tägliche Eisenverlust beträgt 1–2 mg.

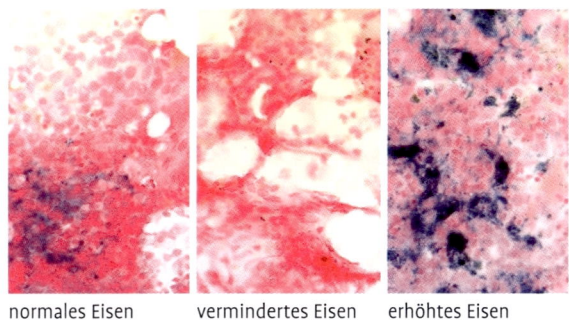

normales Eisen   vermindertes Eisen   erhöhtes Eisen

Abb. 6.4 Berliner-Blau-Reaktion im Knochenmarkaspirat zum Nachweis von Eisen.

In der klinischen Praxis hat sich die Bestimmung des **Serumferritins zur Beurteilung des Depoteisens** etabliert. Das Serumferritin ist fast eisenfrei (Apoferritin). Es befindet sich aber mit dem Eisen speichernden Ferritin im retikuloendothelialen System im Fließgleichgewicht und dient daher zur quantitativen Bestimmung der Eisenspeicher. Ferritin ist ein **Akute-Phase-Protein**. So kann bei Entzündungen, Tumorleiden oder Leberparenchymschäden eine Erhöhung des Serumferritins trotz Eisenmangels vorliegen. Sicher kann man von einem Eisenmangel ausgehen, wenn der Serumferritinwert unter 12 µg/l liegt. Werte zwischen 12–220 µg/l können bei einer Akute-Phase-Reaktion einen Eisenmangel kaschieren. Hier hilft der lösliche Transferrin-R und ggf. eine Knochenmarkpunktion mit Eisenfärbung weiter. In einem Knochenmarkaspirat lässt sich der Eisengehalt des Körpers semiquantitativ darstellen (▶ Abb. 6.4).

Merke: Der Serumeisenspiegel hat keine hohe Aussagekraft. Ein erniedrigter Spiegel findet sich nicht nur bei der Eisenmangelanämie, sondern auch bei der Anämie chronischer Erkrankungen. Eine unauffällige Transferrinsättigung schließt einen Eisenmangel nicht aus. Der lösliche Transferrin-R wird bei einem echten Eisenmangel im Serum vermehrt nachgewiesen, nicht aber bei einer Eisenverwertungsstörung. Der Nachweis des Serumferritin ist als Marker für den Zustand der Eisenspeicher (Depoteisen) gut geeignet.

6.1.4 Hämolyseparameter

Unter Hämolyse versteht man den vorzeitigen Abbau von Erythrozyten. Dies geschieht entweder extravasal (Knochenmark, Milz) oder aber intravasal. Der wichtigste laborchemische Parameter für eine Hämolyse ist der Anstieg der Retikulozyten im peripheren Blut als Ausdruck einer gesteigerten Knochenmarksynthese.

Haptoglobin

Das **Akute-Phase-Protein** Haptoglobin ist ein Transportprotein für freies Hb. Der Haptoglobin-Hb-Komplex wird mit einer Halbwertszeit von 8 min aus der Zirkulation über das retikuloendotheliale System oder über die Leber eliminiert. Der Komplex ist nicht nierengängig. Wird die Transportkapazität des Haptoglobins überschritten, findet sich freies Hb im Plasma. Dies führt zur Oxidation und Dissoziation des Hb in den Häm- und den Globinanteil. Es bilden sich Häminderivate mit dreiwertigem Eisen, die über die Niere ausgeschieden werden oder an Hämopexin binden. Hämopexin bindet an spezifische Rezeptoren der Hepatozyten, was zur Metabolisierung des Häms mit erneuter Freisetzung des Hämopexin in den Blutkreislauf führt.

Die Halbwertszeit des freien Hb beträgt 3–4 d, erhöhte Werte finden sich bei akuten Entzündungsreaktionen, Nekrosen, Tumoren, Cholestase, Schwangerschaft, Alkoholismus, Kollagenosen und Steroidtherapien. **Erniedrigte Haptoglobinwerte** zeigen sich bei einer Hämolyse aber auch bei Synthesestörungen der Leber, Blutungen ins Gewebe sowie der seltenen angeborenen Ahaptoglobinämie. Bei der intravasalen hämolytischen Anämie gilt Haptoglobin als empfindlichster Laborparameter. Bei extravasalen Hämolysen sieht man eine Erniedrigung des Haptoglobins erst bei schweren Formen. Leichte extravasale Hämolysen können also mit einem normwertigen Haptoglobin einhergehen.

Bilirubin

Bilirubin (indirektes Bilirubin) entsteht durch den Abbau von Hb (▶ Kap. 4.2.2). In der Leber erfolgt die Konjugation des Bilirubins an Glukuronsäure (direktes Bilirubin). Eine Hämolyse ist durch das Auftreten **erhöhter Konzentrationen von indirektem Bilirubin** gekennzeichnet.

Laktat-Dehydrogenase (LDH)

LDH ist ein allgemeiner Zellnekrosemarker und nicht Erythrozyten-spezifisch. Eine **LDH-Erhöhung** ist daher kein spezifischer Hämolyseparameter.

> **Merke:** Hämolyse ist eine häufige Ursache einer normochromen Anämie. Als geeignete Hämolyseparameter stehen erhöhte Retikulozytenzahlen sowie die Folgen des erhöhten Hb zur Verfügung: Erhöhtes indirektes Bilirubin, erniedrigtes Haptoglobin, erhöhte LDH. Haptoglobin allein darf nicht als Beweis für eine Hämolyse gelten.

Die Bestimmung des RPI, des MCV und des MCH sowie der Hämolysezeichen erlaubt eine Unterscheidung verschiedener Anämieformen (▶ Abb. 6.5).

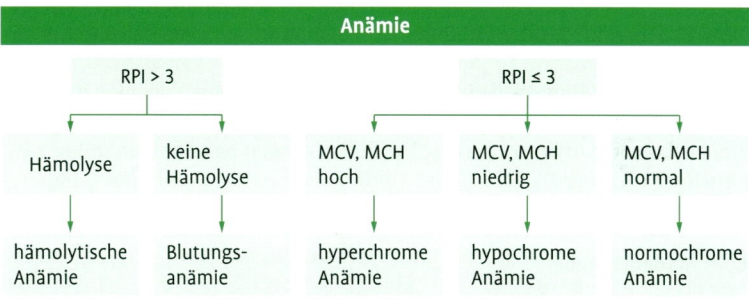

Abb. 6.5 Stufenschema zur Anämiedifferenzierung nach dem RPI.

6.2 Spezielle Anämieformen

Ausgewählte Erkrankungen:

- hypochrome Anämie: Eisenmangel, Thalassämie
- hyperchrome Anämie: perniziöse Anämie
- normochrome Anämie: insbesondere hämolytische Anämie
- thrombotisch-thrombozytopenische Purpura (TTP; M. Moschcowitz)
- angeborene Anämieformen: Kugelzellanämie, Sichelzellanämie, Glukose-6-Phosphatdehydrogenase-Mangel, Pyruvatkinasemangel
- myelodysplastische Syndrome
- renale Anämie
- Hyperspleniesyndrom
- Anämie der chronischen Erkrankung

6.2.1 Hypochrome Anämien

Hypochrome Anämien werden durch eine **Störung der Hb-Synthese**, entweder im Bereich des Häms oder des Globins, verursacht. Die häufigste Ursache einer hypochromen Anämie ist die Eisenmangelanämie. Die wichtigste Differentialdiagnose ist die Thalassämie, eine angeborene Störung der Globinsynthese. Seltene Ursachen sind eine sideroblastische Anämie, eine Bleivergiftung oder Anämien als Symptom anderer chronischer Erkrankungen.

Der **Mentzer-Index** soll eine Orientierungshilfe geben. Patienten mit einer Thalassämie zeigen einen Index <13, Patienten mit einer Eisenmangelanämie oder einer Anämie chronischer Erkrankungen haben einen Index >13. Errechnet wird der Mentzer-Index, indem man das MCV (fl) durch die Erythrozytenzahl (10^6/µl) teilt.

Eisenmangelanämie

Die Diagnose einer Eisenmangelanämie wird über den **Nachweis fehlenden Speichereisens** gestellt. Da Ferritin ein Akute-Phase-Protein ist, können falsch hohe Werte trotz Eisenmangels gemessen werden. Ebenso wird ein latenter Eisenmangel hiermit nicht erfasst. Bei Ferritinwerten unter 12 µg/l ist ein Eisenmangel bewiesen, höhere Werte schließen einen Eisenmangel nicht aus. Hilfreich ist hier die **Bestimmung des löslichen Transferrin-R** (▶ Kap. 6.1.3), der bei einem Eisendefizit erhöht ist. Weiterhin kann ein direkter **Eisennachweis im Knochenmark** erfolgen. Die Bestimmung des Zinkprotoporphyrins (▶ Kap. 6.1.1) gibt weitere Hinweise auf einen Eisenmangel. Diese Untersuchungsmethode ist aber noch nicht in allen Laboren etabliert.

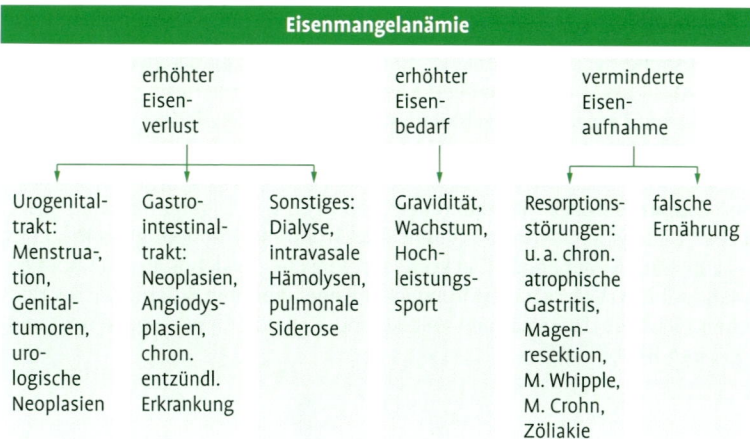

Abb. 6.6 Mögliche Ursachen einer Eisenmangelanämie.

Ein Eisenmangel führt zu einem Substratdefizit der Erythropoese mit einer nachfolgenden Störung der Häm-Synthese und Bildung kleiner, hypochromer Erythrozyten. Im peripheren Blut sind die **Retikulozyten vermindert** und der RPI ist erniedrigt. Im peripheren Ausstrich lässt sich eine charakteristische Erythrozytenmorphologie darstellen, die je nach Schweregrad der Anämie unterschiedlich ausgeprägt ist. Typisch sind die zentral aufgehellten Erythrozyten (**Anulozyten**). Daneben findet man eine Anisozytose (unterschiedlich große Erythrozyten) und Mikroformen.

Zur Erfassung der Ursache einer Eisenmangelanämie ist eine ausführliche Anamnese (Blutungszeichen, chronischer Blutverlust, Operationen, Schwangerschaften, Entzündungen im Magen-Darm- und Urogenitalbereich, Ernährungsgewohnheiten) erforderlich (▶ Abb. 6.6). Weiterhin sollte nach Verfärbungen des Morgenurins gefragt werden. Bei jungen Frauen ist die häufigste Ursache eine Hypermenorrhoe, auch wenn die Patientinnen die Monatsblutungen als normal einstufen.

> **Merke:** Die Eisenmangelanämie, die mit Abstand häufigste Form der Anämie in unseren Breitengeraden, ist fast immer hypochrom mikrozytär. Der Eisenmangel wird durch den Nachweis einer Verminderung des Speichereisens belegt (Serumferritin meist erniedrigt). Der lösliche Transferrin-R ist erhöht. Die Eisenmangelanämie ist keine Diagnose, sondern ein Symptom. Zentral bei der Eisenmangelanämie ist daher immer die Ursachenforschung.

Thalassämie

Die Ursache der Thalassämie ist eine angeborene, quantitative Störung der Globinkettensynthese. Charakteristisch ist eine hypochrome, mikrozytäre Anämie mit **Targetzellen** im Blutausstrich. Targetzellen finden sich aber auch bei anderen Erkrankungen (▶ Abb. 6.7). Eine chronische Hämolyse (Abbau defekter Erythrozyten) führt zu einer vermehrten Ablagerung von Speichereisen (**Hämosiderose**) mit sekundären Störungen von Organfunktionen (Herz, Leber, Bauchspeicheldrüse, Nieren). Durch chronisch erniedrigtes Hb kommt es zum Sauerstoffmangel. Die kompensatorische Ausdehnung des Knochenmarks führt zu Wachstumsstörungen und einer erhöhten Brüchigkeit der Knochen. Schwere Thalassämien zeigen eine Hepato-Splenomegalie (extramedullären Blutbildung).

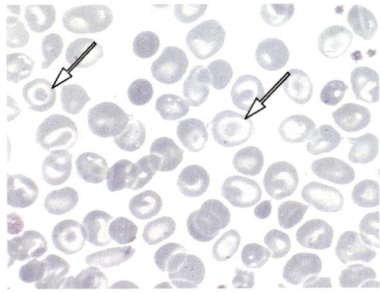

Abb. 6.7 Targetzellen bei Thalassämie und anderen Erkrankungen.

β-Thalassämie: Wegen der **verminderten Synthese von β-Ketten** werden kompensatorisch vermehrt γ-Ketten (HbF > 2 %) oder δ-Ketten (HbA2 > 3 %) gebildet (Nachweis in der **Hb-Elektrophorese**). Die α-Ketten bilden Aggregate, die eine intramedulläre Destruktion von Erythrozytenvorstufen und eine ineffektive Erythropoese zur Folge haben. Zusätzlich besteht eine gesteigerte Hämolyse.

Die **Cooley-Anämie (majore Form**, β-Ketten fehlen) führt schon im Kleinkindalter zu schwerer Anämie, Knochenmarkhyperplasie (prominenter Kieferknochen, Bürstenschädel), **Splenomegalie** und **Hämosiderose**, welche die Lebenserwartung bestimmt. Bei der **Thalassämia intermedia** (β-Ketten stark vermindert) verläuft die Anämie i. d. R. milder, das Wachstum der Kinder ist ungestört, gelegentlich tritt ein Ikterus auf. Weitere Symptome sind milde Splenomegalie, Auftreibung des Kieferknochens, Gallensteine und ggf. Herzinsuffizienz durch Hämosiderose. Bei der **minoren Form** (β-Ketten leicht vermindert) sind die Patienten asymptomatisch (ggf. milde Anämie).

α-Thalassämie: Aufgrund der **reduzierten Synthese von α-Ketten** werden kompensatorisch vermehrt β-Ketten synthetisiert, die ein tetrameres

Hämoglobin-H (HbH) bilden (Nachweis der HbH-Zellen in der Supravitalfärbung ▶ Abb. 6.8). Pränatal werden vermehrt γ-Ketten gebildet (Hb Barts). Der Nachweis der α-Thalassämie in der Hb-Elektrophorese ist nicht möglich, da die Werte für HbF/HbA2 normal bleiben. Das HbH beeinträchtigt die Erythropoese nicht, steigert aber die Hämolyse durch Schädigung der Erythrozytenmembran. Der Schweregrad der Erkrankung hängt davon ab, wie viele α-Ketten vom Defekt betroffen sind: 4 Ketten – **letal**, 3 Ketten – HbH-Krankheit, 2 Ketten – milde Anämie, 1 Kette – klinisch inapparent, HbH-Zellen fehlen.

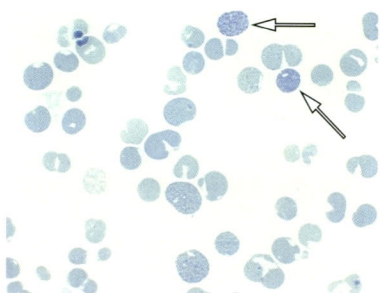

Abb. 6.8 HbH-Zellen bei α-Thalassämie.

Merke: Die Thalassämie ist beim Vorliegen einer hypochromen, mikrozytären Anämie eine Differentialdiagnose zur Eisenmangelanämie. Klinisch präsentiert sich der Patient anders (z. B. Gallensteine!). Im Differentialblutbild finden sich Schießscheibenzellen (Targetzellen), und keine Anulozyten. Beweisend ist der genetische Test, bzw bei der β-Thalassämie auch die Hb-Elektrophose bei klinischem Verdacht.

Bleivergiftung

Als seltene Ursache einer hypochromen Anämie ist die Bleivergiftung zu nennen. Diese fand sich früher häufiger durch Bleibelastungen im Arbeitsprozess. Heute sieht man solche Krankheitsbilder eher im Rahmen von Bleibelastungen durch ayurvedische „Arzneimittel". Die Bleivergiftung geht mit einer Hemmung der Häm-Synthese einher. Neben Darmkoliken und Lähmungen peripherer Nerven gibt die basophile Tüpfelung der Erythrozyten im peripheren Blutausstrich den entscheidenden Hinweis (▶ Abb. 6.9).

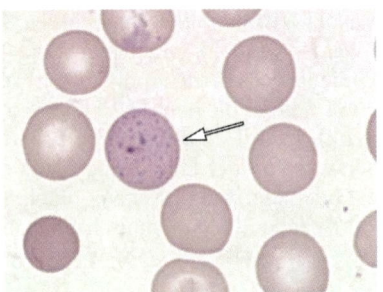

Abb. 6.9 Basophile Tüpfelung der Erythrozyten bei Bleivergiftung.

Sideroblastische Anämie

Sideroblastische Anämien werden durch Defekte der Häm-Synthese verursacht. Die erworbenen Formen fallen unter die myelodysplastischen Syndrome (▶ Kap. 6.3). Angeborene Störungen finden sich selten und werden häufig erst spät erkannt. Die angeborene Störung der δ-Aminolävulinsäure-Synthetase wird X-chromosomal vererbt. Sie betrifft vorwiegend Frauen. Es liegen unterschiedliche Punktmutationen vor. Seltene Formen, die mit einer Ataxie einhergehen, werden ebenfalls X-chromosomal vererbt. Die erythropoetische Protoporphyrie, ein Mangel an Ferrochelatase, zählt zu den Porphyrien. Die Anämie ist meist nur mild ausgeprägt. Die erhöhten Protoporphyrine bestimmen das Krankheitsbild. Weitere seltene Formen erfordern eine spezielle Diagnostik.

6.2.2 Hämolytische Anämien

Gemeinsames Charakteristikum hämolytischer Anämien ist der **vorzeitige Abbau von Erythrozyten** mit dem Nachweis von Hämolysezeichen. Die Ursachen können vielfältig sein. Neben angeborenen Formen finden sich erworbene hämolytische Anämien. Die Hämolyse kann sowohl **intravasal** als auch **extravasal** erfolgen. Haptoglobin ist bei intravasalen Hämolysen schneller erniedrigt als bei extravasalen Hämolysen. Erhöhte Bilirubin- und LDH-Werte finden sich je nach Schweregrad der Hämolyse. Die Retikulozytenzahl bzw. der RPI (▶ Kap. 6.1.2) geben einen Hinweis auf die vorliegende Anämie (erniedrigt bei Störungen der Knochenmarkregenerationsfähigkeit, erhöht bei peripherem Abbau der Erythrozyten).

Autoimmunhämolytische Anämien (AIHA)

Bei der erworbenen extravasalen AIHA führen **Antikörper (AK) gegen Erythrozytenantigene** zum vorzeitigen Abbau der Erythrozyten in der Milz.

Tab. 6.4 Differenzierung von Auto-AK und Medikamenten-induzierten AK

Wärme-AK und AK vom α-Methyldopa-Typ	Kälte-AK
Klasse IgG	Klasse IgM
Coombs-Test in 97 % positiv	Nachweis über Kälteagglutinine im Serum, Coombs-Test mit C3-AK positiv

Bei schweren Formen findet sich eine Splenomegalie, die bei leichten Formen fehlen kann. Je nach Aktivitätsoptimum der AK werden AIHA vom Wärmetyp, vom Kältetyp (▶ Tab. 6.4) sowie Mischformen (biphasische AK vom Donath-Landsteiner-Typ) unterschieden.

40 % der AIHA vom **Wärmetyp** treten im Rahmen anderer autoaggressiver Prozesse (z. B. Kollagenosen, maligne Lymphome) auf. Eine Splenomegalie ist häufig zu beobachten. Die Erythrozytenoberfläche ist mit **IgG-AK** bedeckt, wodurch die Zellen an die Fc-Rezeptor von Makrophagen binden. Dabei verlieren sie Teile ihrer Membran. Zur Aufrechterhaltung ihres Volumens nehmen sie eine sphärische Gestalt an, woraufhin sie in der Milz abgebaut werden (Hämolyseparameter). In 97 % der Fälle zeigt sich ein **positiver Coombs-Test** (Antihumanglobulin-Test, AHG-Test), bei dem die mit den Auto-AK beladenen Erythrozyten über Antihumanglobuline vernetzt werden. Die AK vom **Kältetyp** gehören der **IgM-Klasse** an. Auffällig ist eine **Spontanagglutination** der Blutprobe, weiter zeigen sich oft **periphere Durchblutungsstörungen** durch Erythrozytenagglutination. Die Agglutinine lösen sich in der Wärme auf. Die IgM-beladenen Erythrozyten werden in der Leber abgebaut. Der Nachweis der AK erfolgt über **Kälteagglutination im Serum** (Blutprobe muss bei Körpertemperatur ins Labor verbracht werden). Der Coombs-Test ist mit C3-AK positiv.

Bei der Medikamenten-induzierten AIHA werden der **α-Methyldopa-Typ** und der **klassische Typ** unterschieden. Die IgG-AK gegen Blutgruppenantigene beim Methyldopa-Typ verhalten sich wie Wärme-AK. Nach Absetzen des Medikamentes kann die AK-Produktion noch Monate anhalten (Coombs-Test bis zu 2 Jahre positiv). Beim klassischen Typ entstehen gegen Medikamente gerichtete AK, die nach Absetzen des Medikamentes schnell verschwinden. Bei jedem Patienten mit einer AIHA (i.d.R. positiver Coombs-Test) ist eine genaue Medikamentenanamnese erforderlich.

Eine länger bestehende hämolytische Anämie führt zu einem latenten **Folsäuremangel**, was in einer Erhöhung des MCV zum Ausdruck kommt (▶ Kap. 6.2.3). Ein zu Beginn der Erkrankung leicht erhöhtes MCV wird durch den erhöhten Anteil von Retikulozyten im peripheren Blut verursacht, da Retikulozyten größer als ausgereifte Erythrozyten sind. Zeigt sich nur eine milde Anämie bei deutlichen Hämolysezeichen, spricht man von einer **kompensierten Hämolyse**. Hier ist das Knochenmark in der Lage ausreichend

Tab. 6.5 Klinische und laborchemische Zeichen einer Autoimmunhämolyse

Klinische Zeichen	Laborparameter
• Blässe • Ikterus der Haut und Schleimhäute • leichte Splenomegalie • Urin dunkel verfärbt (Urobilinogen) • ggf. Zeichen einer Begleiterkrankung	• Hämoglobin normal oder erniedrigt • Erythrozyten erniedrigt • LDH und Bilirubin erhöht • Haptoglobin erniedrigt • Retikulozyten i. d. R. erhöht, RPI > 3 • Coombs-Test positiv (97 % d. F.) • MCV leicht bis stark erhöht

neue Erythrozyten zu bilden, was an der Höhe der Retikulozytenzahl sichtbar wird (RPI > 3). Eine Zusammenstellung der klinischen Zeichen und der Laborparameter finden sich in ▶ Tab. 6.5.

Merke: Die häufigste Form der Hämolyse ist die Autoimmunhämolyse (AIHA). Diese ist oft durch Medikamente (Hapten!) bedingt. Daher ist eine gründliche Medikamentenanamnese wichtig. Bei einer AIHA zeigt sich neben den typischen Hämolysezeichen in 97 % der Fälle ein positiver Coombs-Test.

Erythrozytenfragmentationssyndrome

Der intravasale Erythrozytenabbau bei den Erythrozytenfragmentationssyndromen erfolgt durch mechanische Destruktion. **Fragmentozyten** (▶ Abb. 6.10) lassen sich im peripheren Blutausstrich nachweisen. Weiterhin kann freies Hb im Plasma und ggf. im Urin bestimmt werden.

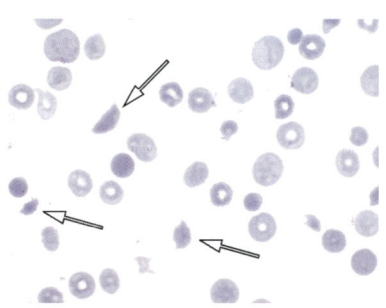

Abb. 6.10 Fragmentozyten (mechanisch zerstörte Erythrozyten).

Tab. 6.6 Beispiele für Erythrozytenfragmentationssyndrome

Makroangiopathie	Mikroangiopathie

• künstliche Herzklappen
• Aortenklappenstenose
• Aortenisthmusstenose
• Ruptur des Sinus valsalva
	• Hämolytisch-urämisches Syndrom (HUS)
	• Thrombotisch-thrombozytopenische-Purpura (TTP)
	  oder M. Moschcowitz)
	• metastasierte Malignome
	• Zytostatika
	• Riesenhämangiome
	• disseminierte intravasale Gerinnung
	  (Prä-)Eklampsie

Auch die **mikroangiopathischen hämolytischen Anämien** zeigen diese Eigenschaften, daneben aber auch eine Thrombozytopenie (▶ Tab. 6.6). Bei der Trias, neurologische Symptome, Coombs-Test negativ, ausgeprägte Hämolyse muss die Verdachtsdiagnose Moschcowitz-Krankheit aufkommen. Nach typischem Blutbild (Fragmentozyten!) wird mit der lebensrettenden Behandlung (Frischplasma, Plasmapherese) begonnen. Beweisend ist der in Speziallabors durchgeführte Western-Blot (▶ Kap. 18.9) des von-Willebrand-Faktors, welcher bei der Moschcowitz-Krankheit nicht in den sonst typischen Fragmenten vorliegt (Fehlen der Proteaseaktivität).

> **Merke:** Die Moschcowitz-Krankheit) ist ein internistischer Notfall. Eine schnelle Diagnose rettet bei dieser oft tödlich verlaufenden Erkrankung das Leben des Patienten.

Paroxysmale nächtliche Hämoglobinurie

Die paroxysmale nächtliche Hämoglobinurie gehört ebenfalls zu den erworbenen, intravasalen Hämolysen, man sieht aber keine Fragmentozyten. Ursachen, allgemeine Symptomatik und Diagnostik sind in ▶ Kap. 6.5.1 beschrieben. Durch die chronische intravasale Hämolyse kann ein Eisenmangel entstehen. Das Krankheitsbild tritt in unterschiedlichen Erscheinungsformen auf (normochrome Anämie, Bild der aplastischen Anämie), und nicht selten entwickelt sich im Verlauf eine akute Leukämie.

Angeborene hämolytische Anämien

Unter den angeborenen hämolytischen Anämien unterscheidet man korpuskuläre Formen von nicht-korpuskulären Formen.

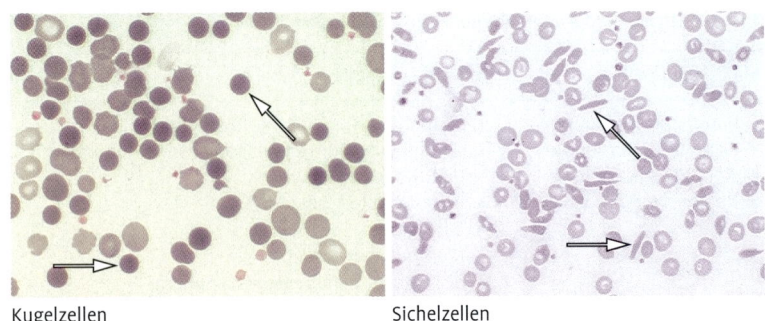

Kugelzellen   Sichelzellen

Abb. 6.11 Peripherer Blutausstrich bei Kugelzellen- und Sichelzellenanämie.

Kugelzellenanämie: Eine häufige hämolytische Anämie ist die **Kugelzellenanämie** (Sphärozytose). Der Name beruht auf der Eigenschaft der Erythrozyten, eine kugelige Form einzunehmen. Das MCV ist normal (**normozytäre Anämie**). Hingegen ist das MCH erhöht (>36 g/dl). Ursächlich liegt ein **Defekt der Erythrozytenmembran** vor (entweder ein isolierter Spektrinmangel, häufiger ein kombinierter Spektrin-/Ankyrinmangel). Dies führt zu einer Störung der Ionenpermeabilität mit Natrium- und Wassereinstrom in die Erythrozyten und Kugelformbildung. Im peripheren Ausstrich sieht man über 50 % Mikrosphärozyten (▶ Abb. 6.11). Die Diagnose wird über die **Bestimmung der osmotischen Resistenz** der Erythrozyten gesichert. Diese ist bei der Erkrankung immer vermindert. Die Hämolyse tritt bereits bei NaCl-Konzentrationen über 0,5 % ein. Da auch bei einer AIHA die osmotische Resistenz vermindert sein kann, wird zur Differenzierung der Coombs-Test bestimmt, der bei der Sphärozytose negativ ist. Patienten mit Kugelzellenanämie weisen i. d. R. einen Subikterus ohne klinische Symptome auf. Probleme bereiten im Verlauf der Erkrankung die **Gallensteine**, die aufgrund der chronischen Hämolyse entstehen. Im Rahmen von Virusinfektionen kann es zu **hämolytischen Krisen** kommen.

Thalassämie: Die **Thalassämie** wurde bereits unter den hypochromen Anämien (▶ Kap. 6.2.1) besprochen.

Sichelzellenanämie: Bei der autosomalen rezessiven **Sichelzellenanämie** liegt ein strukturell verändertes Hb vor, in dessen β-Ketten an Position 6 Glutaminsäure gegen Valin ausgetauscht ist (▶ Abb. 6.11). Dieses abnorme Globin kann in der **Hb-Elektrophorese** als **HbS** (▶ Kap. 18.9) nachgewiesen werden. Die Sichelbildung der Erythrozyten entsteht bei niedrigem Sauerstoffpartialdruck im Blut und führt zur Polymerisation des abnormen Hb. Dies wiederum führt zur Rigidität und Unverformbarkeit der Erythrozyten mit der Folge einer **Okklusion der Kapillaren**, die zu Schmerzkrisen führt. Eine Splenomegalie ist nicht die Norm, da durch Autosequestration häufig eine

Milzatrophie resultiert, worauf **Jolly-Körperchen** im Ausstrich hinweisen. Die Patienten weisen eine Retikulozytose auf. Nur homozygote Träger erkranken. Bei heterozygoten Trägern lassen sich Sichelzellen nur im sauerstoffarmen Milieu nachweisbar sind (Sichelzellen-Test). Dies hat klinisch keine Relevanz, die Träger sind gesund.

Glukose-6-Phosphat-Dehydrogenasemangel (G-6-PD-Mangel, Favismus): Der G-6-PD-Mangel ist eine häufige, X-chromosomal, rezessiv vererbte Erkrankung. Bei den Betroffenen (Afrikaner, Asiaten, Personen aus dem Mittelmeerraum) sind über 300 Mutationen beschrieben. Männer erkranken immer, homozygote Frauen können gesund oder krank sein. Es besteht eine erhöhte Resistenz gegen Infektionen mit Plasmodien. Der G-6-PD-Mangel führt zur verminderten Bildung von reduziertem Glutathion. Durch oxidativen Stress (Infektionen, Arzneimittel) entstehen Peroxide, die nicht entgiftet werden können und zur Erythrozytenschädigung führen. Heinz-Innenkörper können im Schub nachgewiesen werden (Denaturierungsprodukte des Hb). Beweisend ist der Nachweis der verminderten G-6-PD-Aktivität in den Erythrozyten.

Pyruvatkinasemangel (PK-Mangel): Bei dem autosomal rezessiv vererbten PK-Mangel ist die Glykolyse der Erythrozyten gestört. Nur homozygote Träger erkranken mit einer hämolytischer Anämie und häufig auch einer Splenomegalie. Da den Erythrozyten zur Energiegewinnung nur die Glykolyse zur Verfügung steht, führt ein PK-Mangel zu einem ATP-Mangel, Störungen der Na+/K+-ATPase der Erythrozytenmembran und damit zu einer Membraninstabilität mit der Folge einer Hämolyse. Meist sind die Patienten asymptomatisch. Bei homozyoten Trägern können hämolytische Krisen auftreten. Im Blutausstrich lassen sich Akanthozyten nachweisen. Beweisend ist die Bestimmung einer verminderten PK-Aktivität in den Erythrozyten.

Merke: Bei Verdacht auf Vorliegen angeborener mit Hämolyse einhergehender Erkrankungen sollte eine Vorstellung in einem speziellen Zentrum veranlasst werden. Die Sichelzellenanämie sollte aber durch jeden Arzt im Differentialblutbild erkannt werden.

6.2.3 Megaloblastäre Anämien

Megaloblastäre Anämien sind Folge einer **Thymidilatsynthesestörung**, die vielfältige Ursachen haben kann und zu einer ineffektiven Hämatopoese mit charakteristischen Veränderungen der Erythrozyten führt. Die Mehrzahl der megaloblastären Anämien wird durch einen **Vitamin B12- oder Folsäuremangel** verursacht (perniziöse Anämie) Vitamin B12 und Folsäure sind essentiell für die DNA-Synthese, ein Mangel führt zu Störungen der Zellteilung, die

Tab. 6.7 Ursachen eines Vitamin B12- oder Folsäuremangels

Vitamin B12-Mangel	Folsäuremangel
Fehlen des Intrinsic factors (Perniziosa) bei atrophischer Gastritis mit AK gegen Parietalzellen (90 %) und/oder AK gegen Intrinsic factor (50 %)	alimentär (Vegetarier)
Gastrektomie, Infekte	Alkoholismus
Resorptionsstörungen, terminales Ileum durch entzündliche Prozesse, Amyloidose, Sklerodermie, Infekte, Parasiten	parenterale Ernährung und/oder Darmdekontamination
Resorptionsstörungen autosomal-rezessiv als Imerslund-Gräsbeck-Syndrom	Dünndarmerkrankungen/-resektion
Verbrauch im oberen Dünndarm bei Blind-Loop-Syndrom	Medikamente (Folsäureantagonisten)
Transcobalamin-Mangel	erhöhter Bedarf in Schwangerschaft oder bei chronischer Hämolyse

bei der Hämatopoese besonders deutlich werden. Auffällig wird die Anämie durch besonders **hohe Erythrozyten-Indices** mit MCV-Werten > 120 fl. Die Patienten können bei schweren Formen neben einer ausgeprägten makrozytären Anämie auch eine **Thrombozytopenie** und **Leukozytopenie** aufweisen. Wegweisend ist bei dieser Anämie neben dem erhöhten MCV eine **stark erhöhte LDH** und weitere Hämolysemarker (Bilirubin↑, Haptoglobin↓). Die Ursachenabklärung erfordert neben einer serologischen Diagnostik die Durchführung einer Gastroskopie mit der Frage nach einer chronischen atrophischen Gastritis (▶ Kap. 4.1.2), die Bestimmung von **AK gegen Intrinsic factor und Parietalzellen** sowie den Ausschluss von Resorptionsstörungen im terminalen Ileum. Mit **perniziöser Anämie** wird die klassische Vitamin B12-Mangelanämie aufgrund von AK gegen Parietalzellen oder Intrinsic factor bezeichnet. Andere Vitamin B12- oder Folsäuremangelanämien fallen nicht unter diesen Begriff. Ein ernährungsbedingter Vitamin B12- oder Folsäuremangel ist selten. Die Ursachen werden in ▶ Tab. 6.7 aufgeführt.

Eine seltene Ursache des Vitamin B12-Defizits ist der angeborene oder erworbene **Transcobalamin-Mangel**, ein Transportprotein für Vitamin B12. Hierbei sind die Vitamin B12-Spiegel i. d. R. nicht so stark erniedrigt. Es finden sich vorwiegend neuro-psychatrische Störungen. Normalwerte für Folsäure bei vermindertem Serumcobalamin sind ein Hinweis auf einen Transcobalamin-Mangel. Nach einer folsäurereichen Mahlzeit steigt der Folsäurespiegel rasch an, im Gegensatz zum Vitamin B12-Spiegel. Erhöhte Serumwerte von Methylmalonat und Homocystein sind empfindliche Parameter von Störungen des Folatstoffwechsels, werden aber nur in Zweifelsfällen bestimmt, v. a. bei älteren Patienten mit durch Vitamin B12-Mangel bedingten neurologischen Störungen, bei denen die Blutbildveränderungen und die Vitaminkonzentration im Grenzbereich liegen.

Die **Vitamin B12-** oder **Folsäuremangel** bedingte Anämie ist in einer **Knochenmarkzytologie als Blickdiagnose** zu erfassen (▶ Abb. 6.12). Bei jedem Patienten mit unklarem Befund einer megaloblastären Anämie ist die Durchführung einer Knochenmarkzytologie indiziert. Hier sieht man eine Hyperzellularität mit megaloblastären Zellen, starken Dysplasiezeichen, v. a. der Erythropoese, sowie Riesenstabkernige. Im peripheren Ausstrich sind hypersegmentierte Granulozyten sowie bei schweren Formen der Anämie auch Megaloblasten typisch.

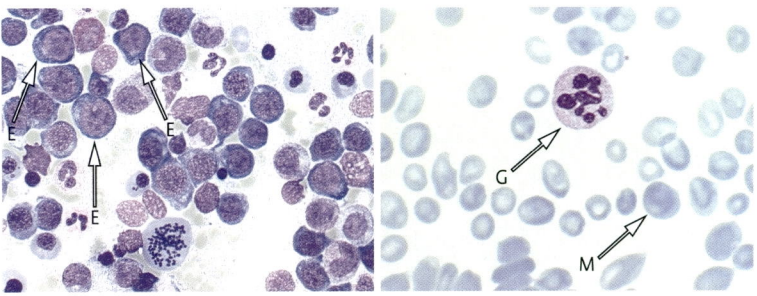

Knochenmarkzytologie   peripherer Blutausstrich

Abb. 6.12 Knochenmarkzytologie und peripherer Blutausstrich bei perniziöser Anämie (E: megaloblastäre Erythroblasten, G: hypersegmentierter Granulozyt, M: Megaloblast).

Merke: Hyperchrome, makrozytäre Anämieformen waren früher am häufigsten durch die perniziöse Anämie begründet. Durch vermehrten Einsatz von Gastroskopien werden atrophische Gastritiden heute bereits in frühen Formen erfasst. Dennoch kommt auch die klassische Perniziosa immer noch vor (Autoimmunanamnese!). Abzugrenzen sind der Folsäuremangel und seltene Stoffwechselstörungen.

6.3 Primäre Knochenmarkerkrankungen

Myelodysplastisches Syndrom (MDS)

Das myelodysplastische Syndrom beruht auf einer **Störung im Bereich der pluripotenten hämatopoetischen Stammzelle.** Die Anämie ist normozytär oder makrozytär, selten auch mikrozytär. Man unterscheidet 5 Untergruppen (u. a. refraktäre Anämie, refraktäre Anämie mit Ringsideroblasten). Bis auf die refraktäre Anämie zeigen alle Untergruppen eine Granulo- und/oder Thrombozytopenie. Bei der refraktären Anämie ist das periphere Blutbild unspezifisch, es finden sich allgemeine Zeichen der Anämie wie Anisozytose und Poikilozytose, der RPI ist erniedrigt, das Speichereisen erhöht. Im Knochenmark sieht man eine deutlich gesteigerte Erythropoese mit Dysplasiezeichen. Eine weitere Untergruppe ist durch das Auftreten von **Ringsideroblasten** (▶ Abb. 6.13) gekennzeichnet.

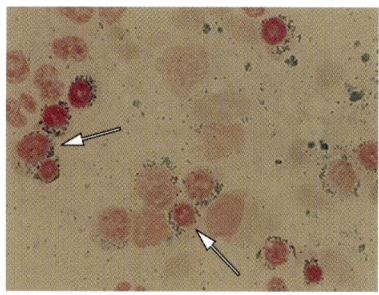

Abb. 6.13 Myelodysplastische Syndrome: Ringsideroblasten in der Eisenfärbung.

Toxischer Knochenmarkschaden

Viele Medikamente, insbesondere Zytostatika, aber auch Antibiotika, Neuroleptika, Schmerzmittel usw., können zu einer **toxischen Schädigung** der hämatopoetischen Stammzellen führen und somit eine Anämie verursachen. Im Knochenmark sieht man eine reduzierte Hämatopoese, die Regeneration des Marks ist gestört (RPI <2). I. d. R. erholt sich die Blutbildung nach Absetzen des auslösenden Medikamentes innerhalb weniger Tage.

Aplastische Anämie (▶ Kap. 6.5.1)

Bei der **aplastischen Anämie** liegt eine Störung der pluripotenten Stammzellen vor, die z. B. aufgrund eines Autoimmunprozesses in ihrer Entwicklung gestört werden. Man sieht in schweren Fällen in der Knochenmarkpunktion ein leeres Mark mit vereinzelten Lymphozyten und Plasmazellen. Die Erythrozytenindices sind unauffällig.

Merke: Primäre Erkrankungen der hämtopoetischen Stammzelle, wie myelodysplastisches Syndrom (MDS) oder aplastische Anämie, sollte jeder Arzt kennen. Das MDS kann fast alle Anämieformen imitieren und wird durch die zunehmende Alterung der Bevölkerung immer häufiger diagnostiziert.

6.3.1 Anämien aufgrund anderer Grunderkrankungen

Anämie chronischer Erkrankungen

Patienten mit chronischen Entzündungen, Infektionen oder mit fortgeschrittenen Tumorleiden weisen häufig eine Anämie auf. Diese wird bei Ausschluss anderer Anämieursachen „Anämie chronischer Erkrankungen" genannt. Die Erythrozyten sind bei einem Teil der Patienten hypochrom, oft aber normochrom. Im peripheren Blutausstrich sieht man eine leichte Hypochromasie und Mikrozytose, ggf. auch eine milde Anisozytose oder Poikilozytose. Begleitend findet sich häufig eine Thrombozytose. Die Ursache der Anämie chronischer Erkrankungen ist **multifaktoriell**. Eisen wird bei chronischen Erkrankungen, insbesondere Entzündungen, oft in Makrophagen gespeichert und steht für die Erythropoese nicht mehr in ausreichender Menge zur Verfügung. Ein bei diesem Prozess entscheidendes Makrophagenprotein ist Hepcidin, das durch Interleukine (IL), besonders IL-6, induziert wird und sekundär die Eisenresorption im Gastrointestinaltrakt verhindert und eine **Speicherung von Eisen in Makrophagen** verursacht. Das Ergebnis ist eine Umverteilung von Eisen und eine Verminderung des Eisenspiegels im Serum, obwohl im Körper insgesamt mehr Eisen gespeichert ist. Als weitere Ursache kommt eine Unfähigkeit des Knochenmarks auf die beginnende Anämie mit einer Steigerung der Erythropoese zu reagieren in Frage. Darüber hinaus kann es zu einem **relativen Erythropoetinmangel** kommen, der allerdings nicht konsistent beobachtet wird. IL-1, TNF-α und γ-IFN werden bei einer fortgeschrittenen Tumorerkrankung oder einer chronischen Entzündung durch Endothelzellen, Lymphozyten, hämatopoetische Zellen und Hepatozyten verstärkt freigesetzt. Die daraus resultierende **reduzierte Empfindlichkeit der Erythropoese-Vorläuferzellen auf Erythropoetin**, führt zu einer verminderten Erythrozytenproduktion. Weiterhin **verkürzt sich die Erythrozytenüberlebenszeit** durch die Makrophagenaktivierung mit anschließender Phagozytose von mechanisch geschädigten Erythrozyten (Fragmentozyten). Durch die vermehrte Ausschüttung von Zytokinen (IL-1, IL-6, TNF-α) wird die **Eisenfreisetzung aus den Makrophagen gehemmt**. Diese Eisenverteilungsstörung bewirkt trotz ausreichendem Depoteisen einen Eisenmangel an der erythropoetischen Vorläuferzelle. In der **Berliner-Blau-Färbung**

des Knochenmarkaustriches sieht man das Eisen in den Makrophagen teilweise massiv überrepräsentiert. Generell dauert es etwa 2–4 Wochen bis der multifaktorielle Mechanismus zur Anämie führt. Bei initial hohen Erythropoetinwerten ist eine Substitution nicht sinnvoll, da wenig Aussicht auf ein therapeutisches Ansprechen besteht.

Merke: Die Anämie chronischer Erkrankungen ist häufig hypo- oder normochrom. Obwohl der Eisenspiegel im Serum vermindert ist, liegt kein Eisenmangel vor. Die Abgrenzung zur Eisenmangelanämie gelingt über den erhöhten Serumferritinwert und dem normwertigen löslichen Transferrin-R. Die Therapie richtet sich nach der zugrunde liegenden Erkrankung.

Renale Anämie

Die renale Anämie ist normozytär/normochrom und beruht auf einem **erworbenen Erythropoetinmangel.** Bei Patienten mit Niereninsuffizienz ist die Diagnose nicht schwer zu stellen. Knochenmarkpunktionen sind hierbei nicht indiziert. Entwickelt sich im Verlauf einer Erythropoetinsubstitution erneut eine Anämie, ist auch an das Vorliegen von **Erythropoetin-AK** zu denken. Hier ist eine Knochenmarkpunktion indiziert, die eine **Aplasie der Erythropoese** zeigt. Eine AK-Bestimmung ist möglich.

Merke: Die renale Anämie sollte bei jeder normochromen, normozytären Anämie bedacht werden. Meist wird durch Nachweis der deutlich erhöhten Harnstoff- und Kreatininwerte im Serum die Diagnose nicht schwer zu stellen sein. Selten ist eine serologische Bestimmung des Erythropoetins erforderlich.

Hyperspleniesyndrom

Zu beachten ist auch das **Hyperspleniesyndrom,** bei dem es aufgrund einer erhöhten Sequestration von peripheren Blutzellen zu einer Anämie, i. d. R. aber zu einer Panzytopenie kommt. Das Knochenmark zeigt eine gesteigerte Hämatopoese als Ausdruck eines gesteigerten peripheren Verbrauchs. Die Ursache der Splenomegalie ist unerheblich, sie kann aufgrund einer Leberzirrhose, einer Pfortaderthrombose oder einer anderen hämatologischen Systemerkrankung entstehen.

Merke: Zusammenfassung möglicher Anämieursachen nach dem MCV:

mikrozytär, MCV < 80 fl	normozytär, MCV 80–96 fl	makrozytär, MCV > 96 fl
Eisenmangelanämie	akute Blutung	Vitamin B12-Mangel
Thalassämie	aplastische Anämie	Folsäuremangel
sideroblastische Anämie	renale Anämie hämolytische Anämien	Alkoholabusus
Bleivergiftung	Sphärozytose	Chemotherapie
chron. Erkrankungen	Sichelzellenanämie	Myelodysplasie

6.4 Leukozyten

Laborparameter:

- Leukozytenzahl
- Leukozytose und Leukozytopenie
- Differentialblutbild (mikroskopisch und maschinell)
- zytochemische Färbungen
- FACS-Typisierungen

6.4.1 Bedeutung der Leukozyten

Angeborene Störungen des Immunsystems, bei denen selektiv bestimmte Subpopulationen der Leukozyten fehlgebildet sind, sind selten. Betroffene Patienten sind häufig ohne eine Knochenmarktransplantation nur kurze Zeit lebensfähig. Man unterscheidet angeborene Neutropenien (z. B. Shwachman-Syndrom), kombinierte Immundefekterkrankungen (SCID) bei denen entweder nur T-Zellen (z. B. X-linked SCID) oder aber T- und B-Zellen (z. B. Adenosin-Deaminase-Mangel) betroffen sind.

Das Fehlen der Leukozyten ist auch bei Störungen im späteren Lebensalter eine mögliche Ursache. Dazu gehört die Störung der normalen Knochenmarkfunktion nach einer Chemotherapie, toxisch bzw. immunologisch bedingt im Rahmen einer Agranulozytose (Metamizol!) oder als Ausdruck einer schweren aplastischen Anämie. Infektionen können selektiv Subpopulationen des Blutes depletieren, z. B. CD4-positive T-Helferzellen bei Infektion mit dem HI-Virus.

Merke: Für die Herstellung eines klassischen Differentialblutbildausstriches sind nötig: ein Objektträger, ein Deckgläschen oder ein geschliffener Objektträger, geeignete Färbelösungen, Färbekammern sowie ein Mikroskop. Hiermit kann die für klinische Entscheidungen sehr wichtige Trennung der Leukozyten sicher und einfach beschrieben werden. Jeder Arzt/jede Ärztin sollte die Differenzierung einfacher Blutausstriche üben und beherrschen. Diese Fähigkeit gehört zur Ausübung des ärztlichen Berufes wie die Auskultation des Herzens oder das Interpretieren eines EKG.

6.4.2 Das Knochenmark: Ein hierarchisches System

Die Hämatopoese ist beim Erwachsenen im **Knochenmark** angesiedelt. Durch die Knochenmark-Blutschranke können nur bestimmte Zellen das Knochenmark verlassen. Das hierarchische System der Hämatopoese enthält pluripotente **hämatopoetische Stammzellen**, welche sich durch Teilung vermehren und in alle hämatopoetischen Linien (z. B. Erythrozyten, Thrombozyten, Leukozyten) differenzieren können. Dabei wird das Prinzip der **Selbsterneuerung** verfolgt: Teilen sich Stammzellen, lassen sie neben den sich weiter differenzierenden Progenitorzellen immer Stammzellen zurück, so dass dieser Zellpool nicht verarmen kann (▶ Abb. 6.1). **Progenitorzellen** können vermehrt werden, aus einer Zelle (Kolonie-bildende-Einheit) entsteht so eine Kolonie, die weiter untersucht werden kann. Für Stammzellen müssen wesentlich aufwendigere Assays angewendet werden. Wir unterscheiden mitotisch aktive (z. B. Myeloblasten, Promyelozyten, Myelozyten) und postmitotische (z. B. Stabkernige, Segmentkernige) Knochenmarkzellen.

Die Proliferation/Differenzierung von Stammzellen/Progenitorzellen wird durch Zytokine (Interleukine (IL), Interferone (IFN) und Kolonie-stimulierende Faktoren (CSF) reguliert. Zytokine werden oft parakrin vom Stroma des Knochenmarks gebildet (▶ Tab. 6.8). Die verschiedenen Zytokine greifen auf unterschiedlichen Stufen in die Hämatopoese ein. Eine Einteilung in Zytokine, die für das Zellwachstum zuständig sind und solche, die die Differenzierung vorantreiben, ist nicht möglich. Vielmehr üben dieselben Zytokine in verschiedenen Zellen unterschiedliche Wirkungen aus. Neben den Zytokinen spielen bei der Proliferation/Differenzierung der hämatopoetischen Zellen auch lokale Gewebestoffe sowie die Nähe zu Bindegewebszellen (Stromazellen) eine Rolle.

Tab. 6.8 Übersicht über wichtige hämatopoetisch wirksame Zytokine des Menschen

Name	Herkunft	Wirkung	Medikament
Erythropoetin	Leber, Niere	Stimulation der Erythropoese	Erypo®, EPO®
G-CSF	Monozyten, Granulozyten, Stromazellen	Aktivierung von Granulozyten, Stammzellmobilisierung	Neupogen®, Granucyte®
GM-CSF	Monozyten, T-Zellen	Aktivierung von Granulozyten, Monozyten, antigenpräsentierenden Zellen	
M-CSF	Monozyten	Aktivierung von Monozyten	
IL-2	T-Zellen	Aktivierung von T-Zellen	Proleukin®
IFN-α	Stromazellen, T-Zellen, Fibroblasten	Stimulation der Antigenpräsentation, Aktivierung von T- und B-Zellen	Intron®, Roféron®
IFN-γ	T-Zellen, Makrophagen	Induktion einer TH1 Antwort	Imukin®

> **Merke:** Das Knochenmark ist ein hierarchisch organisiertes Organ. Pluri-
> potente Stammzellen sind die Vorläufer aller Zellen, die im Knochen-
> mark gebildet werden und letztlich im Blut vorkommen. Stammzellen
> werden zu Progenitorzellen, diese werden zu differenzierten Blutzellen.
> Zytokine regulieren die Reifung und Teilung von Stammzellen.

6.4.3 Granulozyten, Monozyten, Lymphozyten

Das Ergebnis der Hämatopoese sind differenzierte Blutzellen mit bestimmten Aufgaben. Man unterscheidet **Erythrozyten** (▶ Kap. 6.1), **Thrombozyten**
(▶ Kap. 5.1.2) und **Leukozyten**. Leukozyten wiederum werden in **Granulozyten, Monozyten/Makrophagen und Lymphozyten** eingeteilt, die verschiedene Aufgaben im menschlichen Körper erfüllen und morphologisch
unterschieden werden können (▶ Abb. 6.14). Granulozyten werden nach
Anfärbung der Granula in **neutrophile, eosinophile und basophile** eingeteilt,
außerdem unterscheidet man noch stabkernige und segmentkernige Granulozyten. Zu den Lymphozyten gehören solche mit großen Granula (large granu-
lar lymphocytes, LGL). Lymphozyten können mittels immunologischer Techniken weiter in **B-** (von engl. „bone marrow" (Knochenmark) abgeleitet) und
T-Zellen (aus dem Thymus hervorgegangen) unterschieden werden. Weitere
Subtypisierungen sind mittels FACS (▶ Kap. 18.6) möglich.

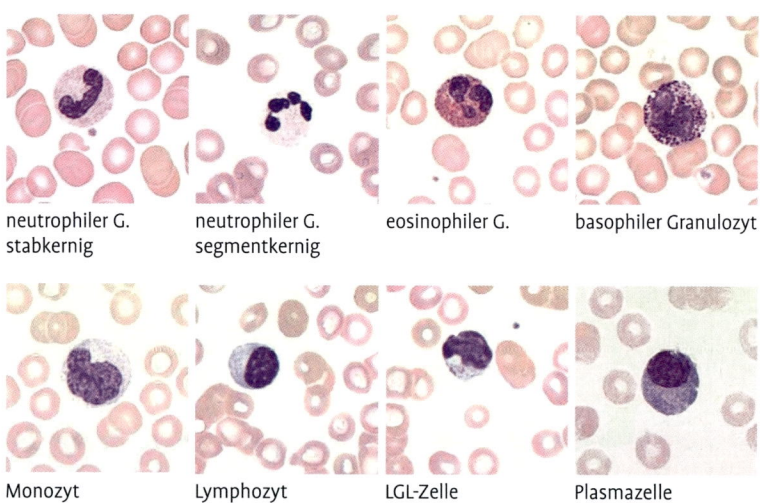

| neutrophiler G.
stabkernig | neutrophiler G.
segmentkernig | eosinophiler G. | basophiler Granulozyt |
| Monozyt | Lymphozyt | LGL-Zelle | Plasmazelle |

Abb. 6.14 Leukozyten im Blutausstrich.

Pro Tag werden $1,3 \times 10^{12}$ Leukozyten im Knochenmark gebildet. Die Granulozyten haben im Blut eine sehr kurze Lebenszeit (8 h), können aber an anderer Stelle (z. B. im perivaskulären Gewebe) wesentlich länger verweilen. Monozyten können in Form von Gewebsmakrophagen länger überleben, während Lymphozyten oft Jahrzehnte existieren (Gedächtniszellen).

Merke: Granulozyten und Monozyten/Makrophagen vertreten die angeborene Seite des Immunsystems, Lymphozyten (T- und B-Zellen) die erworbene. Beim angeborenen und erworbenen Immunsystem handelt es sich nicht um zwei voneinander getrennte Systeme, vielmehr kommunizieren und kooperieren die beiden Teile des Immunsystems miteinander.

Granulozyten werden als Zellen mit Granula leicht im nach Pappenheim gefärbten Blut- oder Knochenmarkausstrich (▶ Abb. 6.14) erkannt. Ihre Hauptaufgabe besteht in der Bekämpfung von Mikroorganismen. Dazu enthalten die Granula bakterizid und fungizid wirkende Enzyme (z. B. Peroxydasen, Esterasen). Diesen Enzymen kommt differentialdiagnostische Bedeutung bei der zytologischen Beurteilung von Ausstrichen akuter Leukämien zu (enzymchemische Färbung des Ausstrichs). Bei einigen Erkrankungen bilden die betroffenen Granulozyten weniger Granula, so dass Funktionsverlust und Infektanfälligkeit resultieren. Dies ist bei dem myelodysplastischen Syndrom der Fall (▶ Kap. 6.3). Die **Granulozyten** stellen beim Erwachsenen den größten Teil der Leukozyten im peripheren Blut. Im Differentialblutbild (▶ Kap. 18.20), welches visuell mit einem einfachen Mikroskop anhand eines gefärbten Blutausstriches durch Zählen von 100–200 Zellen ermittelt wird, gelten die in (▶ Tab. 6.9) dargestellten Werte.

Als „leukämoide Reaktion" bezeichnet man die überschießende Ausschwemmung auch unreifer Zellen der Hämatopoese in das periphere Blut mit Leukozytenwerten über 50×10^9 Zellen/l, z. B. bei einer schweren Sepsis. Falls das maschinelle Differentialblutbild Auffälligkeiten ergibt, sollte eine Handdifferenzierung vorgenommen werden. Eine **Linksverschiebung**,

Tab. 6.9 Normalwerte des Differentialblutbildes des Erwachsenen

stabkerniger Granulozyten	3–5 %
segmentkernige Granulozyten	54–62 %
Lymphozyten	25–33 %
Monozyten	3–7 %
eosinophile Granulozyten	bis 4 %
basophile Granulozyten	bis 1 %

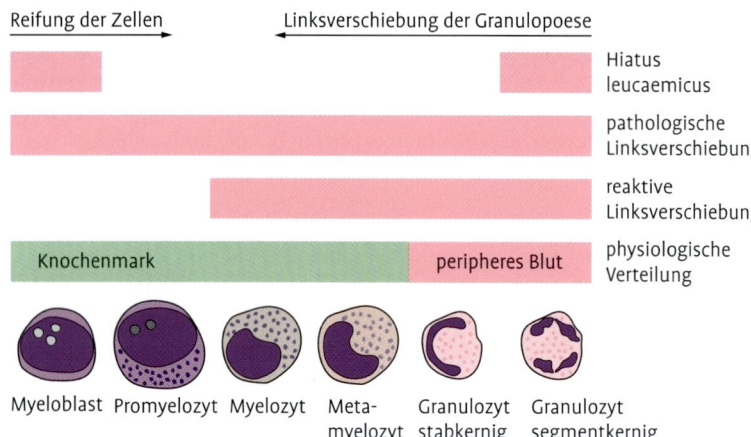

Reifung der Zellen → ← Linksverschiebung der Granulopoese

Hiatus leucaemicus

pathologische Linksverschiebung

reaktive Linksverschiebung

physiologische Verteilung

Knochenmark — peripheres Blut

Myeloblast Promyelozyt Myelozyt Meta-myelozyt Granulozyt stabkernig Granulozyt segmentkernig

Abb. 6.15 Auftreten von Granulozytenvorstufen im peripheren Blut bei pathologischer und reaktiver Linksverschiebung.

die durch die Ausschwemmung unreifer Zellen in die Blutbahn entsteht, wird in „reaktiv" und „pathologisch" unterschieden (▶ Abb. 6.15). Kennzeichnend für die pathologische Linksverschiebung ist der „Hiatus leucaemicus", bei dem im peripheren Blut neben ausgereiften Granulozyten nur noch Blasten auftreten.

Monozyten, die Vorläufer der Makrophagen, sind ebenfalls überwiegend Zellen der angeborenen Immunabwehr. Neben der Abwehr von Mikroorganismen übernehmen sie jedoch auch antigenpräsentierende Aufgaben für T-Zellen.

Lymphozyten sind Zellen der erworbenen Immunabwehr. Man unterscheidet **B- und T-Zellen**. Im peripheren Blut stellen die T-Zellen mit 75 % die wichtigste Lymphozytenfraktion dar. Bei den T-Zellen unterscheidet man **CD4-positive T-Helferzellen** und **CD8-positive zytotoxische T-Zellen** und **Suppressor-Zellen**. Voll ausgereifte B-Zellen (**Plasmazellen**) besitzen eine charakteristische Morphologie (▶ Abb. 6.14). Abgesehen von Plasmazellen und unreiferen Formen der lymphatischen Reihe (Blasten) können B- und T-Zellen anhand von morphologischen Merkmalen nicht unterschieden werden. Eine Unterscheidung von T- und B-Zellen, T-Zellfraktionen (z. B. CD4, CD8) oder Differenzierungsstufen der lymphatischen Zellreihen ist mit der **Multiparameterdurchflusszytometrie** (fluorescence activated cell sorting, **FACS**, (▶ Kap. 18.6) möglich. Mit dieser Technik können große Zahlen von Zellen analysiert und daher auch seltene Zellen (z. B. Tumorzellen) detektiert werden.

Die Darstellung definierter Epitope auf den Zellen durch monoklonale AK ist für die Diagnostik insbesondere lymphatischer Erkrankungen essentiell.

Für den Kliniker wichtige Oberflächenmoleküle (▶ Tab. 6.10) sind häufig mit **CD-Nummern** bezeichnet.

Merke: Im normalen peripheren Blut kommen Leukozyten als Granulozyten, Monozyten/Makrophagen und Lymphozyten vor. Die Unterteilung erfolgt nach morphologischen Kriterien. Maschinelle Differentialblutbilder sind verlässlich und zeigen für einzelne Zellformen wie z.B. Eosinophile genauere Werte als das (mikroskopische) Handdifferentialblutbild, das nur bei besonderen Fragestellungen (z.B. Zählung unreifer Blasten, Erythrozytenanomalien, Parasithämien, Linksverschiebung der Granulozyten) durchgeführt wird. Für die Subtypisierung morphologisch einheitlicher Lymphozyten werden immunzytologische Techniken (FACS-Analyse) herangezogen.

6.5 Knochenmarkerkrankungen

Ausgewählte Erkrankungen:

- Leukozytopenie
- Autoimmunneutropenie (primär vs. sekundär)
- Agranulozytose
- aplastische Anämie
- Fanconi Anämie
- paroxysmale nächtliche Hämoglobinurie
- akute und chronische Leukämien
- Lymphome
- multiples Myelom (Plasmozytom)
- Myeloperoxydasemangel
- chronische granulomatöse Erkrankung

Das Knochenmark gehört zu den Organen mit hoher Regenerationskapazität. Erkrankungen betreffen häufig die **Größe der Zellpopulationen**, wobei es sowohl zu einer **Verminderung** als auch zu einer **Erhöhung der Zellzahlen** kommen kann. Daneben existieren seltene Erkrankungen, die mit normalen Zellzahlen, aber veränderter zellulärer Funktion einhergehen. Quantitative Störungen der Zellpopulationen der Myelopoese können fatale Komplikationen nach sich ziehen. Eine Zunahme der Vorläuferzellen im Knochenmark muss nicht mit einer erhöhten Zellzahl im Blut einhergehen; bei 20–30 % der akuten Leukämien beobachtet man im peripheren Blut eine Erniedrigung der Leukozytenzahlen. Von einer **reaktiven Veränderung** der Zellzahl wird

Tab. 6.10 Beispiele für in der Klinik wichtige CD-Antigene

CD-#	Vorkommen	molekulare Masse $\times 10^3$	Funktion
CD1	Thymus-T-Zellen	43–49	Antigenpräsentation
CD2	T-Zellen	45–58	Zelladhäsion
CD3*	T-Zellen	20–28	assoziiert mit T-Zellrezeptor
CD4	T-Helferzellen, Monozyten	55	Corezeptor für MHC-II
CD5	T- und B-Zellen	67	?
CD8	zytotoxische T-Zellen	32–34	Corezeptor für MHC-I
CD10	Progenitor-B-Zellen	100	Metalloproteinase, Antigen bei ALL
CD11b	myeloide Zellen	170	Integrin
CD13	myeloide Zellen	150	Aminopeptidase N
CD14	Monozyter	53	Rezeptor für LBP (lipopolysaccharid binding protein)
CD16	NK-Zellen	50–80	Fc Rezeptor
CD20*	B-Zellen	33–37	? Kalziumkanal
CD23	aktivierte B-Zellen, Monozyten, Eosinophile, Dendritische Zellen	45	Rezeptor für IgE
CD33*	myeloide Zellen	67	bindet Sialokonjugate
CD34	Vorläuferzellen, Endothelzellen	105–120	Ligand für L-Selektin
CD45	alle Blutzellen	180–240	Tyrosinphosphatase
CD55	Hämatopoese/nichthämatopoetische Zellen	60–70	DAF (decay accelerating factor) bindet Komplement C3b
CD59	Hämatopoese/nichthämatopoetische Zellen	19	bindet Komplement C8 und C9
CD103	2–6 % peripherer Lymphozyten	150, 25	alphaE Integrin
CD117*	Vorläuferzellen	145	Stammzellfaktorrezeptor

* für diese Proteine gibt es inhibierende Medikamente

die **autonome, als maligne einzuschätzende Veränderung** der Zellzahl unterschieden. Ein Befall des Knochenmarks mit ortsfremden Zellen (z. B. durch Zellen eines soliden Tumors) hat ebenso Konsequenzen wie das Verdrängen des gesunden Knochenmarks durch unreife leukämische Zellen in Form von Blasten.

6.5.1 Leukozytenmangel

Bei einer **Granulozytopenie** (synonym: Leukozytopenie/Neutropenie) liegen die Neutrophilenwerte $< 1,5 \times 10^9$ Zellen/l, bei einer **Agranulozytose** werden Neutrophilenwerte $< 0,5 \times 10^9$ Zellen/l beobachtet ($< 0,2 \times 10^9$ Zellen/l sind lebensbedrohlich). Ursachen sind eine verminderte Synthese oder ein verstärkter Verbrauch der Zellen.

Reaktive Schädigung reifer Granulozyten

Periphere Granulozytopenien, bis hin zur lebensbedrohlichen peripheren **Panzytopenien** (auch andere Blutzelllinien sind betroffen) können durch eine Reihe unterschiedlicher Schädigungen des Knochenmarks ausgelöst werden. Wenn sich z. B. Autoimmunvorgänge (zytotoxische T-Zellen oder AK) gegen hämatopoetische Vorläuferzellen richten, kann eine Panzytopenie induziert werden. Sind weiter differenzierte Zellen (z. B. reife Granulozyten) das Ziel, entwickelt sich eine Granulozytopenie. Eine autoimmune, periphere Granulozytopenie kann von einer mäßigen bis starken Steigerung der Granulopoese im Knochenmark begleitet sein. Eine primäre autoimmune Granulozytopenie wird von einer sekundären (z. B. bei Lupus erythematodes) unterschieden. Bei der **primären autoimmunen Granulozytopenie** sind die AK gegen verschiedene Granulozytenstrukturen (z. B. Fc-Rezeptor-Gamma IIIb, CD11b/CD18 Molekül, Protein NA1) gerichtet. Das klinische Bild ist i. d. R. milde. Die Patienten leiden unter einer mäßigen Infektanfälligkeit, besonders gegen Bakterien und Pilze. Die Diagnosestellung erfolgt durch den Nachweis der die Erkrankung verursachenden AK (Speziallabore). ▶ Tab. 6.11 zeigt die Symptome und diagnostischen Kriterien der autoimmunen Granulozytopenie. Ein Abfall der neutrophilen Granulozyten kann auch bei anderen Autoimmunerkrankungen (Lupus erythematodes, Felty-Syndrom) beob-

Tab. 6.11 Diagnose der autoimmunen Granulozytopenie

- Granulozytopenie mit entsprechender klinischer Symptomatik (z. B. Infektneigung)
- Lymphozyten, Thrombozyten, Erythrozyten normal
- Knochenmarkbefund: keine Verminderung sondern Steigerung der Myelopoese; normale Erythro- und Megakaryopoese
- Nachweis der AK auf peripheren Granulozyten

achtet werden (**sekundäre autoimmune Granulozytopenie**). Beim Felty Syndrom handelt es sich um eine Sonderform der rheumatoiden Arthritis, die mit deren typischen klinischen Beschwerden (Splenomegalie, Neutropenie) einhergeht.

Andere Ursachen einer **reaktiven Leukozytopenie** sind ein Verbrauch der Leukozyten bei schwerer Sepsis. Dieser ist oft mit einer Thrombozytopenie assoziiert und zeigt einen schweren Verlauf an. Die Symptomatik ist nicht durch einen immunologischen Verbrauch, sondern durch ein funktionelles Versagen des Knochenmarks bei stark erhöhtem Bedarf bedingt.

Die **Agranulozytose** unterscheidet sich von der aplastischen Anämie dadurch, dass nur die Zahl der Leukozyten erniedrigt ist. Man unterscheidet Typ I und Typ II Agranulozytose, wobei Typ I eine Autoimmunpathogenese und Typ II eine allergische Genese zugrunde liegt. Die klinische Symptomatik ist durch die starke Verminderung der Granulozyten bzw. deren Fehlen bedingt. Medikamente (▶ Tab. 6.12) sind häufig Auslöser einer Agranulozytose, wobei kein direkt toxischer sondern ein allergischer Mechanismus vermutet wird. Dafür spricht auch die Tatsache, dass Frauen häufiger als Männer betroffen sind.

Tab. 6.12 Medikamentenklassen, die eine Agranulozytose/aplastische Anämie auslösen können (Auswahl). Zu beachten sind die großen interindividuellen Unterschiede hinsichtlich der Wahrscheinlichkeit mit der eine Agranulozytose ausgelöst wird.

Analgetika (z. B. Metamizol)
Antibiotika wie Penicillin, Cephalosporin, Sulfonamide
Malariamittel
Sedativa, Antidepressiva
Antihistaminika
Neuroleptika wie Clozapin
Thyreostatika wie Thiamazol

Zytostatika induzieren Leukozytopenien über einen zytotoxischen Effekt. Anders als bei den „allergischen" Zytopenien ist die Dauer der Leukozytopenie sehr gut vorhersehbar.

Die Genese der seltenen, **zyklischen Neutropenie** ist unklar, das klinische Bild wird durch wiederkehrende Phasen von Leukozytenmangel, in denen eine gewisse Infektanfälligkeit besteht, bestimmt. Die Krankheit bricht häufig schon im Kindesalter aus. Das Blutbild zeigt eine Verminderung der Leukozyten, insbesondere der Neutrophilen, die spontan ausheilt. Die Phasen dauern im Allgemeinen eine Woche. Im Gegensatz zur autoimmunen Granulozytopenie können im Knochenmark in den Phasen von zyklischer Neutropenie keine Zellen nachgewiesen werden. Die Prognose der Erkrankung ist gut.

Merke: Leukozytopenien (Granulozytopenien) können durch Infekte (z. B. Viren), toxische oder autoimmune Effekte entstehen. Die klinischen Symptome werden durch den Grad der Zytopenie bedingt. Eine Granulozytopenie resultiert in einer erhöhten Infektanfälligkeit.

Schädigung der gesamten Myelopoese

Zielen die Autoimmunvorgänge auf frühe Vorläuferzellen, ist das Knochenmark reaktiv „leer". Das Extrembeispiel ist die **aplastische Anämie**, die mit einem Ersatz des blutbildenden Knochenmarks durch Fettmark einhergeht. Eine aplastische Anämie kann aufgrund angeborener (z. B. Fanconi Anämie, Shwachman-Syndrom) oder erworbener Störungen auftreten.

Die Symptome der **Fanconi-Anämie** sind neben einer schweren Störung der Hämatopoese (Panzytopenie) oft Kleinwuchs, Mikrozephalie, Störungen der Extremitäten, Cafe-au-lait-Flecken, Hypogonadismus. Ursache sind rezessive Mutationen in DNA-Reparaturgenen, die sich in einer erhöhten Empfindlichkeit (erhöhte Zahl chromosomaler Strangbrüche) auf eine in vitro Inkubation mit zytotoxischen Agenten (z. B. Mitomycin C) äußert.

Bei Erwachsenen dominiert die **erworbene aplastische Anämie**. Zu den pathogenen Mechanismen gehören direkte toxische Stammzellschädigungen (z. B. durch Benzol, ionisierende Bestrahlung), pathologische Immunreaktionen (z. B. nach Infekten) und Medikamente (z. B. Antibiotika, Analgetika, Psychopharmaka, Thyreostatika). Alle Reihen des Knochenmarks sind betroffen. Durch die unterschiedlichen Halbwertzeiten der Zellen entsteht zunächst eine **Leukozytopenie**, dann eine **Thrombozytopenie** und schließlich eine **Anämie** (meist normochrom/normozytär, manchmal makrozytär). Die Zahl der Lymphozyten (nicht ihre Funktion!) scheint aufgrund ihrer langen Lebensdauer auch bei schwerst geschädigtem Knochenmark häufig normal. Zu den Symptomen der lebensbedrohlichen Erkrankung zählen Infektanfälligkeit (Leukozytopenie), Blutungen in Form von Petechien (Thrombozytopenie) sowie Schwäche, Müdigkeit und Abgeschlagenheit (Anämie). Je nach klinischer Ausprägung werden schwere (SAA) und sehr schwere (VSAA) Formen unterschieden (▶ Tab. 6.13). Therapieoptionen sind eine starke Immunsuppression mit Anti-Thymozyten-Globulin, Cyclosporin A und Kortikosteroiden oder eine **allogene Blutstammzelltransplantation**. Letztere wird auch bei der Fanconi-Anämie eingesetzt.

Bei der **paroxysmalen nächtlichen Hämoglobinurie (PNH)** sinkt durch eine somatische Mutation im X-chromosomalen PIG-A-Gen (Phosphatidyl-Inositolglykan-Klasse A) die Zahl eines Ankermoleküls (GPI) für Membranproteine, die die Zelle vor einer Komplement-vermittelten Lyse schützen. Die Schädigung betrifft oft Stammzellen, so dass der Defekt auf allen Blutzellen

Tab. 6.13 Definition der schweren (SAA) und der sehr schweren aplastischen Anämie (VSAA).

SAA	VSAA
Zellularität unter 25 % des Normwertes	Granulozyten unter 200 Zellen/µl
Zellularität unter 50 % des Normwertes, dann aber: Hämatopoese bis 30 %, sowie 2 der 3 Parameter: • Granulozyten unter 500 Zellen/µl • Retikulozyten unter 40.000 Zellen/µl • Thrombozyten unter 20.000 Zellen/µl	

nachweisbar ist. Ein nächtlicher pH-Abfall führt zu einer Komplement-vermittelten Hämolyse (brauner Morgenurin). Daneben tritt eine erhöhte Thromboseneigung, v. a. im abdominellen und ZNS-Bereich auf. Die Krankheit kann sekundär in eine akute myeloische Leukämie übergehen. Der Mangel an Membranproteinen (CD 59, CD 55) lässt sich in der **Durchflusszytometrie** (▶ Kap. 18.6) nachweisen. Die Knochenmarkuntersuchung kann ein volles Mark oder ein der aplastischen Anämie ähnliches Bild ergeben. ▶ Tab. 6.14 stellt die wichtigsten differentialdiagnostischen Abgrenzungen der aplastischen Anämie dar.

Tab. 6.14 Differentialdiagnose der aplastischen Anämie

akute Agranulozytose
paroxysmale nächtliche Hämoglobinurie
zyklische Neutropenie
Pelger-Huet-Kernanomalie
myelodysplastisches Syndrom
akute Leukämie

Merke: Zu den Panzytopenien (kombinierte Leukozytopenie, Thrombozytopenie, Anämie) gehören die lebensbedrohliche aplastische Anämie, die durch die immunologische Zerstörung unreifer Stammzellen verursacht wird, und die paroxysmale nächtliche Hämoglobinurie, die durch das Fehlen bestimmter Ankerproteine auf den peripheren Blutzellen gekennzeichnet ist.

Tab. 6.15 Störung der Knochenmarkfunktion durch autonome Zellproliferation

Myelodysplasien
akute oder chronische Leukämien
andere, das Knochenmark betreffende maligne Erkrankungen:
- Lymphome
- multiples Myelom (Plasmozytom)
metastasierende Tumorerkrankungen anderer Organe (z. B. Mammakarzinom)

Leukozytenmangel durch autonome Schädigung der Myelopoese

Ein Leukozytenmangel kann auch durch maligne Knochenmarkprozesse (▶ Kap. 6.5.2) in Folge verschiedener Erkrankungen (▶ Tab. 6.15) verursacht werden.

Merke: Neoplastische Erkrankungen (akute oder chronische Leukämien, Lymphome, Myelodysplasien, Metastasen solider Tumoren) verdrängen die gesunde Hämatopoese und können sekundär zu einem Leukozytenmangel führen.

6.5.2 Leukämien, Lymphome und multiples Myelom

Eine autonome, maligne Schädigung des Knochenmarks kann zu einer Vermehrung bestimmter Leukozytensubpopulationen führen. Die genauen Ursachen des Wachstums einer malignen Zelle sind in den letzten Jahren intensiv studiert worden. Man versteht inzwischen wesentliche Schritte der malignen Transformation, obwohl noch immer nicht alle Details geklärt sind. Leukämisches Wachstum ist, ähnlich wie andere Tumorerkrankungen, das Resultat multipler genetischer Veränderungen (▶ Kap. 15.1). Hierbei führt eine erste Alteration (z. B. durch eine Gentranslokation) zu nachfolgenden zellbiologischen Veränderungen (u. a. Apoptoseresistenz, Differenzierungsblockade, erhöhte Zellproliferation), welche in der Summe ein Überwiegen des malignen Klons gegenüber der normalen Zellpopulation zur Folge hat.

Grundsätzlich gilt, dass **Leukämien im Knochenmark** entstehen und **Lymphome in lymphatischen Organen**, z. B. Lymphknoten, Milz oder extralymphatisch, wie z. B. dem Magen. Leukämien werden nach ihrer Herkunft unterteilt in myeloische (ML) oder lymphatische Leukämien (LL), weiter unterscheidet man akute (**AML, ALL**) und chronische Formen (**CML, CLL**). Ein kleiner Teil lässt sich auch mit moderner Diagnostik nicht richtig einordnen. Lymphome unterteilt man in **Hodgkin Lymphome** und **Non-Hodgkin Lymphome** (**NHL**). Das **multiple Myelom** ist eine Zellneoplasie reifer B-Zellen und geht von einer individuellen Plasmazelle aus. Die pathologischen Plasmazellen wachsen häufig im Knochengerüst, können aber auch solitär, z. B. im Nasen-rachenraum oder in der Haut, auftreten. Von einem multiplen Myelom spricht man, wenn die Erkrankung ausgebreitet ist. Ein singulärer Myelomherd wird nach der WHO heute **Plasmozytom** genannt.

Genetische Veränderungen

Eine grundlegende Entdeckung war die Chromosomenveränderung, die der **CML** zugrunde liegt. Das **Philadelphiachromosom** entsteht durch den Aus-tausch von Chromosomenabschnitten der Chromosomen 9 und 22 (Trans-lokation t(9;22)). Als somatische Mutation betrifft die Veränderung nur die Leukämiezellen. Diese Translokation bewirkt die Genfusion der Gene *BCR* und *ABL*, das entstandene Fusionsgen kodiert für eine Tyrosinkinase ($p210^{BCR-ABL}$) mit transformierenden Eigenschaften. $p210^{BCR-ABL}$ verändert zelluläre Signale, die in Apoptoseblockade, erhöhter Zellproliferation und genetischer Instabilität resultieren. Bei 30 % der ALL kann ebenfalls die Genfusion *BCR-ABL* nachgewiesen werden. Allerdings resultiert daraus eine etwas kleinere Tyrosinkinase ($p190^{BCR-ABL}$).

Auch andere Genfusionen resultieren in akuten Leukämien (▶ Tab. 6.16). Oft sind Gene, die für Hämatopoese-relevante Transkriptionsfaktoren kodie-ren, von der Läsion mitbetroffen. Die Läsion wird häufig über eine zytogene-tische Analyse der Leukämiezellen detektiert. Die molekularen Verände-rungen haben nicht nur eine hohe prognostische, sondern z. T. auch eine therapeutische Bedeutung. Es wurden Moleküle hergestellt, die über die Hemmung der Aktivität der Fusionsproteine in vivo Remissionen bei aus-behandelten Leukämien erzielen. Ein Beispiel hierfür ist der *Abl*-spezifische Tyrosinkinaseinhibitor Imatinib (Glivec®), der die Therapie der CML revolu-tioniert hat.

Tab. 6.16 Beispiele von Gentranslokationen/-fusionen, die bei Leukämien gefunden werden (t: Translokation, inv: Inversion)

Leukämie	Subtyp	Zyto-genetik	Gene	Genfunktion	Wirkstoff
CML/ALL		t(9;22)	BCR-ABL	Tyrosinkinase	Imatinib, Dasa-tinib, Nilotinib
AML	M2	t(8;21)	AML-ETO	Transkriptions-faktor	Hochdosis-Cytarabine
AML	M3	t(15;17)	PML-RARa	Transkriptions-faktor	Vitamin A (ATRA), Arsen
AML	M4 Eo	inv(16)	CBF-MYH11	Transkriptions-faktor	Hochdosis-Cytarabin
AML	M5	t(11q23)	MLL	DNA-Reparatur	nicht bekannt

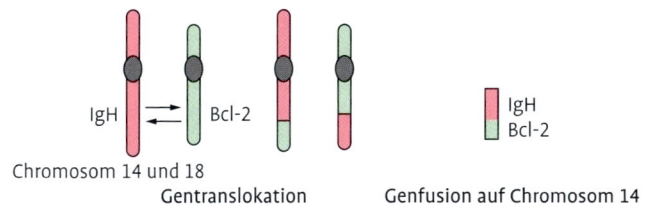

Chromosom 14 und 18
Gentranslokation   Genfusion auf Chromosom 14

Abb. 6.16 Gentranslokation beim Non-Hodgkin Lymphom führt zur Fusion zweier Gene.

Ähnlich akuten Leukämien, werden **NHL** über Translokationen induziert, wobei häufig kritische Gene (z. B. das anti-apoptotische Bcl-2 Gen) mit Immunglobulingenen fusioniert werden. Daraus resultiert eine dauerhafte Aktivierung eines antiapoptotischen Signals, was zur Transformation beiträgt. Ein Beispiel hierfür ist die bei follikulären NHL sehr häufige Translokation t(14;18), bei der das Bcl-2 Gen (Chromosom 18) in die Region des Genes für die schwere Kette von Immunglobulinen (Chromosom 14) gelangt (▶ Abb. 6.16).

Eine einzelne, für das multiple Myelom charakteristische Genaberration ist nicht bekannt; jedoch besitzen Patienten mit einer in den Myelomzellen nachweisbaren Deletion des langen Armes des Chromosoms 13 eine signifikant schlechtere Prognose.

Merke: Bei Leukämien finden sich häufig Genaberrationen (Translokationen). Die durch die Fusion entstehenden neuen Proteine (z. B. Tyrosinkinasen) tragen zur Transformation der Zellen bei. Die Translokation beeinflusst die Prognose der Leukämie. Spezifische Inhibitoren der Fusionsproteine sind bei der Behandlung der Leukämien erfolgreich.

Labordiagnostik

Myeloische Leukämien sind durch Präsenz **myeloischer Differenzierungsmarker** charakterisiert, lymphatische durch lymphatische Marker. Viele myeloische Marker sind Enzyme (z. B. Myeloperoxydase, Esterase) der Zellen, die man auf Objektträger ausgestrichenen Zellen anfärben kann. Lymphatische Systemerkrankungen werden durch fluoreszens-markierte monoklonalen AK, die Antigenstrukturen auf den Zellen erkennen, detektiert. Dann werden die Zellen in einem FACS-Gerät gezählt (▶ Kap. 18.6) und bei Bedarf sortiert.

Bei Verdacht auf eine Leukämie und ein malignes Lymphom gehört **die morphologische Knochenmarkuntersuchung** (Zytologie am Ausstrich, Histologie an der Knochenstanze), eine FACS-Analyse sowie eine zytogenetische

Untersuchung zur Diagnostik. Die Aufteilung in lymphatische vs. myeloische Leukämie ist wichtig, da die Patienten unterschiedlich therapiert werden. Bei einer ALL stehen Medikamente (Prednison, Vincristin, L-Asparaginase, Methotrexat) mit starker Wirkung auf lymphatische Zellen im Vordergrund, während bei AML Cytarabin und Anthracycline (z. B. Daunorubicin) eingesetzt werden.

Die Hodgkin-Krankheit ist histologisch durch Hodgkin Zellen oder dem vielkernigen Abkömmling (Sternberg-Reed-Riesenzelle) charakterisiert, während NHL diese Zellen nicht aufweisen. Die pathologische Einteilung der NHL war in den letzten Jahren häufigen Wechseln unterworfen und wird nun nach der WHO vorgenommen. Am häufigsten sind von B-Zellen ausgehende B-NHL (über 90 %), während T-NHL selten sind. Die Ausgangszelle der jeweiligen Lymphome kann grob durch das Antigenmuster bestimmt werden.

Die Zellen des **multiplen Myeloms** sind im Knochenmarkausstrich morphologisch fast immer als Plasmazellen erkennbar, manchmal allerdings sehr unreif, was die Differentialdiagnostik erschwert, insbesondere bei asekretorischen Myelomen. Der Prozentsatz an pathologischen Plasmazellen sollte über 10 % aller kernhaltigen Knochenmarkzellen betragen. Bei multiplen Myelomen, die nur eine Leichtkette, aber keine Schwerkette bilden, spricht man von einem **Leichtkettenmyelom**. Da die meisten Myelome sekretorisch sind, kann das isolierte Immunglobulin (**Paraprotein**) als **M-Gradient** in der Serumprotein-Elektrophorese (▶ Kap. 2.2, ▶ Abb. 2.3) nachgewiesen werden; der Nachweis, welche Untergruppe (IgG; IgM oder IgA; Leichtkette kappa oder lambda) vorliegt, erfolgt dann durch eine **Immunfixation** (▶ Kap. 18.11).

Das pathologische Ig-Molekül hat im Urin eine charakteristische Eigenschaft: Die Harnprobe trübt bei Vorhandensein eines monoklonalen Ig-Moleküls bei Erwärmung auf 50 °C, um dann nach weiterer Erwärmung wieder klar zu werden (**Bence-Jones-Protein**). Heute wird allerdings zum Nachweis monoklonaler Leichtkettenausscheidung im Urin eine Immunfixation (wie auch im Serum) durchgeführt.

Eine wichtige Differentialdiagnose des multiplen Myeloms ist die **monoklonale Gammopathie unklarer Signifikanz** (M-GUS), bei der ebenfalls eine Vermehrung eines isolierten Ig-Moleküls mit M-Gradientenbildung gefunden wird. Die M-GUS wird bei bis zu 3 % der Menschen über 60 Jahre diagnostiziert. Die anderen, für das multiple Myelom kennzeichnenden Veränderungen (z. B. multiple Knochenläsionen, Vermehrung von Plasmazellen im Knochenmark, sekundäre Schädigung anderer Organe, wie z. B. die Niere durch das Paraprotein), werden hierbei nicht gefunden. Ein Teil der M-GUS geht in ein multiples Myelom über.

Klinik der Leukämien, Lymphome und des multiplen Myeloms

Da bei **Leukämien** durch z. T. funktionsgestörte Vorläuferzellen die normalen blutbildenden Zellpopulationen verdrängt werden, kann es in einzelnen Leukozytenpopulationen zu einer Verminderung der Zellzahl kommen. Daher ähneln die klinischen Beschwerden **akuter Leukämien** denen der aplastischen Anämie: Infektabwehrschwäche gegenüber Bakterien und Pilzen (z. B. rezidivierende Infekte, Pneumonien, Mundsoor) beim Fehlen von Granulozyten, Müdigkeit und Blässe beim Fehlen der Erythrozyten und (petechiale) Blutungen beim Fehlen von Thrombozyten. Die mittlere Lebenserwartung akuter Leukämien liegt ohne Behandlung im Bereich weniger Wochen. **Chronische Leukämien** machen zunächst weniger Probleme und sind oft eine Zufallsdiagnose, z. B. bei einer betriebsärztlichen Untersuchung. Bei symptomatischen Verläufen macht die CML Beschwerden durch eine Milzschwellung, während bei der CLL Lymphknotenschwellungen im Vordergrund stehen. Die CML ist sofort nach Diagnose therapiebedürftig, während bei der CLL oft Jahre abgewartet werden kann, bevor überhaupt mit einer Behandlung begonnen werden muss. Viele Patienten mit CLL benötigen keine oder nur sehr spät eine milde Chemotherapie. Ein Problem bei chronischen Leukämien ist generell, dass konventionelle Therapieverfahren, im Gegensatz zu akuten Leukämien, keine Heilungschance erbringen. Einzige kurative Therapie ist die **allogene Knochenmarktransplantation oder Blutstammzelltransplantation**. Die allogene Blutstammzelltransplantation weist eine hohe therapieassoziierte Mortalität auf, so dass diese Behandlung nicht bei allen Patienten angewendet werden kann.

Lymphome werden häufig über die Schwellung des jeweiligen Lymphknotens diagnostiziert. Außerdem leidet ein Teil der Patienten unter sogenannten B-Symptomen, also Fieber unklarer Genese, Nachtschweiß oder Gewichtsverlust. Bei Hodgkin-Lymphomen wie bei NHL ist für die richtige Wahl der Therapie eine referenzpathologische Untersuchung und eine Ausbreitungsdiagnostik entscheidend.

Patienten mit **multiplem Myelom** leiden häufig unter schweren Infektionen, da die von den malignen Plasmazellen gebildeten AK funktionslos sind. Darüber hinaus treten starke Knochenschmerzen, die durch die von den Myelomherden im Knochen induzierten Osteolysen erklärt werden, auf. Diagnostisch wegweisend sind neben der Histologie und Zytologie des Knochenmarks bildgebende Verfahren, wie Röntgen des Kopfes (Knochenläsionen) oder der langen Röhrenknochen.

Merke: Lymphome, Leukämien und das multiple Myelom sind relativ häufige Erkrankungen. Diese Erkrankungen werden über eine zytologische oder eine histologische Untersuchung des Knochenmarks diagnostiziert. Dabei sind neben der konventionellen morphologischen Färbung enzymatische und immunologische Untersuchungen (FACS) unabdingbar für eine korrekte Diagnose. Bei Lymphomen erfolgt eine Lymphknotenbiopsie.

6.5.3 Qualitative Störung der Funktion reifer Leukozyten

Qualitative funktionelle Störungen reifer Leukozyten beruhen auf genetischen Defekten, die in einer erhöhten Rate chronischer bakterieller Infektionen resultieren:

Der **Myeloperoxydasemangel** führt über eine gestörte Phagozytose zu einer gestörten intrazellulären Bakterizidie.

Die häufigere **septische Granulomatose (chronische granulomatöse Erkrankung, CGD)** ist durch eine Störung der Superoxidbildung in Granulozyten charakterisiert. Folge ist eine gestörte intrazytoplasmatische Bakterizidie. Die chronischen Infektionen betreffen vorwiegend die Haut (sekundäre Granulombildung). Die Prognose ist ernst.

Das **Chédiak-Steinbrinck-Higashi-Syndrom** ist ebenfalls durch eine defekte Phagozytose charakterisiert. Zusätzlich stehen Albinismus, schwere Immundefizienz und abnorme Thrombozytenfunktion im Vordergrund der Erkrankung. Der Defekt liegt in einem Gen, welches in die Fusion von Phagosomen und Lysosomen eingreift. Somit ist die Bakterizidie empfindlich gestört.

Zusammenfassung

Alle Blutzellen (Erythrozyten, Thrombozyten, Leukozyten) werden im Knochenmark aus hämatopoetischen Stammzellen gebildet. **Anämien** (Erythozytenmangel) entstehen u. a. durch angeborene Störungen (Mutationen im Hb-Gen), Substratdefekte (Eisen, Häm, Folsäure, Vitamin B12), Intoxikationen, Infektionen, autoimmunbedingte Störungen und durch primäre Knochenmarkerkrankungen. Über das **MCV** (mittleres korpuskuläres Volumen) und das **MCH** (mittleres korpuskuläres Hb) der Erythrozyten werden Anämien nach Zellgröße (mikro-, normo-, makrozytär) und Farbstoffgehalt (hypo-, normo-, hyperchrom) eingeteilt. Mit Hilfe der **Retikulozytenzahl** und des Retikulozytenproduktionsindex (RPI) wird die Regenerationsfähigkeit des Knochenmarks ermittelt.

Serumferritin dient als Marker für Speichereisen. Retikulozytenzahl↓, indirektes Bilirubin↑, LDH↑, Haptoglobin↓ sind **Hämolyse**zeichen. RPI, MCV, MCH und Hämolysemarker sind die wichtigsten Parameter zur Unterscheidung verschiedener Anämieformen. Die häufigste Anämieform ist die hypochrome/mikrozytäre **Eisenmangelanämie** (Serumferritin↓, Transferrin-R↑). Die hypochrome/mikrozytäre **Thalassämie** (angeborene Störung der Globinkettensynthese) ist eine wichtige Differentialdiagnose zur Eisenmangelanämie, die in ihrer β-Form mit einer Hb-Elektrophorese nachgewiesen werden kann. Weitere Ursachen von hypochromen Anämien sind Bleivergiftungen und Defekte der Häm-Synthese (**sideroblastische Anämien**). Zu den **hämolytischen Anämien** gehört die häufig durch Medikamente verursachte **autoimmunhämolytische Anämie** (Diagnose über positiven Coombs-Test). **Erythozytenfragmentationssyndrome** (z. B. der lebensbedrohliche **M. Moschcowitz**) lassen sich über Fragmentozyten im peripheren Blutausstrich nachweisen. Daneben gibt es **angeborene hämolytische Anämien** (Kugelzellenanämie, Sichelzellenanämie, PK-Mangel, G-6-PD-Mangel). Megaloblastäre Anämien (MCV↑, LDH↑↑) werden häufig durch einen Vitamin B12- (u. a. **perniziöse Anämie**) oder Folsäuremangel verursacht. **Myelodysplastisches Syndrom, aplastische Anämie** und **paroxysmale nächtliche Hämoglobinurie** werden durch Erkrankungen hämatopoetischer Stammzellen hervorgerufen. Die Diagnostik bleibt Spezialisten vorbehalten. Die normozytäre/normochrome **renale Anämie** wird durch die Grunderkrankung (Niereninsuffizienz) diagnostiziert. **Hypo-/normochrome Anämien als Folge chronischer Erkrankungen** lassen sich durch Serumferritin↑ und normwertigem Transferrin-R von der Eisenmangelanämie abgrenzen.

Leukozyten kommen im Blut als Granulozyten (Neutrophile, Eosinophile, Basophile), Monozyten/Makrophagen und Lymphozyten vor. Sie werden durch einen Differentialblutbildausstrich unterschieden. **Lymphozytensubpopulationen** (T- und B-Zellen) werden über eine FACS-Analyse differenziert. Störungen der Hämatopoese führen zu veränderten (häufig verringerten) Zellzahlen in der Peripherie. Je nachdem auf welcher Differenzierungsstufe die Störung stattfindet, können einzelne Subpopulationen (z. B. **Granulozytopenien**) oder alle myeloiden Zellen (**Panzytopenien**) betroffen sein. Fehlen Granulozyten (nahezu) vollständig (<500 Zellen/μl) spricht man von einer **Agranulozytose**. Angeborene Leukozytopenien (Neutropenien, SCID) sind lebensbedrohlich. Ursachen für reaktive Schädigungen reifer Granulozyten können Autoimmunvorgänge sein: **primäre autoimmune Granulozytopenie**, Diagnose über die AK gegen die Granulozyten; **sekundäre autoimmune Granulozytopenie**, z. B. bei Lupus erythematodes. Weiter kommt es bei einer Sepsis zu einer reaktiven Leukozytopenie. **Agranulozytosen**

können eine Autoimmunopathogenese, eine allergische (verschiedene Medikamentenklassen) oder toxische (Zytostatika) Genese haben. Bei der lebensbedrohlichen, erworbenen **aplastischen Anämie** sind alle Blutzelllinien (Leukozytopenie, Thrombozytopenie, Anämie) betroffen. Ursachen sind Medikamente, toxische Stammzellschädigungen oder pathologische Immunreaktionen. Differentialdiagnostisch muss die angeborene **paroxysmale nächtliche Hämoglobinurie** (Nachweis fehlender Membranproteine auf peripheren Blutzellen) abgegrenzt werden. Mit einer der aplastischen Anämie ähnlichen Symptomatik (und zusätzlich generalisierten Störungen) kommt bei Kindern die angeborene **Fanconi-Anämie** vor. Neoplastische Erkrankungen können sekundär über die Verdrängung der gesunden Hämatopoese zu einen Leukozytopenie führen. Bei den malignen Transformationen der Zellen der Hämatopoese unterscheidet man **Leukämien** (entstehen im Knochenmark betreffen myeloische (AML; CML) oder lymphatische (ALL, CLL) Zellen) und **Lymphome** (entstehen in lymphatischen Organen oder extralymphatisch). Das **multiple Myelom** ist eine Zellneoplasie ausgehend von einer Plasmazelle, die bei lokaler Begrenzung Plasmozytom genannt wird. Chromosomale Translokationen spielen bei der Genese von Leukämien und bei Non-Hodgkin Lymphomen eine Rolle. Die dabei entstehenden Fusionsproteine verursachen die Transformation der leukämischen Stammzelle. Inhibitoren dieser Fusionsproteine werden heute bereits bei der Behandlung bestimmter Leukämien mit großem Erfolg eingesetzt (Imatinib bei CML). Die **Diagnostik von Lymphomen/Leukämien** erfolgt über eine morphologische Knochenmarkuntersuchung/Lymphknotenbiopsie und enzymatische und immunologische Tests. Sekretorische multiple Myelome kann man über Serumprotein-Elektrophorese und anschließender Immunfixation erkennen. **Funktionsstörungen reifer Leukozyten** sind der Myeloperoxidasemangel, chronische granulomatöse Erkrankung und das Chédiak-Steinbrinck-Higashi Syndrom.

7 Immunsystem

7.1 Akute Entzündung

Laborparameter:

- Akute-Phase-Proteine (APP)
- CRP (C-reaktives Protein)
- Serumprotein-Elektrophorese
- Interleukin-6 (IL-6)
- Interleukin-8 (IL-8)
- Prokalzitonin
- (neutrophile) Granulozyten
- Lymphozyten
- Blutsenkungsgeschwindigkeit (BSG)

Ausgewählte Erkrankungen:

- ambulant erworbene Pneumonie
- systemic inflammatory response syndrome (SIRS)
- Sepsis

7.1.1 Pathophysiologie und Pathobiochemie der akuten Entzündung

Die akute Entzündung ist die **immunologische Antwort** auf eine Zellschädigung. Dieses **lokale Ereignis** kann, je nach Ausprägung und Schweregrad, mit einer **systemischen Reaktion** verbunden sein. Die systemische Komponente der akuten Entzündungsantwort involviert zentrale Organe (u. a. ZNS, Leber, Knochenmark). Ob es zu dieser systemischen Reaktion kommt, hängt entscheidend von der Schwere und dem Ausprägungsgrad der lokalen Gewebeschädigung ab. Daraus ergibt sich potentiell eine stufenweise Steigerung der Immunantwort, die von einer lokal begrenzten Entzündungsantwort, bis hin zur Sepsis und zum septischen Schock reichen kann. Jedes dieser Stadien zeichnet sich durch charakteristische, labormedizinische Parameterkonstellationen aus, die im Folgenden näher besprochen werden (▶ Abb. 7.1).

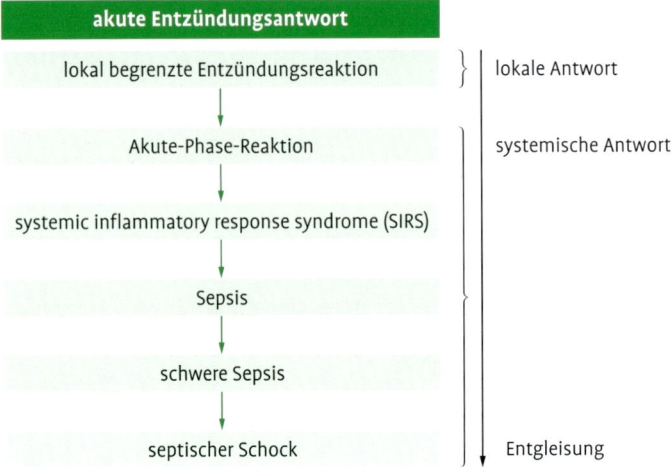

Abb. 7.1 Stufenweise Eskalation der akuten Entzündungsantwort.

Unabhängig vom Auslöser läuft die immunologische Antwort zunächst nach einem universellen Konzept ab. Hierbei steht die Aktivierung von zellulären und molekularen Komponenten des angeborenen Immunsystems im Mittelpunkt. Das **angeborene Immunsystem** kann unmittelbar, ohne Zeitverzögerung und unabhängig von der (Erreger-) Ursache auf das Ereignis reagieren. Dabei ist das primäre Ziel die Begrenzung des Schädigungsherdes, gefolgt von der Entfernung abgestorbenen Gewebes (debris) und dem Einsetzen von Reparaturprozessen. Von zellulärer Seite sind v. a. neutrophile **Granulozyten** und **Monozyten** an dem Geschehen beteiligt, die aus dem peripheren Blut rekrutiert werden. Das Anheften der Blutzellen an das Endothel und der Durchtritt durch das Endothel (Diapedese) wird durch die Expression von Adhäsionsmolekülen auf den Endothelzellen ermöglicht. Diese Aktivierung des Endothels, die maßgeblich an der frühen lokalen Entzündungsreaktion beteiligt ist, erfolgt unter dem Einfluss von Bindegewebszellen und von Granulozyten/Monozyten, die sich bereits am Ort der Entzündung befinden. Ein wesentlicher Mediator dieser Rekrutierung ist **Interleukin-8 (IL-8)**. Wichtige IL-8-Produzenten sind Fibroblasten, Monozyten und Keratinozyten, aber auch Endothelzellen selbst und Hepatozyten. Die Zielzelle ist hauptsächlich der neutrophile Granulozyt. IL-8 ist im Blut nachweisbar und dient als ein früher diagnostischer Marker für schwere Entzündungen (► Abb. 7.2).

Eine weitere frühe Folge der Gewebeschädigung ist die Produktion von **IL-6**. Dieses wird, ähnlich wie IL-8, von Fibroblasten, Keratinozyten, Endothelzellen, Monozyten, aber auch von T-Zellen produziert. IL-6 wirkt einerseits auf eine Reihe von Immunzellen (v. a. B-Zellen), zum anderen spielt es

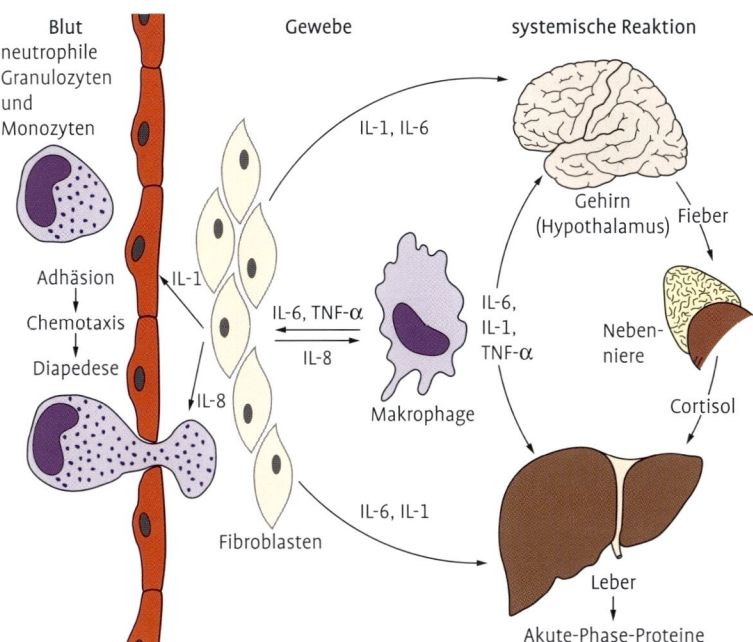

Abb. 7.2 Verknüpfung der lokalen Entzündungsantwort mit der Akute-Phase-Reaktion in Leber und Gehirn.

eine wichtige Rolle in der Induktion einer Akute-Phase-Reaktion (APR) in der Leber.

In das Gewebe eingewanderte Monozyten differenzieren durch die Aktivierung zu Makrophagen, die ihrerseits neue Entzündungsmediatoren produzieren. Diese Mediatoren lösen eine lokale Hyperämie aus, wirken vasodilatatorisch und erhöhen die endotheliale Permeabilität. Daraufhin kommt es zu einer verstärkten Einwanderung von Zellen, aber auch zum Einstrom von Flüssigkeit. Andere Zellen des angeborenen Immunsystems (z. B. eosinophile Granulozyten, Mastzellen) werden durch die Entzündungsmediatoren aktiviert und können sich ihrerseits am Entzündungsgeschehen beteiligen.

Neben diesen lokalen Effekten sind viele der Mediatoren an der systemischen Komponente der Entzündungsantwort beteiligt. Dazu gehören die Arachidonsäure und deren Metabolite, u. a. **Prostaglandine (PG)** und **Leukotriene (LT)**. Wichtige Vertreter sind PGE2, LTB4, LTC4 und andere. Auch die bei der Makrophagenaktivierung produzierten Zytokine IL-1, IL-6 und Tumor-Nekrose-Faktor (TNF)-α wirken systemisch. Obwohl diese Mediatoren essentielle Funktionen im Rahmen der akuten Abwehrmechanismen einnehmen, haben sie sich in der labormedizinischen Routinediagnostik nicht bewährt.

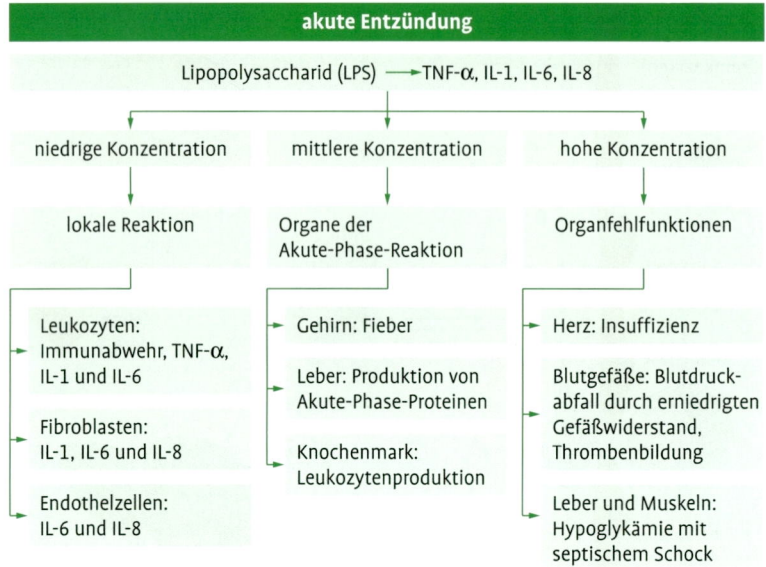

Abb. 7.3 Quantitative Veränderungen wichtiger Entzündungsmediatoren entscheiden über den Schweregrad im klinischen Verlauf.

Dies liegt im Wesentlichen an ihren kurzen Halbwertszeiten (wenige Minuten) und den hohen Konzentrationsschwankungen im Blut.

Die systemische Komponente der akuten Entzündung

Ob und wie stark sich eine systemische Reaktion im Rahmen einer akuten Entzündung ausbildet, hängt davon ab, in welchem Ausmaß lokale Entzündungsmediatoren produziert werden, die auf die Erfolgsorgane der systemischen Reaktion wirken. Damit steht die systemische Reaktion in einem proportionalen Verhältnis zu den lokal produzierten Botenstoffen. An der systemischen Reaktion sind u. a. das ZNS, die Leber und das Knochenmark beteiligt (▶ Abb. 7.3).

Zentralnervensystem (ZNS)

Klassischer Ausdruck einer systemischen Antwort ist die Entwicklung von Fieber. Das Zentrum der Thermoregulation im vorderen Hypothalamus wird maßgeblich von den pro-inflammatorischen Mediatoren TNF-α und IL-1 beeinflusst. Hier kommt es zu einer Veränderung des Sollwertes.

Leber und Hepatozyten

Die Hepatozyten spielen als Ort der Serumproteinsynthese eine zentrale Rolle. Im Rahmen der APR wird eine Vielzahl von Proteinen vermehrt gebraucht, dies wird durch eine erhöhte Produktion kompensiert. Alle Proteine, die im Rahmen der APR verstärkt oder vermindert produziert werden, werden als (positiv oder negativ regulierte) Akute-Phase-Proteine (APP) bezeichnet (▶ Tab. 7.1).

Tab. 7.1 Proteine der Akute-Phase-Reaktion

Akute Phase Proteine (APP)	
Komplement-Proteine	C2, C3, C4, C5, C9, Faktor B, C1 Inhibitor
Gerinnungsfaktoren	plasmatische Gerinnungsfaktoren, Fibrinogen, von-Willebrand-Faktor u. a.
Proteinase Inhibitor	α1-Antitrypsin, α1-Antichymotrypsin, α2-Antiplasmin, Heparin Cofaktor II, Plasminogen Aktivator, Inhibitor I
Metall-bindende Proteine	Haptoglobin, Hämopexin, Ceruloplasmin
negative APPs	Albumin, Pre-Albumin, Transferrin
Haupt-APPs	C-reaktives Protein, Serum Amyloid A
andere Proteine	α1-Acid Glykoprotein, Häm Oxygenase, Mannose-Bindungsprotein, Leukozyten Protein I, Lipoprotein (a), Lipopolysaccharid-Bindungsprotein (LPB)

Merke: Die Akute-Phase-Reaktion (APR) stellt eine universelle Antwort des Organismus auf massive biochemische Stressreaktionen dar. Eine nachweisbare APR bedeutet nicht notwendigerweise das Vorliegen einer Infektion. Sie findet sich auch nach größeren Traumen, Operationen oder Herzinfarkt sowie physiologischerweise nach der Geburt beim Neugeborenen. Bei Infektionen lässt Höhe und Ausmaß der APR keinen zuverlässigen Rückschluss auf die Ätilogie zu (bakteriell, viral, parasitär, fungal).

Unter funktionellen Gesichtspunkten lassen sich bei der APR folgende Proteingruppen hervorheben:

Komplementfaktoren: Das Komplementsystem ist ein wichtiger Baustein der angeborenen Immunantwort. Die funktionellen Details werden weiter unten (▶ Kap. 7.1.2) beschrieben. Das Komplementsystem ist mit der Funktion der Monozyten und Granulozyten verknüpft, es steht in Beziehung zum Gerinnungssystem und reguliert über Spaltprodukte die lokale Durchblutung und endotheliale Permeabilität.

Plasmatische Gerinnungsfaktoren: Bei jeder akuten Entzündung kommt es zu einer lokalen, meist transienten Aktivierung der plasmatischen Gerinnung. Dies ist durch kapillare Schäden, die sich im Rahmen der Erregerinvasion bzw. sich daraus entwickelnden Abwehrmechanismen ergeben, bedingt (▶ Kap. 5.1.3).

> **Merke:** Bei jeder lokalen Entzündung kommt es auch zur (lokalen) Aktivierung der plasmatischen und zellulären Gerinnung.

Metallbindende Proteine: Metallionen sind Cofaktoren der Zellaktivierung und –funktion. Sie werden daher an Orten erhöhter Stoffwechselaktivität vermehrt zur Verfügung gestellt. Hierzu bedarf es Transportproteine (z. B. Haptoglobin, Ceruloplasmin, Hämopexin, Transferrin).

(Proteinase)-Inhibitoren: Jedes im Rahmen der Entzündungsreaktion aktivierte System unterliegt einer kontrollierten Gegenregulation bzw. Inhibition. Daher werden Inhibitoren des Komplementsystems (z. B. C1 Esterase-Inhibitor), der plasmatischen Gerinnung (z. B. Antitrombin III, Protein C, Protein S), Faktoren der Fibrinolyse und deren Inhibitoren sowie Proteinaseinhibitoren (z. B. α1 Antitrypsin, α1 Antichymotrypsin) vermehrt benötigt. Dieses ist zur Aufrechterhaltung der Homöostase unentbehrlich.

> **Merke:** Aktivierte Systeme unterliegen der engen Gegenregulation durch Inhibitoren. Daher ist es wichtig bei Störungen z. B. des Komplementsystems, des Gerinnungssystems oder zellulärer Funktionen nicht nur Aktivatoren zu messen, auch Inhibitoren sollten quantitav und funktionell erfasst werden.

C-reaktives Protein (CRP): Das CRP fördert die Agglutination und Präzipitation von Bakterien, Pilzen und anderen Zellen durch Bindung an galaktosehaltige Polysaccharide. Ferner aktiviert es das Komplementsystem über den klassischen Weg und fördert die Thrombozytenaggregation. CRP liegt normalerweise unterhalb der diagnostischen Nachweisgrenze. Innerhalb von 24–48 h nach Beginn der APR findet sich ein massiver Anstieg (mehr als das 100-fache der Basalproduktion) im Blut. Die Höhe des CRP korreliert gut mit dem Ausmaß und der Schwere der Entzündungsreaktion. Aufgrund der kurzen Halbwertszeit kommt es in der Abklingphase zu einem raschen Abfall der Werte. Generell spricht eine geringere CRP-Zunahme eher für eine virale und eine höhere eher für eine bakterielle Infektion. CRP-Werte >40 mg/l schließen mit einer relativ hohen Sicherheit eine virale Infektionsursache aus. Dennoch kann die Höhe des CRP-Anstiegs nicht als alleiniges Kriterium für die Unterscheidung zwischen viralen und bakteriellen Infektionen genutzt werden. Die CRP-Bestimmung hat heute in der Diagnostik die BSG abgelöst.

Merke: Das CRP ist ein Marker für eine APR. Die diagnostische Stärke des CRP sind: schneller Anstieg, Anstieg um das 10–100-fache und mehr, rascher Abfall nach Beseitigung der Ursache, Halbwertszeit 20 h, Korrelation zwischen Höhe des Anstiegs und Schwere der APR. Die diagnostische Schwäche des CRP liegt in einer mangelnden Diskriminierung zwischen viralen und bakteriellen Infektionsursachen. Als Faustregel kann gelten, dass bei einem CRP >40 mg/l eine virale Ursache unwahrscheinlich ist. Das CRP hat die BSG im Rahmen der Diagnostik akuter Entzündungen abgelöst.

Plasmaproteine führen auf Grund ihrer unterschiedlichen Ladungseigenschaften bei der elektrophoretischen Auftrennung zu einem charakteristischen Wanderungsmuster. Die densitometrische Auswertung der Serumprotein-Elektrophorese (▶ Kap. 18.9) erlaubt eine prozentuale Gegenüberstellung der einzelnen Fraktionen (Albumin, $\alpha 1$, $\alpha 2$, β, γ). Da die APP überwiegend in der $\alpha 1$- und $\alpha 2$-Fraktion, z.T. auch in der β-Fraktion laufen, steigt die relative (und absolute!) Konzentration dieser Fraktionen an. Entsprechend geringer fällt die prozentuale Höhe des Albumin-Peaks aus. Allerdings bleibt die absolute Konzentration des produzierten Albumins annähernd gleich. Zur Abschätzung der Konzentrationen der einzelnen Fraktionen ist daher, neben der prozentualen Verteilung der verschiedenen Protein-Fraktionen, auch die Messung der Gesamtprotein-(ggf. zusätzlich Albumin-)konzentration erforderlich (▶ Abb. 7.4).

Merke: Im Rahmen der APR bilden sich charakteristische Muster in der Serumprotein-Elektrophorese aus. Die Veränderungen im Bandenmuster beruhen auf veränderten Konzentrationen vieler verschiedener Proteine (Akute-Phase-Proteine). Eine quantitative Erfassung einzelner „Markerproteine" wird heute bevorzugt. Daher ist die Serumprotein-Elektrophorese kein Routineparameter im Rahmen der akuten Entzündungsdiagnostik.

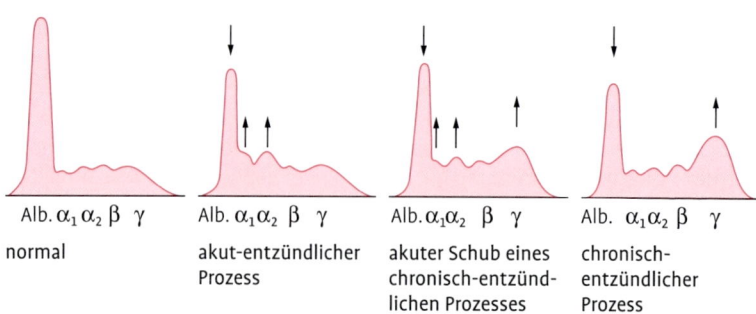

Alb. $\alpha_1\alpha_2$ β γ	Alb. $\alpha_1\alpha_2$ β γ	Alb. $\alpha_1\alpha_2$ β γ	Alb. $\alpha_1\alpha_2$ β γ
normal	akut-entzündlicher Prozess	akuter Schub eines chronisch-entzünd- lichen Prozesses	chronisch- entzündlicher Prozess

Abb. 7.4 Charakteristische Muster der Serumprotein-Elektrophorese: Physiologisches Muster, Muster bei akuter und chronischer Entzündung sowie bei einem akuten Schub einer chronischen Entzündung.

Knochenmark

Eine zentrale Reaktion im Rahmen der akuten Entzündung ist die Erhöhung der Produktionsrate für neutrophile Granulozyten. Die Produktion der Zellen steht unter enger Kontrolle durch die Kolonie-stimulierenden Faktoren (CSF) Granulozyten-CSF (G-CSF) und Granulozten/Makrophagen-CSF (GM-CSF). Diese werden v. a. von Stromazellen im Knochenmark produziert.

Die zellulären Komponenten

Zentrale Aufgabe der Zellen des angeborenen Immunsystems ist es, den Entzündungsherd so schnell und effizient wie möglich einzugrenzen. Ferner sind diese Zellen maßgeblich an den sich anschließenden Reparaturvorgängen beteiligt und haben eine Mittlerfunktion zum erworbenen Immunsystem, indem sie T-Zellen durch Antigenpräsentation und co-stimulatorische Signale aktivieren. Zellen des angeborenen Immunsystems spielen daher eine zentrale Rolle in der Regulation des gesamten Entzündungsgeschehens. Dabei können ihre Funktionen sich je nach der Phase der Entzündung ändern. Dies soll exemplarisch an den **Monozyten/Makrophagen** verdeutlicht werden (▶ Abb. 7.5).

Makrophagen werden zunächst benötigt, um eingewanderte Erreger zu eliminieren. Hierzu produzieren sie zytotoxische Metabolite (z. B. Sauerstoffradikale (H_2O_2, O_2^-)), kationische Proteine und Enzyme (z. B. Lysozym, saure Hydrolasen), die beim Bakterienverdau eine bedeutende Rolle spielen. Parallel hierzu regulieren sie die lokale Entzündungsantwort (z. B. gesteigerte Gefäßpermeabilität, Aktivierung von Endothelzellen und verstärkte Expression von Adhäsionsmolekülen, Ödembildung) und produzieren IL-6, TNF-α und IL-1, die an der Vermittlung der systemischen Antwort beteiligt sind. Makrophagen präsentieren frühzeitig im entzündlichen Geschehen Anti-

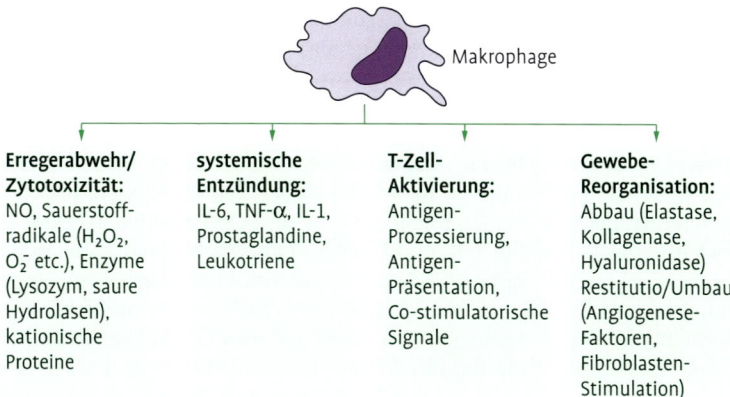

Erregerabwehr/ Zytotoxizität:	systemische Entzündung:	T-Zell-Aktivierung:	Gewebe-Reorganisation:
NO, Sauerstoff-radikale (H_2O_2, O_2^- etc.), Enzyme (Lysozym, saure Hydrolasen), kationische Proteine	IL-6, TNF-α, IL-1, Prostaglandine, Leukotriene	Antigen-Prozessierung, Antigen-Präsentation, Co-stimulatorische Signale	Abbau (Elastase, Kollagenase, Hyaluronidase) Restitutio/Umbau (Angiogenese-Faktoren, Fibroblasten-Stimulation)

Abb. 7.5 Zentrale Rolle der Monozyten/Makrophagen in der akuten Entzündungsreaktion.

gene, um das adaptive Immunsystem zu aktivieren. Bei der Bekämpfung der Erreger ist eine Schädigung des körpereigenen Gewebes unvermeidbar, da sezernierte Enzyme nur begrenzt zwischen körpereigenen Zellen und Bakterien unterscheiden können. Daher entsteht zwangsläufig, verstärkt durch die lokale Hypoxie, ein nekrotischer Bereich, welcher abgebaut werden muss. An diesem Prozess sind die von Makrophagen produzierten Enzyme (z. B. Elastasen, Kollagenasen, Hyaluronidasen) beteiligt. Im Rahmen der anschließenden Reparaturprozesse werden wesentliche Schritte der Angiogenese und der Fibroblastenfunktion durch Mediatoren der Makrophagen reguliert.

Neutrophile Granulozyten spielen insbesondere bei der bakteriellen Infektabwehr eine zentrale Rolle. Die bei einer Blutuntersuchung detektierten neutrophilen Granulozyten stellen nur einen Bruchteil der im gesamten Organismus verfügbaren Zahl an Neutrophilen dar (▶ Tab. 7.2). Etwa die Hälfte der in den Gefäßen zirkulierenden Granulozyten bewegt sich entlang

Tab. 7.2 Kompartimentalisierung neutrophiler Granulozyten

Komparimentalisierung neutrophiler Granulozyten	
pro µl Blut	5.000
Bei 6 l Blutvolumen	∼ 30 Mrd
„vasculäres Rolling"	∼ 30 Mrd
Lungenpool	∼ 50 Mrd
Leber/Milz-Pool	∼ 30 Mrd
Total	∼ 140 Mrd

der Endothelzellen (vasculäres rolling) und wird nicht detektiert. Auch Lunge, Leber und Milz sind zentrale Reservoirs für diese Zellen. Bedingt durch die kurze Halbwertszeit von 2 d muss das Knochenmark eine enorme Produktionsleistung vollbringen, um die Granulozytenzahl in Homöostase zu halten.

Auch bei Virusinfektionen spielt das angeborene Immunsystem zur zeitlichen Überbrückung bis die adaptive zytotoxische Antwort greift eine zentrale Rolle. Daran sind primär **natürliche Killerzellen (NK-Zellen)** beteiligt. Im Rahmen des erworbenen Immunsystems sind **CD8 positive T-Zellen** an der Virusabwehr beteiligt. NK- und T-zellen sind Lymphozyten, daher ist die Entwicklung einer Lymphozytose ein charakteristisches Zeichen bei einem Virusinfekt. Allerdings gibt es auch eine ganze Reihe von Virusinfektionen, die nicht mit einer Lymphozytose, sondern mit einer Granulozytose einhergehen. **Eosinophile Granulozyten** finden sich vermehrt bei parasitären und allergischen Erkrankungen. Da ihre Funktionen und Überlebenszeit eng an die Aktivität von T-Helferzellen (TH2-Subpopulation der T-Helferzellen, die ein besonderes Zytokinmuster mit IL-4, IL-5 und IL-13 produzieren) gekoppelt ist und diese TH2-Zellen wiederum die IgE Produktion regulieren, gehen Eosinophilie und IgE-Erhöhung parallel Hand in Hand.

7.1.2 Ausgewählte Erkrankungen

Ambulant erworbene Pneumonie

Die ambulant erworbene Pneumonie im frühen Kindes- oder im hohen Erwachsenenalter ist eine Infektionserkrankung, deren Diagnose eine labormedizinische Herausforderung darstellt. In beiden Altersgruppen gilt es häufig, die Symptomatik eines unklaren Fiebers mit labormedizinischen Methoden differentialdiagnostisch zu klären. Von den routinemäßig verfügbaren Entzündungsparametern (Leukozytenzahl, Zahl der neutrophilen Granulozyten, BSG, Körpertemperatur, CRP) erweist sich die Bestimmung des CRP in Bezug auf die diagnostische Sensitivität und Spezifität als die beste Wahl. Das CRP kann auch zur Unterscheidung zwischen viralen und bakteriellen Infektionen beitragen (▶ Kap. 7.1.1), zudem entwickelt sich bei vielen viralen Pneumonien eine bakterielle Superinfektion. Das Risiko für die Entwicklung einer ambulant erworbenen Pneumonie hängt eng vom Vorliegen verschiedener Grunderkrankungen (z. B. Diabetes mellitus) ab. Als wichtigster Prognosefaktor gilt ein initialer septischer Schock.

Merke: Im Vergleich zu den Parametern Fieber, Leukozytose, Granulozytose und BSG-Beschleunigung zeigt das CRP die beste Sensitivität und Spezifität bei der Diagnostik einer akuten Infektion, auch im Hinblick auf die Frage einer bakteriellen Ursache.

Systemic inflammatory response syndrome (SIRS) und Sepsis

Die **Sepsis** stellt eine große medizinische Herausforderung dar, da die Erkrankung trotz aller Fortschritte nach wie vor mit einer hohen Mortalität (über 50 %) verbunden ist. Jährlich sterben mehr Menschen an einer Sepsis als an den unmittelbaren Folgen eines akuten Myokardinfarktes. Bei einer Sepsis handelt es sich um ein SIRS, das durch eine Infektion hervorgerufen wird (▶ Abb. 7.6). Zur Diagnose eines SIRS werden die unspezifischen Parameter Temperatur, Herzfrequenz, Atemfrequenz und neutrophile Granulozyten herangezogen. Für eine positive SIRS-Diagnose müssen mindestens zwei dieser Parameter bestimmte Grenzwerte überschreiten. Diese unspezifischen Kriterien erreichen auch viele akute Entzündungen (oder sogar ein Marathonlauf). Ist eine Sepsis mit einer akuten Organdysfunktion kombiniert, so liegt eine schwere Sepsis vor.

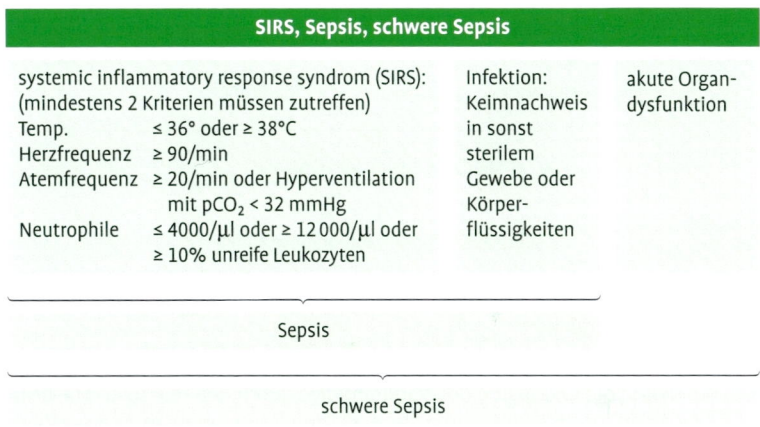

SIRS, Sepsis, schwere Sepsis

systemic inflammatory response syndrom (SIRS): (mindestens 2 Kriterien müssen zutreffen)		Infektion: Keimnachweis in sonst sterilem Gewebe oder Körperflüssigkeiten	akute Organdysfunktion
Temp.	≤ 36° oder ≥ 38°C		
Herzfrequenz	≥ 90/min		
Atemfrequenz	≥ 20/min oder Hyperventilation mit pCO$_2$ < 32 mmHg		
Neutrophile	≤ 4000/µl oder ≥ 12 000/µl oder ≥ 10% unreife Leukozyten		

Sepsis

schwere Sepsis

Abb. 7.6 Definition von SIRS, Sepsis und schwerer Sepsis.

Die entscheidenden pathophysiologischen Ereignisse bei der Sepsis sind die **Verbrauchskoagulopathie** (▶ Kap. 5.2.6) und das **Multiorganversagen** (▶ Abb. 7.7). Die neutrophilen Granulozyten spielen eine zentrale Rolle in der Pathogenese. Charakteristisch für ein SIRS sind Granulozytenzahlen von über 13.000 Zellen/µl und/oder mehr als 10 % unreife Zellen im peripheren Blut. Bei der Abwehr von Bakterien kommt es durch die Freisetzung von zytotoxischen und zytolytischen Mediatoren zu einer massiven Gewebeschädigung durch die Granulozyten. Dieser Mechanismus spielt in der Lunge eine wichtige Rolle, da hier die endotheliale Permeabilität massiv gesteigert ist und somit die Neutrophilen in hoher Zahl ins Gewebe einwandern können. Damit verhalten sich Lungenkapillaren anders als Kapillaren in der Periphe-

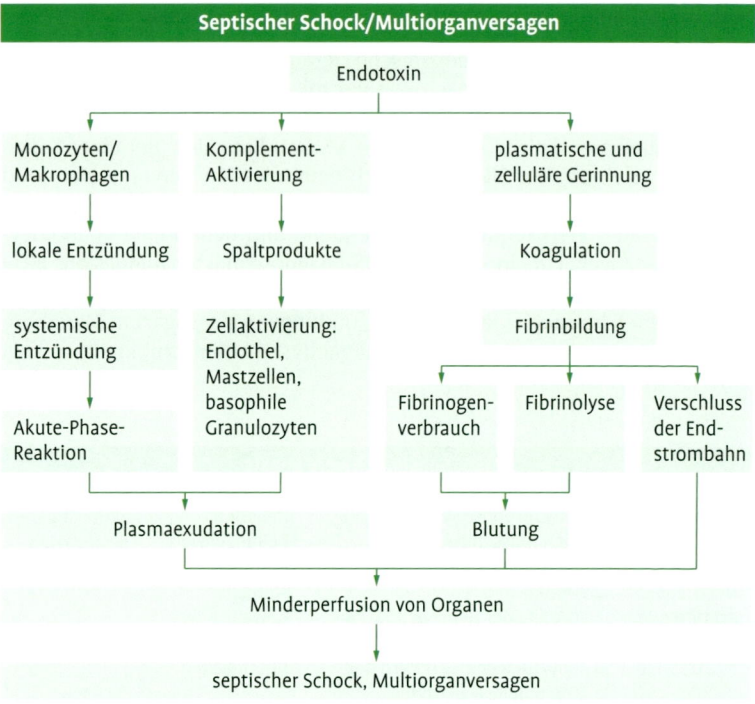

Abb. 7.7 Pathogenetisches Konzept des septischen Schocks und des Multiorganversagens.

rie, bei denen die Okklusion des Kapillarbettes durch den massiven Einstrom von Neutrophilen im Mittelpunkt steht. Dadurch kommt es in den peripheren (Mikro)thromben zu einer Akkumulation von neutrophilen Granulozyten und in Folge zu Gewebeschäden durch Hypoxie und Hypoperfusion.

Merke: Bei SIRS und Sepsis sind nicht nur massive Erhöhungen der Zahl an neutrophilen Granulozyten im peripheren Blut charakteristisch, sondern es kann auch zu plötzlichen Leukozytenstürzen bedingt durch einen vermehrten Verbrauch in der Peripherie und Überlastung der Produktion kommen.

Gegenwärtig werden neue prognostische Marker evaluiert, um eine bessere Aussage beim individuellen Patienten treffen zu können. Hier scheint sich die Zahl unreifer Granulozyten und unreifer myeloider Zellen im peripheren

Blut als neue Parameter herauszukristallisieren. In der Sepsisdiagnose hat sich das von neuroendokrinen Zellen produzierte **Prokalzitonin** (Vorstufe des Hormons Kalzitonin) in den letzten Jahren bewährt. Welche physiologische Rolle Prokalzitonin bei der Pathogenese der Entzündungsreaktion spielt, ist unbekannt. Prokalzitonin steigt bei einer systemischen Infektion rasch an, erreicht innerhalb von 24–48 h Höchstwerte und fällt bei einer Halbwertszeit von rund 24 h in der Ausheilungsphase wieder ab. Es ist daher nicht nur für die Diagnose, sondern auch für die Verlaufskontrolle einer Antibiotikatherapie geeignet. Ein Wert <0,5 µg/l macht eine Sepsis unwahrscheinlich, ein Wert >2 µg/l hat einen hohen prädiktiven Wert, Werte dazwischen sind im Graubereich und bedürfen der weiteren Kontrolle. Ein weiterer wichtiger Marker in der Sepsisdiagnostik ist **IL-6**. Ein deutlicher Anstieg der IL-6-Konzentration wird vor dem Einsetzen einer multiplen Organdysfunktion beobachtet. Auch hier spielt der Verlauf der IL-6-Konzentration eine Rolle; ein Ausgangswert soll daher so rasch wie möglich erhoben werden. Ein IL-6 Anstieg ist im weiteren Verlauf mit einer schlechten Prognose (hohe Mortalitätsrate) verbunden.

Merke: Bei schweren akuten Infektionen steigen IL-6-, Il-8- und Prokalzitoninspiegel 24 h schneller an als CRP-Spiegel. Diese Marker spielen daher in der Sepsisdiagnostik eine bedeutende Rolle (Frühdiagnostik, Sepsisausschluss, Ansprechen auf antibakterielle Therapie).

Die zweite Säule in der Pathogenese der Sepsis und des septischen Schocks stellt die **Komplementaktivierung** dar, die massiv im Rahmen der Bakteriämie einsetzt. Insbesondere die Spaltprodukte C3a und C5a haben einen erheblichen Einfluss auf die Aktivierung von Endothelzellen, Mastzellen und basophilen Granulozyten, die ihrerseits durch die Ausschüttung von vasoaktiven Mediatoren die Permeabilität des Endothels erhöhen und somit zu Plasmaexudation und sich zum daraus entwickelnden Volumenverlust beitragen.

Die dritte Säule in der Pathogenese besteht in der **Aktivierung der plasmatischen und zellulären Gerinnung** (▶ Kap. 5). Hier laufen Koagulation und Fibrinolyse parallel ab. Es kommt bedingt durch einen Insuffizienz im Nachschub der Gerinnungsfaktoren und deren Inhibitoren letztlich zur Verbrauchskoagulopathie mit einem Verschluss der Endstrombahn.

Merke: Fibrinogen ist ein Akute-Phase-Protein! Um einen Konzentrationsabfall im Rahmen einer Verbrauchskoagulopathie frühzeitig und sicher erfassen zu können, wird ein Ausgangswert benötigt, bzw. muss der Verlauf der Werte berücksichtigt werden. Analoges gilt z. B. auch für Antithrombin III.

Pädiatrische Besonderheiten

Bei der Interpretation von **Granulozyten- und Lymphozytenwerten** ist zu berücksichtigen, dass sich die prozentuale Verteilung der Zellen altersabhängig verändert. Als Faustregel kann gelten, dass bei Kindern unter 6 Jahren die Zahl der Lymphozyten größer ist als die der Granulozyten; um das 6. Lebensjahr sind beide Zellpopulationen etwa gleich groß; mit höherem Lebensalter überwiegen Granulozyten gegenüber den Lymphozyten.

Die Produktion von **IgM** ist Ausdruck einer Antwort des adaptiven Immunsystems vorwiegend auf mikrobielle Antigene. Daher entwickelt sich ein IgM-Titer i. d. R. erst postnatal im Säuglingsalter. Da IgM nicht diaplazentar von der Mutter auf das Kind übertreten kann, ist der Nachweis von IgM bei Neugeborenen ein sicheres Zeichen einer intrauterinen, pränatalen Infektion.

Labordiagnostische **Entzündungsparameter** zeigen innerhalb der ersten Lebenstage nach vaginaler Geburt charakteristische Veränderungen. Aufgrund der Stresssituation mit Hypoxie und Trauma kommt es physiologischerweise zu einer massiven neutrophilen Granulozytose, CRP-Werte sind erhöht, Prokalzitonin, IL-6 und IL-8 steigen an. Diese Sympotme dürfen nicht mit einer neonatalen Sepsis verwechselt werden. Es müssen die für **Neugeborene spezifischen Normalwerte** berücksichtigt werden, die schon 6–12 h nach der Geburt deutlichen Veränderungen (zunächst Anstieg, dann Abfall) unterliegen.

> **Merke:** Die vaginale Entbindung ist ein (transientes) Trauma mit Hypoxie für das Neugeborene. Damit sind alle mit Stress und APR verknüpften Laborparameter transient nach der Geburt erhöht (z. B. CRP, Granulozyten, IL-6, Il-8 und Prokalzitonin). Es gelten in den ersten 72 h daher andere Normalwerte!

In der Neugeborenenphase (besonders bei Frühgeborenen) ist zu beachten, dass das Immunsystem noch nicht in der Lage ist, Infektionen einzugrenzen. Dies hat zur Folge, dass z. B. eine Neugeborenen-Pneumonie rasch in eine Neugeborenen-Sepsis übergehen kann.

7.2 Immundefekte

Laborparameter:

- IgM, IgG, IgA, IgE
- IgG1-4 Subklassen
- IgA im Speichel
- Impftiter (Diphtherie und Tetanus Toxin, Hämophilus influenzae B, Streptokokkus pneumoniae)
- Differentialblutbild
- neutrophile Granulozyten (Durchflusszytometrie: Phagozytose, respiratorischer Burst, Adhäsion)
- T-Zellen (Durchflusszytometrie: T-Zell-Subpopulationen)
- Komplementfaktoren

Ausgewählte Erkrankungen:

- angeborene (selten!) Immundefekte
- erworbene (häufig!) Immundefekte

7.2.1 Pathophysiologie und Pathobiochemie von Immundefekten

Angeborene Immundefekte sind in der Normalbevölkerung seltene Erkrankungen. Die häufigsten angeborenen Immundefekte sind bei der AK-Produktion zu finden. So ist der IgA-Mangel mit einer Frequenz von 1:500 eine der häufigsten genetischen Störungen im Immunsystem überhaupt. T-Zell-Defekte sind weitaus seltener. Noch seltener sind angeborene Defekte im Komplementsystem.

Dagegen gehen viele Organerkrankungen mit einem **erworbenen Immundefekt** einher. Bekannte Beispiele sind Diabetes mellitus, Phasen mit exzessivem körperlichen oder psychischen Stress, Polytrauma, Verbrennungen und Proteinverluste. Bei diesen Erkrankungen kommt es indirekt zu Beeinträchtigungen bestimmter Immunfunktionen. Eine direkte Beeinträchtigung der Immunfunktionen findet sich bei Patienten mit Lymphomen und Leukämien und bei bestimmten, insbesondere viralen, Infektionen (z. B. AIDS). Darüber hinaus beeinträchtigt eine Vielzahl von therapeutischen Interventionen die Ausbildung einer adäquaten Abwehrreaktion. Dazu gehören immunsuppressive Therapien mit z. B. Cortison, Cyclosporin A, Tacrolimus, aber auch Chemotherapien, Bestrahlungen, große Operationen sowie Knochenmarktransplantationen. Hiervon abzugrenzen sind Phasen einer **physiologischen** (transienten) **Abwehrschwäche**. Diese finden sich in der neonatalen und

Tab. 7.3 Physiologische, primäre und sekundäre Immundefekte

physiologische Immundefekte	Neonatalperiode Alter
angeborene Immundefekte (= primäre)	Agammaglobulinämien Common-variable Immundefekte Hyper-IgM-Syndrom selektiver Ig-Mangel T-Zell-Defekte (SCID) Granulozytendefekte Komplementdefekte
erworbene Immundefekte (= sekundäre)	Lymphome (NHL, Myelom, Morbus Hodgkin) ALL, CLL nach Virusinfekten, z. B. HIV Malnutrition Polytrauma Verbrennung Proteinverlust Diabetes mellitus exzessiver körperlicher Stress Tumoren Infektionen
iatrogene Immundefekte (= sekundäre)	immunsuppressive Therapie Chemotherapie Radiation operative Eingriffe Knochenmarktransplantation

frühen Säuglings-Periode und im höheren Alter, bedingt durch eine Vielzahl noch nicht oder nicht mehr adäquat funktionierender zellulärer und molekularer Abwehrmechanismen (▶ Tab. 7.3).

Merke: Störungen der Abwehr sind häufig nicht angeboren, sondern im Rahmen von chronischen Erkrankungen, Infektionen, Tumoren, immunsuppressiven Therapien und Bestrahlungen erworben.

Aus der **Anamnese**, bzw. der **körperlichen Untersuchung** ergeben sich häufig Hinweise auf einen Immundefekt. Daher sind eine ausführliche Familienanamnese und eine gründliche körperliche Untersuchung unter Einbeziehung der lymphatischen Organe (Thymus, Lymphknoten, Milz) essentiell. Bestimmte Granulozyten-Defekte gehen mit einem verzögerten Abfall der Nabelschnur einher, andere Immundefekte manifestieren sich in (schweren)

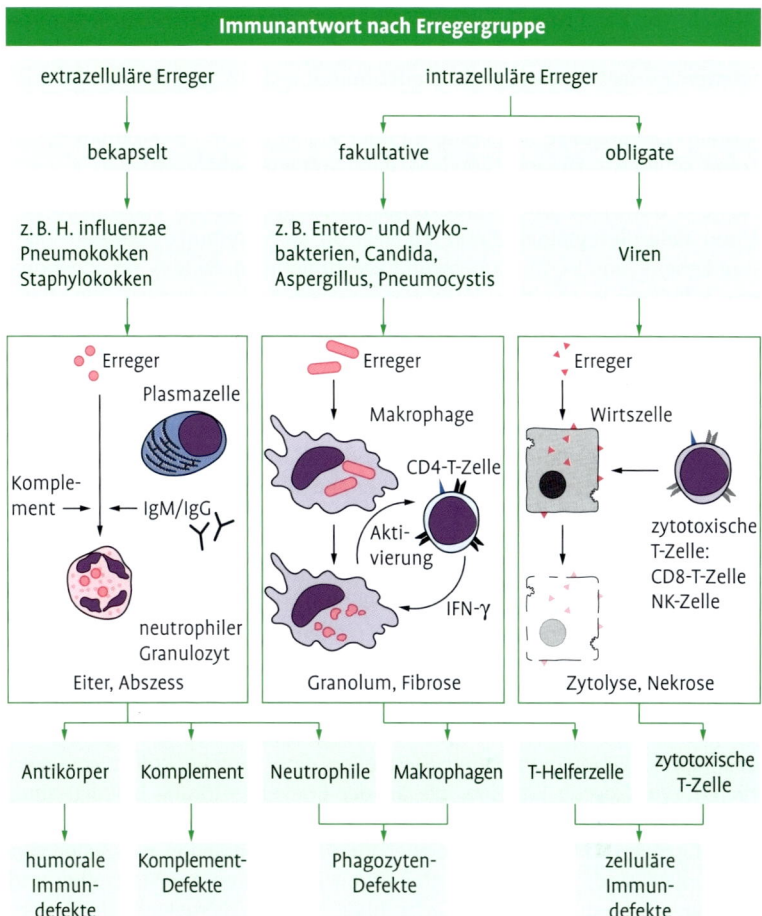

Abb. 7.8 Die insuffiziente Abwehr gegen bestimmte Erreger-Gruppen lässt einen Rückschluss auf die Lokalisation des Defektes in der Immunantwort zu.

Infektionen nach Lebendimpfungen. Das Muster zurückliegender Infektereignisse muss gründlich erfragt werden. Bei rezidivierenden Infektionen mit denselben Erregern, ungewöhnlichen Antibiotika-resistenten Infektionen, schweren Verläufen (z. B. Pneumonie, Meningitis) sollte immer ein Immundefekt als mögliche Ursache erwogen werden. Eine **labormedizinische Strategie** für die diagnostische Abklärung eines Immundefekts ergibt sich aus der Erreger-Situation, da sich die Antworten des Immunsystems je nach Erreger-Gruppe unterscheiden (▶ Abb. 7.8).

Abwehr von Bakterien: Bei der Abwehr von Bakterien und insbesondere von gekapselten Bakterien (z. B. Hämophilus, Pneumokokken, Staphylokokken) werden auf der Ebene des angeborenen Immunsystems zunächst das Komplementsystem aktiviert und neutrophile Granulozyten sowie Monozyten bereitgestellt. Die adaptive Immunität mündet schließlich in die Produktion von spezifischen AK, zunächst von IgM, dann von IgG-Subklassen.

Abwehr von Viren (obligat intrazelluläre Erreger): Bei der Elimination von Viren steht die zytotoxische Immunantwort im Mittelpunkt, um den Viren ihre Lebens- und Vermehrungsgrundlage zu nehmen. Seitens der angeborenen zellulären Immunität spielen hier zytotoxische Lymphozyten, die MHC-unabhängig Zytolyse vermitteln (z. B. NK-Zellen) sowie IFN eine Rolle. Die später einsetzende adaptive Immunantwort ist charakterisiert durch zytotoxische T-Zellen.

Abwehr fakultativ intrazellulärer Erreger: Zu diesen Erregern zählen z. B. Mykobakterien, Candida, Aspergillus und Pneumocystis. Diese Erreger werden von Makrophagen phagozytiert, können allerdings intrazellulär überleben, so dass für eine effektive Erregerelimination zusätzliche Strategien erforderlich sind. Über Antigenpräsentation werden T-Helferzellen (TH-1 Zellen), die IFN-γ, einer der potentesten Makrophagen-Aktivatoren, sezernieren, aktiviert. Über diese Regulationsschleife kommt es zu einer granulomartigen Akkumulation von Makrophagen und T-Zellen.

Abwehr von Parasiten und Würmer: Viele Parasiten und Würmer sind auf Grund ihrer Größe für die oben beschriebenen Abwehrmechanismen unzugänglich. Auf der Ebene der angeborenen Immunität spielen bei ihrer Abwehr eosinophile Granulozyten und Mastzellen eine zentrale Rolle. Sie sezernieren zytotoxische Proteine, die an der Erregerzerstörung beteiligt sind. Diese Zellen stehen seitens der adaptiven Immunität unter Kontrolle von T-Helferzellen (TH-2 Zellen), die auch für die IgE-Regulation in B-Zellen verantwortlich sind. IgE wiederum bindet an Rezeptoren auf Mastzellen und basophilen Granulozyten und fördert über eine Kreuzvernetzung der Rezeptorproteine die Degranulation dieser wichtigen Effektorzellen.

Antikörper (AK)

Immunglobuline (Ig) werden von B-Lymphozyten produziert. Bei Verdacht auf eine Störung der AK-Produktion werden zunächst die AK-Klassen (IgM, IgG, IgA und IgE, ▶ Tab. 7.4) und Subklassen (IgG-1 bis IgG-4, ▶ Tab. 7.5) quantitativ erfasst. Hinter einem normalen Gesamt-IgG-Wert kann sich auch ein Subklassenmangel verbergen, da kompensatorisch andere IgG-Subklassen vermehrt produziert werden. Nur IgG kann die Plazentabarriere (aktiv) passieren. Das mütterliche IgG fällt nach Geburt ab (IgG-Halbwertzeit ca. 25 d), während die säuglingseigene IgG-Produktion erst langsam in Gang

Tab. 7.4 Immunglobulin – Klassen und Immundefekt-Diagnostik

Klasse	IgG	IgA	IgM	IgE
Bemerkung	normales IgG	normales Gesamt-IgA	isolierte IgM-Erhöhung: Hyper IgM-Syndrom	Stellenwert in der Diagnostik: Erhöhung des Gesamt-IgE
	schließt IgG Subklassendefekt nicht aus	schließt IgA Subklassendefekt nicht aus sekretorisches IgA kann im Speichel gemessen werden		
Grenzwert	<1 g/l	altersabhängig <0,05 g/l Mangel: <0,05%. Altersperzentile	>0,05 g/l	>95% Altersperzentile

Tab. 7.5 Physiologische Bedeutung der IgG-Subklassen

Subklassen	bevorzugte Erkennung von
IgG-1	(bakteriellen) Proteinen und Peptiden
IgG-2	Polysacchariden
IgG-3	(viralen) Proteinen und Peptiden
IgG-4	Allergenen

kommt. Daher tritt insbesondere um das III. Quartal des ersten Lebensjahres herum ein physiologischer IgG-Mangel auf, der häufig mit rezidivierenden banalen Infektionen assoziiert ist. Zur Überprüfung der Schleimhautimmunität wird der IgA-Spiegel im Speichel gemessen. Ist IgA im Speichel nachweisbar, schließt dies einen Mangel an sekretorischem IgA aus. In der Säuglingsperiode ist zu beachten, dass die letzte Muttermilchnahrung einige Stunden zurückliegen muss, da hier mütterliches IgA übertragen und aufgenommen wird. Wenn trotz vorliegender Normalwerte immer noch der Verdacht auf einen AK-Defekt besteht, wird die Funktionalität der IgG-1 und IgG-2 AK überprüft. Diesen AK-Subklassen kommt eine zentrale Funktion in der Abwehr bakterieller Erreger zu. IgG-1 AK erkennen v. a. klassische Proteinantigene (z. B. Tetanus- und Diphtherietoxine). Eine Tetanus-Impfung geht also insbesondere mit der Produktion spezifischer IgG-1 AK einher. Im Gegensatz dazu erkennen IgG-2 AK v. a. Polysaccharide. Diese AK werden z. B. nach Haemophilus influenzae Typ B und Pneumokokken-Impfung produziert. Auch für diese Antigen-spezifischen IgG-Subklassen-AK gibt es Referenzwerte, die beachtet werden müssen.

Merke: Die AK-Diagnostik erfolgt mittels Quantifizierung der AK-Klassen und –Subklassen. Altersspezifische Normwerte sind zu beachten! Nur IgG-AK werden diaplazentar übertragen. Die Neuproduktion im Säugling kommt erst verzögert in Gang. Die Mutter überträgt mit der Muttermilch ca. 1 g IgA pro Tag. Dies trägt zur Schleimhautimmunität des Säuglings bei. Impf-AK sind ein gutes Hilfsmittel, um funktionelle spezifische IgG-AK nachzuweisen.

Neutrophile Granulozyten

Qualitative und quantitative Störungen können im Rahmen der Diagnostik der neutrophilen Granulozyten differenziert werden:

Quantitative Diagnostik: Mittels (automatisiertem) Differentialblutbild (▶ Kap. 18.20) werden neutrophile Granulozyten sicher und schnell erfasst. Eine Neutropenie liegt vor, wenn die Zahl auf unter 1.500 Zellen/µl abgefallen ist; bei einer schweren Neutropenie finden sich Werte unter 500 Zellen/µl. Aufgrund der kurzen Lebensdauer und der raschen Nachproduktion im Knochenmark können Störungen auch transient oder zyklisch vorkommen. Deswegen ist die wiederholte Messung, zweimal pro Woche über mehrere Wochen, bei Verdacht angezeigt. Wird eine Neutropenie diagnostiziert, so kann dies an einem gesteigerten Verbrauch in der Peripherie liegen. Hier steht dann zur weiteren Abklärung die Messung von Granulozyten-Auto-AK im Mittelpunkt (▶ Kap. 6.5.1). Alternativ kann aber auch eine Ausreifungsstörung im Knochenmark vorliegen. Die Knochenmarkmorphologie wird hier weiterführende Differentialdiagnosen zulassen (▶ Kap. 6.4).

Qualitative Diagnostik: Im Rahmen der Analytik (▶ Tab. 7.6) werden die zentralen Schritte der Aktivierung der neutrophilen Granulozyten überprüft. Dazu gehören die Adhärenz am Endothel, die Chemotaxis und Diapedese (Endotheldurchtritt), phagozytische Aktivität und der respiratorische Burst. Adhärenzmoleküle, Phagozytose und Burst-Aktivität können heute durchflusszytometrisch (▶ Kap. 18.6) untersucht werden. Die Moleküle CD18 und CD15, die bei der Adhäsion der Granulozyten eine Rolle spielen, sind mit seltenen familiären Defekten assoziiert. Die durchflusszytometrische Untersuchung der Phagozytose und Burst erfolgt nach Anbieten von markierten Partikeln oder Bakterien, mit kommerziellen Assays.

Die **septische Granulomatose** (▶ Kap. 6.5.3) ist eine der häufigsten genetischen Erkrankungen der neutrophilen Granulozyten. Eine Reihe von Antibiotika, Malariamedikamenten u. a. können mit einer (transienten) funktionellen Störung dieser Zellen einhergehen. Ferner können Stoffwechselerkrankungen, wie Leberzirrhose und der Diabetes mellitus, mit einer Störung des chemotaktischen Aktivität verbunden sein.

Tab. 7.6 Qualitative Labordiagnostik der neutrophilen Granulozyten

Funktioneller Test	Methode	Störungen
Adhärenz	Adhäsionsmoleküle Durchflusszytometrie	Leukozyten Adhäsionsdefekt LAD I (autosomaler Defekt der CD18-Synthese) Leukozyten Adhäsionsdefekt LAD II (Defekt der CD15s-Synthese) Behandlung mit u. a. Polymixin, Chinin und Cloroquin
Chemotaxis	Chemotaxisassay mit u. a. FMLP, C5a	LAD-Syndrom, Hyperimmunglobulin E-Syndrom (Job-Syndrom), Chediak-Higashi-Syndrom Urämie, Diabetes mellitus, Leberzirrhose
Burst	Durchflusszytometrie (Partikel oder Bakterien)	Behandlung mit u. a. Rifampicin, Nitrofurantoin, Gentamicin, Cloroquin
Phagozytose	Durchflusszytometrie (Partikel oder Bakterien)	septische Granulomatose, Chediak-Higashi-Syndrom, Schwachmann-Syndrom Behandlung u. a. mit Tetrazyklinen, Amphotericin, Amoxicillin, Eryhromicin

> **Merke:** Bei der Abklärung der neutrophilen Granulozyten müssen qualitative und quantitative Störungen unterschieden werden. Eine einmalige Messung reicht für den Ausschluss einer Neutropenie nicht aus! Im Mittelpunkt der qualitativen Analytik stehen durchflusszytometrische Testverfahren zur Beurteilung von Adhäsionsmolekülen, Phagozytoseaktivität und respiratorischem Burst.

T-Lymphozyten

Im peripheren Blut verbergen sich hinter den mittels Differentialblutbild gemessenen Lymphozyten eine Reihe von Subpopulationen. Man unterscheidet zunächst T- und B-Zellen (beim Erwachsenen im Verhältnis von 80:20). Die T-Zellen können weiter unterteilt werden in CD4- (T-Helferzellen) und CD-8 positive T-Zellen (zytotoxische T-Zellen), NK-T-Zellen und γ/δ-T-Zellen. Daneben gilt es zwischen ruhenden und aktivierten Zellen zu differenzieren. Eine Aktivitätszunahme findet sich bei viralen Infektionen, aber auch bei Infektionen mit Pilzen, Mykobakterien und anderen fakultativ intrazellulären Erregern.

Die **Durchflusszytometrie** (▶ Kap. 18.6) ist ein gängiges Instrument um eine grobe Übersicht über die verschiedenen Subpopulationen und deren Aktivierungsgrad zu erlangen. Die Spannbreite der Normwerte ist sehr weit, was bei der Interpretation der Befunde berücksichtigt werden muss. Eine der häufigsten klinischen Indikationen für die durchflusszytometrische Differenzierung von T-Zellen ist die HIV-Infektion; hier gilt ein besonderes Augenmerk der absoluten Zählung von CD4- und CD-8-T-Zellen. T-Zellen sind als Teil des adaptiven Immunsystems verantwortlich für die Ausbildung einer Antigen-spezifischen Immunantwort. Dies kann in der Zellkultur mittels **Proliferationstest** auf konventionelle Antigene (Ag) überprüft werden. Hierbei werden i. d. R. Ag eingesetzt, bei denen mit ziemlicher Sicherheit von einer vorangegangenen natürlichen Exposition ausgegangen werden kann (recall-Ag; z. B. bestimmte Bakterien, Pilz-Ag, Impftoxine).

Für die selektive Überprüfung zytotxischer T-Zellen stehen durchflusszytometrische **Zytotoxizitätstests** zur Verfügung. Hierbei werden markierte Zielzellen lysiert. Die Lyse dieser Zellen kann dann quantitativ erfasst werden.

Eine Vielzahl von Störungen auf molekularer Ebene sind im Rahmen der Differenzierung von T-Zellen nachgewiesen worden. Umso früher in der Entwicklungsreihe der Defekt liegt, umso ausgeprägter ist seine klinische Konsequenz. Diese kann bis zur vollständigen Abwesenheit einer T-Zellausreifung im Thymus oder der kompletten Abwesenheit von reifen T- und/oder B-Zellen reichen. Ursache selektiver T-Zellstörungen sind vielfältig, dazu gehören Zytokindefekte, Zytokinrezeptordefekte und Aktivierungsdefekte. Je nach Defekt ist die Klinik des Patienten unterschiedlich schwer ausgeprägt. Generell gilt, dass sich angeborene T-Zelldefekte rasch nach Geburt manifestieren, da das Kind auf die eigene zelluläre Immunantwort angewiesen ist.

Merke: Die durchflusszytometrische Differenzierung von Lymphozytensubpopulationen und deren Aktivierungsgrad ist eine Routinemethode. Jedoch ist dieses nur ein grobes Raster, bei dem i. d. R. bei zu eng definierten Referenzwerten zuviele pathologische Befunde erhoben werden! Eine weiterführende Diagnostik, einschließlich antigenspezifischer Proliferation, Zytokinproduktion, Zytotoxizität und molekularbiologischen Abklärungen bedarf einer hinreichenden Erfahrung mit diesen komplexen und störanfälligen Testverfahren.

Komplementsystem

Das Komplementsystem ist eng mit der plasmatischen Gerinnung verwandt. Heute unterscheidet man beim Komplementsystem neben der klassischen und alternativen Aktivierung auch einen dritten Aktivierungsweg über Lektine. Die letzten Schritte, die mit der Aktivierung von C3 eingeleitet werden,

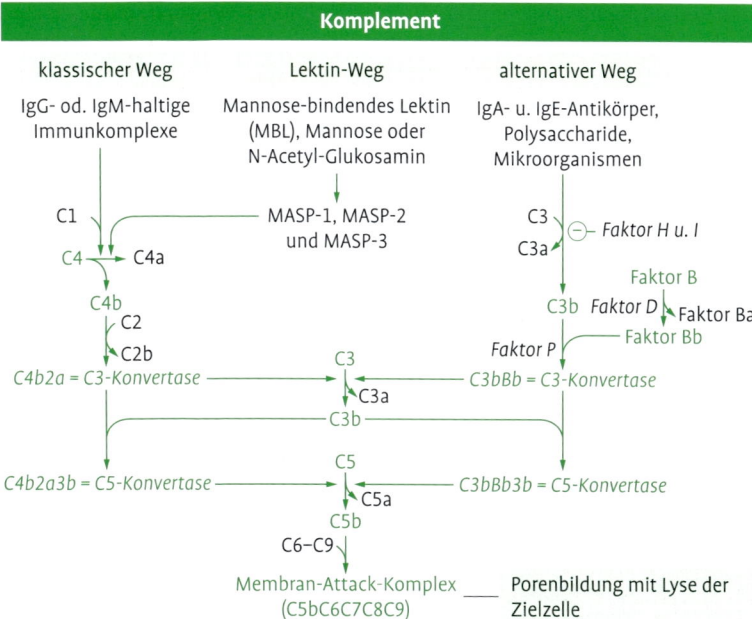

Abb. 7.9 Wege der Komplementaktivierung, Ausbildung des Membran-Attack-Komplexes.

verlaufen bei allen Aktivierungsformen gleich. (▶ Abb. 7.9). Die alternative Aktivierung setzt direkt bei Kontakt mit Fremdoberflächen ein. Hierbei bedarf es keiner immunologischen Vorerfahrung. Wesentlichster Aktivator des klassischen Weges sind Immunkomplexe (Ag-AK-Komplexe). Dies setzt i. d. R. voraus, dass schon ein länger andauernder Ag-Kontakt besteht.

Screeningtests für die Aktivität des Komplementsystems sind **hämolytische Assays**. Bleibt eine hämolytische Aktivität nach klassischer (C1, C4, C2) oder alternativer (B, D, P, C3B) Aktivierung aus oder fehlt sie in beiden Tests (C3, C5 bis C9), so spricht dies für das Fehlen einer oder mehrerer Komplement-Komponenten. Ein genetischer Komplement-Defekt ist extrem selten. Komplementproteine sind Akute-Phase-Proteine. Erhöhte Konzentrationen werden bei akuten und chronischen Entzündungen gemessen. Gleichzeitig findet man insbesondere bei chronischen Entzündungen einen erhöhten Verbrauch aufgrund einer vermehrten Aktivierung, z. B. durch Immunkomplexe oder chronischen Ag-Kontakt. Dies führt auch zu einem Anstieg der Spaltprodukte (insbesondere von C3a, C4d, C4a, C5a, Bb). Erhöhte Konzentrationen an Spaltprodukten sprechen für eine erhöhte Aktivierung des Komplementsystems. Die Komplementaktivität spielt heute in der Verlaufsbeurteilung einiger chronischer Entzündungserkrankungen eine Rolle. Hierzu zählen z. B. chronische Glomerulonephritiden, Vaskulitiden und andere Erkrankungen.

Merke: Angeborene Komplementdefekte sind extrem selten! Eine erhöhte Aktivierung des Komplementsystems findet sich nicht nur bei akuten bakteriellen (pyrogenen) Infektionen, sondern auch bei chronischen Entzündungen, insbesondere dann wenn Immunkomplexe vorliegen. Komplementproteine sind Akute-Phase-Proteine und steigen im Rahmen einer Akute-Phase-Reaktion entsprechend an. Gleichzeitig sprechen erhöhte Konzentrationen an Spaltprodukten für eine vermehrte Aktivierung.

7.3 Allergische Erkrankungen

Laborparameter:

- Gesamt-IgE
- Allergen-spezifisches IgE
- Allergen-spezifisches IgG/IgG4
- Tryptase
- eosinophile Granulozyten

Ausgewählte Erkrankungen:

- atopische Erkrankungen
- atopische Dermatitis/Neurodermitis
- (allergisches) Asthma bronchiale
- (allergische) Rhinokonjunctivitis
- Nahrungsmittelallergien

7.3.1 Pathophysiologie und Pathobiochemie allergischer Erkrankungen

Die Einteilung allergischer Reaktionen nach Coombs and Gell in die Typen I–IV hat sicherlich aus didaktischen Überlegungen heraus ihre Berechtigung, ist aber für das Verständnis allergischer Erkrankungen heute weitestgehend überholt. Ein klinisches Beispiel hierfür ist die Entzündungsreaktion bei der Neurodermitis/atopischen Dermatitis, bei der Reaktionen des Typ I (IgE-vermittelt)

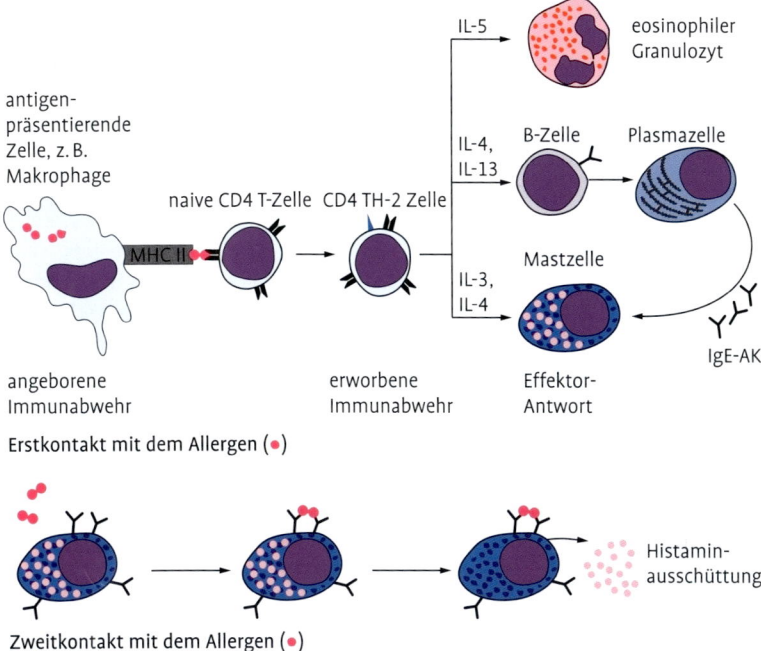

Abb. 7.10 Immunopathogenese allergischer Erkrankungen.

und des Typs IV (T-Zell-vermittelt) nebeneinander und ineinander verschachtelt ablaufen.

Die Bedeutung der labormedizinischen Diagnostik liegt bei den allergisch-atopisch-bedingten Erkrankungen. Gemeinsames Grundprinzip dieser Erkrankungen ist die Chronizität der Entzündungsreaktion, die sich an allen Grenzflächen des Organismus entwickeln kann. Hieraus ergeben sich unterschiedliche Krankheitsbilder, wie z. B. die Nahrungsmittelallergie (gastrointestinale Mucosa), das (allergische) Asthma bronchiale und der „Heuschnupfen" (Entzündungen der Atemwege), Neurodermitis/atopische Dermatitis (Entzündung an der Haut). Diesen Entzündungsreaktionen liegt ein gemeinsames pathogenetisches Konzept zugrunde (▶ Abb. 7.10).

Der (Erst-)Kontakt mit einem Allergen führt über Mechanismen der Ag-Präsentation zur Induktion spezifischer T-Zellen. Diese differenzieren bei allergischen Erkrankungen zu T-Helferzellen (TH-2 Zellen). **TH-2 Zellen** sind eine Spezies von Effektor-T-Zellen, die ein besonderes Zytokinspektrum produzieren. Hierzu zählen **IL-4, IL-5, IL-9, IL-13.** Diese Zytokine regulieren wesentliche Aspekte der Immunantwort bei der allergischen Entzündung. So spielt IL-4 zusammen mit IL-13 eine Rolle bei der Induktion der IgE-Synthese,

IL-5 fördert das Überleben/Aktivität von eosinophilen Granulozyten, IL-4 und IL-13 sind für die Biologie der Mastzellen relevant.

> **Merke:** Die allergische Entzündung ist charakterisiert durch TH-2-Zellen. Diese produzieren Zytokine, die die IgE-Synthese steigern und das Überleben und die Aktivität von eosinophilen Granulozyten unterstützen.

Den TH-2 Zellen stehen **TH-1 Zellen** gegenüber, die durch die Produktion von **IFN-γ** definiert werden. TH-1 Zellen spielen in der Abwehr viraler, bakterieller und fungaler Infektionen eine Rolle. Zwischen diesen beiden T-Effektor-Populationen besteht eine regulatorische Interaktion, sie inhibieren sich gegenseitig. Bei einer starken TH-2-Antwort ist eine TH-1-Antwort unterdrückt und umgekehrt.

Im Mittelpunkt der Allergiediagnostik steht die Messung von IgE-AK. Eine Erhöhung des **Gesamt-IgE** ist nicht Atopie-spezifisch. Neben allergischen Erkrankungen finden sich erhöhte IgE-Werte auch bei parasitären und bestimmten Virusinfektionen sowie bei einigen Autoimmunerkrankungen. Patienten im Spätstadium von AIDS zeigen ein erhöhtes IgE, weil in dieser Phase der Erkrankung sämtliche TH-1 Zellen eliminiert wurden, und es daher regulatorisch zu einer überschießenden TH-2-Aktivität kommt. Raucher haben ebenfalls ein höheres Gesamt-IgE als Nichtraucher (▶ Tab. 7.7). IgE hat eine relativ kurze Halbwertszeit von 2 d. Es kommt nicht zu einem diaplazentalen Übertritt von der Mutter auf den Fetus, so dass ein IgE-Nachweis schon früh auf eine Eigenproduktion des Kindes hinweist. Die Normalwerte sind stark altersabhängig und erreichen ein Maximum um das 15. Lebensjahr herum. Im höheren Lebensalter nimmt das Gesamt-IgE dann wieder leicht ab.

Ein wesentlicher Baustein der allergologischen Diagnostik ist der Nachweis von **Allergen-spezifischem IgE**, der aber lediglich eine allergische Sensibilisierung belegt. Dies bedeutet, dass das Immunsystem sich mit dem All-

Tab. 7.7 Krankheiten und Zustände mit einer Erhöhung des Gesamt-IgE

Erkrankungen und Zustände mit erhöhtem Gesamt-IgE
Atopie und Allergie
parasitäre Infektionen
bestimmte Virusinfektionen
verschiedene Autoimmunerkrankungen
Spätstadium AIDS
Verbrennungen
Raucher

ergen auseinander gesetzt hat und es über der Bildung von TH-2 Zellen zur Aktivierung der IgE-Produktion gekommen ist. Hiervon abgegrenzt werden muss der klinische Begriff einer Allergie. Dies ist eine klinische Diagnose, bei der nachgewiesen wurde, dass das spezifische IgE von klinischer Relevanz für den Patienten ist. Dieser Nachweis einer kausalen Bedeutung der Allergen-spezifischen IgE-AK erfolgt über eine Anamnese oder über Provokationen (nasal, oral).

> **Merke:** Der Nachweis von Allergen-spezifischem IgE belegt eine allergische Sensibilisierung, nicht aber zwangsläufig das Vorhandensein einer klinisch relevanten Allergie. Eine Allergie liegt dann vor, wenn nachgewiesen wurde, dass die Allergen-spezifischen AK auch für die klinischen Symptome des Patienten verantwortlich sind.

Es sind weit über 100 Allergene bekannt, gegen die Patienten spezifisches IgE bilden. Aus diesem Spektrum lassen sich einige Gruppen herauskristallisieren (▶ Tab. 7.8). Bei den **Nahrungsmitteln** sind Hühnerei und Kuhmilch die relevantesten; sie sind für 50 % aller Nahrungsmittelallergien im Kindesalter verantwortlich. Bei den **Innenraum-Allergenen** dominieren Hausstaubmilben, Tiere und Pilze. Bei den **Außenluft-Allergenen** sind es Pollen, die in Früh-, Sommer- und Spätblüher unterteilt werden. Besondere Allergene sind z. B. Latex (Berufsallergen!), sowie **Insektengift-Allergene**.

Tab. 7.8 Wichtige Allergene

Inhalationsallergene (außer im 1. Lebensjahr)	Nahrungsmittelallergene	Andere
Innenraum	Milch, Ei ($\sim$ 50 %)	Latex
Hausstaubmilben	Weizen, Soja	Insektengift (Biene,
Haustiere (Katze, Hund)	Erdnuss	Wespe)
Schimmelpilze	Gemüse	
Außenluft	Früchte	
Pollen (Frühling-Sommer-	Fische, Krabben,	
Herbst)	Muscheln	

Der Nachweis Allergen-spezifischer IgE-AK sollte quantitativ erfolgen. Semiquantitative Tests oder Multitests haben eine schlechtere Sensitivität und Spezifität. Die IgE-Diagnostik kann zu jeder Jahreszeit durchgeführt werden. Eine Wiederholung der Tests nach einigen Jahren ermöglicht die Überprüfung des Sensibilisierungsspektrums des Patienten. Engmaschigere Kontrollen sind bei bestimmten Therapiemaßnahmen, wie einer Hyposensibilisierung oder spezifischen Immuntherapie, empfehlenswert. Auf Grund molekularer Verwandtschaften zwischen verschiedenen Allergenen (z. B. bei Pollen und Nahrungsmitteln) kommt es beim Patienten zu **Kreuzreaktionen**. Dieses ist sowohl ein klinisch relevantes Problem als auch ein Problem bei der in-vitro Allergiediagnostik. Die bessere molekulare und biochemische Charakterisierung der Allergene ermöglicht den Einsatz von rekombinanten Allergenen. Hierbei handelt es sich um definierte Allergen-Moleküle, bzw. Komponenten von Molekülen, deren Allergie-Relevanz belegt ist.

Der Nachweis von **Allergen-spezifischen IgG-/IgG4-AK** spielt in der klassischen Allergiediagnostik keine Rolle. Die Produktion von IgG-AK, z. B. gegen Nahrungsmittel und andere ubiquitär vorkommende Umwelt-Ag, ist ein normaler immunologischer Prozess, der im Rahmen der immunologischen Toleranz-Reaktion zum Tragen kommt. So haben im Prinzip alle Menschen IgG-AK gegen alle relevanten aufgenommenen Nahrungsmittel. Allerdings gibt es einige Situationen, bei denen der Nachweis dieser AK relevant sein kann. Unter einer (erfolgreichen) spezifischen Immuntherapie (Hyposensibilisierung) entwickeln Patienten Allergen-spezifische IgG-AK, denen eine blockierende Funktion zugeschrieben wird. Allerdings beweist der Nachweis solcher AK nicht den Erfolg der Therapie. Die spezifischen IgG-AK spielen auch im Rahmen der Diagnostik der **allergischen Alveolitis** eine zentrale Rolle. Hier kommt es zur Bildung von IgG-Immunkomplexen, wobei als Ag meist organische Stäube und Partikel fungieren. Leider sind die hierfür notwendigen Tests nicht standardisiert, so dass viel Erfahrung bei der Testdurchführung und bei der Interpretation der Testergebnisse gefordert ist.

Im Rahmen der Mastzelldegranulation kommt es zur Freisetzung verschiedener Entzündungsmediatoren, so auch von **Tryptase**. Der Nachweis von Tryptasen im Blut oder Urin stellt damit den Beleg einer (abgelaufenen) Mastzelldegranulation größeren Ausmaßes dar. Eine Erhöhung der Tryptase-Werte findet sich bei Patienten mit Anaphylaxie, (chronischer) Urtikaria, Mastozytose und bei Psoriasis. Aber auch andere Erkrankungen, die mit ausgeprägtem Juckreiz (und damit einer Mastzelldegranulation) einhergehen, wie z. B. bei Dialysepatienten, zeigen eine Tryptase-Erhöhung. Die Halbwertszeit der Tryptase beträgt 2 d, so dass auch noch kürzer zurückliegende Ereignisse labormedizinisch nachgewiesen werden können. Dieser Test hat im Wesentlichen die Messung von Histamin und Histamin-Metaboliten abgelöst (▶ Tab. 7.9).

7.3.2 Ausgewählte Erkrankungen

Atopische (allergische) Erkrankungen

Allergien nehmen seit Ende des 2. Weltkrieges dramatisch zu. Heute leiden in Deutschland 12 Millionen Menschen an einer Allergie. Viele Patienten

Tab. 7.9 Tryptase als Entzündungsmarker

Tryptase
A und B Typtase
Nachweisgrenze <1 µg/l
95 % Perzentile bei 11,4 µg/l
Differentialdiagnose • Anaphylaxie • (chronische) Urticaria • Mastozytose • Psoriasis • chronischer Juckreiz bei Dialyse

sind nicht ausreichend diagnostiziert, was zu einer therapeutischen Unterversorgung führt. Daher stellt eine adäquate Diagnostik und Therapie dieser Patienten nach wie vor eine wichtige Herausforderung dar.

Unter **Atopie** versteht man die genetische Disposition für die Entwicklung einer allergischen Erkrankung mit IgE-Produktion. Eine genetische Grundlage für die Ausbildung einer Allergie ist heute unbestritten. Je häufiger allergische Erkrankungen bei anderen Familienmitgliedern auftreten, und je schwerer diese sind, umso höher ist das Risiko für ein weiteres Kind in dieser Familie selbst eine Allergie zu entwickeln. Die Suche nach Allergiegenen macht deutlich, dass es sich hierbei um polygenetische Erkrankungen handelt. Wie viele Mutationen auf wie vielen Genen im Einzelnen eine Rolle spielen, ist noch nicht abschließend geklärt. Die Genetik alleine kann die dramatische Zunahme dieser Erkrankungen innerhalb weniger Generationen jedoch nicht erklären. Als weitere Ursachen kommen Umweltbedingungen und Veränderungen der Lebensweise mit in Betracht. Welche Faktoren im Einzelnen entweder Allergie-protektiv oder als Allergierisikofaktoren wirken, ist Gegenstand vielfältiger Untersuchungen. Somit können diese Erkrankungen als Manifestationen von komplexen Gen-Umwelt-Interaktionen angesehen werden, die schließlich zu einer Fehlregulation des Immunsystems führen. Auch das (periphere) Nervensystem ist an der Ausbildung und Aufrechterhaltung der (chronischen) Entzündungsreaktion beteiligt (▶ Abb. 7.11).

Atopische Dermatitis/Neurodermitis

Die Erkrankung ist durch einen ausgeprägten Juckreiz charakterisiert, der mit einer Entzündung der Epidermis und Dermis einhergeht. Die Entzündung manifestiert sich bevorzugt an Prädilektionsstellen (u. a. Kniekehlen, Ellenbeugen, Streckseiten der Extremitäten, Hals-/Dekolletébereich, Gesicht). Bei 80 % der Erkrankten findet sich eine z. T. exzessive Erhöhung des Gesamt-

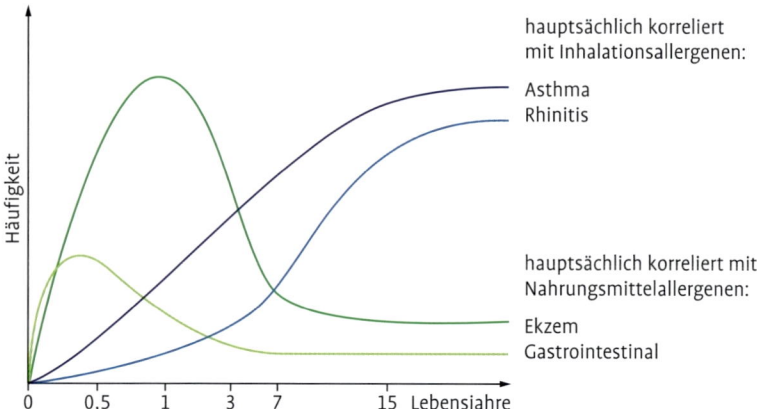

hauptsächlich korreliert
mit Inhalationsallergenen:

Asthma
Rhinitis

hauptsächlich korreliert mit
Nahrungsmittelallergenen:

Ekzem
Gastrointestinal

Abb. 7.11 Die Dynamik atopischer Manifestationen in Abhängigkeit von Lebensalter und Allergen-Spektrum.

IgE, 20 % der Patienten haben ein normales IgE. Demzufolge werden allergische und nicht-allergische Verlaufsform unterschieden. Eine Vielzahl von Triggerfaktoren können zu einem Neurodermitis-Schub bzw. zu einer akuten Exazerbation führen. Hierzu zählen unspezifische Faktoren wie Stress, psychologische Belastungsituationen, Wärme- oder Kälteexposition. Daneben finden sich auch häufig spezifische allergische Auslöser. Diese sind insbesondere Nahrungsmittelallergien im Kindesalter. Aber auch Inhalationsallergene können entweder durch Einatmen oder durch direkten Kontakt auf der Haut zu einer Ekzemverschlechterung beitragen. In jüngster Zeit sind mikrobielle Ag (z. B. Toxine von Staphylokokken) mit ihrer massiven T-Zell Antwort als weiter Exazerbationsfaktoren identifiziert worden.

Nahrungsmittelallergie

Eine allergische Reaktion auf Nahrungsmittel muss von Nahrungsmittelunverträglichkeiten bzw. Enzymdefekten (▶ Kap. 4.4) streng abgegrenzt werden. Auch bei der Diagnostik der klassischen Nahrungsmittelallergie steht die IgE-Diagnostik im Mittelpunkt. Der Nachweis von Allergen-spezifischen IgE-AK beweist auch hier nur das Vorliegen einer Sensibilisierung. Es muss individuell geprüft werden, ob das identifizierte Allergen, welches mit einer IgE-Reaktion assoziiert ist, auch für die klinischen Symptome der Patienten verantwortlich ist.

Die IgE-vermittelten Nahrungsmittelallergien sind im Säuglings- und Kleinkindalter besonders häufig. Die Hälfte dieser Allergien lassen sich auf Kuhmilch- und Hühnereiweißunverträglichkeiten zurückführen. Auch die

Erdnussallergie spielt eine zunehmende Rolle. Glücklicherweise habe viele Nahrungsmittelallergien eine relativ gute Prognose. Es gibt allerdings auch eine Reihe von Nahrungsmitteln, die mit chronischen und schwerwiegenden systemischen Reaktionen assoziiert sein können. Hierzu zählen Fische sowie Schalen- und Krustentiere, aber auch die Erdnuss.

Da die Therapie aus einer Meidung der entsprechenden Nahrungsmittel besteht, muss die Diagnose zweifelsfrei gesichert sein. Dies ist insbesondere bei Verdacht auf Allergien gegen Grundnahrungsmittel (z. B. Kuhmilch, Hühnerei) unerlässlich. Da viele Reaktionen nicht zeitgleich mit der Aufnahme der Nahrungsmittel einhergehen, sondern auch verzögert (bis zu 48 h) auftreten können, ist vielfach eine Provokation mit den verdächtigen Nahrungsmitteln unerlässlich. Dies sollte aber nur von Ärzten mit entsprechender Erfahrung und unter Krankenhausbedingungen durchgeführt werden.

Jeder Mensch hat IgG-AK gegen die wichtigsten Nahrungsmittel. Dies ist eine physiologische Immunantwort. Daher spielt die IgG-Diagnostik im Rahmen der Nahrungsmittelallergie-Abklärung keine Rolle.

Asthma bronchiale

Die allergische **Rhinokonjunktivitis** (Heuschnupfen) ist die häufigste allergische Manifestation am Respirationstrakt; die schwerste Manifestation ist das **Asthma bronchiale**. Diese Erkrankung ist gekennzeichnet durch die Trias (akute) Obstruktion der Atemwege, Entzündung in der Atemwegswand und der Ausbildung einer bronchialen Hyperreagibilität als Ausdruck einer Überempfindlichkeit des Bronchialsystems.

Wie auch bei der Neurodermitis können allergische und nicht-allergische Ursachen für den Asthmaanfall differenziert werden. Bei den Allergieauslösern stehen Inhalationsallergene im Mittelpunkt. Diese können in Außenluft- und Innenraum-Allergene unterschieden werden. Nicht-allergische Auslöser von Asthmaanfällen können z. B. Kälteexposition, feuchte Luft und Inhalation von Tabakrauch sein. Bei Virusinfektionen der oberen Luftwege findet sich häufig eine akute Exazerbation des Asthmas.

7.4 Chronische Entzündungen und Autoimmunerkrankungen

Laborparameter:

- Lymphozyten
- Eosinophile
- IgG, IgE
- Serumprotein-Elektrophorese
- Blutsenkungsgeschwindigkeit (BSG)
- Rheumafaktor
- CCP-AK
- antinukleäre-AK (ANA)

Ausgewählte Erkrankungen:

- rheumatoide Arthritis
- (systemischer) Lupus erythematodes

7.4.1 Pathophysiologie und Pathobiochemie chronischer Entzündungen

Chronische Entzündungen können sich grundsätzlich an allen Organen bzw. Gewebetypen manifestieren. Einer chronischen Entzündung liegt eine dauerhafte Stimulation bzw. Aktivierung des Immunsystems zugrunde. Diese kann mehrere Ursachen haben:

Chronische Infektionen: Viruserkrankungen spielen hier eine prominente Rolle. Beispiele sind die chronische Virushepatitis, Slow-Virus-Erkrankungen des Nervensystems, aber auch die durch Bakterien ausgelöste Borreliose. In diesen Fällen gelingt es dem Immunsystem nicht, den Erreger effizient zu eliminieren. Es kommt zu einer dauerhaften Vermehrung der Erreger, die eine anhaltende Aktivierung der Abwehrsysteme zur Folge hat (▶ Kap. 13).

Allergische Reaktionen: Auslöser sind harmlose Umwelt-Komponenten (Allergene), die als gefährlich erkannt werden. Wenn diese immer wiederkehrend mit dem Körper in Kontakt treten, entwickelt sich daraus eine chronische Entzündung. (▶ Kap. 7.3).

Autoimmunerkrankungen: Hierbei richtet sich das Immunsystem fälschlicherweise gegen harmlose körpereigene Strukturen (Autoantigene). Zwei Gruppen von Autoimmunerkrankungen können unterschieden werden:

- **Organspezifische Autoimmunerkrankungen,** wie z. B. Diabetes mellitus Typ I, Morbus Addison, autoimmune Schilddrüsenerkrankungen, perniziöse Anämie

- **Systemische Autoimmunerkrankungen,** zu denen die Kollagenosen zählen, bei denen insbesondere das mesenchymale Gewebe (Knorpel, Knochen, Gefäße, Haut, Muskeln, Bindegewebe) einen Angriffspunkt für das Immunsystem darstellt (▶ Abb. 7.12).

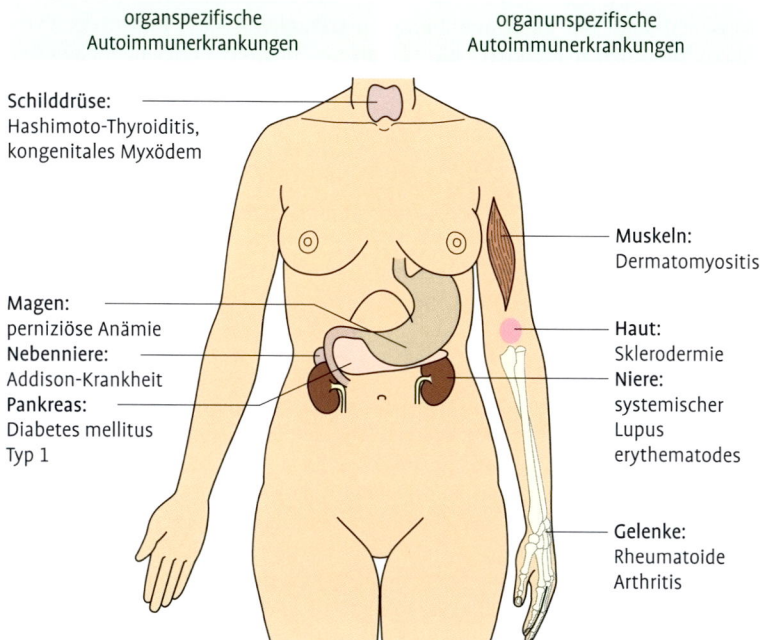

organspezifische
Autoimmunerkrankungen

organunspezifische
Autoimmunerkrankungen

Schilddrüse:
Hashimoto-Thyroiditis,
kongenitales Myxödem

Muskeln:
Dermatomyositis

Magen:
perniziöse Anämie
Nebenniere:
Addison-Krankheit
Pankreas:
Diabetes mellitus
Typ 1

Haut:
Sklerodermie
Niere:
systemischer
Lupus
erythematodes

Gelenke:
Rheumatoide
Arthritis

Abb. 7.12 Beispiele für wichtige organspezifische und –unspezifische Autoimmunerkrankungen.

> **Merke:** Chronische Entzündungen sind das Resultat einer chronischen Stimulation des Immunsystems. Ursachen sind Infektionen, Allergien oder Autoimmunreaktionen.

Allgemeine Entzündungsparameter geben allenfalls einen groben Hinweis auf das Vorliegen einer andauernden Stimulation des Immunsystems. Bei einer chronischen Stimulation spielen die Zellen des erworbenen Immunsystems eine zentrale Rolle. Es kommt zu einer chronischen Aktivierung von T- und B-Lymphozyten. I. d. R. spiegelt sich dies in einer **Lymphozytose** im Differentialblutbild wider. Darüber hinaus kommt es zu einer breiten (polyklonalen) Vermehrung von AK insbesondere IgG, was an einer **breitbasigen Vermehrung der Gammaglobuline in der Serumprotein-Elektrophorese** zu erkennen ist. Wenn eine chronische Infektion die Ursache ist, können allgemeine Entzündungszeichen, wie eine APR, beobachtet werden. Bei einer Allergie fehlt häufig die APR; dagegen sind T-Zellen, überwiegend vom Typ TH-2, aktiviert, die die IgE-Produktion fördern und mit einer Eosinophilie assoziiert sind. Bei einer autoimmunen Erkrankung kann neben der Lymphozytose auch manchmal eine extrem beschleunigte BSG nachgewiesen werden. Die allgemeinen Zeichen einer chronischen Immunaktivierung sind unspezifisch.

Merke: Zeichen einer chronischen Immunaktivierung mit Lymphozytose, ggf. Eosinophilie sowie breitbasiger polyklonaler Vermehrung der IgG-AK und eine stark beschleunigte BSG geben erste Hinweise auf eine chronische Infektion.

Im nächsten Schritt spielt die **organspezifische Funktionsdiagnostik** eine wichtige Rolle. Die funktionale Integrität vieler Organe (z. B. Leber (▶ Kap. 4.2), Niere (▶ Kap. 8), Pankreas (▶ Kap. 4.3), Herz (▶ Kap. 3), endokrine und exokrine Funktionalitäten) lässt sich labormedizinisch gut erfassen. Bei der chronischen Entzündung der Leber stehen beispielsweise Parameter zur Verfügung, die eine Diagnose zur Zellintegrität der Leber, der Syntheseleistung der Hepatozyten, dem Zustand des Gallengangsystems und ggf. zum fibrotischen Umbau erlauben. Für andere Organe (z. B. Gehirn, Respirationstrakt, Gelenke, Bindegewebe) ist die labormedizinische Organdiagnostik noch nicht ausreichend entwickelt.

Der chronische Entzündungsprozess führt, unabhängig vom Auslöser (Infektion, Allergie, Autoimmunerkrankung), zur Zerstörung von funktionstüchtigem Gewebe und einer funktionellen Schädigung des betroffenen Organs. Mit einer Gewebezerstörung geht immer der Versuch der Reparatur einher, der bei chronischen Entzündungen ineffektiv verläuft, weil immer wieder Phasen mit erneuter Gewebezerstörung auftreten (klinische Exazerbationen). Daher kommt es relativ rasch im Krankheitsgeschehen zu fibrotischen Umbauprozessen. Diese rücken im Laufe der Zeit mehr und mehr in den Mittelpunkt des Geschehens. Ein fibrotischer Gewebeumbau hat einen zunehmenden Verlust der Funktionalität des Organs zur Folge. Bis heute stehen keine Therapien zur Verfügung, die Fibrosierungsprozesse (Remodelierungen) wieder korrigieren können. Eine optimale antiinflammatorische Therapie bewirkt lediglich, dass der Remodelierungsprozess nicht fortschreitet. Daher kommt einer frühzeitigen Diagnosestellung dieser Erkrankungen eine besondere Bedeutung zu. Hier leistet die Labormedizin mit der

Entwicklung immer sensitiverer und spezifischerer Parameter einen zunehmend wichtigeren Beitrag.

> **Merke:** Chronische Entzündungen führen zu einer Zerstörung des funktionstüchtigen Gewebes; es setzen ineffektive Reparaturprozesse ein, die letztlich in einen fibrotischen Umbau (Remodeling) des Organs münden. Der hiermit einhergehende Funktionsverlust ist bei vielen Organen labormedizinisch mess- und quantifizierbar.

7.4.2 Ausgewählte Autoimmunerkrankungen

Man unterscheidet **organspezifische Autoimmunerkrankungen,** wie Diabetes mellitus Typ I (▶ Kap. 1.1), autoimmune Schilddrüsenerkrankungen (▶ Kap. 10.4), autoimmune Erkrankungen der Nebennieren (▶ Kap. 10.5), und organunspezifische Autoimmunerkrankungen des Bindegewebes (**Kollagenosen**) wie rheumatoide Arthritis und Lupus erythematodes.

Rheumatoide Arthritis (RA)

Die RA ist eine der häufigsten Autoimmunerkrankungen mit einer Prävalenz von über 1 %. Für die Diagnose werden häufig die Klassifikationskriterien des American College of Rheumatology (ACR Kriterien) zugrunde gelegt (▶ Tab. 7.10). Kriterien wie Rheumaknoten, erosive Veränderungen und damit einhergehende radiologische Zeichen werden in der Frühphase der Erkrankung nicht erfüllt. Die Klassifikationskriterien sind v. a. für die Aufnahme von Patienten in klinischen Studien entwickelt worden, nicht aber um die Primärdiagnose der RA zu stellen.

Tab. 7.10 Definition der rheumatoiden Arthritis

ACR-Diagnosekriterien der RA (4 von 7 positiv)
Morgensteifigkeit ($\geq$1 h)
Weichteilschwellung/Gelenkerguss in mindestens 3 Gelenkregionen
Weichteilschwellung/Gelenkerguss in mindestens 1 Bereich der Hand-/Fingergelenke
symmetrische Verteilung
subkutane Rheumaknoten
Rheumafaktor positiv
typische radiologische Veränderungen an den Händen

Antigen   Antikörper   Rheumafaktor

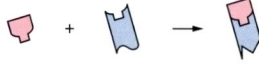   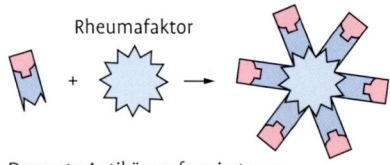

1 Antigen und Antikörper bilden einen   2 Der erste Antikörper fungiert nun
Immunkomplex, die Konfiguration   seinerseits als Antigen und bildet mit dem
des Antikörpers verändert sich dabei.   Rheumafaktor (= Autoantikörper gegen ersten
    Antikörper) einen zweiten Immunkomplex.

Abb. 7.13 Funktionsweise von Rheumafaktoren.

Das primär im Mittelpunkt stehende Symptom ist die Arthritis, die sich i. d. R.
als Oligoarthritis, selten aber auch einmal als Monoarthritis manifestiert.
Typisch ist als Erstmanifestation der oft symmetrische Befall der Gelenke.

Zur Bestätigung der Diagnose werden Autoantikörper (Auto-AK) untersucht. Seit langem bekannt sind **Rheumafaktoren**. Hierbei handelt es sich
um Auto-AK (meist IgM), die gegen Epitope der Fc-Abschnitte von IgG-AK
(▶ Abb. 7.13) gerichtet sind. Diese Auto-AK bilden sich, insbesondere wenn
Immunkomplexe zirkulieren, die ansonsten verborgene Epitope auf den AK
freilegen, so dass diese als fremd erkannt werden und eine Immunantwort
in Gang setzen. Daher kommen Rheumafaktoren zwar häufig bei der RA
vor, sind aber nicht auf diese beschränkt. Sie finden sich auch bei anderen Kollagenosen und systemischen Autoimmunerkrankungen sowie meist
in vergleichsweise niedriger Konzentration bei nicht-rheumatischen entzündlichen, infektiösen und neoplastischen Erkrankungen sowie auch bei älteren
Gesunden (▶ Tab. 7.11). Rheumafaktoren sind daher relativ unspezifische
Diagnoseparameter für die RA.

Tab. 7.11 Auftreten von Rheumafaktoren bei verschiedenen Erkrankungen

Krankheitsbild	Häufigkeit (%)
rheumatoide Arthritis	70–90
Sjögren-Syndrom	75–95
Mixed connective tissue disease	50–60
systemischer Lupus erythematodes	15–35
systemische Sklerose	20–30
gemischte Kryoglobulinämie Typ II	100 (monoklonale IgM-Rheumafaktoren)
systemische Vaskulitiden (Panarteriitis nodosa, Wegener-Granulomatose u. a.)	5–20
chronische Sarkoidose	5–30
Gesunde <50 Jahre	<5
Gesunde >70 Jahre	0–25

Tab. 7.12 Auftreten von CCP-Auto-AK bei verschiedenen Erkrankungen

Krankheitsbild	Häufigkeit (%)
rheumatoide Arthritis	70
frühe rheumatoide Arthritis (Laufzeit bis zu 1 Jahr)	57
systemischer Lupus erythematodes	6
Sjögren-Syndrom	3
systemische Sklerose	5
Poly-/Dermatomyositis	0,6
systemische Vaskulitiden	4
Psoriasis-Arthritis	4
andere Spondyloarthropathien	2
Borreliose	5
reaktive u. virale Arthriden	3
Arthrose u.a. nichtentzündliche rheumatische Erkrankungen	5
entzündliche Darmerkrankungen	0,9
autoimmune Schilddrüsenerkrankungen	1
Infektionskrankheiten (ohne Arthriden)	3
Gesunde (auch im höheren Alter)	0,3

Auto-AK gegen **zyklische citrullinierte Peptide** (CCP) zeigen eine höhere Spezifität und eine ähnliche Sensitivität wie der Rheumafaktor (▶ Tab. 7.12). Im Unterschied zum Rheumafaktor finden sich CCP-AK präferentiell bei der RA; hier insbesondere schon im frühen Stadium der Erkrankung. Das ist von Relevanz, da eine frühzeitige aggressive Therapie Gelenkschäden verhindern kann. Die Häufigkeit von CCP-AK liegt bei anderen systemischen Autoimmunerkrankungen, anderen nicht-rheumatischen oder infektiösen Erkrankungen und bei Gesunden nur zwischen 0,3 und 6 %.

Das parallele Vorkommen von CCP-AK und Rheumafaktoren erhöht die Wahrscheinlichkeit, dass eine RA vorliegt auf nahezu 100 %. Ein negatives Ergebnis für beide Parameter macht eine RA unwahrscheinlich, schließt sie allerdings nicht völlig aus.

Merke: Im Frühstadium der rheumatoiden Arthritis steht die symmetrische (Oligo-)Arthritis im Mittelpunkt der Beschwerden. Zur Absicherung der Diagnose spielt die parallele Bestimmung von Rheumafaktoren (Achtung geringe Spezifität!) und CCP-AK eine entscheidende Rolle.

Systemischer Lupus erythematodes (SLE)

Der SLE kann in Unterformen auftreten, die durch Unterschiede in den Organmanifestationen und im Krankheitsverlauf gekennzeichnet sind. Wie bei anderen chronisch-rezidivierenden Autoimmunerkrankungen entwickelt sich das klinische Vollbild der Erkrankung oft über Jahre hinweg. Der Krankheitsbeginn kann schleichend sein, die Symptomatik ist häufig in den ersten Jahren eher uncharakteristisch oder kann sich auf wenige Symptome beschränken. Dabei gehören zum typischen Bild des SLE **Allgemeinsymptome** zusammen mit einem **krankheitstypischen Multiorganbefall** insbesondere des Bewegungsapparates, der Haut und der Schleimhäute, der inneren Organe (z. B. Niere, Herz, Lunge) sowie des ZNS. Ein Großteil dieser Symptome lässt sich durch das Auftreten einer **Vaskulitis** erklären. Hierbei kommt es zu einer Entzündung der kleineren Gefäße. Daher auch der entzündliche Befall der Serosaüberzüge, wie Pleuritis, Peritonitis, Perikarditis.

Der Nachweis von **antinukleären Antikörpern (ANA)** ist die erste Stufe der Labordiagnostik. Hierzu stehen eine Reihe von Testsystemen zur Verfügung, wobei der IFT (▶ Kap. 18.12) als der Goldstandard anzusehen ist. Bei der Auswertung ist es wichtig zwischen zytoplasmatischen und nukleären Färbemustern zu unterscheiden. Ein positiver Nachweis von Auto-AK gegen extranukleäre Strukturen wie z. B. Mitochondrien, Lysosomen und Golgi-Apparat sind **nicht** mit einem SLE assoziiert (▶ Abb. 7.14).

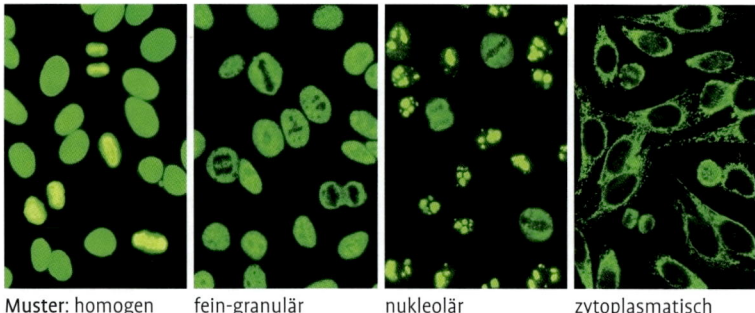

Muster: homogen   fein-granulär   nukleolär   zytoplasmatisch

Abb. 7.14 Fluoreszenzmuster bei der indirekten Immunfluoreszenz mit Hep2-Zellen.

Bei fast 100 % der Patienten mit aktivem SLE sind ANA zu finden. Allerdings besteht ein ähnliches Spezifitätsproblem wie bei den Rheumafaktoren. Auch ANA kommen bei anderen Erkrankungen in unterschiedlicher Häufigkeit vor (▶ Tab. 7.13). Hierbei handelt es sich um andere Kollagenosen und Autoimmunerkrankungen, diverse Neoplasien, Sarkoidose, chronisch-aktive Hepatitis, Lungenfibrose oder die Myastenia Gravis. Auch Gesunde, meist über 60 Jahre, können ANA-positiv sein.

Bei positivem ANA-Nachweis, sollte durch den Nachweis anderer SLE-typischer Auto-AK die Diagnose SLE weiter konkretisiert und Varianten des SLE mit bestimmten klinischen Manifestationen identifiziert werden. Bei

Tab. 7.13 Auftreten von antinukleären Antikörpern (ANA) bei verschiedenen Erkrankungen und Gesunden

Krankheitsbild	Häufigkeit (%)
systemischer Lupus erythematodes	98
Mixed connective tissue disease	100
Sjögren-Syndrom	60
progressive Sklerodermie	50
chronische Polyarthritis	30
Poly-/Dermatomyositis	20
Panarteriitis nodosa	15
chronische Hepatitis	30
Lymphoretikuläre Erkrankungen	15
Gesunde >60	5–10
Gesunde <60	3–5

Tab. 7.14 Stellenwert verschiedener nukleärer und zytoplasmatischer Auto-AK bei der Diagnose und Klassifikation des SLE

Auto-AK gegen	Verteilung	Vorkommen (z. B.)
U1-RNP (uridinreiches Ribonukleoprotein)	grobgranulär	Mixed connective tissue disease (Sharp-Syndrom) Raynaud-Syndrom
Sm		
SS-A/SS-B	feingranulär	Sicca-Syndrom fotosensitives Exanthem Leukozytopenie Hyper-gamma-globulinämie primäres Sjögren-Syndrom neonataler Lupus
Phospholipide		Thrombo-embolische Manifestation (arterielle oder venöse Thrombosen, rezidivierende Aborte, Mikrovaskulopathien)
Ribosomen	granulär, zytoplasmatisch	neuropsychiatrische Manifestation
Histone	nukleär	Medikamenten-induzierte SLE

über 85 % der SLE Patienten lassen sich ein oder mehrere SLE-typische Auto-AK nachweisen. Aufgrund der Assoziation zwischen spezifischen Auto-AK und bestimmten klinischen Manifestationen wurden verschiedene Syndrome definiert, die in Verbindung mit einem SLE, aber auch ohne weitere

Manifestationen eines SLE auftreten können (▶ Tab. 7.14). Etwa 2 % der Patienten, welche die klinischen Kriterien eines SLE erfüllen, sind im Immunfluoreszenztest ANA negativ. Bei diesen Patienten sollte eine weiterführende Labordiagnostik angeschlossen werden.

Merke: Der SLE ist eine komplexe Erkrankung. Die Diagnose erfolgt unter Verwendung von klinischen Informationen und serologischen Daten. Die Identifizierung von antinukleären-AK (ANA) kann helfen, eine Verdachtsdiagnose zu stärken. Da ANA eine schlechte Spezifität zeigen, reichen positive Laborparameter für eine Diagnose nicht aus.

Zusammenfassung

Die **akute Entzündung** wird in eine lokale und eine (potentiell auftretende) systemische Reaktion unterteilt. Die Rekrutierung/Aktivierung der Granulozyten/Monozyten erfolgt über Mediatoren (z. B. **IL-8, IL-6**), die auch für das Ausmaß der systemischen Antwort verantwortlich sind. Teil der systemischen Reaktion ist die **Akute-Phase-Reaktion** der Leber, die ihr Proteinsyntheseprofil (Nachweis durch **Serumprotein-Elektrophorese**) ändert. Ein Akute-Phase-Protein (APP) ist das diagnostisch wichtige **CRP**, das bei Entzündungen massiv ansteigt. CRP kann nicht sicher zwischen viralen und bakteriellen Infektionen unterscheiden. Verglichen mit anderen Entzündungsparametern (Leukozytenzahl, BSG, Temperatur) zeigt CRP aber die beste Sensitivität und Spezifität. **Sepsis** und **systemisches inflammatorisches Response Syndrom (SIRS)** werden durch unspezifische Parameter (Temperatur, Herzfrequenz, Atemfrequenz, Anstieg der Neutrophilen) diagnostiziert. Die **Verbauchskoagulopathie** und das **Multiorganversagen** sind gefürchtete Komplikationen der Sepsis. Dabei kann es auch zu einem Abfall von Leukozyten und Fibrinogen (APP!) kommen. IL-6 und Prokalzitonin sind frühe sensitive Marker einer Sepsis. Bei **Immundefekten** unterscheidet man seltene angeborene von den häufigeren erworbenen (z. B. durch chronische Erkrankungen, Bestrahlung) Formen, die sich in rezidivierenden Infektionen äußern. **Störungen der AK-Produktion** werden über den Nachweis von Ig-Subklassen und Impf-AK detektiert. Quantitative **Störungen der Granulozyten** zeigen sich im Differentialblutbild, qualitative Störungen (Adhäsion, Phagozytose, respiratorischer Burst) in der Durchflusszytometrie. **T-Zell-Subpopulationen** werden mit Durchflusszytometrie, (antigenspezifische) Proliferationstests, Zytotoxizitätstests und molekularbiologischen Methoden untersucht. **Allergische Erkrankungen** (Neurodermitis, Nahrungsmittelallergie, Heuschnupfen und Asthma bronchiale) sind durch eine gesteigerte IgE-Synthese und eine erhöhte Zahl/Aktivität von Eosinophilen charakterisiert. Die **Allergie**diagnostik beruht auf der Messung von IgE-AK, wobei **Gesamt-IgE** nicht spezifisch (z. B. auch bei Rauchern erhöht) ist und **Allergen-spezifisches-IgE** primär nur die Sensibilisierung belegt. **Chronische Entzündungen** entstehen bei dauerhafter Stimulation des Immunsystems (Infektion, Autoimmunreaktion, Allergie). Kennzeichen ist eine **Lymphozytose**, die durch Differentialblutbild, AK-Produktion und Entzündungszeichen (BSG↑↑) detektiert wird. Die Funktionalität der betroffenen Organe ist durch Entzündungs- und ineffektive Reparaturprozesse (Remodeling) beeinträchtigt. Die **rheumatoide Arthritis (RA)** wird über die Bestimmung von Rheumafaktoren und CCP-AK diagnostiziert. Die Diagnose eines **systemischen Lupus erythematodes (SLE)** gelingt durch Kombination von klinischen und serologischen Daten (insbesondere antinukleäre-AK, ANA).

8 Niere und ableitende Harnwege

8.1 Niere (Glomerulum, Tubulus, Nierenparenchym)

Laborparameter:

- Kreatinin, Harnstoff, Cystatin C,
- Clearance-Verfahren/Berechnungen
- Harnstatus-Teststreifen, Sedimentanalytik
- Proteinuriedifferenzierung (Protein, Albumin, IgG, α_1-Mikroglobulin im Urin)
- freie Leichtketten im Blut
- Myoglobin, Myoglobinzylinder im Urin
- Akanthozyten, α_2-Makroglobulin (Differenzierung renaler-postrenaler Hämaturien
- c-, p-ANCA im Blut
- Komplement C3, C4
- Glukose, Kalzium, Phosphat im Urin

Ausgewählte Erkrankungen:

- akutes Nierenversagen
- Niereninsuffizienz

primäre Glomerulonephritiden:
- akute postinfektiöse Glomerulonephritis
- IgA-Nephropathie
- rasch progrediente Glomerulonephritiden (Goodpasture-Syndrom, Wegener-Granulomatose)
- minimal proliferierende Glomerulonephritis
- membranöse Glomerulonephritis
- membranproliferative Glomerulonephritis

sekundäre Glomerulonephritiden:
- Autoimmunerkrankungen mit Nierenbeteiligung, SLE
- Diabetes mellitus (Mikroalbuminurie)
- Hypertonus

interstitielle Nephritiden:
- akute/chronische tubulo-interstitielle Nephropathie

- akute/chronische Pyelonephritis
- nephrotisches Syndrom
- Pseudohypoparathyreodismus
- sekundärer Hyperparathyreodismus (sHPT)
- Fanconi-Syndrom
- Bartter-Syndrom
- renaler Diabetes insipidus

8.1.1 Pathophysiologie und Pathobiochemie

Glomerulum – Die glomuläre Filtration

Die glomeruläre Filtration wird durch den effektiven Filtrationsdruck, die filtrierende Oberfläche im Glomerulum sowie die Permeabilität des glomerulären Filters beeinflusst. Der effektive Filtrationsdruck wird hauptsächlich durch den arteriellen Blutdruck bestimmt und durch gezielte Regulation des afferenten und efferenten glomerulären Widerstands so reguliert, dass er über die gesamte Länge der glomerulären Kapillare möglichst konstant bleibt. Endothelzellen und Epithelzellen (Podozyten) bilden eine glomeruläre Basalmembran (extrazelluläre Matrix) (▶ Abb. 8.1). Der Podozyt ist essentiell für die Funktion dieser Basalmembran. Eine Zellschädigung mit Ablösung von der Basalmembran gilt als Schlüsselereignis für die Entwicklung von Filterfunktionsstörungen. Die Störung der Filtrationsrate kann durch prärenale, renale und postrenale Ursachen ausgelöst werden, die akut (innerhalb von Stunden) oder chronisch (innerhalb von Wochen, Monaten oder Jahren) zur Reduktion führen. Entsprechend ist ein akutes Nierenversagen von einem chronischen Nierenversagen zu unterscheiden. Die Messung der Konzentration von glomerulär filtrierten Substanzen im Plasma (bzw. deren Clearance-Raten), ermöglicht Aussagen über die glomeruläre Filtrationsrate (GFR), nicht aber über die Art einer Nierenerkrankung.

> **Merke:** Zusammensetzung des Primärfiltrates (physiologisch 180 l pro 24 h) ist für niedermolekulare Bestandteile (Elektrolyte, Glukose, Aminosäuren, kleinmolekulare Proteine) nahezu identisch zum Plasma.

Kreatinin hat sich als Marker zur Erfassung einer Verminderung der GFR etabliert. Es entsteht aus Kreatin bzw. Phosphokreatin im Muskel. Kreatinin wird glomerulär filtriert, in den Tubuli nicht rückresorbiert und in geringem Ausmaß tubulär sezerniert. Mit Fortschreiten einer Nierenerkrankung kommt es zur Abnahme der an der Filtration beteiligten Nephrone. Muskulöse

Querschnitt durch einen Glomerulus

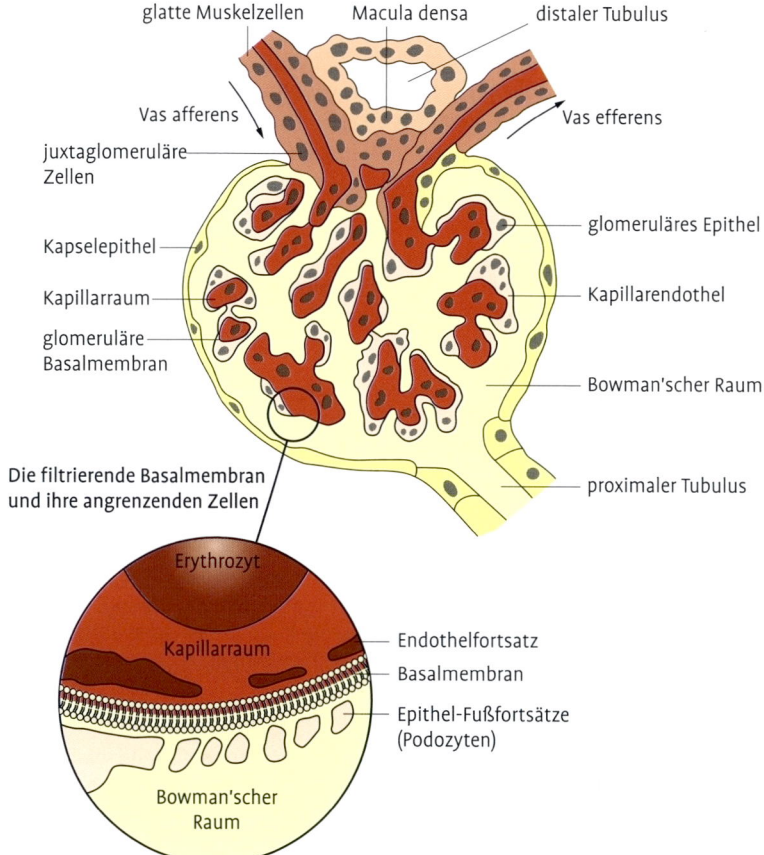

glatte Muskelzellen   Macula densa   distaler Tubulus

Vas afferens

juxtaglomeruläre Zellen

Kapselepithel

Kapillarraum

glomeruläre Basalmembran

Die filtrierende Basalmembran und ihre angrenzenden Zellen

Vas efferens

glomeruläres Epithel

Kapillarendothel

Bowman'scher Raum

proximaler Tubulus

Erythrozyt

Kapillarraum

Endothelfortsatz

Basalmembran

Epithel-Fußfortsätze (Podozyten)

Bowman'scher Raum

Abb. 8.1 Das Glomerulum als Ort der glomerulären Filtration (modifiziert nach Dade Behring, Proteindiagnostik 1991 und Nephro-News, 4/Ausgabe 4/03/ S. 14).

Menschen weisen höhere Kreatininwerte auf. Im Alter verringert sich mit abnehmender Muskelmasse die Kreatininproduktion im Körper.

> **Merke:** Kreatinin weist spät auf eine progrediente Nierenerkrankung hin. Erst wenn 50 % der funktionsfähigen Nephrone (GFR < 60 ml/min) nicht mehr am Filtrationsprozess teilnehmen, sieht man einen Kreatininanstieg im Blut.

Harnstoff, das quantitativ wichtigste Abbauprodukt des Proteinstoffwechsels, wird in der Leber gebildet, glomerulär filtriert und zum großen Teil in den Tubuli rückresorbiert. Im Gegensatz zu Kreatinin ist die Ausscheidung von der Diurese abhängig. Die Harnstoffkonzentration im Blut ist nicht nur von der Nierenfunktion, sondern auch von extrarenalen Faktoren abhängig. Proteinreiche Kost, verstärkter Proteinabbau (z. B. bei Fieber), mangelnde Flüssigkeitszufuhr, Exsikkose und Oligurie können zum Anstieg des Harnstoffspiegels führen.

Merke: In der Intensivmedizin wird Harnstoff häufig parallel zum Kreatinin angefordert, da bei einem akuten Nierenversagen der Anstieg des Harnstoffs dem des Kreatinins zeitlich vorausgehen kann.

Cystatin C ist ein Proteaseinhibitor, der in konstanter Menge im Blut vorkommt und aufgrund seiner niedrigen Molekülmasse glomerulär frei filtriert wird. Cystatin C wird als alternativer Marker der GFR vorgeschlagen. Durch die weitgehende Unabhängigkeit der Cystatin-C-Plasmakonzentration von extrarenalen Faktoren kann die Clearance direkt aus dem Plasma-Cystatin-C abgeschätzt werden. Cystatin C als Marker zum Ausschluss einer Nierenerkrankung hat eine hohe diagnostische Aussagekraft und ist ohne aufwändige und den Patienten belastende Methoden zu bestimmen.

Merke: Cystatin C bietet gegenüber Kreatinin folgende Vorteile: Nahezu keine Abhängigkeit von der Muskelmasse, vom Geschlecht und anderen extrarenalen Faktoren. Der Anstieg im Blut erfolgt bei geringer interindividueller Streuung bereits ab einer GFR < 80 ml/min.

Glomeruläre Clearance

Die **endogene Kreatinin-Clearance** ist eine semiquantitative Nierenfunktionsprüfung, die zur Beurteilung der Nierenleistung meist ausreichend ist. Zwar besitzen quantitative Nierenfunktionsprüfungen (z. B. Isotopen-Clearance) eine größere Aussagekraft, sind jedoch aufwändiger. Der „kreatininblinde Bereich" liegt zwischen 50 und 90ml/min (▶ Abb. 8.2). Daher kann die Kreatinin-Clearance bis auf etwa die Hälfte reduziert sein, ohne dass ein Anstieg des Kreatinins zu erkennen ist. Bei der Beurteilung der Kreatinin-Clearance ist zu beachten, dass die GFR und die Nierendurchblutung mit zunehmendem Alter abnehmen.

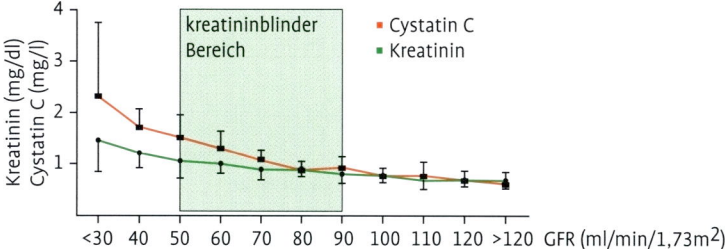

Abb. 8.2 Beziehung zwischen Kreatinin bzw. Cystatin C im Serum (y-Achse) und glomerulärer Clearance (X-Achse) (nach: Newman DJ. Kidney Int 1995).

Merke: Ab dem 40. Lebensjahr nimmt die GFR alle 10 Jahre durchschnittlich um 10 ml/min ab. Bei älteren Menschen und bei Kleinkindern können stark erniedrigte Clearance-Werte (<60 ml/min) ohne signifikanten Anstieg der Serum-Kreatinin-Konzentration vorkommen. Die Kreatinin-Produktion nimmt aufgrund des Muskelschwunds mit fortschreitendem Alter ab, so dass eine normale Nierenfunktion vorgetäuscht wird. Cystatin C steigt dagegen entsprechend der sinkenden Clearance ab dem 60. Lebensjahr deutlich an.

Eine eingeschränkte Nierenfunktion ist bei Gabe von überwiegend renal ausgeschiedenen Medikamenten zu berücksichtigen. Bei einigen Medikamenten, wie Herzglykosiden (Digoxin, Strophanthin), einer Reihe von Antibiotika und Chemotherapeutika, muss die Dosierung entsprechend angepasst werden. Bei Behandlung mit Digoxin-Präparaten im Alter und/oder bei Niereninsuffizienz wird zur Dosierungsberechnung die Überwachung der Nierenfunktion mittels der Kreatinin-Konzentration im Blut oder der Kreatinin-Clearance empfohlen.

Clearanceberechnung auf der Basis von Kreatinin

Durch Einführung von Rechenmodellen, die auf der Serum/Plasmakonzentration von Kreatinin und Kenngrößen des Patienten (Alter, Geschlecht, Größe) basieren, versucht man die klassische Bestimmung der Kreatinin-Clearance mit ihrer Urinsammelproblematik zu umgehen. Häufig eingesetzte Formeln sind in der Pädiatrie die Formel nach Schwartz und bei Erwachsenen die Formeln nach Cockroft-Gault. Seit 2007 wird die MDRD-Formel (Modification of Diet in Renal Disease Study) in der Routinediagnostik verwendet. Die MDRD-Formel weist, da weniger Patienteninformationen benötigt werden, Vorteile gegenüber der Cockroft-Gault-Formel auf.

Rechenformel nach Schwartz (Kinder ab 1 bis 14 Jahre):
GFR (ml/min) = 0.55 x Körpergröße (cm)/Serum Kreatinin (mg/dl)

Rechenformel nach Cockroft-Gault (Frauen):
GFR (ml/min) = (140 − Alter x KG (kg)/ 72 x Serum Kreatinin) x 0.85

Rechenformel nach Cockroft-Gault (Männer):
GFR (ml/min) = 140 − Alter x KG (kg)/ 72 x Serum Kreatinin

MDRD-Formel:
GFR (ml/min) = $175 \times (\text{Kreatinin})^{-1.154} \times (\text{Alter})^{-0.203} \times 0,742$ (bei Frauen) $\times 1,2$ (bei Afroamerikanern)

Clearanceberechnungen auf der Basis von Cystatin C

Für die Ermittlung der GFR mittels Cystatin C im Blut wurden zahlreiche Rechenformeln vorgeschlagen, z. B:

$$\text{GFR (ml/min)} = 74,8 \times (\text{Cystatin C) (mg/l)}^{-1,333}$$

Merke: Empfehlung für die Praxis: Differenzierter Einsatz einzelner Messgrößen zur Abschätzung einer Erniedrigung der GFR

GFR [ml/min/1,73m²]	Kenngröße	spezifische Indikation
60–90	Cystatin C	Erwachsene > 60 Jahre
20–60	MDRD-Formel	Erwachsene
	Cockcroft-Gault-Formel	Erwachsene
	Schwartz-Formel	Kinder
	Cystatin C	BMI > 30 kg/m² nephrotisches Syndrom akutes Nierenversagen auf Basis einer chronischen Nierenerkrankung
<20	(Kreatinin-Clearance + Harnstoff-Clearance)/2	

Tubulusfunktionen und deren Störungen

Einen Überblick über die Transportfunktionen der verschiedenen Tubulusabschnitte und ihre Störungen gibt ▶ Abb. 8.3.

Reabsorption niedermolekularer Substanzen im proximalen Tubulus:
Die proximale Tubuluszelle ist luminal mit einer Bürstensaummembran,

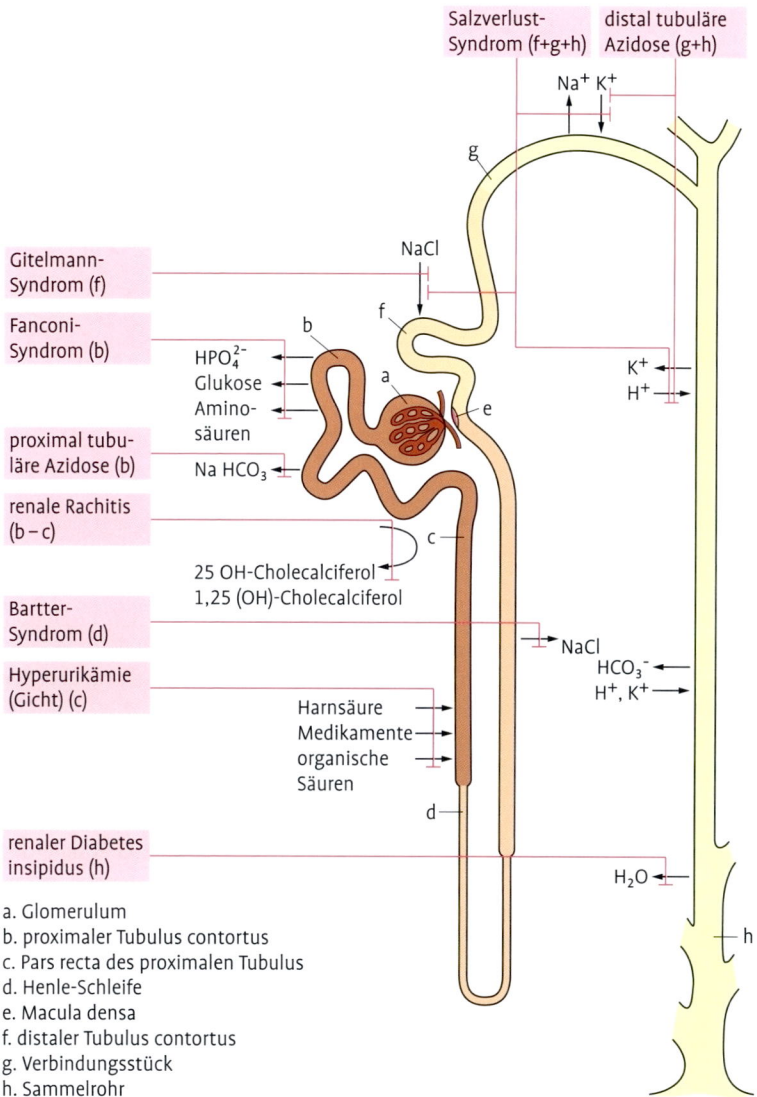

Abb. 8.3 Tubuläre Transportfunktion und ihre Störungen (modifiziert nach Dade Behring, Proteindiagnostik 1991).

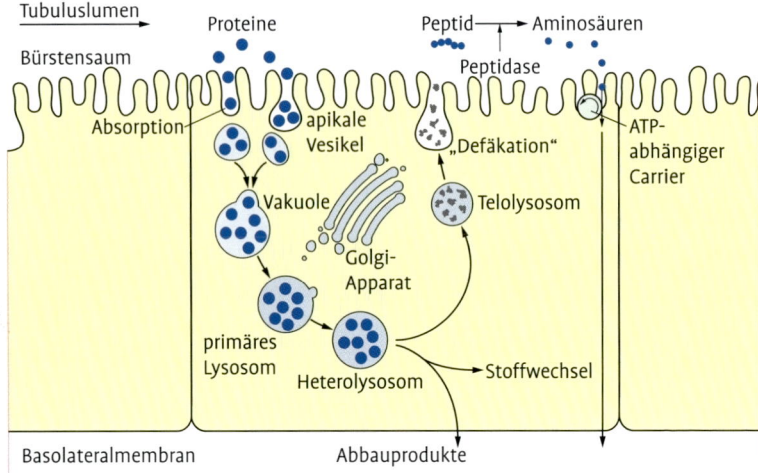

Abb. 8.4 Tubuläre Mechanismen der Protein- und Peptidresorption (nach Guder/ Hofmann aus: Niere und ableitende Harnwege, Hrsg. H. Renz, de Gruyter).

ausgestattet (▶ Abb. 8.4). Diese enthält neben konstituierenden Proteinen und Lipiden spezifische Carrier und Enzyme, welche den Transport niedermolekularer Substanzen in die Tubuluszellen vermitteln. Störungen der Natrium-abhängigen Carrier für Glukose, Aminosäuren und Phosphat führen zu isolierten Absorptionsstörungen (Glukosurie, Aminoazidurie, Phosphaturie) der betroffenen Substanzen. Sind alle drei Transportsysteme betroffen kommt es zu einer kombinierten Störung, die als **Fanconi-Syndrom** bezeichnet wird. Die Funktion der Bürstensaumenzyme ist die hydrolytische Spaltung der glomerulär-filtrierten Moleküle. Durch Proteasen/Peptidasen werden Peptide in Aminosäuren gespalten. Oligosaccharide werden durch Trehalase und Maltase in Monosaccharide gespalten, die dann über die jeweiligen Carrier resorbiert werden. Auch Enzymdefekte können Ursache einer erhöhten Ausscheidung niedermolekularer Stoffe sein. So führt ein Fruktokinasemangel zur Fruktosurie, ein Glycerokinasemangel zur Glycerinurie, ein Galaktokinase- und Galaktose-1-Phosphat-uridyl-transferasemangel zur Galaktosurie (▶ Kap. 1.6).

Merke: Da der proximale Tubulus keine ausreichende Glykolysekapazität besitzt, um bei Sauerstoffmangel ATP bereitzustellen, ist die Hypoxie die häufigste Ursache einer proximal-tubulären Funktionseinschränkung.

Kalzium- und Phosphatreabsorption: Kalzium und Phosphat werden proximal und distal tubulär absorbiert. Die proximale Absorption unterliegt der Steuerung durch die orale Zufuhr, den pH-Wert des Glomerulumfiltrats, PTH und Vitamin D. Daneben wird im proximalen Tubulus PTH abgebaut.

Distaler Tubulus und Sammelrohrsystem: Der distale Tubulus ist in funktionelle Abschnitte (▶ Abb. 8.3) unterteilt, deren Morphologie, Transportfunktionen und Biochemie unterschiedlich sind. Im Gegensatz zum proximalen Tubulus liefert der Stoffwechsel hier ausreichend ATP für die energieabhängigen Transportsysteme. Neben Fettsäuren und Ketonkörper kann auch Glukose als Energielieferant dienen. Die Zellen des dicken aufsteigenden Teils der Henle-Schleife und des distalen Konvoluts zeichnen sich durch Mitochondrienreichtum aus, was auf die Bedeutung des oxidativen Stoffwechsels hinweist, während die Sammelrohre vom kortikalen zum papillären Segment hin zunehmend einen anaeroben Stoffwechsel zeigen. Von besonderer Bedeutung für den tubulo-glomerulären Feedback sind die Zellen der Macula densa, welche die luminale NaCl-Konzentration messen und über Adenosin das Renin-Angiotensin-System (▶ Kap. 10.6) aktivieren.

> **Merke:** Durch den Mechanismus des tubulo-glomerulären Feedbacks kann jeder Tubulus seine eigene glomeruläre und proximal tubuläre Funktion durch Rückkopplung steuern.

Hormone greifen spezifisch in Systeme des distalen Nephrons ein. **Aldosteron** reguliert die Kaliumsekretion der Zellen des distalen Tubulus und des oberen Abschnitt des Sammelrohrs. Im Sammelrohrsystem wird unter dem Einfluss des **antidiuretischen Hormons** (ADH, Vasopressin) Wasser resorbiert und damit die Konzentration des Endharns reguliert. Wenn bei infektiösen/toxischen Nierenschäden Störungen des distalen Tubulus auftreten, werden sie je nach Lokalisation, als distal tubuläre Azidose (Defekte in der H^+-Sekretion des distalen Tubulus) als renaler Diabetes insipidus (Defekte der ADH-Wirkung im Sammelrohr, (▶ Kap. 9.1.2) oder als Salzverlust-Syndrom (Störungen der Aldosteron- und Glukokortikoidwirkung im distalen Nephron, (▶ Kap. 10.5.2, 10.6.2) charakterisiert. Der distale Tubulus ist Angriffspunkt vieler Diuretika. Schleifendiuretika wirken im aufsteigenden Teil der Henle-Schleife, Antagonisten des Aldosterons im kortikalen Sammelrohr.

Nierenparenchym

Glomerulopathien: Prinzipiell werden primäre von sekundären Glomerulopathien unterschieden. **Primäre Glomerulopathien** zeigen Veränderungen der Glomerula ohne Zeichen einer zugrunde liegenden Systemerkrankung. Etwa 15 % der Dialysepatienten werden durch primäre Glomerulonephritiden verursacht. Beispiele für primäre Glomerulopathien sind: rasch progrediente Glomerulonephritis, Goodpasture-Syndrom, IgA-Nephropathie. **Sekundäre Glomerulopathien** (diabetische Nephropathie, SLE) weisen glomeruläre Veränderungen im Rahmen von Systemerkrankungen auf. Ihr Anteil an den Dialysepatienten liegt bei ca. 60 %.

Glomerulonephritis (GN): Bei vielen GN ist eine immunologische Genese nachgewiesen:

- Ablagerung zirkulierender Ag-AK-Komplexe (z. B. akute Poststreptokokken-GN (primäre GN), SLE (sekundäre GN)).
- Verbindung zirkulierender Immunkomplexe, die im Glomerulus abgelagert werden (einige Formen der chronischen GN)
- Bildung von AK gegen Bestandteile der glomerulären Basalmembran (Anti-GBM-Nephritis beim Goodpasture-Syndrom)
- Zelluläre Immunreaktionen: Durch Einwanderung von Entzündungszellen und Freisetzung von Lymphokinen kann die Filtrationsfunktion der Basalmembran beeinträchtigt werden (minimal proliferierende Glomerulopathie)

Bei Kontakt eines Organismus mit exogenen (z. B. Viren, Bakterien, Medikamente) bzw. endogenen Antigenen (z. B. Kollagen, Tumorantigene) werden spezifische AK gebildet, die zu Immunkomplexen führen. Je nach Größe/Ladung der Immunkomplexe können sie die Basalmembran permeieren und sich auf der transepithelialen Seite ablagern oder verbleiben im Endothel oder im Mesangium. Diese Immunkomplexe können über die Aktivierung verschiedener Mediatorsysteme (z. B. Komplement) den glomerulären Filter schädigen (▶ Abb. 8.5).

Merke: Leitsymptome einer gestörten Filtration bei einer Glomerulonephritis sind Proteinurie, Hämaturie und Zylindrurie.

Basisdiagnostik: Der klassische **Harnstatus** beinhaltet die visuelle Beurteilung des Harns (Farbe, Trübungen), den Teststreifen und das Harnsediment. Üblicherweise geht man stufenweise vor. Zeigt ein Teststreifen ein auffälliges Ergebnis (Blut, Leukozyten, Protein), so wird das Harnsediment im Untersuchungsablauf angeschlossen (Teststreifensieb). Die wichtigsten Messgrößen handelsüblicher **Teststreifen** („dip and read" Streifen) sind in ▶ Tab. 8.1 aufgelistet. Bei der Interpretation der Teststreifenergebnisse sollte Folgendes beachtet werden:

- Die Nachweisgrenze von 300 mg/l Protein des klassischen Teststreifens reicht nicht aus, um den Status der Mikroalbuminurie (20–200 mg/l) bei

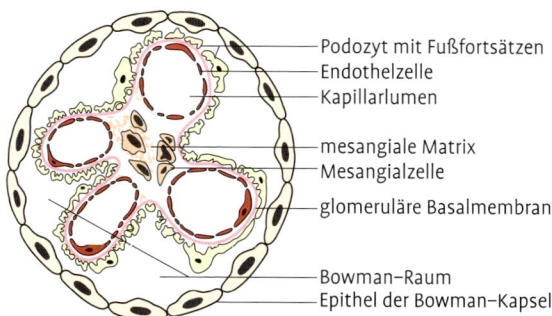

physiologische Morphologie eines Glomerulums

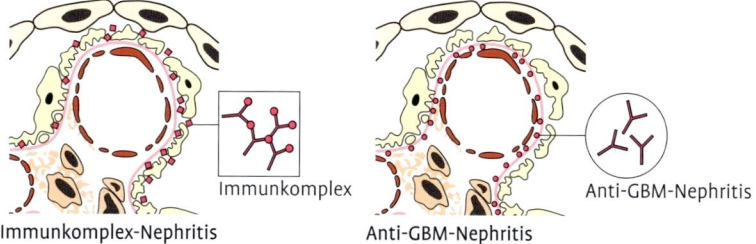

Immunkomplex-Nephritis   Anti-GBM-Nephritis

Abb. 8.5 Entstehung von Glomerulonephritiden (modifiziert nach Dade Behring, Proteindiagnostik 1991).

Tab. 8.1 Urinteststreifen: Messgrößen, typische Erkrankungen; Nachweisgrenzen, Messbereich

Messgröße	typische Erkrankungen	Nachweisgrenze/ Messbereich
Protein (Albumin)	Glomerulopathie	300 mg/l
Blut, Hb, Myoglobin	renal-postrenale Hämaturie	1,5 mg/l
Leukozyten	postrenale Entzündung	$5{-}10 \times 10^6$ Granulozyten/l
Glukose	Diabetes mellitus Fanconi-Syndrom	100 mg/dl
Ketonkörper	Ketoazidose	50 mg/l
Nitrit	Bakteriurie, gramnegative Keime	0,6 mg/l
pH	Steinträger	5–9
spezifisches Gewicht	Polyurie	1010 (entspricht 300 mosmol/l)

Tab. 8.2 Spezielle Teststreifen zur Erfassung von Albumin und Kreatinin im Urin

Messgröße	Indikation	Nachweisgrenze
Albumin	beginnende diabetische Nephropathie, Nephrosklerose	20 mg/l
Kreatinin	Konzentrierungsfähigkeit, Bezugsgröße	0,1 g/l

sekundären Glomerulopathien zu erfassen. Sensitivere Teststreifen auf Albumin (▶ Tab. 8.2) schließen die diagnostische Lücke.

- Auch deutliche Bence-Jones-Proteinurien können ein negatives Ergebnis liefern, da der Proteinteststreifen albuminspezifisch ist (100 %).
- Ein positives Testergebnis auf Blut kann der erste Hinweis auf eine Blutung im Bereich der Niere oder ableitenden Harnwege sein. Ursächlich können Nierenerkrankungen (Glomerulonephritis), Entzündungen (Zystitis) und Tumoren (Blasenkarzinom, Hypernephrom, Prostatakarzinom) in Frage kommen. Das sehr sensitive Verfahren erfasst neben Hämoglobin (Hb) auch Myoglobin. Das Testergebnis kann bei Einnahme von großen Mengen Vitamin C falsch negativ sein.
- Mit Leukozytenteststreifen werden Granulozyten und Makrophagen nachgewiesen, aber keine Lymphozyten.

Nach den Europäischen Leitlinien für Urinanalytik sollte bei der **Sedimentuntersuchung** auf folgende Bestandteile geachtet werden:

- Erythrozyten (dysmorphe Erythrozyten)
- Granulozyten
- Epithelzellen (Übergangsepithelzellen, Tubulusepithelzellen)
- Zylinder (Erythrozytenzylinder, Leukozytenzylinder, Epithelzylinder, Wachszylinder, granulierte Zylinder, Fettzellzylinder)
- Bakterien, Hefen, Trichomonaden
- Zystin-, Tyrosinkristalle

In der Routinediagnostik kann die Sedimentuntersuchung automatisiert werden. Eingesetzt werden Geräte, die mittels Durchflusszytometrie (Streulicht, Fluoreszenz, ▶ Kap. 18.6) eine Quantifizierung/Differenzierung geformter Zellbestandteile ermöglichen. Daneben gibt es Systeme, die eine direkte optische Beurteilung der geformten Bestandteile über eine Videokamera erlauben. In ▶ Tab. 8.3 sind Sedimentbefunde (Zellen, Zylinder) aufgelistet.

Proteinuriedifferenzierung: Durch vermehrte Bildung und Filtration kleiner Proteine kommt es bei **prärenalen Proteinurien** zu einer Belastung der tubulären Resorption. Wenn die Kapazität der proximalen Tubuli überschritten wird, treten die Proteine in den Endharn über. Dieser Mechanismus ist für die Hyperamylasurie bei Pankreatitis, für die Hämoglobinurie bei intravasaler Hämolyse (▶ Kap. 6.2.2), für die Myoglobinurie bei Rhabdo-

Tab. 8.3 Formbestandteile im Harnsediment und damit verbundene Befunde

Sedimentbefund	Befunde (häufig)	Befunde (weniger häufig-selten)
Erythrozyten	Glomerulonephritis, Systemerkrankung, Tumoren der ableitenden Harnwege Nephrolithiasis, Traumen	interstititielle Nephritis, Harnwegsinfekte, Infektionserkrankungen, Herzinsuffizienz
Leukozyten	Pyelonephritis, endzündliche Erkrankungen der ableitenden Harnwege	Transplantatabstoßung, Glomerulonephritis, Systemerkrankungen mit Nierenbeteiligung
Eosinophilurie	medikamentös bedingte interstitielle akute Nephritis	rasch progrediente Glomerulonephritis, akute Prostatitis
Plattenepithelien	Beimischung aus dem äußeren Genitale bei der Frau	Beimischung aus dem unteren Teil der Urethra bei Männern und Frauen
Übergangsepithelien	Entzündungen der ableitenden Harnwege	
Nieren-Tubuloepithelien	generalisierte Viruserkrankungen, toxische Nierenschäden	Pyelonephritis, Glomerulonephritis, Nierentransplantatabstoßung
Hyaline Zylinder	im normalen Urin nachweisbar bei Dehydratation und stärkerer Proteinurie vermehrt	
Erythrozytenzylinder	Glomerulonephritis, Systemerkrankung	Amyloidose, Zystenniere
Leukozytenzylinder	akute und chronische Pyelonephritis	Glomerulonephritis, interstitielle Nephritis
Bakterienzylinder	akute und chronische Pyelonephritis	
Granulierte Zylinder	alle akuten und chronischen Nierenerkrankungen	Plasmozytom, körperliche Anstrengung
Wachszylinder	alle fortgeschrittenen Nierenerkrankungen	akutes Nierenversagen
Epithelzylinder	fortgeschrittene und akute Nierenerkrankungen (Tubulopathie)	generalisierte Viruserkrankungen
Fettzylinder	Nierenerkrankungen mit nephrotischem Syndrom	toxische Nierenschäden, diabetische Nephropathie

myolyse und für die Bence-Jones-Proteinurie (Ig-Leichtketten) bei Plasmo-zytomen (► Kap. 6.5.2) verantwortlich. Ein Überschreiten der Digestions-kapazität des Tubulus führt zu einer vermehrten Speicherung von resorbier-ten Proteinen, die mitentscheidend für die Entwicklung der Myelomniere (freie Leichtketten im Blut) oder eines Nierenversagens bei Rhabdomyolyse (Myoglobin, Myoglobinzylinder im Urin) ist. Unterschiedliche Proteinurie-muster erlauben eine diagnostische Zuordnung der **renalen Proteinurien** zu primären/sekundären Glomerulopathien und tubulo-interstitiellen Nephro-pathien (► Abb. 8.6). Bei tubulo-interstitiellen Nephropathien dominiert die α_1-Mikroglobulin-Ausscheidung (Bereich 3), bei primären Glomerulopathien die Albumin-Ausscheidung (Bereich 1). Patienten mit gemischt glomulären-tubulären Nephropathien finden sich im Zwischenbereich (Bereich 2). Das Proteinmuster wird von der glomerulären Filterfunktion und der tubulären Reabsorptionsfähigkeit bestimmt. Auch ► Tab. 8.4 zeigt die Ausscheidung verschiedener Proteine bezogen auf die Kreatininausscheidung bei unter-schiedlichen Erkrankungen.

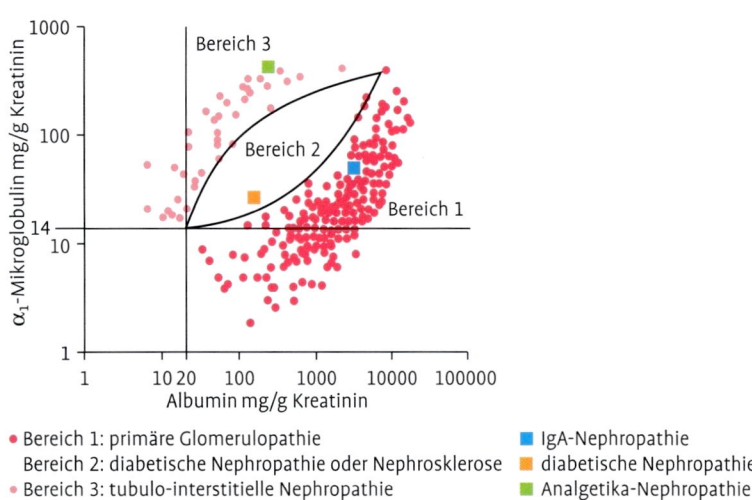

● Bereich 1: primäre Glomerulopathie
Bereich 2: diabetische Nephropathie oder Nephrosklerose
● Bereich 3: tubulo-interstitielle Nephropathie

■ IgA-Nephropathie
■ diabetische Nephropathie
■ Analgetika-Nephropathie

Abb. 8.6 Verteilung der Albumin-und α_1-Mikroglobulin-Ausscheidung im Urin bei Patienten mit primärer Glomerulopathie (Bereich 1) oder tubulo-interstitieller Nephropathie (Bereich 3). Neben den Normbereichsobergrenzen für Albumin (20 mg/g Kreatinin) und α_1-Mikroglobulin (14 mg/g Kreatinin) sind die Graphen der errechneten unteren und oberen Trennfunktionen für die drei Diagnosegruppen eingetragen. In der Schnittmenge (Bereich 2) liegen häufig Patienten mit einer diabetischen Nephropathie oder einer Nephrosklerose. Ergänzend dargestellt ist jeweils ein Beispielpatient mit IgA-Nephropathie, diabetischer Nephropathie oder Analgetika-Nephropathie (nach Guder/Hofmann aus: Niere und ableitende Harn-wege, Hrsg. H. Renz, de Gruyter).

Tab. 8.4 Ausscheidung von Gesamtprotein, Albumin, IgG und α_1-Mikroglobulin bei charakteristischen Fällen einer IgA-Nephropathie, Diabetes mellitus mit Nierenbeteiligung (Stadium III der diabetischen Nephropathie) und einer interstitiellen Nephropathie bei Gabe von Aminoglycosiden (nach Guder/Hofmann aus: Niere und ableitende Harnwege, Hrsg. H. Renz, de Gruyter).

Messgrößen im Urin	Referenz-bereich	Ergebnis		
		IgA-Nephropathie	diabetische Nephropathie Stadium III	Analgetika-Nephropathie
Gesamtprotein (mg/g Kreatinin)	<100	4096	173	1486
IgG (mg/g Kreatinin)	<10	326	27	157
Albumin (mg/g Kreatinin)	<20	2936	116	181
α_1-Mikroglobulin (mg/g Kreatinin)	<14	62	24	575

Die diagnostischen Erwartungsgruppen bei den verschiedenen Proteinurieformen sind in ▶ Tab. 8.5 aufgelistet. Die Erkrankungen zeigen z. T. Übergänge zwischen den Proteinuriemustern.

Die reine **Albuminurie** ist mit dem Verlust der Ladungsselektivität verbunden. Man findet dies bei der minimal proliferierenden Glomerulopathie, bei frühen Formen von Immunkomplex-Nephritiden und im Stadium III der diabetischen Nephropathie. Diese selektiven glomerulären Proteinurien sind prognostisch günstiger als nicht-selektive glomeruläre Proteinurien, die ein Hinweis auf strukturelle Änderungen der Basalmembran sind. Ursache sind Immunkomplexablagerungen, proliferative Umbauvorgänge, Schlingenverwachsungen der Glomeruli, Halbmondbildungen der Bowman-Kapsel und progrediente Nephrosklerosen. Die Prognose von Glomerulopathien ist meist dann ungünstig, wenn eine chronisch tubuläre Komponente hinzukommt (▶ Tab. 8.6). Dieses Muster einer nicht-selektiven glomerulären und tubulären Proteinurie tritt bei nekrotisierenden Glomerulonephritiden bei Systemerkrankungen (z. B. SLE, andere Vaskulitiden, Amyloidosen) auf.

Physiologischerweise besteht etwa 1/3 der Proteine im Urin aus hochmolekularen Proteinen, die von der Niere (z. B. Tamm-Horsfall Protein) und distalen Organen, wie der Blase (z. B. sekretorisches IgA, IgG), in den Harn abgegeben werden. Von dieser physiologischen Proteinurie müssen **postrenale Proteinurien**, die im Rahmen von Entzündungen (z. B. Zystitis, Prostatitis) auftreten, getrennt werden. Ihre Ausscheidungsmuster unterscheiden sich von renalen bzw. prärenalen Proteinurien: Hochmolekulare Proteine liegen hier typischerweise in höherer Konzentration und in einem ähnlichen Verhältnis zu niedermolekularen Proteinen wie im Plasma vor. Daneben deu-

Tab. 8.5 Proteinuriemuster und ihre diagnostischen Erwartungsgruppen

selektive glomeruläre Proteinurie	nicht-selektive glomeruläre plus tubuläre Proteinurie
minimal proliferierende Glomerulopathie	proliferative Glomerulonephritis (Vaskulitiden)
membranöse Glomerulonephritis, Grad I	membranoproliferative Glomerulonephritis
fokal segmentale Glomerulonephritis, Stadium I	epimembranöse Glomerulonephritis, Grad II und III
IgA-Nephritis (plus tubuläre Komponente)	fokal segmentale Glomerulonephritis, Grad II und III
Stadium III der diabetischen Nephropathie	Stadium III und IV der diabetischen Nephropathie arterielle Hypertonie benigne Nephrosklerose EPH-Gestose
nicht-selektive glomeruläre plus tubuläre Proteinurie	tubuläre Proteinurie
renale Amyloidose	Pyelonephritis
Gold-Nephropathie	interstitielle Nephritis
D-Penicillamin-Glomerulonephritis	Analgetika-Nephropathie
diabetische Nephropathie (Stadium IV und V)	tubulotoxische Nephropathie (Aminoglykoside, Cisplatin, Kadmium, Quecksilber, Blei, Lithium)
membranoproliferative Glomerulonephritis	Fanconi-Syndrom
systemische Vaskulitiden mit Nierenbeteiligung	renal tubuläre Azidose (Typ II) Myelomniere
akute Nierentransplantatabstoßung	Chromoproteinniere (Malaria tropica, Rhabdomyolyse)

Tab. 8.6 Proteinurie: Glomeruläre und tubuläre Marker und ihre prognostische Wertigkeit bei chronischen Glomerulopathien

Proteinurie-Typ	selektiv	unselektiv	unselektiv/tubulär
Leitproteine	Albumin	Albumin/IgG	Albumin/IgG/α_1-Mikroglobulin
Konzentration Proteinurie	+	++	+++
Prognose	eher gut	$\rightarrow$	eher schlecht

ten eine Hämaturie und/oder Leukozyturie auf eine Blutung/Entzündung als Ursache der Proteinurie hin.

Hämaturiedifferenzierung: Bei einer Hämaturie können durch nicht-invasive Verfahren prärenale, renale und postrenale Formen unterschieden werden. Die klassische Sedimentuntersuchung erlaubt bei Nachweis von Erythrozytenzylindern die Diagnose einer renalen Hämaturie. Allerdings sind nur bei 30 % der akuten Glomerulopathien Erythrozytenzylinder nachweisbar. Der Nachweis dysmorpher Erythrozyten und besonders von Akanthozyten (▶ Abb. 8.7) schließt diese diagnostische Lücke. In ▶ Abb. 8.8 sind die wichtigsten Ursachen für eine renale und postrenale Hämaturie dargestellt. Zur Differenzierung renaler/postrenaler Hämaturien hat sich die zusätzliche Bestimmung von α_2-Makroglobulin und IgG im Urin bewährt. Bezogen auf Albumin (Proteine jeweils in mg/l), ergibt sich bei postrenalen Hämaturien für α_2-Makroglobulin ein Quotient zwischen $2,0$–20×10^{-2} und für IgG zwischen 20–180×10^{-2}. Bei glomerulären Hämaturien liegen die Quotienten zwischen $0,01$–$2,0 \times 10^{-2}$ (α_2-Makroglobulin/Albumin) und $2,0$–20×10^{-2} (IgG/Albumin).

Merke: Der Nachweis von dysmorphen Erythrozyten im Urin mittels Phasenkontrastmikroskopie deutet bei einer Akanthozytenzahl >10 % auf eine renale Hämaturie hin.

Weiterführende Diagnostik, spezielle Proteine im Blut: Antineutrophile zytoplasmatische Antikörper **(ANCA)** sind gegen zytoplasmatische Bestandteile neutrophiler Granulozyten gerichtet. Im Rahmen von Nierenerkrankungen findet man c-(zytoplasmatische)-ANCA bei der Wegener-Granulomatose und

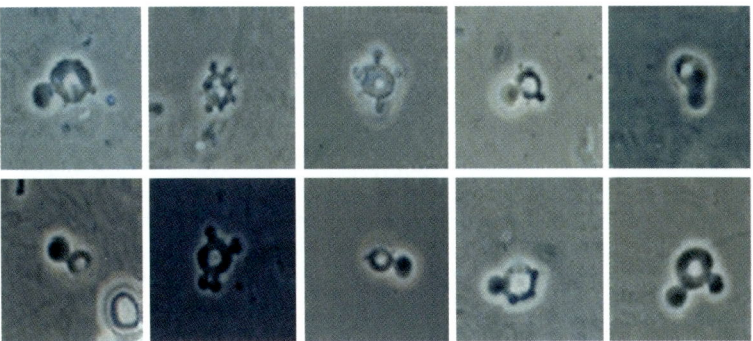

Abb. 8.7 Verschiedene Formen von Akanthozyten.

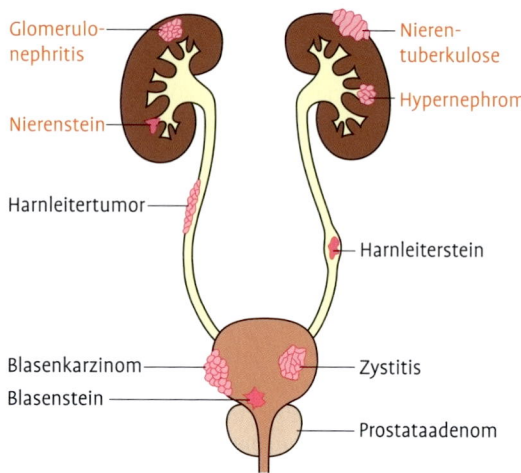

Abb. 8.8 Renale (rot) und postrenale (schwarz) Ursachen der Hämaturie (nach Guder/Hofmann aus: Niere und ableitende Harnwege, Hrsg. H. Renz, de Gruyter).

p-(perinukleäre)-ANCA bei der idiopathischen Glomerulonephritis sowie der mikroskopischen Polyangitis. Die Bestimmung der **Komplementfaktoren C3 und C4** können für die Differenzierung von Nierenerkrankungen (Membranproliferative Glomerulonephritis, postinfektiöse Glomerulonephritis) zusätzliche Informationen liefern.

8.1.2 Ausgewählte Erkrankungen

Akutes Nierenversagen

Bei akutem Abfall der GFR unter 60 ml/min unterscheidet man verschiedene Ursachen des akuten Nierenversagens:

Prärenal: Durch Abfall des Blutdrucks (Schock, Vasokonstriktion, Nierenarterienstenose) kommt es zu einer verminderten glomerulären Filtration bei abnehmendem Kapillardruck.

Renal: Glomerulopathien und Tubulopathien können zu einem akuten Funktionsverlust der Niere führen. Pathophysiologisch vermittelt wird dies durch eine verminderte NaCl-Resorption in der Macula densa, die den tubuloglomerulären Rückkopplungseffekt über das Renin-Angiotensin-System auslöst und bis zum Sistieren der glomerulären Filtration führen kann.

Postrenal: Durch mechanische Verlegung der ableitenden Harnwege (Steine, Blutungen, Tumoren) oder Entzündungen (Pyelonephritis) kommt zur Erhöhung des intratubulären Drucks mit verminderter Filtrationsrate.

Merke: Für alle Formen des akuten Nierenversagens ist die Reduktion der Harnmenge auf unter 400 ml/d (Oligurie) typisch. Diese dauert von wenigen Stunden bis 2 Wochen und wird von einer polyurischen Phase abgelöst, die durch eine niedrige Osmolarität des Urins charakterisiert ist.

Chronisches Nierenversagen – Niereninsuffizienz

Ohne Behandlung enden alle Nierenerkrankungen unabhängig von ihrer Pathogenese in einer **Niereninsuffizienz**, die sich histologisch durch eine tubulo-interstitielle Fibrose darstellt. Nachfolgende Stadieneinteilung der chronischen Niereninsuffizienz wurde vorgeschlagen (▶ Tab. 8.7).

Akute postinfektiöse Glomerulonephritis:

Die akute postinfektiöse Glomerulonephritis ist der Prototyp einer akuten Glomerulonephritis. Die Erkrankung tritt vorwiegend im Kindesalter ca. 2 Wochen nach einer Infektion der Rachenwege mit β-hämolysierenden Streptokokken der Gruppe A auf. Pathophysiologisch bilden sich AK gegen Streptokokken, die sich an der Außenseite der Basalmembran ablagern. Neben einer Erythrozyturie kann man Erythrozytenzylinder finden. Es liegt eine nicht-selektive glomeruläre Proteinurie vor. In 50 % der Fälle ist der Anti-Streptolysin-Titer erhöht. Komplement C3 im Plasma kann während der ersten Woche erniedrigt sein.

Merke: Eine Heilung erfolgt bei Kindern in 90 % der Fälle, bei Erwachsenen liegt die Zahl mit 50 % deutlich niedriger. Zum Ausschluss einer rasch progredienten Glomerulonephritis regelmäßige Kontrolle des Kreatinins! Bei einem deutlichen Anstieg des Kreatinins innerhalb von 2 Wochen ist eine Nierenbiopsie angezeigt.

IgA-Nephropathie

Die IgA-Nephropathie (mesangioproliferative Glomerulonephritis, Berger-Nephritis) ist die häufigste Glomerulonephritis im Erwachsenenalter. Nach unspezifischen Infekten der oberen Atemwege kann es zu einer Makrohämaturie oder persistierenden Mikrohämaturie mit Proteinurie kommen. Es finden sich Erythrozytenzylinder bzw. Akanthozyten im Harnsediment. Die Proteinurie ist als nicht-selektiv glomerulär zu charakterisieren; meist liegt sie unter 3 g/24 h. Histologisch finden sich mesangiale Ablagerungen von IgA an den Glomeruli.

Tab. 8.7 Stadieneinteilung der chronischen Nierenerkrankungen nach K/DOQI (Kidney Disease Outcomes Quality Initiative) (nach Guder/Hofmann aus: Niere und ableitende Harnwege, Hrsg. H. Renz, de Gruyter)

Stadium	Bezeichnung	GFR (ml/min/1,73m²)	Begleitsymptome
0	erhöhtes Risiko für Niereninsuffizienz (z. B. Diabetiker, Hypertoniker)	≥ 90 (mit Risikofaktoren für eine chronische Nierenerkrankung)	
1	Nierenschädigung bei normaler Nierenfunktion	≥ 90	Albuminurie, Proteinurie, Hämaturie
2	Nierenschädigung mit milder Niereninsuffizienz	60–89	Albuminurie, Proteinurie, Hämaturie
3	mittelschwere Niereninsuffizienz	30–59	chronische Niereninsuffizienz, frühe Phase der Niereninsuffizienz
4	schwere Niereninsuffizienz	15–29	chronische Niereninsuffizienz, späte Phase der Niereninsuffizienz, Vorstadium des Nierenversagens
5	Nierenversagen	<15 oder Dialyse	Nierenversagen, Urämie

Merke: Der Verlauf einer IgA-Nephropathie ist i. d. R. als gutartig zu bewerten, wobei bei 15–30 % der Patienten eine terminale Niereninsuffizienz auftreten kann. Anamnese, Hämaturie und Proteinurie erlauben einen ersten Verdacht.

Rasch progrediente Glomerulonephritis (RPGN)

Die rasch progrediente (rapid progressive) Glomerulonephritis ist die gemeinsame Endstrecke verschiedener akuter Glomerulonephritiden. Oft findet sich eine nicht-selektive glomeruläre Proteinurie bis hin zu einem nephrotischen Syndrom (>3,5 g/24 h). Man unterscheidet drei verschiedene Formen:

- **Typ I, Antibasalmembran–RPGN** mit AK gegen Typ IV Kollagen. Der Nachweis ist in 50 % der Fälle positiv. Bei Lungenbeteiligung spricht man vom Goodpasture-Syndrom. Hier finden sich in 10–30 % der Fälle AK gegen Lungen-Basalmembranen.
- **Typ II, Immunkomplex-RPGN** mit Immunkomplexen an der glomerulären Basalmembran.
- **Typ III, ANCA-assoziierte Vaskulitiden** mit c-ANCA (Antiproteinase-3-AK) in 95 % der Fälle (Wegener-Granulomatose).

Merke: Eine sich rasch verschlechternde Glomerulonephritis (Kreatinin im Blut bestimmen!) ist eine absolute Indikation zu einer Biopsie. Bei frühzeitiger Diagnose und Behandlung liegt die Besserung der Nierenfunktion bei über 60 %.

Minimal proliferierende (minimal-change) Glomerulonephritis

Die minimal proliferierende Glomerulonephritis stellt die häufigste Ursache für eine Glomerulopathie im Kindesalter dar. Die Proteinurie kann bis zu einem nephrotischen Syndrom führen. Es liegt eine selektiv glomeruläre Proteinurie vor, die mit einem nahezu unauffälligen histologischen Befund einhergeht. Beschrieben sind elektronenmikroskopisch sichtbare Verschmelzungen der Epithelzellfußfortsätze (Podozyten).

Merke: Die minimal proliferierende Glomerulopathie geht i. d. R. mit einer nephrotischen Proteinurie ohne Anstieg von Kreatinin einher. Nach Gabe von Glukokortikoiden ist die Prognose sehr gut.

Membranöse Glomerulonephritis

Die membranöse Glomerulonephritis stellt die häufigste Ursache eines nephrotischen Syndroms im Erwachsenenalter dar. Neben einer idiopathischen Äthiologie findet man eine membranöse Glomerulonephritis auch bei Infektionskrankheiten, Tumoren und Autoimmunerkrankungen. Histologisch fällt eine subepitheliale Immunkomplexablagerung mit Verdickung der glomerulären Basalmembran auf. Wie bei anderen akuten Glomerulonephritiden kann die nicht-selektive glomeruläre Proteinurie, mit einer Hämaturie (50 % der Fälle) verbunden sein. Die Komplementfaktoren sind normal, zirkulierende Immunkomplexe sind in den meisten Fällen nicht nachweisbar. Die Nierenbiopsie sichert die Diagnose.

Merke: Der Verlauf einer membranösen Glomerulonephritis kann sehr unterschiedlich sein. Kreatinin im Plasma ist zu Beginn der Erkrankung i. d. R. unauffällig.

Membranproliferative Glomerulonephritis

Die membranproliferative Glomerulonephritis findet man häufig in Verbindung mit einer Infektion, Tumorerkrankung oder systemischen Erkrankung. Pathogenetisch liegt bei diesem Krankheitsbild eine Proliferation der Mesangialzellen vor. Komplementfaktoren können normal (Typ I) aber auch ausgeprägt vermindert (Typ II) sein.

Merke: Proteinurie und Hämaturie zeigen ein unterschiedliches Ausmaß. Die Nierenfunktion hat bei 50 % der Patienten deutlich abgenommen, bei den restlichen Patienten ist sie trotz wechselnder Proteinurie unauffällig.

Sekundäre Glomerulonephritiden

Autoimmunerkrankungen (SLE) mit Nierenbeteiligung: Die Beteiligung der Niere im Rahmen eines SLE (▶ Kap. 7.4.2) ist die bedeutsamste Organmanifestation bei dieser Grunderkrankung. Die Lupus-Nephritis wird in 6 Untergruppen (WHO-Klassifikation) eingeteilt:

- (I) minimale bis fehlende glomeruläre Veränderungen
- (II) mesangioproliferative Glomerulonephritis
- (III) fokale segmentale Glomerulonephritis

- (IV) diffuse Glomerulonephritis
- (V) diffuse membranöse Glomerulonephritis
- (VI) fortgeschrittene sklerosierende Glomerulonephritis

Man findet im Verlauf alle Zwischenstufen der Nierenbeteiligung und stabile bis rasch progrediente Verläufe.

Merke: Die Lupus-Nephritis stellt die Komplikation eines SLE dar. Proteinurie, Hämaturie und möglicher Verlust der Organfunktion müssen engmaschig kontrolliert werden.

Diabetes mellitus (Diabetische Nephropathie): Die diabetische Nephropathie (▶ Kap. 1.1.3) ist eine der wichtigsten Ursachen der chronischen Niereninsuffizienz. Über 30 % der Dialysepatienten leiden an den renalen Komplikationen dieser Stoffwechselerkrankung. Nur etwa 30–40 % aller Diabetiker (Typ 1, 2) entwickeln in einem Zeitraum von 15–30 Jahren eine klinisch bedeutsame diabetische Nephropathie. Neben metabolischen Ursachen scheint eine genetische Disposition mitverantwortlich für die Entstehung zu sein. Die Entwicklung der diabetischen Nephropathie kann auf Grund des gesetzmäßigen Auftretens verschiedener Stadien (▶ Tab. 8.8) beschrieben werden:

Tab. 8.8 Diabetische Nephropathie – Stadieneinteilung nach Mogensen

Stadium		Glomeruläre Filtrationsrate (GFR)	Albumin im Urin [mg/24h]	[mg/l]	Blutdruck	Zeitverlauf [Jahre]
I	Hypertrophie	↑	<30	<20	normal	
II	glomeruläre Läsion	(↑)	<30	<20	normal	2–5
III	Mikroalbuminurie	normal	30–300	20–200	(↑)	10–15
IV	klinisch manifeste Nephropathie	↓	>300	>200	↑	10–25
V	Niereninsuffizienz	↓↓	>500		↑	15–30

- **Stadium I und II** sind durch Hyperfiltration mit Vergrößerung (Hypertrophie) der Niere und Veränderungen der Basalmembran (Verdickung, Abnahme der negativen Ladungsträger (Heparansulfat)) gekennzeichnet.
- **Stadium III (Mikroalbuminurie):** Die Mikroalbuminurie ist definiert als eine persistierende leicht erhöhte Albuminausscheidung im Urin (20 bis 200 µg/min entsprechend 20–200 mg/l). Über die Bestimmung der Mikroalbuminurie kann eine beginnende diabetische, aber auch hypertonus-bedingte Nephropathie frühzeitig erkannt werden. Zu diesem Zeitpunkt bestehen noch therapeutische Möglichkeiten, die Progredienz der Nephropathie aufzuhalten und eine Niereninsuffizienz zu verhindern. Besonders bei Diabetikern scheint eine Frühdiagnose von Nephropathien für eine Verbesserung der Prognose hinsichtlich Nierenfunktion und Lebenserwartung essentiell zu sein. Die Mikroalbuminurie gilt heute als wichtigster Indikator für das Auftreten einer diabetischen Nephropathie. Eine intensivierte Behandlung und spezifische medikamentöse Intervention (z. B. Angiotensin-Converting-Enzyme-(ACE)-Hemmer oder Angiotensin-1-Rezeptorantagonisten) kann eine sich entwickelnde Nephropathie stoppen oder die weitere Entwicklung zur terminalen Insuffizienz hinauszögern (▶ Abb. 8.9).
- **Stadium IV und V (Makroalbuminurie):** Beide Stadien können mit dem üblichen Urinteststreifen (Albumin > 200 mg/l) erfasst werden. Das Erkennen der Makroalbuminurie ist aber eine Spätdiagnose, da zu diesem Zeitpunkt die Nephropathie bereits manifest und häufig nicht mehr reversibel ist. Die Nierenfunktion nimmt kontinuierlich ab und eine Niereninsuffizienz ist zu erwarten. Dies gilt nicht nur für Diabetiker, sondern auch für Patienten mit Bluthochdruck. Beschleunigt wird der Nierenfunk-

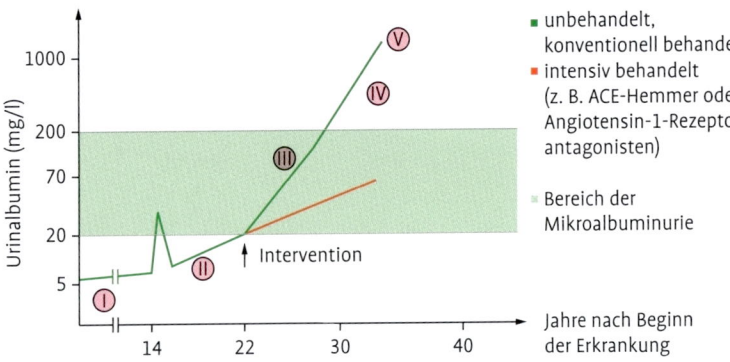

Abb. 8.9 Stadien (I–V) der diabetischen Nephropathie und Einfluss einer frühzeitigen Therapie auf den Krankheitsverlauf (nach Guder/Hofmann aus: Niere und ableitende Harnwege, Hrsg. H. Renz, de Gruyter).

tionsverlust u. a. durch hämodynamische Faktoren, die zu einer Erhöhung des intraglomerulären Drucks und damit durch Hyperfiltration der Restglomerula (Restnephrone) zur Hypertrophie und schließlich zur Glomerulosklerose führen. Proteinurie wird hierbei auch als pathogenetisches Prinzip ursächlich diskutiert. Daher besteht der Therapieansatz in einer Senkung des systemischen und intraglomerulären Drucks.

Merke: Stadium I und II der diabetischen Nephropathie können durch Laboruntersuchungen nicht erfasst werden.

Merke: Auch Hypertoniker ohne Diabetes mellitus haben eine höhere Albuminkonzentration im Urin als Normotoniker. Die Mikroalbuminurie/Mikroproteinurie bei essentieller Hypertonie sind positiv mit dem Grad der linksventrikulären Hypertrophie korreliert. Konsequenterweise sollten bei diesen Risikogruppen Vorsorgeuntersuchungen durchgeführt werden. Im Vordergrund therapeutischer Bemühungen steht bei Diabetikern/Hypertonikern eine sorgfältige Stoffwechseleinstellung und eine antihypertensive Therapie.

Tubulo-interstitielle Nierenerkrankungen

Die akuten tubulo-interstitiellen Nephropathien sind von den chronischen Formen zu unterscheiden.

Akute tubulo-interstitielle Nephropathie: Diese Erkrankung kann durch Viren, bakterielle Infektionen und Medikamente verursacht werden. Im Vordergrund steht die tubuläre Proteinurie mit vermehrter Ausscheidung des tubulären Markers α_1-Mikroglobulin. Eine zusätzlich bestehende Hämaturie kann durch die Sedimentanalytik weiter differenziert werden. Akanthozyten haben eine höhere Spezifität für glomeruläre Erkrankungen als Erythrozytenzylinder, die auch bei einer interstiellen Nephritis vorkommen.

Merke: Bei einer medikamentös verursachten interstiellen Nephritis findet man einen Kreatininanstieg im Blut, eine Eosinophilie und z. T. eine IgE-Erhöhung. Im Urin findet man eine Hämaturie (Zylinder!), Leukozyturie (Lymphozyten), Eosinophilurie und wegweisend ein tubuläres Proteinuriemuster mit einer Proteinausscheidung <1500 mg/g Kreatinin.

Chronisch tubulo-interstitielle Nephropathie: Die Analgetika-Nephropathie stellt den klassischen Vertreter einer chronisch interstitiellen Nephritis dar. Pathogenetisch liegt eine chronische Einnahme von Mischanalgetika (Aspirin, Paracetamol, Koffein) sowie phenacetinhaltiger Analgetika (Phenazon in Kombination mit Phenacetin) vor. Nach kumulativer Einnahme von 1–2 kg über mehrere Jahre entwickelt sich die Erkrankung.

> **Merke:** Sterile Leukozyturie, ausgeprägte tubuläre Proteinurie, progrediente Abnahme der GFR, kontinuierlicher Anstieg von Cystatin C und Kreatinin im Blut, sichern den Verdacht einer chronisch tubulo-interstiellen Analgetika-Nephropathie.

Akute und chronische Pyelonephritis: Im Rahmen einer bakteriellen Infektion des oberen Harntrakts kommt es zu einer akuten tubulo-interstitiellen Nephritis. Dysurische Beschwerden mit Klopfschmerz im Nierenlager kennzeichnen die Symptomatik. Leukozytenzylinder sind pathognomonisch für eine Pyelonephritis. Das Proteinausscheidungsmuster mit einer tubulären Proteinurie (α_1-Mikroglobulin) ist hinweisend auf die Genese der Erkrankung. Die Differenzierung zwischen einer akuten Pyelonephritis und dem akuten Schub einer chronischen Pyelonephritis ist nicht möglich.

> **Merke:** Eine akute bakterielle interstitielle Nephritis (abszedierende Pyelonephritis) stellt eine akute symptomatische Erkrankung durch einen aufsteigenden Harnwegsinfekt dar. Leukozytose, CRP-Erhöhung und klinische Symptome wie Fieber, Lendenschmerzen und druckempfindliche Nierenlager führen zur Diagnose.

Nephrotisches Syndrom

Das nephrotische Syndrom kann als besondere Verlaufsform einer Vielzahl primärer und sekundärer Erkrankungen der Niere gesehen werden. 80 % der Patienten leiden an einer primären glomerulären Erkrankung ohne fassbare Ursache. Bei Kindern findet sich am häufigsten eine minimal proliferierende Glomerulopathie, bei Erwachsenen eine membranöse Glomerulopathie. Die Proteinurie ist bei Erwachsenen in 64 % vom nicht-selektiven glomerulären Typ, wohingegen bei Kindern in 90 % der Fälle der selektiv glomeruläre Typ vorliegt.

Merke: Die Definition des nephrotischen Syndroms lautet: Proteinausscheidung >3,5 g/d, Hypalbuminämie, Ödeme und Hyperlipoproteinämie.

Funktionsstörungen des proximalen Tubulus und ihre Erkrankungen

Erkrankungen, die mit einer Störung des Kalzium- und Phosphatstoffwechsels einhergehen sind in ▶ Tab. 8.9 aufgeführt. Differentialdiagnostisch sind der **Pseudohypoparathyreoidismus** und der **sekundäre Hyperparathyreoidismus bei Niereninsuffizienz** von Bedeutung (▶ Kap. 14.3.5). **Das Fanconi-Syndrom** ist durch eine Rückresorptionstörung von Glukose, Aminosäuren und Phosphat definiert. Dahinter verbergen sich eine Fülle genetischer und erworbener Mechanismen. Bei Erwachsenen ist die häufigste Ursache eine Störung des Energiestoffwechsels der Tubuluszelle, die über eine Abnahme

Tab. 8.9 Störungen des Kalziums und Phosphatstoffwechsels mit renaler Ursache (nach Guder/Hofmann aus: Niere und ableitende Harnwege, Hrsg. H. Renz, de Gruyter)

Name der Erkrankung	Pathomechanismus	klinisch-chemische Symptome
idiopathische Hyperkalziurie	unbekannt. Defekt der proximalen Kalziumabsorption	Kalzurie. Hypophosphatämie, alk. Phospatase erhöht
Pseudohypoparathyreoidismus	verminderte (fehlende) Ansprechbarkeit des proximalen Tubulus auf PTH, verminderte Bildung von $1,25(OH)_2 D_3$	Hypokalzämie, Hyperphosphatämie, PTH erhöht
sekundärer Hyperparathyreoidisumus bei Niereninsuffizienz	verminderter Abbau von PTH, verminderte Ca-Reabsorption	Phosphat erhöht, PTH erhöht
renale Rachitis	verminderte Bildung von $1,25(OH)_2 D_3$ in der Niere	Hypokalzämie
Pseudo-Vitamin-D-Mangel-Rachitis	Defekt der Vitamin-D_1-Hydroxylase	Hypokalzämie, alk. Phosphatase erhöht, PTH erhöht
hypophosphatämische Vitamin-D-resistente Rachitis	Defekt des Phosphat-Carriers?	Phosphat erdiedrigt

des Ionengradienten das Syndrom auslöst. Ebenso können nephrotoxische Substanzen (z. B. Quecksilber, Kadmium, Medikamente wie Gentamycin, Zytostatika) sowie eine Überladung der tubulären Membran mit filtrierten Proteinen (z. B. Bence-Jones-Proteine) Ursachen eines Fanconi-Syndroms sein.

Funktionsstörungen des distalen Tubulus und ihre Erkrankungen

Die häufigsten angeborenen Defekte des distalen Tubulus sind in ▶ Tab. 8.10 zusammengefasst. Differentialdiagnostisch ist die idiopatische Hypokaliämie (**Bartter-Syndrom**) und der **renale Diabetes insipidus** (▶ Kap. 9.1.2) hervorzuheben.

Tab. 8.10 Störungen der Funktion des distalen Tubulus und des Sammelrohrsystems (nach Guder/Hofmann aus: Niere und ableitende Harnwege, Hrsg. H. Renz, de Gruyter)

Name der Erkrankung	Pathomechanismus	klinisch-chemische Symptome
angeborenes Salzverlustsyndrom (Pseudohypoaldosteronismus)	fehlende Ansprechbarkeit für Aldosteron der NA^+, K^+-ATPase	Hyponatriämie, Aldosteron erhöht, Renin erhöht
idiopathische Hypokaliämie (Bartter-Syndrom)	Defekt der NaCl-Absorption in der Henle-Schleife, Defekt der Kaliumabsorption	Hypokaliämie, Hypochlorämie, Renin und Aldosteron erhöht
idiopathische Hyperkaliämie mit Azidose	unbekannt	Hyperkaliämie, Renin, Aldosteron niedrig, Hypokaliurie
renale tubuläre Azidose (Typ 1)	Defekt der distalen Protonensekretion	Hyperchlorämische Azidose bei Urin pH >6, Hyperkalziurie, Ca-Phosphatsteine
renaler Diabetes insipidus	mangelnde Ansprechbarkeit des Sammelrohrs auf ADH	Hypoosmolalität des Urins, Polyurie, kein Effekt von ADH

8.2 Ableitende Harnwege

Laborparameter:

- Steinmetaphylaxe (Kalzium, Phosphat, Harnsäure, Oxalat, Citrat, Magnesium)
- Keimzahlbestimmung

Ausgewählte Erkrankungen:

- Urolithiasis
- Infektionen der ableitenden Harnwege (Zystitis, Urethritis)

8.2.1 Pathophysiologie und Pathobiochemie

Nierensteinbildung

Harnsteine (▶ Abb. 8.10) sind makroskopische Kristalle physiologischer/pathologischer Harnbestandteile, die sich aufgrund ihrer Konzentration, der Anwesenheit von Kristallisationskeimen und/oder durch ungünstige pH-Werte in den ableitenden Harnwegen bilden. Sie können in den Tubuli, im Nierenbecken oder in der Blase entstehen. Von Relevanz als **lithogene Faktoren** sind die vier chemischen Komponenten **Kalzium, Oxalat, Harnsäure, Cystin**. Darüber hinaus verursachen bakterielle Infektionen über pH-Verschiebungen **Phosphatsteine** (▶ Tab. 8.11).

Die Ursache der Konkrementbildung kann extrarenal (Nahrung, Stoffwechselkrankheiten, Therapeutika, Gifte, Hyperparathyreoidismus), renal (renal tubuläre Azidose, Cystinurie, Pyelonephritis) oder postrenal (Infektion der ableitenden Harnwege, Blasenfremdkörper) sein. **Kalzium- und Oxalatsteine** entstehen fast immer im sauren Harn durch Überschreiten des Löslichkeitsproduktes. Dabei können Oxalate und Urate als Kristallisationskeime für Kalziumphosphatsteine wirken. **Cystinsteine** kommen ausschließlich bei der angeborenen Cystinurie vor, da Cystin erst ab einer Ausscheidung von >300 mg/d in saurem Urin ausfällt. Phosphathaltige Steine kristallisieren nur im alkalischen Milieu aus und enthalten hohe Mengen an Ammoniumionen, die im Harn normalerweise nur bei azidotischen Zuständen vorliegen. Der pathogenetische Mechanismus erklärt sich aus der Bildung von Ammoniak aus Harnstoff durch die bakterielle Urease bei einer Nierenbeckenentzündung. Dies führt zu einer postrenalen Alkalisierung des Harns und damit zur Bildung von magnesium-ammoniumphosphathaltigen Steinen, die das ganze Nierenbecken ausfüllen können. Das bei 55 % aller Harnsteine gefundene Oxalat kann aus der Nahrung oder aus dem Stoffwechsel stammen.

Tab. 8.11 Harnkonkremente. Chemische Zusammensetzung, Ursachen und Häufigkeit, nach einer Studie von Kisters u. Greiling, 1982 (nach Guder/Hofmann, aus: Niere und ableitende Harnwege, Hrsg. H. Renz, de Gruyter)

Steinform	chemische Zusammensetzung (Kristallstruktur)	Häufigkeit	Ursachen
1. Kalziumsteine	Kalziumoxalat-monohydrat (Whewellit) Ca(COO)$_2$ · H$_2$O	32,7 %	idiopathische Hyperkalziurie, renale tubuläre Azidose
	Kalziumoxalat-dihydrat (Weddellit) Ca(COO)$_2$ · 2H$_2$O	10,9 %	Pankreasinsuffizenz (alim. Hyperoxalurie)
	Kalziumphosphate (Apatit) Ca$_{10}$(PO$_4$)$_6$(OH)$_2$Hydroxylapatit Ca$_{10}$(PO$_4$,CO$_3$)$_6$(OH,CO$_3$)$_2$Carbonatapatit	5,7 %	angeborene Oxalurie, Hyperparathyreoidismus, Knochenmetastasen
	Kalziumhydrogenphosphat (Brushit) CaHPO$_4$	0,9 %	Milch-Alkali-Syndrom, Vitamin-D-Überdosierung
	Mischsteine aus Oxalat und Apatit	14,9 %	Myelom, Leukämie, Hyperurikosurie
2. Uratsteine	Harnsäure C$_5$H$_4$N$_4$O$_3$	16,9 %	Gicht (primär, sekundär), Azidose (Urin pH < 6),
	Ammoniumurat NH$_4$C$_5$H$_3$N$_4$O$_3$	0,5 %	Harnsäureüberproduktion, (Zytostatikatherapie, Leukosen,
	Natriumurat NaC$_5$H$_3$N$_4$O$_3$ × H$_2$O	0,2 %	Alkohol, Dehydratation)
3. Cystinsteine	Cystin S$_2$[CH$_2$ CH(NH$_2$)COOH]$_2$	0,8 %	Cystinurie
4. Phosphatsteine	Magnesiumammoniumphosphat (Struvit) MgNH$_4$PO$_4$ · 6H$_2$O	6,0 %	Pyelonephritis, Urin pH über 7,5
	Kalziumphosphat (Apatit) s. o.	5,7 %	
	Mischsteine aus Struvit und Apatit	8,1 %	
5. Sonstige Konkremente	Mischsteine aus Oxalat und Harnsäure	1,3 %	
	Protein	0,4 %	
	Quartz (SiO$_2$)	0,3 %	
	Kalzit (CaCO$_3$)	0,2 %	

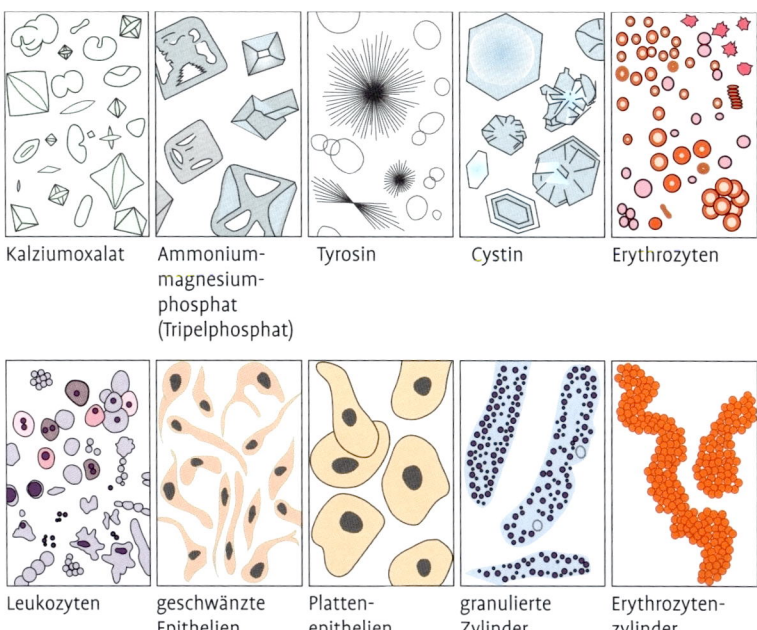

| Kalziumoxalat | Ammonium-magnesium-phosphat (Tripelphosphat) | Tyrosin | Cystin | Erythrozyten |

| Leukozyten | geschwänzte Epithelien | Platten-epithelien | granulierte Zylinder | Erythrozyten-zylinder |

Abb. 8.10 Typische Urinsedimentbefunde (modifiziert nach Peyer A., Atlas der Mikroskopie am Krankenbette. Enke, Stuttgart 1897).

Harnwegsinfekte (HWI)

HWI sind die häufigsten bakteriellen Infektionen des Menschen (Häufigkeit bei Frauen 4–5 %, bei älteren Frauen 10–12 %, bei Männern vor dem 50. Lebensjahr selten, danach steigt die Häufigkeit wegen zunehmender Zahl an Prostataerkrankungen). Als Symptome stehen Harndrang, Schmerzen beim Wasserlassen und suprapubische Schmerzen im Vordergrund. Wichtigster uropathogener Keim ist Escherichia coli, der sich bei 80–90 % der ambulanten und mehr als 50 % der stationären Patienten nachweisen lässt. Seltener finden sich Proteus, Klebsiellen, Enterobacter und Enterokokken. Chemische, mikroskopische und mikrobiologische Untersuchungen des Urins (▶ Abb. 8.10) stehen im Vordergrund der Diagnostik:

Leukozyten und Bakterien: Leukozyturie und/oder Bakteriurie stellen ein häufiges Symptom der akuten und chronischen HWI dar. Der Teststreifennachweis von Leukozyten basiert auf der Messung granulozytärer Esterase im Urin (Nachweisgrenze 6–10 Leukozyten/µl Urin). Da bei der mikroskopischen Sedimentuntersuchung nur intakte Zellen nachgewiesen werden, sinkt die Zahl der detektierten Leukozyten bei längerer Aufbewahrung des

Urins, die Zahl der positiven Teststreifenergebnisse nimmt dagegen aufgrund der weiteren Bildung von Esterase zu. Die Grenze zwischen normaler und pathologisch erhöhter Leukozyten-Ausscheidung ist nicht einheitlich definiert, i. d. R. gelten 10–20 Leukozyten/μl im Nativharn als suspekt und kontrollbedürftig und >20 Leukozyten/μl als pathologisch. Vorausgesetzt wird natürlich ein sauber gewonnener Urin. Bei Frauen muss der Befund einer Leukozyturie deshalb durch Ausschluss einer vaginalen Kontamination abgesichert werden. Es empfiehlt sich, im Normalfall Mittelstrahlurin, in besonderen Fällen Blasenpunktionsurin zu untersuchen.

Merke: Bei Frauen wird eine Leukozyturie wesentlich häufiger als bei Männern beobachtet. Dies erklärt sich einerseits aus der größeren Anzahl von HWI bei Frauen. Andererseits ist die Gefahr der Kontamination der Urinproben durch Leukozyten aus dem äußeren Genitaltrakt der Frau größer.

Keimzahlbestimmung im Urin und Nachweis antibakterieller Stoffe: Der erfolgreiche Nachweis einer Bakteriurie setzt voraus, dass eine antibakterielle Therapie mindestens drei Tage vor der Urinuntersuchung abgesetzt wurde. Bei Mittelstrahl- und Katheterurin muss man infolge Kontamination mit einer Keimzahl von 10.000/ml rechnen. Als signifikante Bakteriurie gelten Keimzahlen ab 100.000/ml frisch gelassenem Mittelstrahlurin. Keimzahlen zwischen 10.000 und 100.000/ml erfordern Kontrolluntersuchungen. Trotz einer Keimzahl <10.000/ml kann eine chronische Pyelonephritis vorliegen, insbesondere dann, wenn die Entzündungsherde in der Niere abgekapselt sind oder eine Polyurie besteht. Bei klinischem Verdacht ist eine weitere diagnostische Abklärung (Leukozyturie bzw. Leukozytenzylinder) erforderlich. Die Deutsche Gesellschaft für Hygiene und Mikrobiologie (DGHM) empfiehlt bei jeder Keimzahlbestimmung im Urin einen Test zum Nachweis von antibakteriellen Stoffen mitzuführen. Auch wenn nach der Medikamentenanamnese keine Hemmstoffe zu erwarten sind, lassen sich in bis zu 30 % der Fälle antibakterielle Stoffe im Urin nachweisen. Wenn diese nicht detektiert werden, kann dies zu einer Fehlinterpretation der Keimzahlbestimmung führen. Nur wenn das Vorhandensein von Hemmstoffen mit Sicherheit ausgeschlossen werden kann, ist der Keimzahlbefund uneingeschränkt zu verwenden.

Merke: Harn ist normalerweise weitgehend keimfrei. Bei aseptischer Harngewinnung durch suprapubische Blasenpunktion sind deshalb schon geringe Keimzahlen als HWI zu werten.

8.2.2 Ausgewählte Erkrankungen

Urolithiasis

Harnsteine können in der Niere, Harnleiter und Harnblase lokalisiert sein. Mittels der Röntgendiffraktometrie oder der Infrarotspektroskopie ist die Analyse der Zusammensetzung der Steine möglich.

> **Merke:** Die Bildung von Harnsteinen kann rezidivieren. Die Zusammensetzung der Konkremente muss bekannt sein. Die quantitative Bestimmung einzelner Analyte im Urin erlaubt eine gezielte Therapie (Steinmetaphylaxe). Durch entsprechende Ernährung, Medikamente, pH-Wert-Einstellung und ausreichende Flüssigkeitszufuhr kann die Rezidivquote unter 5 % gesenkt werden.

Infektionen der Harnwege

Die Zystitis, Urethritis stellt eine Entzündung der Harnblase bzw. der Urethra dar. Die Erkrankung ist gekennzeichnet durch Dysurie (Schmerzen beim Wasserlassen) und Pollakisurie (häufiger Harndrang mit geringen Urinmengen). Therapeutisch wird die akute unkomplizierte HWI mittels Einmalgabe von Trimethoprim/Sulfamethoxazol behandelt. Bei Reinfektionen wird auch die dreimalige Gabe empfohlen.

> **Merke:** Diskrete Proteinurie (Teststreifen 1–2fach positiv), Leukozyturie und eine Keimzahl $> 10^5$/ml machen eine HWI wahrscheinlich.

Zusammenfassung

Die **glomuläre Filtrationsrate (GFR)** ist ein Maß für die Leistungsfähigkeit der Nieren. Sie wird i.d.R über die **Clearance-Raten** spezifischer Marker (**Kreatinin** (Cave: extrarenale Einflussfaktoren!), **Cystatin C**) bestimmt. Mit Hilfe von alters- und geschlechtspezifischen Rechenformeln lassen sich Clearance-Raten direkt aus Plasmakonzentrationen abschätzen. Eine **akute Niereninsuffizienz** (GFR < 60 ml/min, Harnmenge < 400 ml/d) kann prärenale, renale oder postrenale Ursachen haben. Unbehandelt enden alle Nierenerkrankungen in einer **chronischen Niereninsuffizienz**. Zahlreiche Erkrankungen gehen mit **renalen Transportstörungen niedermolekularer Substanzen** einher (z.B.

Pseudohypoparathyreoidismus, sekundärer Hyperparathyreoidismus bei Niereninsuffizienz, Fanconi-Syndrom, Bartter-Syndrom, renaler Diabetes insipidus). Die Leitsymptome der **Nephropathien** sind **Proteinurie (PU)** und **Hämaturie (HU)**. Die **Basisdiagnostik** beinhaltet die visuelle Beurteilung des Harns, Teststreifen (u. a. Nachweis von Protein, Blut) und ggf. das Harnsediment (Differenzierung von Zellen, Zylindern, Kristallen). Für die Differentialdiagnose prärenaler, renaler (tubuläre/glomeruläre/gemischte Glomerulonephritiden, GN) und postrenaler Nephropathien sind unterschiedliche PU-Muster (z. B. Albumin, IgG, α_1-Mikroglobulin) von Bedeutung. Prognostisch günstiger als nicht-selektive glomeruläre PU sind selektive Formen. Ursachen für HU können durch Sedimentuntersuchungen differenziert werden. Klinisch bedeutende Nephropathien sind: **akute postinfektiöse GN** (nicht-selektive glomeruläre PU, Erythrozyten bzw. Erythrozytenzylinder), **IgA-Nephropathie** (nicht-selektive glomeruläre PU, Erythrozytenzylinder, Akanthozyten), rasch progrediente GN (RPGN, nicht-selektive glomeruläre PU →nephrotisches Syndrom), wie **Goodpasture-Syndrom** (AK gegen Typ IV Kollagen), **Immunkomplex-RPGN**, **Wegener-Granulomatose** (c-ANCA), **minimal proliferierende GN** (selektiv glomeruläre PU), **membranöse GN** (nicht-selektive glomeruläre PU, z. T. HU), **membranproliferative GN** (wechselnde PU-Muster), sekundäre Nephropathien, wie **Lupus-Nephritis** und **diabetische Nephropathie** (Albuminurie, häufig Ursache der chronischen Insuffizienz), **akute/chronische tubulo-interstitielle Nephropathien** (α_1-Mikroglobulinurie, HU ohne Akanthozyten), bzw. **akute/chronische Pyelonephritis** (α_1-Mikroglobulinurie, Leukozytenzylinder). Viele Nierenerkrankungen können zu einem **nephrotischen Syndrom** (PU > 3,5 g/d, Hypalbuminämie, Ödeme, Hyperlipoproteinämie) führen. Der Nachweis der Zusammensetzung der Harnsteine bei einer **Urolithiasis** erfolgt über Röntgendiffraktometrie/Infrarotspektroskopie. Labordiagnostische Parameter zum Nachweis von **Harnwegsinfekten** sind Protein, Leukozyten und Bakterien im Urin.

9 Wasser- und Säure/Basenhaushalt

9.1 Wasserhaushalt

Laborparameter:

- Osmolarität, osmotische Lücke
- Natrium
- Kalium

Ausgewählte Erkrankungen:
- Diabetes insipidus
- SIADH (Syndrom der inadäquaten ADH-Sekretion)
- primärer Hyperaldosteronismus
- Stauungsinsuffizienz des Herzen

9.1.1 Pathophysiologie und Pathobiochemie

Ein intakter Wasserhaushalt (**Hydratationsstatus**) ist eine grundlegende Voraussetzung für die Funktionalität des Organismus, da alle biochemischen Reaktionen im wässrigen Milieu ablaufen. Der Hydratationsstatus ist eng mit dem **Elektrolythaushalt** (▶ Kap. 9.2) gekoppelt. Da Zellmembranen für Wasser frei permeabel sind, stellt sich im Intra- und Extrazellulärraum die gleiche Osmolarität ein. Der Bestand an extrazellulärem Natrium und intrazellulärem Kalium determiniert die Verteilung des Körperwassers zwischen beiden Flüssigkeitsräumen. Eine ausgeglichene Ein- und Ausfuhrbilanz von Wasser und Elektrolyten sorgt für die Konstanz des osmotischen Gleichgewichts (Isotonie) und der Volumenhomöostase (Isovolämie). Das Hauptorgan für die Aufrechterhaltung der Homöostase ist die Niere. Die Aufnahme/Abgabe von Wasser und Elektrolyten wird im Extrazellulärraum reguliert. Der Intrazellulärraum wird über den osmotischen Ausgleich zum Extrazellulärraum passiv mitverändert. Der tägliche minimale Flüssigkeitsumsatz des Erwachsenen ist in ▶ Abb. 9.1 dargestellt.

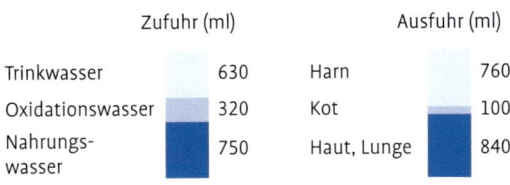

	Zufuhr (ml)		Ausfuhr (ml)
Trinkwasser	630	Harn	760
Oxidationswasser	320	Kot	100
Nahrungs-wasser	750	Haut, Lunge	840

Abb. 9.1 Täglicher minimaler Flüssigkeitsumsatz des Erwachsenen.

Flüssigkeitsräume

Das Gesamtkörperwasser verteilt sich auf den Extra- und Intrazellulärraum. Die prozentualen Anteile von Wasser, Natrium und Kalium sowie deren Konzentrationen in den einzelnen Räumen sind in ▶ Tab. 9.1 und ▶ Abb. 9.2 aufgeführt.

Extrazellulärraum: Der Extrazellulärraum, der 45 % des Gesamtkörperwassers beinhaltet, wird in vier Kompartimente unterteilt:

- **Plasma** enthält 7,5 % des Gesamtkörperwassers. Es besteht zu 93 % aus Wasser und zu 7 % aus festen Bestandteilen (z. B. Proteine, Lipide). Das wichtigste Kation ist Natrium, die wesentlichen Anionen Chlorid und Bicarbonat.
- **Interstitielle Flüssigkeit** enthält 20 % des Gesamtkörperwassers. Sie entsteht durch Filtration von Plasma durch die Gefäßwand, die für Wasser und kleinmolekulare Substanzen frei permeabel ist. Aufgrund der niedrigen Proteinkonzentration der interstitiellen Flüssigkeit ist die Natriumkonzentration niedriger als im Plasma (Gibbs-Donan-Gleichgewicht).
- **Transzelluläre Flüssigkeit** enthält 2,5 % des Gesamtkörperwassers. Sie besteht aus den von Zellen sezernierten Flüssigkeiten (z. B. Pankreassaft, Darmsekret, Gallenflüssigkeit, Liquor). Dieses Kompartiment wird auch als „dritter Raum" bezeichnet und ist bei Störungen des Wasserhaushalts

Tab. 9.1 Prozentuale Verteilung von Wasser, Natrium und Kalium in den einzelnen Flüssigkeitskompartimenten (k. A. = keine Angaben)

Kompartiment	Wasser	Natrium	Kalium
Intrazellulärraum	55	2	92,5
Extrazellulärraum	45	98	7,5
Plasma	7,5	} 50	} 2
Interstitium	20		
Bindegewebe und Knochen	15	40	5,5
Transzellulärer Raum	2,5	8	k.A.
Gesamt	100	100	100

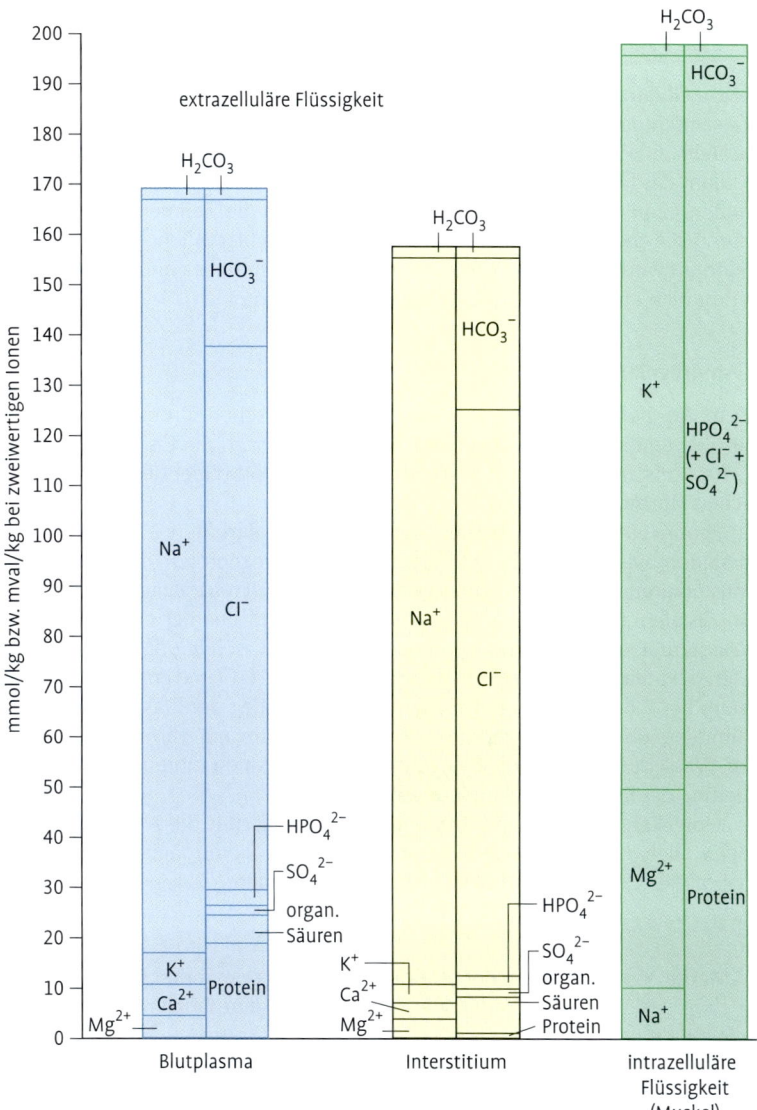

Abb. 9.2 Ionen- und Proteinkonzentrationen der Flüssigkeitskompartimente nach Gamble.

von Bedeutung, wenn Flüssigkeit darin abgesondert wird (z. B. Ileus, Aszites, Pleuraerguss).

- **Bindegewebs- und Knochenwasser** ist an die Kollagen-Matrix gebunden. Sein Anteil am Gesamtkörperwasser beträgt 15 %.

Intrazelluläraum: Mit 55 % enthalten die Zellen den größten Anteil des Gesamtkörperwassers. Der wesentliche Unterschied zum Extrazellulärraum besteht in der Zusammensetzung der Elektrolyte. Im Intrazellulärraum ist Kalium das Hauptkation, die Hauptanionen sind Phosphat und Proteine. Die hohen Gradienten für Kalium und Natrium über die Zellmembran werden durch die membranständige Na-K-ATPase aufrechterhalten. Intrazelluläres Natrium wird gegen extrazelluläres Kalium im Verhältnis von 3:2 unter ATP-Verbrauch entgegen ihrer Gradienten ausgetauscht.

Osmoregulation

Zum Ausgleich von Veränderungen des osmotischen Drucks und daraus resultierenden Schwankungen des Zellvolumens wird die Osmolarität möglichst konstant gehalten. Eine zentrale Rolle kommt dabei dem **antidiuretischen Hormon (ADH)** zu.

Schon ein geringer **Anstieg der Plasmaosmolarität** (<2 %) bei Dehydratation wird von den anterolateralen Osmorezeptoren im Hypothalamus erkannt und führt zu einer gesteigerten ADH-Freisetzung. ADH erhöht im distalen Tubulus die Wasserpermeabilität und bedingt eine vermehrte Wasserrückresorption und verminderte Wasserausscheidung (Antidiurese). Die ADH-Stimulation beginnt bei 280 mosmol/kg H_2O und erreicht ihr Maximum bei 290 mosmol/kg H_2O. Ein weiterer Anstieg der Plasmaosmolarität stimuliert über Osmorezeptoren das Durstzentrum mit vermehrter enteraler Wasseraufnahme. Beide Regulationsmechanismen führen zur Normalisierung der Plasmaosmolarität (▶ Abb. 9.3).

Umgekehrt hemmt eine **Abnahme der Osmolarität** die ADH-Sekretion. Bei völligem Fehlen von ADH werden über die Nieren täglich bis zu 20 l hypotoner Urin (60 mosmol/kg H_2O) ausgeschieden.

> **Merke:** Veränderungen der Osmolarität werden primär durch die Anpassung des Wasserbestandes mittels ADH und dem Durstmechanismus reguliert.

Volumenregulation

Für die Aufrechterhaltung des Blutkreislaufs ist ein bestimmtes extrazelluläres Volumen zur adäquaten Füllung der arteriellen Zirkulation erforderlich. Das arterielle Blutvolumen wird durch Barorezeptoren des rechten Vorhofs, der Lunge und des Aortenbogens registriert. Eine **verminderte Füllung der**

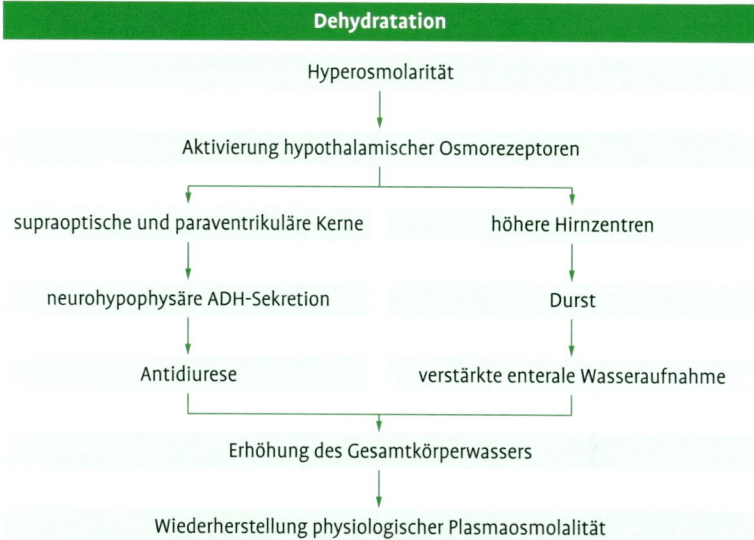

Abb. 9.3 Volumenhomöostase bei Dehydratation (modifiziert nach L. Thomas, Labor und Diagnose, 6. Aufl., Th-Books, 2005).

Arterien (Vasodilatation, Herzinsuffizienz, Blutverlust) wird mit einer kompensatorischen Vasokonstriktion sowie einer vermehrten Rückresorption von Natrium und Wasser beantwortet (▶ Abb. 9.4). Dies geschieht durch Aktivierung des sympathischen Nervensystems, des Renin-Angiotensin-Aldosteron-Systems (verminderter renaler Blutfluss; ▶ Kap. 10.6) und durch eine erhöhte, nicht-osmotisch bedingte ADH-Freisetzung. Umgekehrt resultiert aus einer **vermehrten Füllung der arteriellen Zirkulation** (Volumenexpansion, Tachykardie) eine Vasodilatation mit erhöhter Wasser- und Natriumausscheidung. Die Regulation erfolgt durch natriuretische Peptide (▶ Kap. 3.4.2), das Kinin-Kallikrein-System sowie endotheliale Faktoren (Prostaglandine, Stickoxid).

Merke: Abweichungen des extrazellulären Volumens werden primär durch die Anpassung des Natriumbestandes reguliert.

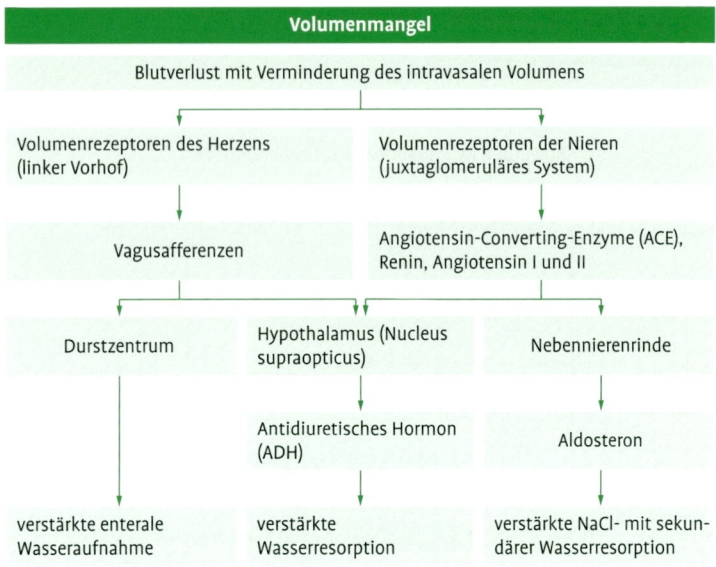

Abb. 9.4 Volumenhomöostase bei Volumenmangel.

Störungen des Wasser- und Natriumhaushalts

Veränderungen des Extrazellulärvolumens können mit normaler (isoton), verminderter (hypoton) und erhöhter (hyperton) Natriumkonzentration einhergehen:

Isotoner Volumenmangel mit Verlust isotoner Flüssigkeit (Blutverlust, Ergüsse). Na^+, Cl^-, Osmolarität und intrazelluläres Volumen normal.

Hypertoner Volumenmangel durch überwiegenden Wasserverlust (Diarrhö, Schwitzen). Na^+, Cl^-, Osmolarität erhöht mit Wasserverschiebung vom Intra- in den Extrazellullärraum.

Hypotoner Volumenmangel bei überwiegendem NaCl-Verlust (Aldosteronmangel). Na^+, Cl^-, Osmolarität vemindert und Wasserfluss vom Extra- in den Intrazellulärraum.

Isotoner Volumenüberschuss durch Einlagerung isotoner Flüssigkeit in den Intrazellulärraum (Ödeme; Herzinsuffizienz). Na^+, Cl^-, Osmolarität normal.

Hyertoner Volumenüberschuss durch überwiegenden NaCl-Überschuss (Hyperaldosteronismus). Na^+, Cl^- und Osmolarität erhöht mit sekundärer Wasserverschiebung vom Intra- in den Extrazellulärraum.

Hypotoner Volumenüberschuss mit vorherrschendem Wasserüberschuss (chronisches Nierenversagen). Na^+, Cl^-, Osmolarität vermindert mit vergrößertem Intra- und Extrazellulärraum.

Bei den Störungen bedeutet das Vorliegen einer **Hyponatriämie**, dass Intra- und Extrazellulärraum hypoton sind. Die aus der Hyponatriämie resultierende Wasserverschiebung in den Intrazellulärraum kann zur Hirnschwellung mit neurologischer Symptomatik (Verwirrtheit, Koma, Krämpfe) führen. Eine Ausnahme bildet die Hyponatriämie bei normaler oder erhöhter Osmolarität. Diese zeigt sich durch vermehrtes Auftreten osmotisch aktiver Substanzen (z. B. Sorbitol, Mannitol) mit einer vergrößerten **„osmotischen Lücke"**. Gleiches gilt für die Hyperglykämie bei Diabetes mellitus. Die osmotische Lücke ist jedoch normal. Die „osmotische Lücke" ist definiert als:

$$\text{Osmotische Lücke} = \text{Osmolarität}_{gemessen} - \text{Osmolarität}_{berechnet}$$

Die Kalkulation für die „berechnete Osmolarität" erfolgt nach folgender Formel (Konzentrationen in mmol/l):

$$\text{Osmolarität}_{berechnet}\,(\text{mosmol/kg } H_2O) = 2 \times Na + K + \text{Glukose} + \text{Harnstoff}$$

Von einer vergrößerten osmotischen Lücke spricht man, wenn die Differenz von gemessener und berechneter Osmolarität größer als 6 mosmol/kg H_2O ist.

Merke: Eine Akkumulation von osmotisch aktiven Substanzen im Plasma, die nicht zur berechneten Osmolarität beitragen (Sorbitol, Mannitol, Ethanol), führt zu einer vergrößerten osmotischen Lücke. Ein Anstieg der Glukose- (Diabetes mellitus) oder Harnstoffkonzentration (Niereninsuffizienz) führt zur Erhöhung der Osmolarität; die osmotische Lücke ist normal.

Die von einer **Hypernatriämie** begleiteten Veränderungen bedeuten immer, dass der Extra- und Intrazellulärraum hyperton sind. Hier kann eine zu schnelle Absenkung der Natriumkonzentration durch therapeutische Maßnahmen zum Wassereinstrom in die Zellen führen. Aufgrund der daraus resultierenden Vergrößerung des Zellvolumens besteht dann die Gefahr eines Hirnödems.

Merke: Der Natriumbestand bestimmt die Größe des Extrazellärraums. Die Natriumkonzentration ist kein Maß für den Natriumbestand. Veränderungen der Natriumkonzentration bedeuten immer eine zusätzliche Störung des Wasserhaushalts bzw. der Osmoregulation.

Kaliumstoffwechsel

Hypokaliämie: Das Auftreten einer Hypokaliämie kann durch Rückverteilung vom Extra- in den Intrazellulärraum oder durch echten Kaliummangel hervorgerufen werden. Beim Kaliummangel ist die Ursache entweder eine verminderte Zufuhr oder ein erhöhter Verlust (z. B. Hyperaldosteronismus, Diarrhö). Für die Kaliumverschiebungen ist die Insulintherapie einer Hyperglykämie von Bedeutung. Beim Insulin-abhängigen Glukosetransport in die Zelle wird gleichzeitig Kalium aufgenommen, was zur Hypokaliämie führt. Klinisch bedeutsam ist auch die Hypokaliämie bei Alkalose. Extrazelluläres Kalium wird hier im Austausch gegen intrazelluläre Protonen in die Zellen aufgenommen. Die besondere Bedeutung der Hypokaliämie liegt in ihrer Wirkung auf das Reizleitungssystems des Herzens, die zur Tachyarrythmie bis zum Herzstillstand führen kann.

Hyperkaliämie: Die Ursachen sind Kaliumverschiebungen oder eine erhöhte Aufnahme bzw. vermehrte Retention von Kalium. Die Umverteilung von Kalium tritt überwiegend bei Azidosen auf. Intrazelluläres Kalium gelangt im Austausch gegen extrazelluläre Protonen ins Plasma. Die retentionsbedingte Hyperkaliämie findet man häufig beim akuten Nierenversagen, chronischer Niereninsuffizienz, Mineralokortikoidmangel und Gabe von Kaliumsparenden Diuretika (Spironolacton, Amilorid). Klinisch bedeutsam sind hier ebenfalls die kardialen Wirkungen. Es besteht eine Bradykardie, die zum Kammerstillstand führen kann.

9.1.2 Ausgewählte Erkrankungen

Diabetes insipidus

Beim Diabetes insipidus (DI) liegt entweder eine verminderte ADH-Sekretion (zentraler DI) oder eine ADH-Resistenz der Niere (renaler DI) vor. Beide Formen können familiär bedingt oder erworben sein.

Diabetes insipidus centralis: Häufige Ursachen sind maligne Tumoren (z. B. Metastasen eines Mamma- oder Bronchialkarzinoms, Kraniopharyngeom, Germinom, Lymphom, Meningiom). Auch meningiale Infektionen, granulomatöse Erkrankungen (Neurosarkoidose) oder die Durchtrennung des Hypophysenstiels bei neurochirurgischen Operationen können einen zentralen DI hervorrufen. Die seltene familiäre Form tritt erst im Jugendalter auf. Klinisch zeigt sich eine ausgeprägte Polydipsie (gesteigertes Durstempfinden) und Polyurie (20 l/d) mit einem plasmahypotonen Urin von <100 mosmol/kg H_2O. Durch den Verlust an Wasser besteht eine Hypernatriämie mit dem Bild eines hypertonen Volumenmangels. Diagnostisch bleibt beim Durstversuch ein Anstieg der Urinosmolarität aus. Nach Verabreichung von DDAVP (synthetisches ADH-Analogon) steigt die Urinosmolarität auf >750 mosmol/kg H_2O an.

Diabetes insipidus renalis: Bei der angeborenen X-chromosomalen Form liegt eine komplette Resistenz für ADH vor. Schon in der Neugeborenenphase zeigen sich Dehydratation und Hypernatriämie mit Ausscheidung von 10–12 l/d hypotonen Urin (50 mosmol/kg H_2O). Häufiger sind die erworbenen Formen durch Medikamente (Lithium, Gentamycin) oder Nierenerkrankungen (Pyelonephritis, Amyloidose) mit einer Urinausscheidung von 3–4 l/d. Wie beim zentralen DI steigt die Urinosmolarität beim Durstversuch nicht an. Im Gegensatz dazu bleibt der Anstieg auch nach DDAVP-Gabe aus (ADH-Resistenz).

Primärer Hyperaldosteronismus (Conn-Syndrom)

Zum primären Hyperaldosteronismus zählen das Aldosteron-produzierende Nebennierenrindenadenom (Conn-Syndrom) und der idiopathische Hyperaldosteronismus mit beidseitiger Nebennierenrindenhyperplasie. Aufgrund der Natrium-retinierenden und Kalium-/Protonen-sezernierenden Wirkung des Aldosterons ergeben sich folgende Laborbefunde: Hypernatriämie, Hypokaliämie, erhöhte Kaliumausscheidung und metabolische Alkalose. Da bei vermehrter Natriumretention Wasser passiv mit rückresorbiert wird, bildet sich ein hypertoner Volumenüberschuss aus. Klinik, Labordiagnostik sowie Differentialdiagnose der Formen des Hyperaldosteronismus ▶ Kap. 10.6.

SIADH (Syndrom der inadäquaten ADH-Sekretion)

Patienten mit SIADH zeigen trotz verminderter Plasmaosmolarität und Hyponatriämie eine vermehrte ADH-Sekretion. Am häufigsten tritt das SIADH bei Tumoren, wie dem kleinzelligen Bronchialkarzinom (Prävalenz bis zu 15 %), Karzinomen des Duodenums, Pankreas und Uterus sowie beim Thymom auf. Dies beruht auf der Fähigkeit dieser Tumoren oder ihrer Metastasen ADH zu produzieren (ektope ADH-Bildung). Daneben ist das SIADH auch mit entzündlichen ZNS-Erkrankungen (Enzephalitis, Meningitis, Hirnabszess) und verschiedenen Lungenerkrankungen (Pneumonien, Lungenabszess, Tuberkulose) assoziiert. Klinisch dominieren neuropsychiatrische Symptome (z. B. Schwäche, Apathie, Kopfschmerz, Schwindel, Krämpfe). Die Ursache liegt hier in dem hypotonen Volumenüberschuss, der zum Hirnödem führen kann. Labordiagnostisch zeigen sich verminderte Osmolarität im Plasma, Hyponatriämie, Urinosmolarität >100 mosmol/kg H_2O und eine vermehrte Na-Ausscheidung. Dabei ist zu berücksichtigen, dass es sich beim SIADH um eine Ausschlussdiagnose handelt. Sämtliche eine Hyponatriämie mit Volumenüberschuss verursachenden Störungen (z. B. Hypothyreose, Hypocortisolismus, Niereninsuffizienz, Diuretikamedikation) müssen zuvor ausgeschlossen werden.

Stauungsinsuffizienz des Herzens

Patienten mit Herzinsuffizienz haben ein vermindertes Herzschlagvolumen und dadurch eine verminderte Füllung der arteriellen Zirkulation. Aufgrund des verminderten renalen Blutflusses wird die Flüssigkeits- und Wasserresorption im proximalen Tubulus erhöht. Zusätzlich führt die Aktivierung von arteriellen Barorezeptoren zur Stimulation des sympathischen Nervensystems, einer nicht-osmotisch bedingten ADH-Sekretion und des Renin-Angiotensin-Aldosteron-Systems. Letzteres bedingt einen sekundären Hyperaldosteronismus mit erhöhter Natriumresorption und Kaliumsekretion im distalen Tubulus. Aufgrund der isotonen Rückresorption von Natrium und Wasser ist der Extrazellulärraum isoton vergrößert (Ödem). Die Natriumkonzentration und Osmolarität des Plasmas sind normal.

9.2 Säure-Basen-Haushalt

Laborparameter:

- pH
- pCO_2, pO_2
- Bicarbonat $[HCO_3^-]$
- BA_{EZF} = Basenabweichung der Extrazellulärflüssigkeit
- Laktat
- Anionenlücke
- Chlorid

Ausgewählte Erkrankungen:

- metabolische/respiratorische Azidosen
- metabolische/respiratorische Alkalosen
- kombinierte Störungen

9.2.1 Pathophysiologie und Pathobiochemie

Für den regelrechten Ablauf des zellulären Stoffwechsels kommt der Homöostase des Säure-Basen-Haushalts eine zentrale Bedeutung zu. Vorrangiges Ziel ist, den intra- und extrazellulären pH weitgehend konstant zu halten, da die Aktivitäten fast aller Enzyme pH-abhängig sind. Im Stoffwechsel fallen bei normaler Ernährung überwiegend saure Metabolite an. Den größten Anteil hat die **Kohlensäure** (13.000–20.000 mmol/d), die im Kohlenhydrat- und Fettstoffwechsel gebildet wird. Im Protein- und Phospholipidstoffwechsel entstehen täglich 40–80 mmol **nicht flüchtige Säuren** (Schwefelsäure, Phosphorsäure). Um pH-Änderungen (pH_{Plasma} = 7,40 ± 0,05; Isohydrie) zu vermeiden, werden Protonen am Entstehungsort und beim Bluttransport abgepuffert. Anschließend erfolgt die Eliminierung flüchtiger Säuren als CO_2 über die Lungen und die renale Ausscheidung nicht-flüchtiger Säuren.

Merke: Der Organismus hat unter normalen Stoffwechselbedingungen einer kontinuierlichen Übersäuerung entgegenzuwirken. Die dabei täglich anfallende H^+-Menge entspricht der von 13–20 l einer 1-molaren Salzsäure.

CO_2-Metabolismus am Entstehungsort und in den Lungen

In den Zellen produziertes CO_2 gelangt physikalisch gelöst über das Interstitium in das Plasma. Aufgrund des geringen Löslichkeitskoeffizienten kann die anfallende Menge nicht in gelöster Form transportiert werden und diffundiert in die Erythrozyten (▶ Abb. 9.5). Dort wird CO_2 teilweise an Deoxy-Hb gebunden (∼20 %; Carbamino-Hb), zum überwiegenden Teil jedoch in H^+ und HCO_3^- (Bicarbonat) umgewandelt (∼70 %). Dabei wird H^+ von der Base Deoxy-Hb abgepuffert (HbH), während Bicarbonat gegen extrazelluläres Cl^- bis zum Erreichen der Gleichgewichtskonzentration von 24 mmol/l ins Plasma diffundiert. Nur ein kleiner CO_2-Anteil liegt physikalisch gelöst vor. In den Lungenkapillaren laufen alle Vorgänge aufgrund der Oxygenierung des Hb und der Abgabe von CO_2 in umgekehrter Richtung ab.

Merke: Im Stoffwechsel entstandenes CO_2 wird im Blut überwiegend als Bicarbonat und an Proteine gebunden transportiert.

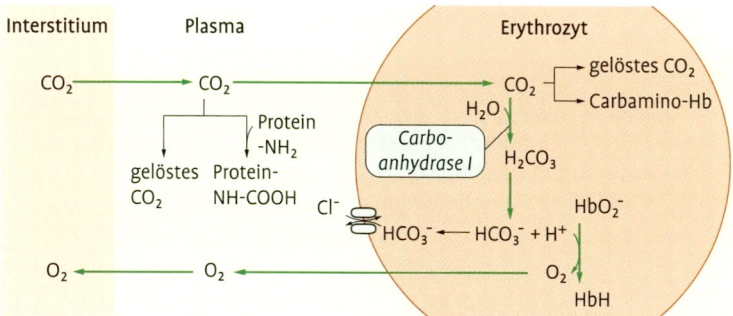

Abb. 9.5 CO_2-Transport vom Gewebe ins Blut (modifiziert nach H. Greiling, A.M. Gressner, Lehrbuch der Klinischen Chemie und Pathobiochemie, 3. Aufl., Schattauer, 1987)

Puffersysteme des Extrazellulärraumes

Bicarbonat/Kohlensäure-Puffer: Das wirkungsvollste Puffersystem ist der Bicarbonat/Kohlensäure-Puffer, der seine Funktion überwiegend im Plasma ausübt und einen Anteil von 80 % an der Gesamt-Pufferkapazität des Blutes hat. Chemisch wird er durch die Henderson-Hasselbach-Gleichung beschrieben:

$$pH = 6{,}11 + \log \frac{[HCO_3^-]}{[H_2CO_3]} \quad \text{bzw.} \quad pH = 6{,}11 + \log \frac{[HCO_3^-]}{pCO_2 \times 0{,}0307}$$

Die Kohlensäure-Konzentration kann über den Löslichkeitskoeffizienten aus dem pCO_2 errechnet werden. Unter Normalbedingungen ($[HCO_3^-]$ = 24,2 mmol/l, pCO_2 = 40 mmHg entspricht $[H_2CO_3]$ = 1,23 mmol/l) ergibt sich ein pH von 7,4. Das Verhältnis Bicarbonat/Kohlensäure beträgt 20:1. Verminderungen der Bicarbonat-Konzentration durch Säurebelastung im Rahmen metabolischer Veränderungen führen zu pH-Abnahme (Azidose) und bei Basenvermehrung zu pH-Erhöhung (Alkalose). Ähnliches gilt für respiratorische Veränderungen. Eine Zunahme des pCO_2 (Hyperkapnie bei Hypoventilation) hat eine pH-Abnahme, eine Abnahme des pCO_2 (Hypokapnie) eine pH-Zunahme zur Folge. Die Stärken des Bicarbonat/Kohlensäure-Puffers liegen in der raschen Elimination seiner Säurekomponente CO_2 über die Lunge und in der Anpassungsfähigkeit seiner Gesamtkonzentration.

Nicht-Bicarbonat-Puffer (z. B. Hb, Proteine, Phosphate) stellen nur 20 % der Pufferkapazität: Das nur in den Erythrozyten wirkende Hb ist die Hauptkomponente. Im Gegensatz zum Bicarbonat/Kohlensäure-Puffer ist die Säurekomponente der Nicht-Bicarbonat-Puffer nicht eliminierbar und die Konzentration nicht variierbar. Als Kenngröße quantitativer Veränderungen der Basenkonzentrationen beider Puffersysteme wird die **Basenabweichung der Extrazellulärflüssigkeit (BA_{EZF})** verwendet. Negative Werte zeigen einen Basenverlust, positive Werte einen Basenüberschuss an.

Merke: Im Extrazellulärraum existieren zwei Puffersysteme. Im Plasma der schnell regulierbare, in der Konzentration variable Bicarbonat/Kohlensäure-Puffer hoher Kapazität und in den Erythrozyten das nicht variable Hb. Mit der Henderson-Hasselbach-Gleichung können metabolische und respiratorische Veränderungen erkannt werden.

Säure-Basen-Regulation der Niere

Der Organismus ist mit einem kontinuierlichen Verlust an Bicarbonat konfrontiert, da die anfallenden nicht-flüchtigen Säuren primär durch Bicarbonat abgepuffert werden. Nur die Niere kann diesen Verlust kompensieren

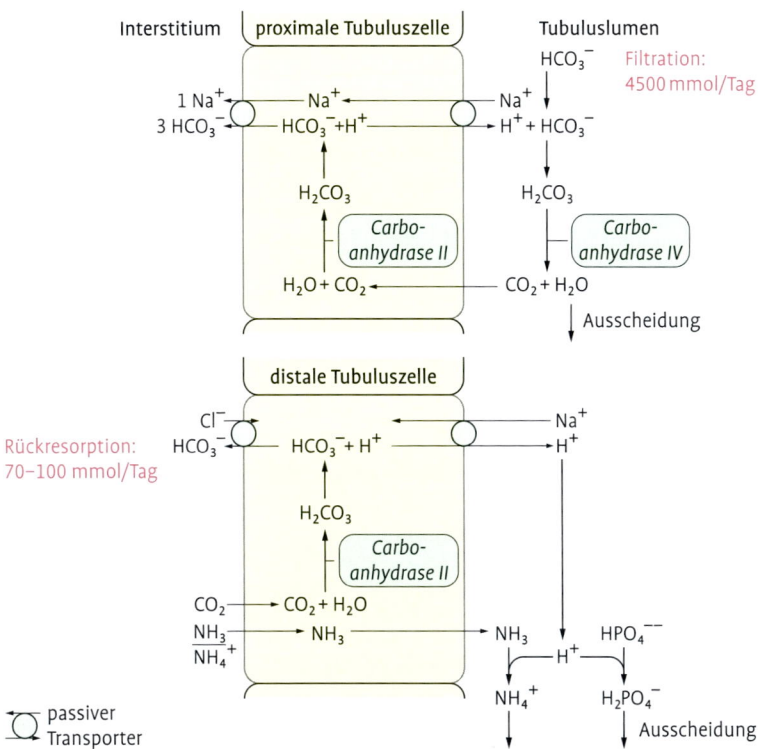

Abb. 9.6 Bicarbonat- und Protonentransport im proximalen und distalen Tubulus (modifiziert nach H. Greiling, A.M. Gressner, Lehrbuch der Klinischen Chemie und Pathobiochemie, 3. Aufl., Schattauer, 1987).

und gleichzeitig die nicht-flüchtigen Säuren eliminieren. Diese Mechanismen sind in ▶ Abb. 9.6 dargestellt.

Bicarbonat-Resorption: Im proximalen Tubulus wird mit Hilfe eines Na^+/H^+ Antiporters und einer intrazellulären sowie luminalen Carboanhydrase 80 % des filtrierten Bicarbonats resorbiert. Stimulierend wirken Volumen- und Kaliummangel sowie v. a. Hyperkapnie. Eine verminderte Resorption wird durch Volumenüberschuss, Hypokapnie, PTH und Carboanhydrasehemmer verursacht.

Bicarbonat-Regeneration und Protonen-Sekretion: Der distale Tubulus bildet Bicarbonat und H^+ aus CO_2 und Wasser. Bicarbonat gelangt in das Interstitium (Regeneration). Die Protonen werden durch einen luminalen Na^+/H^+-Antiporter ins Tubuluslumen sezerniert (endgültige Ausscheidung der nicht-flüchtigen Säuren). Stimulierend wirken Hyperkapnie und Aldosteron, hemmend dagegen Hypokapnie. Bei Alkalosen kann der distale Tubulus Bicarbonat sezernieren und bei Bedarf einen alkalischen Urin zu produzieren.

Urin-Pufferung und Ammoniogenese: Würden die Protonen nicht-flüchtiger Säuren in freier Form ausgeschieden, ergäbe sich ein pH-Wert von 1–2 im Urin. Die Niere kann die Tubulusflüssigkeit jedoch nur bis zu einen pH von 4,5 ansäuern. Durch Pufferung der Protonen mit Hydrogenphosphat (HPO_4^{2-}; 10–40 mmol/l) und Ammoniak (20-50 mmol/l) wird der pH des Urins auf Werte von 6–6,5 eingestellt. Dem Ammoniak (NH_3) kommt hierbei eine besondere Rolle zu. In der Leber synthetisiertes Glutamin wird im proximalen Tubulus zu Ammonium (NH_4^+) und Bicarbonat abgebaut. NH_4^+ wird tubulär sezerniert und anschließend in der aufsteigenden Henle-Schleife resorbiert. Mit Hilfe des Gegenstromsystems akkumuliert NH_4^+ bzw. NH_3 im Nierenmark. NH_3 diffundiert über die Zellen der Sammelrohre ins Tubuluslumen und bildet mit den dort sezernierten Protonen NH_4^+. Unter Säurebelastung wird die Glutaminbildung in der Leber und der Glutaminabbau im proximalen Tubulus stimuliert. Somit können täglich bis zu 400 mmol/l H^+ in gepufferter Form ausgeschieden werden.

Merke: Die Niere ist das Hauptorgan für die Resorption und Regeneration von Bicarbonat. Nicht-flüchtige Säuren werden fast ausschließlich in gepufferter Form und nur zu einem geringen Teil als freie Protonen renal eliminiert.

Störungen des Säure-Basen-Gleichgewichts und ihre Kompensation

Störungen des Säure-Basen-Haushalts werden über die Veränderung des pH-Wertes klassifiziert. Bei einer **pH-Verminderung** spricht man von einer **Azidose**, bei einem **pH-Anstieg** von einer **Alkalose**. Bedingt ein veränderter pulmonaler Gasaustausch das Geschehen, spricht man von einer **respiratorischen Azidose** (pCO_2 ↑, Hyperkapnie) bzw. einer **respiratorischen Alkalose** (pCO_2 ↓, Hypokapnie). Liegt eine nicht-respiratorische Ursache zugrunde, besteht eine **metabolische Azidose** ($[HCO_3^-]$↓) oder eine **metabolische Alkalose** ($[HCO_3^-]$↑; ► Abb. 9.7). Um der Störung entgegenzuwirken, versucht der Organismus die pH-Abweichung auszugleichen **(Kompensation)**. Aus der Henderson-Hasselbach-Gleichung kann man ersehen, dass zum Erreichen eines normalen pH-Wertes Veränderungen des Nenners mit gleichsinnigen Veränderungen des Zählers beantwortet werden müssen und umgekehrt. Dies bedeutet, dass ein pCO_2-Anstieg mit einem Bicarbonat-Anstieg oder ein Bicarbonat-Abfall mit einer pCO_2-Verminderung einhergeht (► Abb. 9.7).

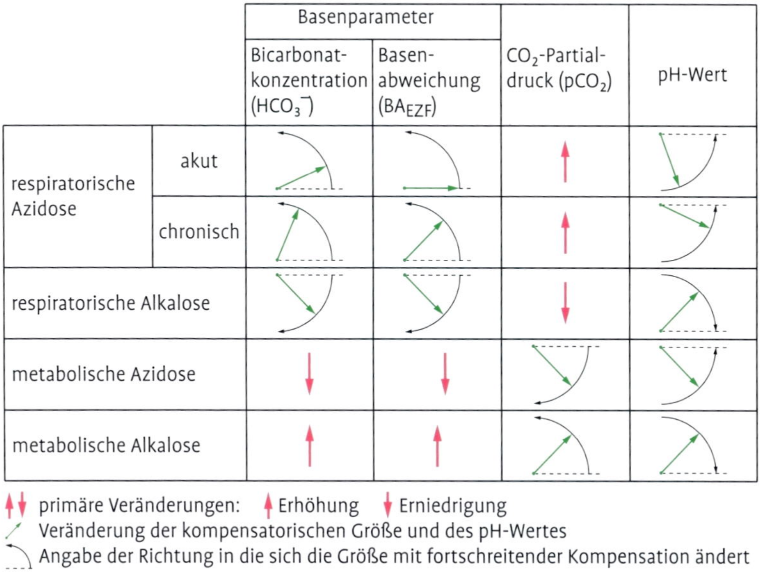

		Basenparameter		CO₂-Partial-druck (pCO₂)	pH-Wert
		Bicarbonat-konzentration (HCO₃⁻)	Basen-abweichung (BA_EZF)		
respiratorische Azidose	akut			↑	
	chronisch			↑	
respiratorische Alkalose				↓	
metabolische Azidose		↓	↓		
metabolische Alkalose		↑	↑		

↑↓ primäre Veränderungen: ↑ Erhöhung ↓ Erniedrigung
⟋ Veränderung der kompensatorischen Größe und des pH-Wertes
⌒ Angabe der Richtung in die sich die Größe mit fortschreitender Kompensation ändert

Abb. 9.7 Isolierte Störungen des Säure-Basen-Haushalts und ihre Kompensation (modifiziert nach H. Greiling, A.M. Gressner, Lehrbuch der Klinischen Chemie und Pathobiochemie, 3. Aufl., Schattauer, 1987).

Die respiratorische Kompensation metabolischer Störungen setzt ein, wenn die pH-Änderung am Atemzentrum erkannt wird, und erreicht nach 12–24 h das neue Gleichgewicht. Die metabolische Kompensation respiratorischer Störungen ist erst nach 24–48 h voll ausgeprägt, da primär intrazelluläre Puffer die Kompensation übernehmen und die eigentliche renale Kompensation verzögert eintritt.

Merke: Respiratorische Störungen werden metabolisch kompensiert und metabolische Störungen werden respiratorisch kompensiert.

9.2.2 Ausgewählte Erkrankungen

Da eine Vielzahl von Erkrankungen zur Beeinträchtigung des Säure-Basen-Haushalts führt, werden im Folgenden einige Beispiele behandelt. Die Diagnostik der Störungen anhand der Parameter pH, pCO₂ und Bicarbonat zeigt ▶ Abb. 9.8.

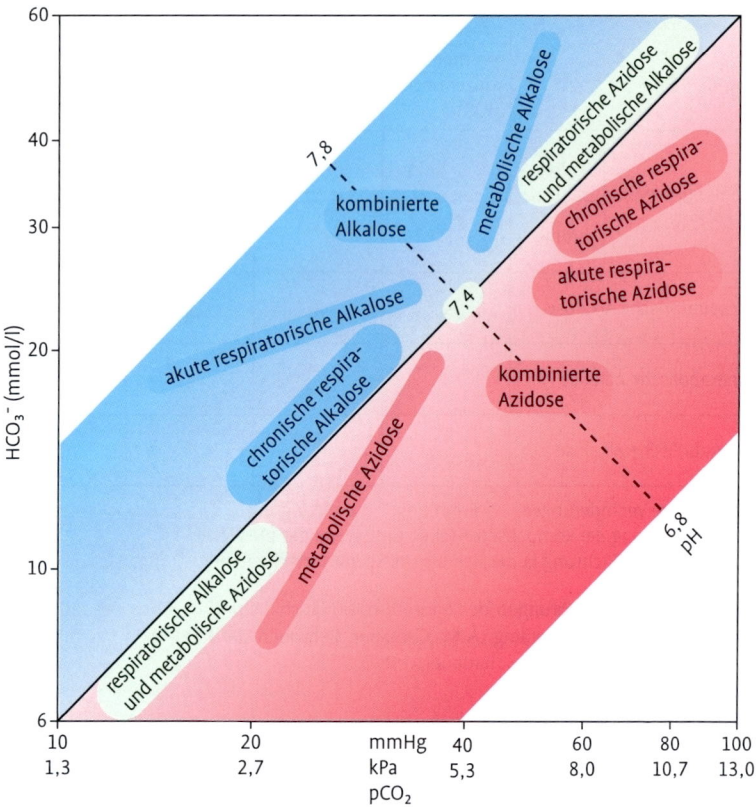

Abb. 9.8 Normogramm zur Diagnostik von Säure-Basen-Störungen; die Bestimmung von pCO_2 und HCO_3^- ergibt einen Statuspunkt, der die Einordnung einer Säure-Basen-Störung erlaubt. Liegt eine Störung in reiner Form, also mit normalem Kompensationsgrad vor, so fällt der Statuspunkt innerhalb des betreffenden Feldes. Liegt er außerhalb, muss entschieden werden, ob a) die Störung erst so kurze Zeit besteht, dass eine Kompensation noch nicht stattfinden konnte, b) die Funktion des kompensierenden Organs eingeschränkt ist oder c) eine zweite Säure-Basen-Störung gleichzeitig vorliegt (modifiziert nach H. Greiling, A.M. Gressner, Lehrbuch der Klinischen Chemie und Pathobiochemie, 3. Aufl., Schattauer, 1987).

Respiratorische Azidosen und Alkalosen

Respiratorische Azidosen werden unabhängig von der Ursache durch eine insuffiziente CO_2-Elimination in den Lungen ($pCO_2\uparrow$) verursacht (▶ Tab. 9.2). Die akute respiratorische Azidose stellt einen lebensbedrohlichen Zustand dar, der sofortige Gegenmaßnahmen erfordert (Freilegung der Atemwege,

Beatmung). Im Gegensatz dazu ist bei chronischen respiratorischen Azidosen die pH-Verminderung aufgrund der kompensatorischen, renalen Bicarbonat-Bildung weniger deutlich ausgeprägt (▶ Abb. 9.8).

Respiratorische Alkalosen entstehen bei Hyperventilation verschiedenster Genese (▶ Tab. 9.3) mit z.T. ausgeprägter klinischer Symptomatik. Die Alkalose-bedingte Verminderung der Kalziumionenkonzentration führt zu einer erhöhten neuromuskulären Erregbarkeit mit Carpopedalspasmen, Parästhesien oder Bronchospasmus. Des Weiteren kommt es zur Abnahme der Hirndurchblutung (Schwindel, Bewusstseinsstörungen). Diese zerebralen Symptome können durch die erhöhte O_2-Affinität von Hb bei Alkalose und der daraus resultierenden verminderten O_2-Abgabe ins Gewebe verstärkt werden. Therapeutisch kann durch Erhöhung des pCO_2 interveniert werden (Rückatmung beim Hyperventilationssyndrom).

Merke: Respiratorische Störungen werden respiratorisch therapiert und metabolische Störungen werden metabolisch therapiert.

Metabolische Azidosen

Allen metabolischen Azidosen liegt eine Anhäufung nicht-flüchtiger Säuren zugrunde, die zu einer Verminderung von pH, Bicarbonat und Basenabweichung führt.

Additionsazidosen sind dadurch gekennzeichnet, dass mehr saure Valenzen anfallen, als renal eleminiert werden. Hierzu zählen die Ketoazidosen (dekompensierter Diabetes mellitus, Hunger) mit vermehrter Ketonsäurebildung (▶ Kap. 1.1.2) und die Laktatazidosen (▶ Kap. 1.4) bei Hypoxie ($pO_2\downarrow$, Schock, respiratorische Insuffizienz, Anämie) mit erhöhtem Laktat. Auch Vergiftungen mit Salicylaten oder Methanol (Bildung von Ameisensäure) fallen darunter. Bei diesen Formen liegt eine **vergrößerte Anionenlücke** vor. Bei erhöhter Chloridaufnahme (NH_4Cl-Gabe, Uretero-Enterostomie) wird im Darm vermehrt Chlorid im Austausch gegen Bicarbonat resorbiert (Anionenlücke normal, Hyperchlorämie). Die Anionenlücke ist definiert als Differenz der Hauptkationen und Hauptanionen im Plasma und berechnet sich nach folgender Formel:

Anionenlücke = Na − Chlorid − Bicarbonat

Der Referenzbereich liegt bei 8–16 mmol/l, was den Konzentrationen von Phosphat, Sulfat und organischen Säuren unter physiologischen Bedingungen entspricht. Die bei den Additionsazidosen vermehrt anfallenden organischen Säuren dissoziieren in ihre organischen Anionen und H^+. Die Protonen werden durch Bicarbonat abgepuffert, daraus resultiert eine vergrößerte Anionenlücke. Die Ladungsbilanz ist ausgeglichen (Elektroneutralität), da jedes zur

Tab. 9.2 Ursachen respiratorischer Azidosen (modifiziert nach H. Greiling, A.M. Gressner, Lehrbuch der Klinischen Chemie und Pathobiochemie, 3. Aufl., Schattauer, 1987)

Angriffspunkt	Ursachen
Atemzentrum	Tumor, Blutung, Trauma, Enzephalitis, Narkotika, Pickwick-Syndrom
periphere Nerven	Polyneuropathie, Poliomyelitis, Phrenikusparese
neuromuskuläre Übertragung	Myasthenie, Botulismus, Muskelrelaxantien
Muskulatur	Myositis, Muskeldystrophie, hypokaliämische Lähmung
Thorax	Kyphoskoliose, Rippenserienfraktur
Atemwege	Fremdkörper, Aspiration, Verschleimung, bronchostenotisches Emphysem, Status asthmaticus im Ermüdungsstadium
Lunge	Pneumonie, Lungenödem, Adult respiratory distress syndrome (ARDS) Stadium III
mechanische Beatmung	zu geringes Volumen, zu hoher Totraumanteil

Tab. 9.3 Ursachen respiratorischer Alkalosen (modifiziert nach H. Greiling, A.M. Gressner, Lehrbuch der Klinischen Chemie und Pathobiochemie, 3. Aufl., Schattauer, 1987)

Direkte Stimulation des Atemzentrums
- Hyperventilationssyndrom (Angst, Erregung)
- Enzephalitits, Subarachnoidalblutung, Tumor
- hormonal: Progesteron, Schwangerschaft
- medikamentös: Salicylatvergiftung, Theophyllin
- septischer Schock
- Leberzirrhose

Reflektorische Stimulation
- Lungenerkrankungen, die zur Hypoxämie führen
- Atelektasen, Pneumothorax
- Lungenstauung, Lungenembolie
- Höhenatmung

Mechanische Beatmung
- artefizielle Hyperventilation (häufig)

Pufferung verwendete Bicarbonat durch ein Anion der organischen Säure ersetzt wird.

Subtraktionsazidosen sind durch enterale Verluste Bicarbonat- und Kalium-reicher Sekrete (Pankreas-, Gallenfistel, Diarrhö) bedingt und werden häufig von einer Hypokaliämie begleitet.

Retentionsazidosen umfassen alle Azidosen, bei denen die renale H^+-Eleminierung oder Bicarbonat-Rückresorption eingeschränkt ist. An erster Stelle steht hier die global renale Azidose (Anionenlücke erhöht, Hyperkaliämie) als Folge eines akuten Nierenversagens oder einer chronischen Niereninsuffizienz. Daneben werden zahlreiche angeborene und erworbene (medikamentös-bedingte) Funktionsstörungen der proximalen oder distalen Tubuli unter den tubulär-renalen Azidosen zusammengefasst.

Verteilungsazidosen sind durch Hyperkaliämie bedingt, da Kalium im Austausch gegen H^+ in die Zellen strömt.

Metabolische Alkalosen

Metabolische Alkalosen sind durch ein erhöhtes Bicarbonat und einen erhöhten pH-Wert gekennzeichnet. Im Gegensatz zur metabolischen Azidose können sie nur eingeschränkt (durch Hypoventilation) respiratorisch kompensiert werden, da die Sauerstoffversorgung des Gewebes aufrechterhalten werden muss.

Subtraktionsalkalosen entstehen durch vermehrten Säureverlust. Gastrointestinale Salzsäure- bzw. Chloridverluste, eine exzessive Mineralokortikoidwirkung oder die Gabe von Diuretika sind die Ursachen. Im Rahmen großer Salzsäureverluste durch chronisches Erbrechen oder einer Magendrainage entwickelt sich eine schwere Alkalose mit ausgeprägter Hypochlorämie und einer Hypokaliämie. Zusätzlich ist die renale Chloridausscheidung stark vermindert. Exzessive Mineralokortikoidwirkung führt über eine gesteigerte renale H^+- und Kaliumsekretion sowie Natriumretention zur Alkalose, Hypokaliämie und Hypernatriämie. Dies kann durch primären (Conn-Syndrom) und sekundären Hyperaldosteronismus (▶ Kap. 10.6) sowie durch die mineralokortikoide Wirkung von Corticosteroiden (Cushing-Syndrom oder Kortikoidtherapie, ▶ Kap. 10.5) verursacht werden.

Additionsalkalosen sind selten und treten nach Zufuhr alkalischer Substanzen auf (z. B. Natron, Antazida, Citrat (Blutkonserven), Laktat oder beim Milch-Alkali-Syndrom). Auch die posthyperkapnische Alkalose nach akuter Korrektur einer Hyperkapnie (z. B. nach Intubation) zählt dazu. Hierbei entsteht die Alkalose durch den aktuell gesenkten pCO_2 bei noch kompensatorisch erhöhtem Bicarbonat (s. Henderson-Hasselbach-Gleichung).

Die Verteilungsalkalose durch Kaliummangel erklärt sich aus der Verteilungsazidose.

Merke: Zur Differenzierung der Ursachen metabolischer Azidosen oder Alkalosen sind pH, pCO_2 und Bicarbonat alleine nicht ausreichend. Weitere Serum-Parameter wie pO_2, Laktat, Glukose, Natrium, Kalium, Chlorid, Anionenlücke sowie Chlorid im Urin werden benötigt.

Kombinierte Störungen

Liegen zwei Störungen gleichzeitig vor, spricht man von einer kombinierten Säure-Basen-Störung. Beispielhaft wird dies an einer gleichsinnigen und gegensinnigen Kombination verdeutlicht. Im Rahmen eines Herz- und Atemstillstandes kommt es sowohl zur Hyperkapnie als auch zur hypoxisch bedingten Laktatazidose. Der Statuspunkt im Normogramm liegt mit deutlich vermindertem pH und Bicarbonat sowie stark erhöhtem pCO_2 zwischen beiden isolierten Azidoseformen (▶ Abb. 9.8). Es besteht eine metabolische und respiratorische Azidose. Ein gänzlich anderes Bild zeigen Patienten mit chronisch obstruktiver Lungenerkrankung (Hyperkapnie) und Diuretika-Therapie bei dekompensierter Rechtsherzinsuffizienz. Hier liegt die gegensinnige Kombination einer respiratorischen Azidose mit metabolischer Alkalose und annähernd normalem pH vor.

Merke: Gleichsinnige Kombinationen zeigen additive pH-Verschiebungen, gegensinnige können zum Bild der Überkompensation führen. Für die Diagnose kombinierter Störungen sind neben den oben genannten Zusatzparametern Klinik, Anamnese und therapeutische Interventionen von großer Bedeutung.

Zusammenfassung

Wasser- und Elektrolythaushalt sind eng miteinander verbunden. Veränderungen des osmotischen Drucks führen zu Zellvolumenänderungen. Eine **Erhöhung der Osmolarität** wird durch eine verminderte Wasserausscheidung (über ADH↑) kompensiert. **Extrazelluläre Volumenänderungen** werden durch Anpassung der Natriumbestands (u. a. über das Renin-Angiotensin-Aldosteron-System) beantwortet. Eine **Hyponatriämie** kann über den Wassereinstrom in die Zellen zur Hirnschwellung führen. Eine Ausnahme ist die Hyponatriämie mit normaler oder erhöhter Osmolarität. Die „**osmotische Lücke**" wird durch osmotisch wirksame Substanzen im Plasma geschlossen, die nicht zur berechneten **Osmolarität** (Summe der Osmolaritäten von Na, K, Glukose, Harnstoff) beitragen. Diabetes mellitus (Glukose↑) und Niereninsuffizienz (Harnstoff↑) führen zu einer Erhöhung der Osmolarität. Bei **Hypo-/Hyperkaliämien** sind die kardialen Auswirkungen klinisch bedeutsam. Beim **Diabetes insipidus (DI)** besteht ein hypertoner (Hypernatriämie) Volumenmangel mit Polyurie. Ursachen sind eine verminderte ADH-Sekretion (zentraler DI) oder eine ADH-Resistenz der Niere (renaler DI). Die Diagnose des **primären Hyperaldosteronismus** (Symptome: u. a. Hypernatriämie, Hypokaliämie) erfolgt über Aldosteron↑ und Renin↓. Beim **SIADH** (Ursache: Tumoren, Entzündungen des ZNS, Lungenerkrankungen) besteht trotz hypotonen Volumenüberschusses eine vermehrte ADH-Sekretion.

Ein **konstanter pH** ist für den Ablauf des Stoffwechsels essentiell. Über die Nahrung fallen saure Metabolite an, die abgepuffert und eliminiert (Kohlensäure über die Lunge, nicht flüchtige Säuren über die Niere) werden müssen. Das wichtigste Puffersystem des Körpers ist der **Bicarbonat/Kohlensäure-Puffer** (hohe, variable Kapazität), daneben gibt es noch **Nicht-Bicarbonat-Puffer** (u. a. Hb). In der Niere werden nicht-flüchtige Säuren in gepufferter Form eliminiert, gleichzeitig das Bicarbonat regeneriert. Bei Störungen des Säure-Base-Gleichgewichts unterscheidet man respiratorische (pCO_2 ↑, Hyperkapnie) und metabolische (HCO_3^- ↓) **Azidosen** (pH↓), sowie respiratorische (pCO_2 ↓, Hypokapnie) und metabolische (HCO_3^- ↑) **Alkalosen** (pH↑). Ursache respiratorischer Azidosen ist die insuffiziente CO_2-Elimination in den Lungen, die der respiratorischen Alkalose eine Hyperventilation. Zur Differenzierung metabolischer Ursachen der Azidosen (Anhäufung nicht flüchtiger Säuren) und Alkalosen stehen pH, pCO_2, Bicarbonat, pO_2, Laktat, Glukose, Na, K, Cl, Anionenlücke zur Verfügung. Bei **kombinierten Störungen** können sich pH-Verschiebungen addieren oder ausgleichen.

10 Endokrinologie

10.1 Grundlagen hormoneller Regelkreise

Die hormonelle Regulation kann auf verschiedene Arten erfolgen. Bei der **endokrinen Regulation** wird ein Hormon in einer Zelle synthetisiert und an die Blutbahn abgegeben, um das Signal zu weit entfernten Zellen zu transportieren. Erfolgt die Signalübermittlung durch Diffusion des Signalmoleküls von der sezernierenden direkt auf eine benachbarte Zelle, handelt es sich um eine **parakrine Regulation**. Von **autokriner Regulation** spricht man, wenn das sezernierte Hormon einer Zelle an derselben Zelle wirkt. Die Hormone binden auf den Zielzellen an **Hormonrezeptoren**, wodurch das Signal ins Innere der Zelle gelangt und über **Signaltransduktionswege** Stoffwechselprozesse und Genexpression beeinflusst.

Merke: Man unterscheidet bei der hormonellen Regulation endokrine (Hormon wird über Blutgefäße zur Zielzelle transportiert), parakrine (Hormon gelangt durch Diffusion zur Zielzelle) und autokrine (Hormon produzierende Zelle ist identisch mit Zielzelle) Mechanismen.

Synthese und Freisetzung der meisten glandulären Hormone unterliegen einer hierarchisch organisierten Kontrolle durch Hypothalamus und Hypophysenvorderlappen. (▶ Abb. 10.1). Auf den Hypothalamus als Schnittstelle zwischen endokrinem und neuronalem System wirken Teile des ZNS ein. Dies führt zur Freisetzung von **Releasing-Hormonen (RH)** aus neurosekretorischen Zellen. Die RH gelangen über Blutgefäße zur Hypophyse und induzieren die Bildung und Sekretion der **glandotropen Hormone** aus dem Hypophysenvorderlappen. Die pulsatile Freisetzung der RH und glandotropen Hormone erfolgt häufig in einem zirkadianen Rhythmus. Die glandotropen Hormone lösen in ihren Zielgeweben, den endokrinen Drüsen, die Bildung der **glandulären Hormone** aus. Die glandulären Hormone wiederum hemmen im Hypothalamus und der Hypophyse die Synthese der entsprechenden Hormone. Somit entstehen **Hormon-spezifische Regelkreise**. Darüber hinaus können der Hypothalamus und auch einzelne Gewebe (z. B. Gonaden) inhibitorische Hormone bilden, die zur Hemmung der Hormonsynthese der Hypophyse führen.

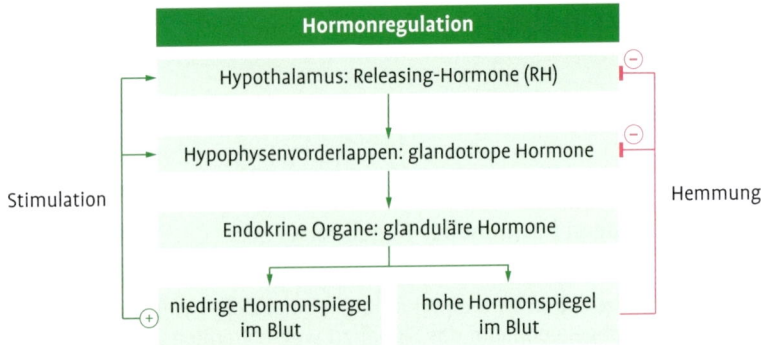

Abb. 10.1 Prinzip des hormonellen Regelkreises.

Merke: Der Hypothalamus bildet Releasing- und inhibitorische Hormone, die auf den Hypophysenvorderlappen wirken. Dieser wird angeregt oder gehemmt glandotrope Hormone zu bilden, die in peripheren endokrinen Organen zur Bildung glandulärer Hormone führen. Diese wiederum hemmen die Hormonsekretion von Hypothalamus und Hypophyse.

10.2 Hypothalamus-Hypophysen-Wachstumshormon-System

Laborparameter:
- GH, IGF-I, IGFBP-3
- Stimulationstests (z. B. Insulin-Hypoglykämie-Test, GHRH-Test)
- GH-Suppressionstest

Ausgewählte Erkrankungen:
- GH-Mangel (z. B. genetische Defekte)
- GH-Überschuss (z. B. bei Hypophysenvorderlappentumoren)

10.2.1 Regelkreis der Wachstumsregulation

Das **Wachstumshormon** (engl.: growth hormon, **GH**, Somatotropin) wird in den somatotropen Zellen des Hypophysenvorderlappens gebildet. Die Syn-

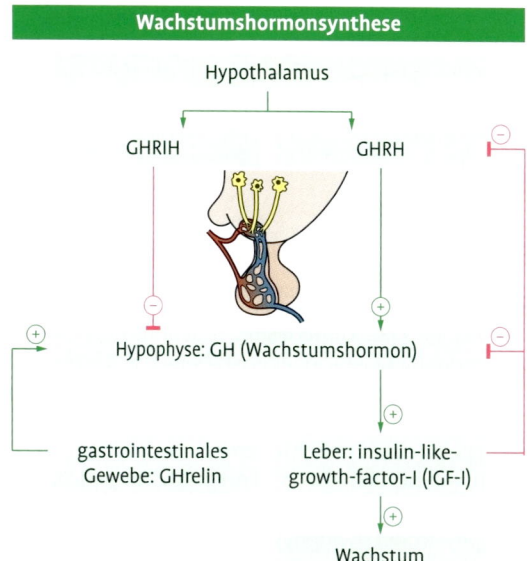

Abb. 10.2 Regulation der Wachstumshormonsynthese.

these unterliegt einem komplizierten Regulationsmechanismus (▶ Abb. 10.2). Beteiligt sind die beiden hypothalamischen Peptide **GHRH (growth hormone-RH)** und **GHRIH (growth hormone-release-inhibiting-hormone, Somatostatin)**, wobei GHRH die Sekretion stimuliert und GHRIH sie inhibiert. Darüber hinaus beeinflusst das in gastrointestinalen Geweben gebildete **GHrelin** die GH-Sekretion, wodurch eine Verbindung zwischen der nutritiven Versorgung und der GH-Produktion hergestellt wird. Das GH stimuliert in der Leber die Synthese des Wachstumsstimulators **IGF-I (insulin-like-growth-factor-I, Somatomedin C)**. Daneben hat GH eine insulinantagonistische Wirkung auf den Glukosestoffwechsel, stimuliert die Proliferation von Adipozyten, regt die Lipolyse an und steigert Wasser- sowie Natriumretention. Wegen seiner insulinantagonistischen Wirkung kann GH einen Diabetes mellitus auslösen.

Im Blut zirkuliert IGF-I an **Transportproteine** (IGFBP, insbesondere **IGFBP-3)** gebunden. IGFBP-3 verlängert die Halbwertszeit von IGF-I und beeinflusst die Bindung von IGF-I an den Rezeptor. Da GH die Synthese von IGFBP-3 stimuliert, spiegelt die IGFBP-3-Konzentration die GH-Aktivität wider, ein Phänomen, das auch diagnostisch genutzt wird. Neben seinen Effekten auf Zellproliferation und Körperwachstum wirkt IGF-I antagonistisch auf die hypophysäre GH-Sekretion und nimmt so am endokrinen Regelkreis der Wachstumsregulation teil.

Merke: Die Hauptwirkung des Wachstumshormons (GH) besteht in der Stimulation der IGF-I-Synthese. Daher spiegelt die IGF-I-Konzentration im Blut die Wachstumshormon-Sekretion wider.

10.2.2 Ausgewählte Erkrankungen

Unterfunktion - Wachstumshormonmangel (GH-Mangel)

Ursachen des GH-Mangels bei **Kindern** sind angeboren (z. B. Fehlanlage der Hypophyse, Defekte des GH-Gens) oder erworben (z. B. Tumoren, Traumen, Infektionen). Der GH-Mangel manifestiert sich durch Icterus neonatorum, proportioniertem Minderwuchs, Hypoglykämie, vermehrtes Körperfett und verzögertes Knochenalter. Bei **Erwachsenen** ist ein GH-Mangel schwerer zu erkennen und manifestiert sich durch vermehrtes Körperfett, verminderte Muskelmasse und -kraft oder verminderte Knochendichte. Ursachen sind Tumoren der Hypophyse oder hypophysennaher Gewebe, Traumen und Entzündungen.

Die komplizierte **Diagnose** eines GH-Mangels bei Kindern gehört in die Hand von Spezialisten. Zur Methodik gehört nicht nur die Messung von IGF-I, IGFBP-3 und GH, sondern v. a. die Untersuchung mit Stimulationstests (z. B. Insulin-Hypoglykämie-Test, Arginin-Test, Clonidin-Test). Bei Erwachsenen kann die Messung von IGF-I und GH sowie zur weiteren Abklärung ein Insulin-Hypoglykämie- bzw. GHRH-Test durchgeführt werden. Die Bestimmung von IGFBP-3 hat bei Erwachsenen nur einen geringen Wert.

Überfunktion – Wachstumshormonüberschuss

Ursache sind i. d. R. **GH-produzierende Hypophysenvorderlappentumoren**, selten **GHRH-bildende Tumoren**, die im Bereich des Hypothalamus oder in peripheren Organen (z. B. Pankreas, Nebenniere) lokalisiert sind. Im Kindesalter ist das **Leitsymptom der Hochwuchs (hypophysärer Gigantismus)**. Bei Erwachsenen kommt es zur **Akromegalie** mit charakteristischen Symptomen wie Vergrößerung des Kopfes, Auftreibung der Orbitaränder, Verbreiterung der Interdentalräume, Vergrößerung von Händen und Füßen, große Zunge und Organanomalien (z. B. Kardiomegalie, Megakolon). Da diese entstellenden Veränderungen irreversibel sind, gilt es, eine Akromegalie möglichst frühzeitig zu entdecken und zu therapieren. Eine Zunahme der Körpergröße tritt nach Schließung der Epiphysenfugen nicht mehr auf. Darüber hinaus kann der Tumor in jedem Lebensalter mit zunehmender Größe ein **Chiasmasyndrom** (bitemporale Hemianopsie) auslösen. Durch Verdrängung der anderen endokrin aktiven Zellen kann eine Hypophysenvorderlappeninsuffizienz mit Hypothyreose, Nebennierenrindeninsuffizienz und Hypogonadismus entstehen.

Zur **Diagnose** einer Überfunktion werden GH, IGF-I (bei Kindern auch IGFBP-3) gemessen. Um unerwünschte Beeinflussungen des GH-Spiegels zu vermeiden, müssen bestimmte Voraussetzungen (z. B. Vermeidung von Stress, 10–12stündige Nahrungskarenz, 2stündige körperliche Ruhe vor der Blutentnahme) eingehalten werden. Auch interferierende Medikamente (z. B. Clonidin, Metoclopramid) sollten 3–4 d vorher abgesetzt werden. Zur weiteren Abklärung wird die endokrine Diagnostik durch den **GH-Suppressionstest** (Glukose-Suppressionstest) ergänzt. Dieser Test beruht auf dem Prinzip, dass erhöhte Blutzucker-Spiegel zu einer Suppression der GH-Konzentration führen. Der Test wird morgens beim nüchternen Patienten durchgeführt. Eine fehlende Supprimierbarkeit des GH-Spiegels spricht für eine Akromegalie. Da ein progredient wachsender Tumor andere endokrin aktive Zelltypen des Hypophysenvorderlappens verdrängen kann, sollte die Stimulierbarkeit der anderen hypophysären Hormone überprüft werden. Da bei einem Teil der Akromegalen die Adenome sowohl GH als auch Prolaktin bilden, sollte auch Prolaktin gemessen werden (▶ Kap. 10.3).

Merke: Der wichtigste Parameter zur Beurteilung der GH-Aktivität ist die IGF-I-Konzentration.

10.3 Hypothalamus-Hypophysen-Prolaktin-System

Laborparameter:

• Prolaktin

Ausgewählte Erkrankungen:

• Hyperprolaktinämie (z. B. durch Medikamente, Prolaktinom)
• Hypoprolaktinämie (z. B. Sheehan-Syndrom)

10.3.1 Regelkreis der Prolaktinsekretion

Prolaktin ist strukturell mit GH und dem plazentären Laktogen verwandt. Die Bildung erfolgt in den laktotrophen Zellen des Hypophysenvorderlappens und in anderen Geweben (z. B. Plazenta, Lymphozyten). Das extra-hypophysär produzierte Prolaktin wirkt i. d. R. parakrin. Während der

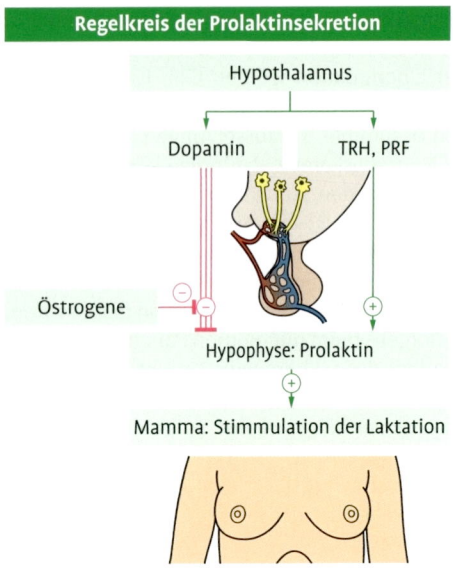

Abb. 10.3 Regulation der Prolaktinsekretion.

Schwangerschaft nimmt die Zahl der laktotrophen Zellen der Hypophyse dramatisch zu, was zu einer Verdoppelung des Hypophysenvolumens führt. Gleichzeitig steigt auch die Prolaktinsekretion kontinuierlich an.

Die Regulation der **Prolaktinsynthese** beruht in erster Linie auf der Hemmung der endogenen Sekretion durch im Hypothalamus gebildetes **Dopamin** (▶ Abb. 10.3). Die Hemmung der Dopaminsynthese oder die Läsion des Hypophysenstiels mit Durchtrennung der vom Hypothalamus kommenden Blutgefäße führen daher zu einem Anstieg der Prolaktinsekretion. Zu den stimulierenden Einflüssen des Hypothalamus auf die Prolaktinsynthese gehören **TRH** (Thyreotropin-releasing-Hormon) und **PRF** (Prolaktin-releasing-Faktor). Allerdings ist TRH wahrscheinlich nur unter pathologischen Bedingungen (z. B. bei Hypothyreose) relevant. Bei PRF ist die biologische Bedeutung noch unklar. Östrogene erhöhen die Prolaktinkonzentration im Blut durch Herabsetzung der Dopaminempfindlichkeit der Hypophyse. Darüber hinaus erhöhen Stress und körperliche Anstrengung die Sekretion. Während der Schwangerschaft kommt es zu einem dramatischen Anstieg. Nach der Geburt fällt der Prolaktinspiegel ab, steigt jedoch beim Stillen wieder an. Da die Prolaktinsekretion während der Schlafphase deutlich erhöht ist, sollte die Bestimmung der Prolaktinkonzentration im Blut frühestens eine Stunde nach dem Erwachen erfolgen.

Die **biologische Wirkung** im weiblichen Organismus besteht v. a. in der Stimulation der Laktation. Darüber hinaus hat Prolaktin eine, wenn auch geringe, GH-ähnliche Wirkung. Ob Prolaktin bei Männern eine physiologische Bedeutung hat, ist unklar.

Merke: Die Synthese des Prolaktin wird in erster Linie durch im Hypothalamus gebildetes Dopamin reguliert. Im Gegensatz zu den anderen hypothylamisch-hypophysären Hormonachsen steht die Sekretionshemmung im Vordergrund.

10.3.2 Ausgewählte Erkrankungen

Hyperprolaktinämie

Die häufigste Störung des Hypothalamus-Hypophysen-Prolaktin-Systems ist die Hyperprolaktinämie. Die Hauptsymptome (▶ Tab. 10.1) kommen durch einen hypothalamisch bedingten Hypogonadismus zustande, der durch eine gegenregulatorische Überproduktion von Dopamin bedingt ist. Hyperprolaktinämien beruhen auf unterschiedlichen pathobiochemischen Mechanismen (Medikamente, primäre Hypothyreose, Prolaktinome, Hypophysenstielläsionen, idiopathische funktionelle Hyperprolaktinämie, Niereninsuffizienz, Leberzirrhose). Die häufigste Form der Hyperprolaktinämie wird durch **antidopaminerg wirkende Medikamente** (Neuroleptika (Phenothiazine, Butyrophenone), Antidepressiva (Amitryptilin, Imipramin), Metoclopramid, Cimetidin, Östrogene bei hoher Dosierung) verursacht. Dopaminantagonisten vermindern die inhibierende Wirkung von Dopamin auf die Prolaktinsekretion. Östrogene wirken zwar nicht direkt auf die Dopaminrezeptoren, erhöhen jedoch die Hemmschwelle für Dopamin. Bei einer **primären Hypothyreose** steigt die hypothalamische TRH-Sekretion erheblich an. Da TRH die Prolaktinsekretion stimuliert, entsteht eine Hyperprolaktinämie. Bei **Läsionen des Hypophysenstiels** durch Traumen oder Tumoren wird der Dopamin-

Tab. 10.1 Hyperprolaktinämie

Symptome bei Frauen	Symptome bei Männern
Fertilitätsstörung	Impotenz
Oligo- oder Amenorrhoe	Störungen der Libido
Libidostörungen	selten: Gynäkomastie
Hirsutismus	
Seborrhoe/Akne	

transport zur Hypophyse unterbrochen. Die häufigsten Hypophysenvorderlappentumoren, die **Prolaktinome**, treten in zwei unterschiedlichen Formen
(Mikro- und Makroprolaktinom) auf, die sich durch Größe, Proliferationsver-
halten und durch die Prolaktinsekretionrate unterscheiden. Bei **Mikropro-
laktinomen** ist der Prolaktinspiegel im Blut meist nur leicht, bei **Makropro-
laktinomen** dagegen z. T. dramatisch erhöht. Eine Prolaktinkonzentration im
Blut von > 200 µg/l ist ein Indiz für ein Makroprolaktinom. Auch Patienten, die mit Neuroleptika behandelt werden, erreichen gelegentlich diese
Grenze. Makroprolaktinome können, wie andere Tumoren des Hypophysenvorderlappens, ein Chiasmasyndrom erzeugen. Sie können mit dopamin-
ergen Medikamenten (z. B. Bromocryptin) behandelt werden, die Therapie
führt zu einer Verminderung der Prolaktinsekretion und einer Abnahme des
Tumorvolumens. Auch die erhöhte Prolaktinsekretion beim Mikroprolakti-
nom spricht i. d. R. auf eine dopaminerge Therapie an, so dass Zyklusstörungen und Infertilität behoben werden können. Dass v. a. Frauen Mikro-
prolaktinome entwickeln, spricht für die Beteiligung von Östrogenen an der
Pathogenese.

Bei Symptomen wie Oligo- oder Amenorrhoe (► Kap. 10.9), Infertilität
oder Abnahme der Libido bei Frauen bzw. Abnahme der Libido oder Impo-
tenz bei Männern sollte der **basale Prolaktinspiegel** bestimmt werden. Da bei
manchen Frauen unabhängig von Schwangerschaft und Stillen die Berührung
der Mamillen zu einem Prolaktinanstieg führt, sollte die Blutentnahme vor
der körperlichen Untersuchung erfolgen. In jedem Fall ist eine Medikamentenanamnese unverzichtbar. Darüber hinaus sollte die Schilddrüsenfunktion
überprüft werden. Bei Nachweis eines Makroprolaktinoms ist auch die Prüfung der anderen hypophysären Achsen durch Stimulationstests erforderlich, um die Funktionsreserven des Hypophysenvorderlappens abschätzen
zu können (► Kap. 10.4). Funktionstests zur Stimulation der Prolaktinsekretion (TRH- bzw. Metoclopramid-Test) haben nur eine begrenzte Aussagekraft.

Merke: Die häufigste Form der Hyperprolaktinämie ist durch antidopaminerg wirkende Medikamente bedingt.

Hypoprolaktinämie

Eine ausgeprägte Hypoprolaktinämie ist selten und wird bei einer globalen
Insuffizienz des Hypophysenvorderlappens beobachtet. Ein relativer Mangel
ist z. T. für die Hypolaktie bei stillenden Frauen verantwortlich. Eine besondere Form der Hypoprolaktinämie ist das **Sheehan-Syndrom**, das durch eine
postpartale Nekrose des Hypophysenvorderlappens nach massivem Blutverlust verursacht wird. Erstes auffälliges Symptom ist die Hypolaktie durch Ausfall der Prolaktinsekretion. Im weiteren Verlauf der Erkrankung fallen weitere

endokrine Funktionen der Hypophyse aus, so dass im Laufe von Jahren eine globale Hypophysenvorderlappeninsuffizienz entsteht.

10.4 Hypothalamus-Hypophysen-Schilddrüsen-System

Laborparameter:

- TSH, fT3, fT4
- Schilddrüsen-AK (Anti-TPO, Anti-Tg, TRAK)

Ausgewählte Erkrankungen:

- euthyreote Struma
- primäre Hyperthyreose (autonomes Adenom, Morbus Basedow), sekundäre Hyperthyreose
- Hypothyreose, Autoimmunthyreoiditis

10.4.1 Regelkreis der Schilddrüsenhormone

Schilddrüsenhormone bestehen aus der Aminosäure Tyrosin und Jodid. Bei der Synthese werden von der thyreoidalen Peroxidase Tyrosin-Reste eines Proteins (**Thyreoglobulin**) jodiert. Das benötigte Jodid wird gegen einen Konzentrationsgradienten durch den **Natrium-Jodid-Symporter** in die Zellen transportiert. Das jodierte Thyreoglobulin wird in den Hohlräumen der Schilddrüsenfollikel gespeichert, bei Bedarf resorbiert und durch Proteasen gespalten. Die dabei frei werdenden Schilddrüsenhormone werden an das Blut abgegeben. Normalerweise wird etwa 10mal soviel **Thyroxin (Tetrajodthyronin, T4)** wie **Trijodthyronin (T3)** gebildet. Wegen des Vorrats gespeicherter Schilddrüsenhormonvorstufen können bei thyreoidalen Entzündungen große Mengen der Hormone freigesetzt werden. Die Schilddrüsenaktivität unterliegt der Kontrolle durch einen Regelkreis, zu dem das **TRH** (Thyreotropin-releasing-Hormon) und das glandotrope Hormon **TSH** (Thyreotropin) gehören. Hypothalamus und Hypophyse wiederum werden durch T3 und T4 supprimiert. V. a. das intrahypophysär aus T4 gebildete T3 scheint eine Schlüsselrolle bei der negativen Rückkopplung zu spielen (▶ Abb. 10.4).

Wegen ihrer schlechten Wasserlöslichkeit werden Schilddrüsenhormone im Blut an Transportproteine gebunden. Wichtigstes Transportprotein ist das **TBG (Thyroxin-bindendes Globulin)**, aber auch Albumin und Transthyre-

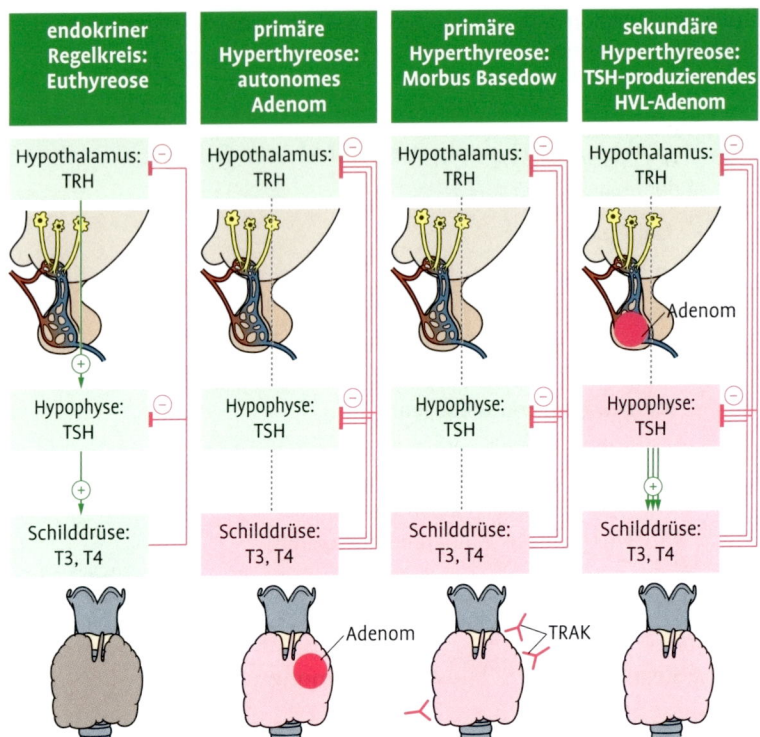

Abb. 10.4 Schilddrüsenhormonsystem und Formen der Hyperthyreose.

tin (Präalbumin) transportieren Schilddrüsenhormone. Der Anteil der freien, biologisch aktiven Hormone ist verglichen mit den an Protein gebundenen, biologisch nicht aktiven Hormonen außerordentlich klein, nur etwa 0,03 % des T4 und 0,3 % des T3 liegen in freier Form vor. Als Folge von TBG-Konzentrationsschwankungen fluktuiert der Gesamtschilddrüsenhormon-Spiegel, ohne dass sich die Konzentration der freien Hormone verändert. Daher hat die Bestimmung der **freien Schilddrüsenhormone (fT3 und fT4)** die Messung von Gesamt-T3 und -T4 abgelöst. Falsch hohe Werte bei der Messung freier Hormone werden nach Gabe von Medikamenten (z. B. Furosemid) beobachtet, die Schilddrüsenhormone vom TBG verdrängen.

Merke: Die Schilddrüse produziert 10 × mehr Thyroxin (T4) als Trijodthyronin (T3). Nur ein geringer Anteil der Hormone liegt im Blut in freier Form vor. Größtenteils sind T4 und T3 an TBG gebunden, dessen Konzentration erheblich schwanken kann. Infolgedessen fluktuiert auch der Gesamtschilddrüsenhormon-Spiegel. Daher kommt der Messung der freien Schilddrüsenhormone (fT3 und fT4) eine hohe diagnostische Bedeutung zu.

T3 unterscheidet sich von T4 durch eine deutlich niedrigere Serumkonzentration, eine erheblich geringere Halbwertzeit und durch eine 10 × stärkere biologische Wirksamkeit. Daher kommt der **Konversion von T4 zu T3** durch die 5′-Dejodase (z. B. in Leber und Niere) eine zusätzliche regulatorische Bedeutung für die Schilddrüsenhormonwirkung zu. Diese „Hormonaktivierung" kann durch körpereigene Stoffe oder Medikamente (z. B. Zytokine, Glukokortikoide, Propylthiouracil, Amiodaron, Propranolol) vermindert werden. Schilddrüsenhormone sind an der Regulation von Wachstum und Differenzierung beteiligt, v. a. für die normale Entwicklung des ZNS sind sie von großer Bedeutung. Auch bei der Thermogenese, dem Protein- und Lipidstoffwechsel und der Herzfunktion spielen Schilddrüsenhormone eine wichtige Rolle.

Merke: Der Konversion von T4 zu T3 kommt eine zusätzliche regulatorische Bedeutung für die Kontrolle der Schilddrüsenhormonwirkung zu.

10.4.2 Ausgewählte Erkrankungen

In den meisten Fällen reicht die Bestimmung der **TSH-Konzentration** aus, um eine Funktionsstörung der Schilddrüse zu erkennen (▶ Abb. 10.5). Der TSH-Wert verändert sich bereits bei latenten Störungen, wenn die Schilddrüsenhormone noch normal sind. Lediglich bei kleinen autonomen Adenomen oder sekundären bzw. tertiären Hypothyreosen kann der TSH-Wert unauffällig sein. Bei der Beurteilung des TSH-Spiegels muss beachtet werden, dass auch Medikamente oder Erkrankungen außerhalb der Schilddrüse die TSH-Konzentration verändern können. Ergibt die TSH-Bestimmung erniedrigte oder erhöhte Werte, so besteht Verdacht auf eine Hyper- bzw. Hypothyreose. Der **TRH-Stimulationstest** wird nur noch selten angewendet, z. B. bei Verdacht auf eine hypothalamisch-hypophysäre Störung oder bei unklaren Fällen mit widersprüchlichen Untersuchungsergebnissen.

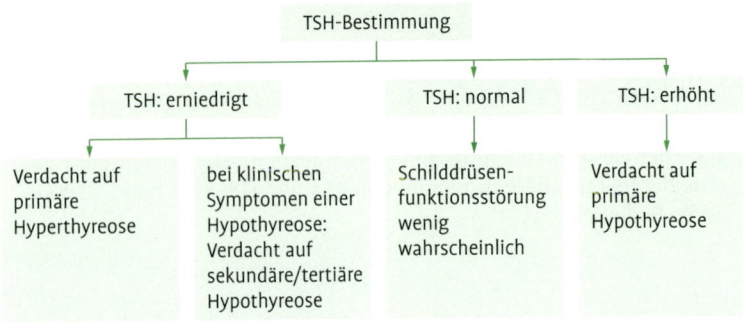

Abb. 10.5 Bewertung der TSH-Konzentration.

Merke: Der wichtigste Basisparameter für die Überprüfung der Schilddrüsenfunktion ist das TSH. Die weitere Abklärung erfolgt durch Messung von fT4 und fT3.

Euthyreote Struma

Erkrankungen der Schilddrüse sind in Deutschland die häufigste endokrine Störung. Meist handelt es sich um eine endemische Struma, eine Vergrößerung der Schilddrüse bei euthyreoter (Euthyreose = normale Schilddrüsenfunktion) Stoffwechsellage. Je nach Altersgruppe und Region sind zwischen 5 und 50 % der Bevölkerung betroffen. Sehr häufig ist die Struma Folge eines alimentären Jodidmangels. Ursache sind die verstärkte TSH-Sekretion durch Abnahme der Schilddrüsenhormonproduktion und die gesteigerte intrathyreoidale Bildung von Wachstumsfaktoren (EGF, IGF-I) durch den Jodidmangel. Dieses führt zu einer kompensatorischen Vergrößerung der Schilddrüse durch Hypertrophie und Hyperplasie der Thyreozyten. Differentialdiagnostisch sollte bei jeder Struma an andere Ursachen (z. B. Entzündungen, Malignome, Hyperthyreosen) gedacht werden.

Merke: Erkrankungen der Schilddrüse sind in Deutschland die häufigste endokrine Störung. In den meisten Fällen handelt es sich um eine endemische Struma als Folge eines alimentären Jodmangels bei zumeist euthyreoter Stoffwechsellage.

Hyperthyreose

Wesentlich seltener als die euthyreote Struma sind Störungen, die zu einer Überfunktion der Schilddrüse (Hyperthyreose) mit der in ▶ Tab. 10.2 zusammengefassten Symptomatik führen. Neben der Überdosierung von Schilddrüsenhormonen sind Schilddrüsen-bedingte Störungen (z. B. autonome Adenome, Morbus Basedow) die Hauptursache der Hyperthyreose (**primäre Hyperthyreosen**). Typisch für eine primäre Störung ist die Suppression der TSH-Sekretion durch die hohe Konzentration der Schilddrüsenhormone (▶ Abb. 10.4). Zur Diagnose- bzw. Differentialdiagnose werden fT3, fT4 und **TSH-Rezeptor-AK (TRAK)** gemessen. Die Bestimmung von fT3 bei Verdacht auf Hyperthyreose ist erforderlich, weil bei einem kleinen Teil der Hyperthyreosen der fT4-Anstieg ausbleibt (▶ Abb. 10.6). Deutlich erhöht ist in diesen Fällen aber der fT3-Spiegel (**T3-Hyperthyreose**).

Die **Schilddrüsenautonomie** (autonomes Adenom) (▶ Abb. 10.4) kann unifokal, multifokal oder disseminiert auftreten. Da sie v. a. in Jodmangelgebieten vorkommt, kann sie als Folge einer langjährigen Überstimulation der Schilddrüse angesehen werden. Die Schilddrüsenautonomie kann aber auch euthyreot verlaufen und sich v. a. durch lokale Struma-bedingte Symptome bemerkbar machen. Da Hyperthyeosen bei älteren Menschen häufig symptomarm verlaufen, sollte bei Herzrhythmusstörungen oder Osteoporose nach einer Hyperthyreose gefahndet werden. Wegen der Gefahr, dass bei Patienten mit autonomen Bereichen eine Hyperthyreose ausgelöst wird, sollte vor Gabe von Jod-haltigen Röntgenkontrastmitteln unbedingt die Schilddrüsenfunktion überprüft werden. Eine seltene, aber gefährliche Komplikation der Hyperthyreose ist die **thyreotoxische Krise**, die mit Hyperthermie, Tachykardie und Bewusstseinstrübung bis zum Koma einhergeht.

Der **Morbus Basedow** (▶ Abb. 10.4) zeigt eine andere Pathogenese. Aus unbekannten Ursachen kommt es zur Bildung von Antikörpern gegen den TSH-Rezeptor, die den Rezeptor stimulieren und daher wie TSH wirken. Folge ist eine Überproduktion von Schilddrüsenhormonen. Viele Patienten mit Basedow-Hyperthyreose haben eine **Orbitopathie**, die durch eine

Tab. 10.2 Symptome der Hyperthyreose

Gewichtsabnahme	Osteoporose
Appetitsteigerung	Haarausfall
Tachykardie und Arrhythmie	Muskelschwäche
große Blutdruckamplitude	Störungen des Menstruationszyklus
Nervosität	Infertilität
warme feuchte Haut	Hyperreflexie
Hitzeintoleranz	Tremor
Diarrhö	

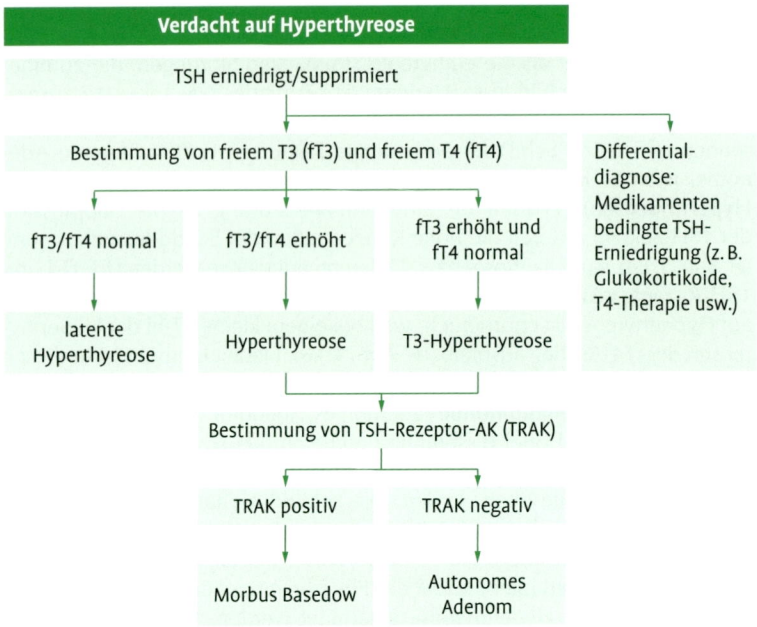

Abb. 10.6 Diagnostik bei Verdacht auf Hyperthyreose.

autoimmunologisch bedingte Stimulation der Proliferation des retrobulbären Bindegewebes verursacht wird und zu einem Exophthalmus führt.

Eine extrem seltene Form der Schilddrüsenüberfunktion stellt die **sekundäre Hyperthyreose** (▶ Abb. 10.4) dar, die durch einen **TSH-produzierenden Hypophysenvorderlappentumor** bedingt ist. Hier geht die Hyperthyreose mit einem erhöhten TSH-Spiegel einher.

Merke: Die beiden Hauptursachen einer Hyperthyreose sind autonome Adenome und der Morbus Basedow.

Hypothyreose

Die Symptomatik einer Hypothyreose bei Erwachsenen entwickelt sich zumeist schleichend (▶ Tab. 10.3). Bei Verdacht auf Hypothyreose (TSH-erhöht) wird zusätzlich fT4 gemessen (▶ Abb. 10.7), zur weiteren Differentialdiagnose erfolgt die Bestimmung von **Auto-AK gegen Schilddrüsenantigene**. Sollte in seltenen Fällen eine TSH-Erniedrigung mit den klinischen Zeichen

Tab. 10.3 Symptome der Hypothyreose

Müdigkeit	Gewichtszunahme
Kälteintoleranz	brüchige Nägel und Haare
Opstipation	Störungen des Menstruationszyklus
trockene Haut	Infertilität
psychomotorische Verlangsamung	Libidoverlust
Antriebsarmut	Myopathie

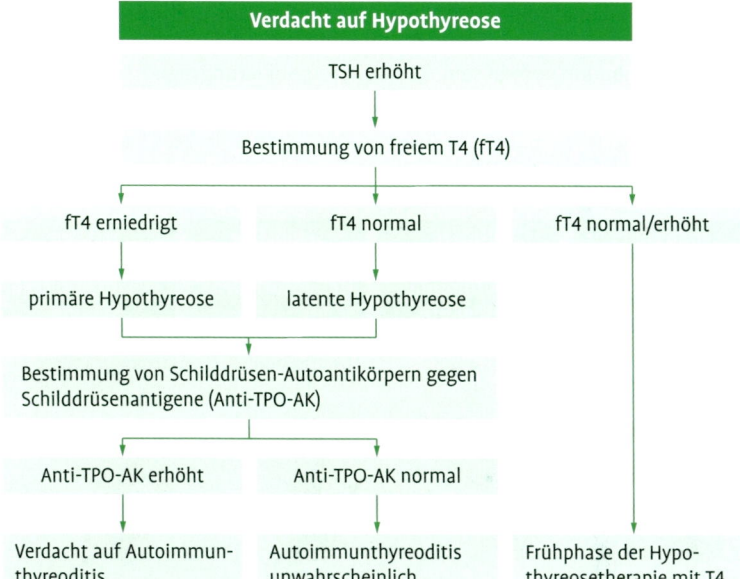

Abb. 10.7 Diagnostik bei Verdacht auf Hypothyreose.

einer Hypothyreose einhergehen, so kann bei zusätzlicher Beeinträchtigung anderer hypothalamisch-hypophysärer Systeme eine sekundäre oder tertiäre Störung angenommen werden.

Die Hypothyreose des **Neugeborenen** (Prävalenz: 1:3000–1:5000) beruht auf angeborenen Störungen der Schilddrüsenentwicklung, Jodverwertungsstörungen, TSH-Mangel oder Schilddrüsenhormonresistenz. Da eine Hypothyreose in dieser Phase zu schweren irreversiblen zerebralen Entwicklungsstörungen führt, muss die Schilddrüsenfunktion des Neugeborenen unbedingt überprüft werden. Dazu wird am 3.–5. Tag nach der Geburt die **TSH-Konzentration** bestimmt. Wird eine Hypothyreose nachgewiesen, ist umgehend eine adäquate Substitutionstherapie einzuleiten.

Merke: Da eine Hypothyreose bei Neugeborenen zu einer schweren, irreversiblen Entwicklungsstörung führt, muss die Schilddrüsenfunktion überprüft werden.

Bei **Erwachsenen** ist die primäre (Schilddrüsen-bedingte) Hypothyreose entweder Folge einer **Autoimmunthyreoiditis** oder Therapie-bedingt (Bestrahlung, OP, Thyreostatika) (▶ Abb. 10.8). Sekundäre (hypophysäre) und tertiäre (hypothalamalische) Hypothyreosen sind selten und mit erniedrigten TSH-Konzentrationen assoziiert. Bei hypothalamischen Störungen kann die TSH-Konzentration normal sein. Zur weiteren Abklärung eignet sich der TRH-Stimulationstest.

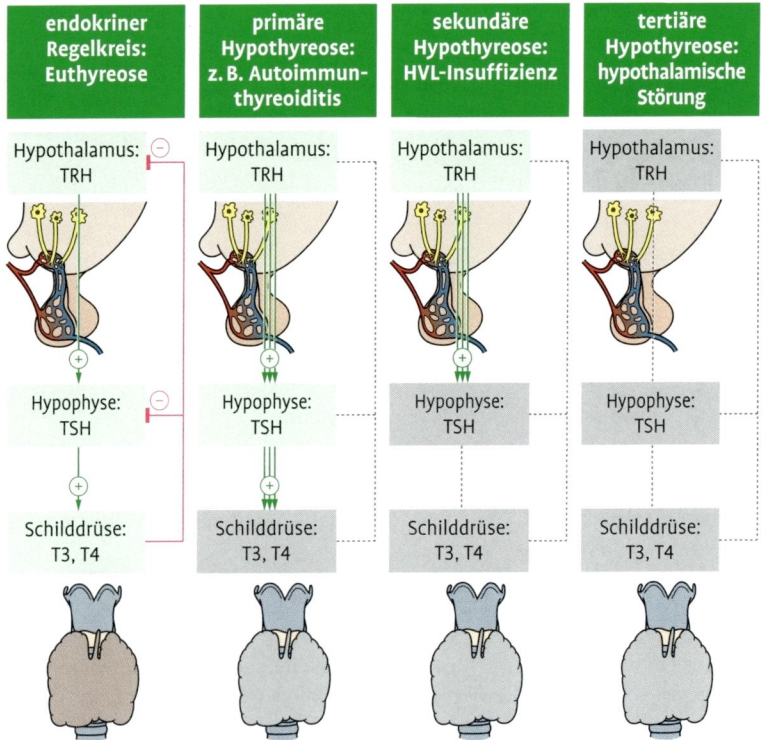

Abb. 10.8 Endokriner Regelkreis und Formen der Hypothyreose.

Die **Autoimmunthyreoiditis** ist die häufigste Form der Schilddrüsenentzündung (Prävalenz im niedrigen Prozentbereich, Frauen 5–10 x häufiger betroffen) und eine der wichtigsten Ursachen einer Hypothyreose. Besonders häufig ist eine Autoimmunthyreoiditis nach Schwangerschaften (Postpartum-Thyreoiditis), die in den meisten Fällen ausheilt. Die Pathogenese der Autoimmunthyreoiditis ist unklar, bei einer bestehenden Prädisposition kann die Gabe von Jodid die Erkrankung auslösen. Klinisch sind viele Patienten symptomlos und euthyreot. Bei einem Teil der Patienten besteht eine behandlungsbedürftige Hypothyreose. In der Frühphase der Erkrankung kann es auch zu einer Hyperthyreose kommen, die nicht auf Thyreostatika anspricht, weil die Überfunktion auf der entzündungsbedingten Freisetzung präformierter Schilddrüsenhormone beruht. Entzündungshemmende Medikamente (z. B. Glukokortikoide) sind jedoch wirksam. Die Standarddiagnostik sollte durch Bestimmung von AK gegen die **thyreoidale Peroxidase (Anti-TPO)** und bei negativem Befund gegen **Thyreoglobulin (Anti-Tg)** ergänzt werden. Auch die Bestimmung von Entzündungsparametern ist sinnvoll.

Low-T3-Syndrom: Bei schweren Erkrankungen oder Traumen wird vermutlich als Folge des Anstiegs proinflammatorischer Zytokine die 5'-Dejodase-Aktivität vermindert, was zu einem Absinken der T3-Konzentration führt. Diese Reaktion des Körpers auf extremen Stress erscheint sinnvoll, weil dadurch Stoffwechselaktivität und Energiebedarf reduziert werden. Mit zunehmendem Erkrankungsgrad können auch der T4- sowie der TSH-Spiegel u. a. durch eine abnehmende Expression des Natrium-Jodid-Symporters absinken. Daher gibt der Ausdruck „sick euthyroid syndrome" den Charakter der Störung besser wieder.

10.5 Hypothalamus-Hypophysen-Glukokortikoid-System

Laborparameter:

- ACTH, Cortisol
- Low-Dose- und High-Dose Dexamethasonhemmtest
- CRH-Test
- ACTH-Kurztest
- Hormonmetabolite (17α-Hydroxyprogesteron, 11-Desoxycortisol, 17α-Hydroxypregnenolon)

Ausgewählte Erkrankungen:

- Cushing-Syndrom
- Nebennierenrindeninsuffizienz (Autoimmun-Adrenalitis)
- Adrenogenitale Syndrome

10.5.1 Glukokortikoid-Regelkreis

Das **Glukokortikoid Cortisol** ist ein Steroidhormon, das in der Nebennierenrinde gebildet wird. Daneben werden in der Nebenniere auch Mineralokortikoide und Androgene produziert. Die Regulation der Cortisolproduktion
erfolgt durch Interaktion von Hypothalamus, Hypophyse und Nebennierenrinde: **CRH** (Corticotropin-releasing-Hormon) stimuliert die Freisetzung
von **ACTH** (Adrenocorticotropes Hormon) im Hypophysenvorderlappen, das
wiederum Biosynthese und Sekretion von Cortisol induziert. Über eine
negative Rückkopplung hemmt Cortisol die Sekretion von CRH und ACTH
(▶ Abb. 10.9). Durch den Einfluss des ZNS auf den Hypothalamus entsteht
ein Tag-Nacht-Rhythmus bei der Cortisolsekretion (Maximum zwischen 6:00
und 8:00 morgens, Minimum um Mitternacht). Auch Stress kann die Cortisolsekretion erhöhen. Cortisol hat eine Bluthalbwertszeit von 90 min, ist schlecht
wasserlöslich und wird daher im Blut an ein Transportprotein (**Transcortin**)

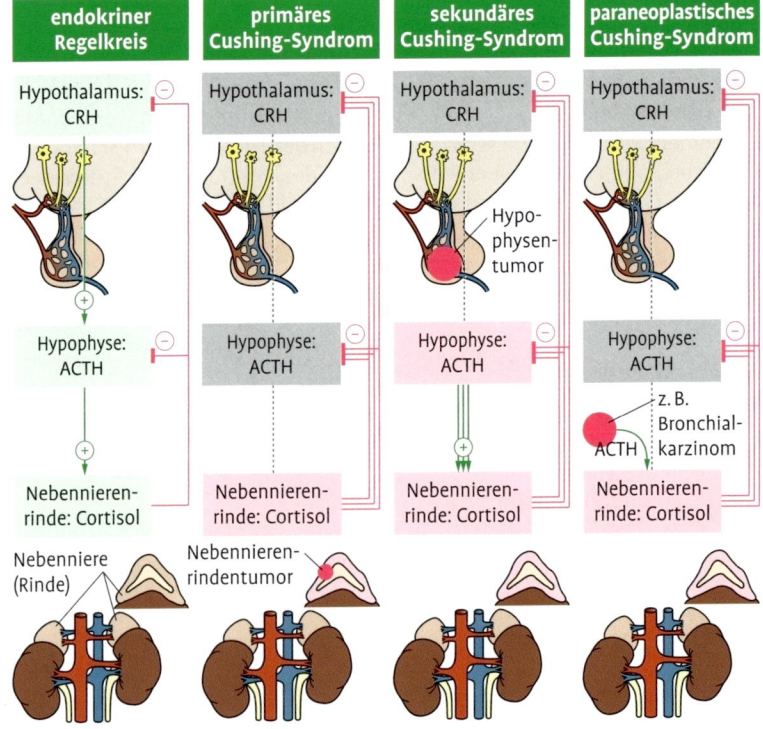

Abb. 10.9 Regulation der Cortisolsynthese bei Gesunden und bei Patienten mit
Cushing-Syndrom.

gebunden. Nur 5 % des Hormons liegen in freier, biologisch wirksamer Form vor. Abweichungen der Transcortinkonzentration von der Norm (z. B. durch Östrogentherapie, Schwangerschaft) können den Cortisolspiegel im Blut verändern, ohne dabei die Konzentration an freiem Hormon zu beeinflussen. Freies Cortisol erscheint zum geringen Teil unverändert im Urin und ist ein indirektes Maß für die freie Cortisolkonzentration im Blut. Der größte Teil wird in der Leber metabolisiert und über die Niere ausgeschieden. Glukokortikoide haben mannigfaltige **biologische Wirkungen:** Hemmung der Proteinbiosynthese, Stimulation der Proteolyse, Hemmung des Kohlenhydratabbaus, Stimulation der Glukoneogenese, Beeinflussung der Zellproliferation, Entzündungshemmung, Immunsuppression.

10.5.2 Ausgewählte Erkrankungen

Überfunktion – Hypercortisolismus

Der Hypercortisolismus manifestiert sich als **Cushing-Syndrom** (▶ Tab. 10.4). Häufigste Ursache ist eine Glukokortikoidtherapie. Die Mehrzahl der Fälle, die nicht therapiebedingt sind, beruhen auf einem **ACTH-produzierenden Hypophysentumor,** seltener auf einem **Glukokortikoid-produzierenden Nebennierenrindenadenom** oder **-karzinom** oder einem **paraneoplastischen Syndrom durch ektope ACTH-Produktion.**

Tab. 10.4 Kardinalsymptome des Cushing-Syndroms

Vollmondgesicht
Stammfettsucht
Osteoporose
gestörte Glukosetoleranz oder Diabetes mellitus
Hypertonie
Hirsutismus (= vermehrte Behaarung androgen-sensitiver Hautabschnitte bei Frauen)
Striae rubrae (= braunrote, parallel verlaufende Streifen in der Haut)

Eine ektope ACTH-Produktion wird bei verschiedenen Tumoren (z. B. kleinzelligen Bronchialkarzinomen (häufigste Form), Thymomen, Inselzelltumoren, medullären Schilddrüsenkarzinomen) beschrieben. Andere Ursachen für einen Hypercortisolismus, wie adrenale mikro- oder makronoduläre Dysplasien oder CRH-produzierende Tumoren, sind sehr selten. Auf Grund der Pathogenese können ACTH-abhängige (erhöhte ACTH-Spiegel) und ACTH-unabhängige Formen (supprimierte ACTH-Spiegel) des Cushing-Syndroms unterschieden werden. Diese Unterscheidung spielt eine Rolle bei der Differentialdiagnose (▶ Abb. 10.9).

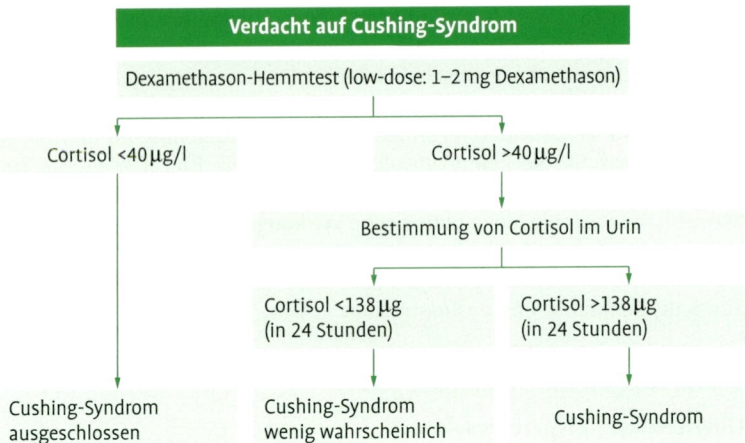

Abb. 10.10 Diagnose des Cushing-Syndroms.

Merke: Die häufigste Ursache des Cushing-Syndroms ist durch eineThe-rapie mit Glukokortikoiden bedingt. Daneben kommen als Ursache ACTH-produzierende Hypophysentumoren, Glukokortikoid-produzie-rende Nebennierenrindentumoren und paraneoplastische Syndrome durch ektope ACTH-Produktion in Frage.

Wichtigstes Instrument zum Nachweis eines Cushing-Syndroms ist der **„Low-dose"-Dexamethasonhemmtest.** Er beruht auf dem Prinzip, dass bei norma-ler Hypothalamus-Hypophysen-Nebennierenrindenfunktion die Gabe des synthetischen Glukokortikoids Dexamethason zu einer lang anhaltenden Suppression der CRH- und ACTH-Sekretion und damit zur Abnahme der Cortisolkonzentration im Blut führt. Sinkt der Cortisolspiegel nach Dexa-methasongabe unter einen kritischen Wert, kann ein Cushing-Syndrom aus-geschlossen werden. Bleibt der Wert über der Grenze, so ist ein Cushing-Syndrom wahrscheinlich. Lediglich bei Patienten mit endogenen Depressio-nen oder Alkoholismus werden falsch positive Testergebnisse beobachtet. Die Cushing-Diagnostik kann durch die Bestimmung von Cortisol im 24-h-Sammelurin ergänzt werden. Bei Patienten mit Hypercortisolismus können die Werte deutlich erhöht sein (▶ Abb. 10.10).

Merke: Wichtigster Test zum Nachweis eines Cushing-Syndroms ist der Low-dose-Dexamethasonhemmtest.

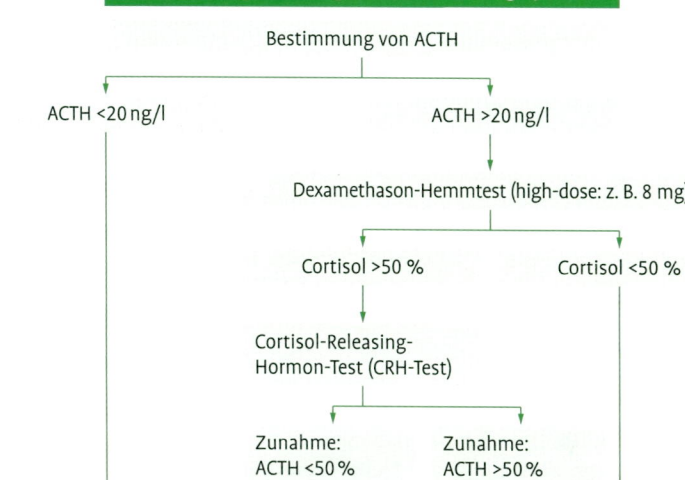

Abb. 10.11 Differentialdiagnose des gesicherten Cushing-Syndroms.

Zur **Differentialdiagnose** (▶ Abb. 10.11) des Cushing-Syndroms wird zunächst die ACTH-Konzentration gemessen. Ist der ACTH-Spiegel supprimiert, so liegt vermutlich ein Cortisol-produzierendes Adenom oder Karzinom der Nebennierenrinde vor. Bei ACTH-Werten im oberen Referenzbereich oder bei erhöhten Spiegeln handelt es sich entweder um einen Hypophysentumor oder ein paraneoplastisches Syndrom. Diese Formen der Überfunktion werden mit dem **High-dose-Dexamethasonhemmtest** und dem **CRH-Test**, der die Hormonantwort auf injiziertes CRH prüft, unterschieden. Kann beim Dexamethasonhemmtest die ACTH- bzw. Cortisolkonzentration im Blut um mehr als 50 % gesenkt werden, spricht das für einen Hypophysentumor. Auch ein überschießender ACTH- und Cortisolanstieg beim CRH-Test spricht für einen hypophysären Prozess. Allerdings zeigt sich in jeweils etwa 10 % der Fälle ein atypisches Ergebnis, obwohl ein ACTH-produzierener Hypophysentumor vorliegt, kommt es zu keiner deutlichen Suppression der ACTH-Sekretion durch Dexamethason bzw. zu keiner überschießenden Zunahme des ACTH-Spiegels durch CRH. Daher müssen beide Funktionstests zur Differentialdiagnose durchgeführt werden. Lässt sich keine eindeutige Aussage mit Hilfe der Funktionstests erzielen, so ist die **Katheterisierung des Sinus petrosus inferior** angezeigt. Nach Stimulation mit CRH wird die ACTH-Konzentration in beiden Sinus bestimmt und mit denen aus peripherem Blut verglichen. Ein hoher Quotient zwischen den ACTH-Konzentrationen in den Sinus und im peripheren Blut spricht für ein hypophysäres Cushing-Syndrom.

> **Merke:** Zur Differentialdiagnose des Cushing-Syndroms wird die ACTH-Konzentration gemessen. Hoch normale und erhöhte ACTH-Werte sprechen entweder für einen Hypophysentumor oder ein ektopes Cushing-Syndrom. Zur weiteren Abklärung werden Funktionstests eingesetzt (High-dose-Dexamethason-Hemmtest und CRH-Test).

Unterfunktion – Hypocortisolismus

Beim Hypocortisolismus können pathogenetisch die **primäre (Morbus Addison)** durch eine Zerstörung der Nebenniere, die **sekundäre (hypophysär bedingte)** oder die **tertiäre (hypothalamisch bedingte)** Nebennierenrinden-

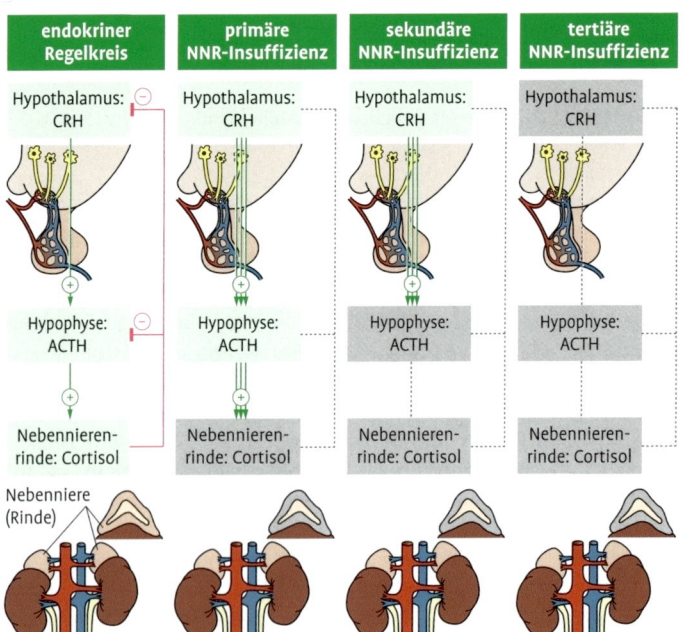

endokriner Regelkreis	primäre NNR-Insuffizienz	sekundäre NNR-Insuffizienz	tertiäre NNR-Insuffizienz
Hypothalamus: CRH	Hypothalamus: CRH	Hypothalamus: CRH	Hypothalamus: CRH
Hypophyse: ACTH	Hypophyse: ACTH	Hypophyse: ACTH	Hypophyse: ACTH
Nebennieren-rinde: Cortisol	Nebennieren-rinde: Cortisol	Nebennieren-rinde: Cortisol	Nebennieren-rinde: Cortisol
Nebenniere (Rinde)			

Abb. 10.12 Endokrine Regelkreise und Formen der Nebennierenrindeninsuffizienz (NNR-Insuffizienz).

Tab. 10.5 Klinische Zeichen einer Nebennierenrindeninsuffizienz

---

Durch Glukokortikoidmangel:
Müdigkeit, „Leistungsknick"
Übelkeit, Erbrechen
Gewichtsabnahme
Muskel- und Gelenkschmerzen
Hypoglykämieneigung
Blutbildveränderungen (Anämie, Lymphozytose, Eosinophilie)
geringgradige Hypotonie

Durch Androgenmangel:
trockene Haut
Abnahme der Libido
Verlust der Sekundärbehaarung (bei Frauen)

Durch Mineralokortikoidmangel:
Hypotonie
Störungen des Elektrolythaushalts (Hyponatriämie, Hyperkaliämie)

Durch ACTH-Überproduktion bei der primären Form:
Hyperpigmentation

Durch ACTH-Mangel bei der sekundären/tertiären Form:
Hypopigmentation

---

insuffizienz unterschieden werden (▶ Abb. 10.12). Bei der sekundären bzw. tertiären Form, die durch einen ACTH-Mangel entstehen, ist im Wesentlichen die Glukokortikoid- und Androgenproduktion, weniger jedoch die Bildung von Mineralokortikoiden betroffen. Daher ähnelt sich die klinische Symptomatik bei den verschiedenen Formen in vielen Punkten, zeigt jedoch auch Unterschiede (▶ Tab. 10.5).

Die **primäre Nebennierenrindeninsuffizienz** unterscheidet sich von den anderen beiden Formen sowohl bezüglich des Mineralokortikoidmangels als auch der Pigmentation. Die **Hyperpigmentation** bei der primären Form ist Folge der gegenregulatorisch erhöhten ACTH-Konzentration und der dadurch verstärkten Melaninbildung in den Melanozyten. Ursachen der **primären Nebennereninsuffizienz** sind Autoimmun-bedingte Entzündungen (Autoimmunadrenalitis), Tuberkulose, adrenaler Infarkt, Tumormetastasen, Hämochromatose und Sarkoidose. Eine **Autoimmunadrenalitis** ist die Hauptursache der primären Nebennereninsuffizienz. Sie kann sich auf die Nebennieren beschränken (**isolierte Form**) oder auch andere endokrine Organe (z. B. Schilddrüse, Insulin-produzierende Zellen des Pankreas, Ovar/Testes, Nebenschilddrüse, Haut-Melanozyten, **polyglanduläre Formen**) betreffen.

Der **sekundären/tertiären Nebennierenrindeninsuffizienz** liegt eine Hypophysenvorderlappeninsuffizienz oder hypothalamische Störung durch verdrängend wachsende Tumoren, Infarkte, granulomatöse Entzündungen (z. B.

Sarkoidose) oder Traumata zugrunde. Nach operativer Entfernung eines ACTH-produzierenden Adenoms kommt es ebenfalls zu einer sekundären Nebenniereninsuffizienz, weil es oft Jahre dauert, bis sich die ACTH-Produktion wieder normalisiert. Deshalb ist hier zunächst eine Glukokortikoidsubstitution erforderlich. Auch bei einer länger dauernden Therapie mit ACTH-supprimierenden Glukokortikoiddosen kann es zu einer sekundären Insuffizienz kommen, wenn das Hormon abrupt abgesetzt wird. Daher muss die Dosis langsam reduziert werden, bevor das Glukokortikoid ganz abgesetzt werden kann.

Merke: Hauptursache der primären Nebenniereninsuffizienz ist die Autoimmunadrenalitis unbekannter Genese.

Bei einem klinischen Verdacht auf Unterfunktion wird ein **ACTH-Stimulationstest** (ACTH-Kurztest) durchgeführt. Steigt nach ACTH-Gabe die Cortisolkonzentration über einen kritischen Wert an, ist eine Nebennierenrindeninsuffizienz ausgeschlossen. (▶ Abb. 10.13). Durch Messung der ACTH-Konzentration und Durchführung eines CRH-Tests kann die genaue Ursache einer Nebennierenrindeninsuffizienz evaluiert werden. Als Folge der durch ACTH-Mangel bedingten Nebennierenrindenatrophie löst CRH bei der

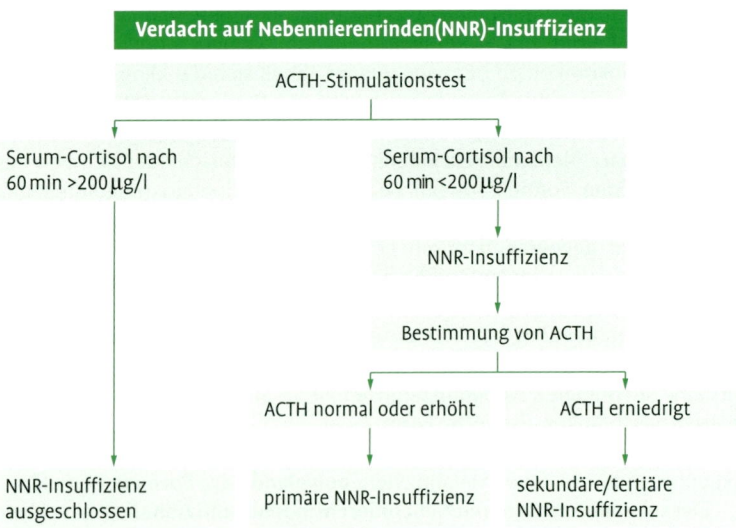

Abb. 10.13 Diagnose der Nebennierenrindeninsuffizienz.

tertiären Nebennierenrindeninsuffizienz zwar einen ACTH- jedoch keinen Cortisolanstieg aus.

Adrenogenitale Syndrome (AGS)

Die **AGS** sind Folge von autosomal-rezessiv vererbten Enzymdefekten der Steroidbiosynthese, welche die Produktion von Cortisol und Aldosteron beeinträchtigen. Die Androgensynthese kann erhöht oder vermindert sein. Zu diesen Störungen gehören u. a. der **21-Hydroxylase-**, der **11β-Hydroxylase-** und der **3β-Hydroxysteroid-Mangel.** Zur Diagnosestellung werden die Hormonmetabolite im Blut nachgewiesen, die in der Synthesekaskade unmittelbar vor dem defekten Enzym liegen.

Die häufigste AGS-Form ist der 21-Hydroxylase-Mangel, bei dem das CYP21B-Gen verändert ist. Der 21-Hydroxylase-Defekt existiert in einer **klassischen und einer nicht-klassischen Form.** Von der klassischen Form wiederum gibt es zwei Varianten, je nachdem, ob nur die Glukokortikoid- **(21-Hydroxylasemangel ohne Salzverlust)** oder auch die Mineralokortikoidsynthese **(21-Hydroxylasemangel mit Salzverlust)** betroffen ist. Daneben besteht eine ausgeprägte Hyperandrogenämie (▶ Kap. 10.9), weil durch den Enzymdefekt die Hormonvorstufen nicht weiter metabolisiert und vornehmlich zur Synthese von adrenalen Androgenen genutzt werden. Gleichzeitig steigt wegen des Cortisolmangels die ACTH-Sekretion an, weil die negative Rückkopplung ausfällt, mit der Konsequenz eines weiteren Androgenanstiegs. Wenn keine Substitutionstherapie mit Gluko- und Mineralokortikoiden erfolgt, endet ein AGS mit Salzverlust tödlich. Die Form ohne Salzverlust kann im weiteren Verlauf eine Pubertas praecox auslösen. Die **nicht-klassische Form** (late-onset-AGS) manifestiert sich bei Frauen erst nach der Pubertät durch eine vermehrte Androgensekretion, die klinische Symptome, wie Oligo- oder Amenorrhoe, Infertilität, Hirsutismus, Akne, Haarausfall, zur Folge hat.

Merke: Die häufigste Form des AGS ist der 21-Hydroxylase-Mangel, der sowohl mit als auch ohne Mineralokortikoidmangel auftritt.

10.6 Renin-Angiotensin-Aldosteron-System

Laborparameter:

- Aldosteron und Renin im Blut, Aldosteron-Renin-Quotient sowie Natrium und Kalium im Sammelurin
- Funktionstests (z. B. Fluorcortisontest, Orthostasetest)

Ausgewählte Erkrankungen:

- Hyperaldosteronismus
- Hypoaldosteronismus
- 11β-Hydroxysteroiddehydrogenase-Mangel

10.6.1 Regelkreis des Renin-Angiotensin-Aldosteron-Systems

An der Regulation der Bildung und Sekretion von **Aldosteron** in der Nebennierenrinde sind das **Renin-Angiotensin-System** und **direkte Einflüsse** auf die Nebennierenrindenzellen beteiligt. Ein Natrium- oder Volumenmangel führt zu einer Steigerung der Reninsekretion in den juxtaglomerulären Zellen der Niere. Renin spaltet aus dem in der Leber gebildeten Protein Angiotensinogen ein Peptid (Angiotensin I) ab, das anschließend von der Peptidase Angiotensin-Converting-Enzym zum Angiotensin II umgewandelt wird. Angiotensin II zeigt u. a. eine stimulierende Wirkung auf die Aldosteronsekretion. Auch das sympathische Nervensystem beeinflusst über die Stimulation der Reninfreisetzung indirekt die Aldosteronsekrektion. Die Kaliumkonzentration im Blut wirkt direkt auf die Aldosteronsekretion. Eine Kaliumretention steigert die Sekretion, ein Kaliummangel hemmt sie. Das Hypophysenhormon ACTH, der Hauptregulator der Cortisolbiosynthese, hat nur einen untergeordneten Effekt auf die Aldosteronbildung (▶ Abb. 10.14).

Aldosteron ist das wichtigste Mineralokortikoid des Organismus. Durch Aldosteron wird der **Austausch von Kalium-** bzw. **Wasserstoff- gegen Natriumionen** im distalen Nierentubulus und den Sammelrohren der Niere gesteigert. Folge einer Hypersekretion ist eine **Zunahme des Gesamtkörpernatriums** mit Anstieg des Extrazellulärvolumens durch die Wasserretention, eine **Hypokaliämie** und eine **metabolische Alkalose**. Die metabolische Alkalose ist Folge des Kaliummangels, weil die Na-K-ATPase vermehrt H^+- an Stelle von K^+-Ionen in die Zelle transportiert und damit das Säure-Basen-Gleichgewicht verschiebt (▶ Kap. 9.2.2).

Aldosteron wirkt wie alle Steroidhormone über einen intrazellulären Rezeptor, der die Expression spezifischer Gene reguliert. Der Aldosteron-Rezeptor bindet auch Cortisol. Cortisol hat trotzdem keine mit Aldosteron

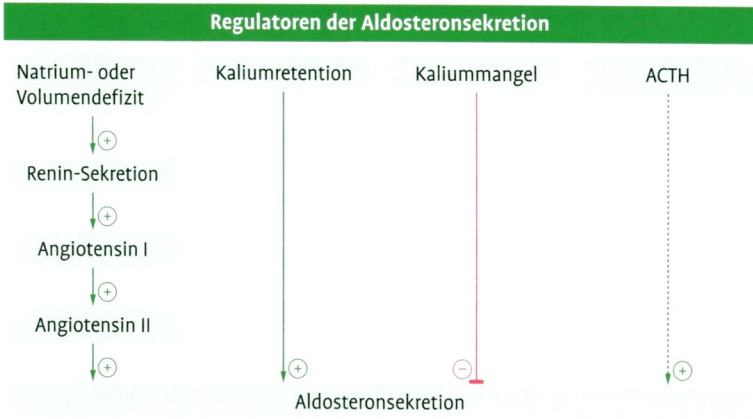

Abb. 10.14 Aldosteronbiosynthese und ihre Regulation.

vergleichbare mineralokortikoide Wirkung, weil die **11β-Hydroxysteroiddehydrogenase** Cortisol in den Tubuluszellen der Niere in Cortison umwandelt, das den Aldosteron-Rezeptor nicht aktivieren kann. Man unterscheidet zwei Isoenzyme der 11β-Hydroxysteroiddehydrogenase, den Typ I, der Cortison zum Cortisol aktiviert und den Typ II, der die Inaktivierung des Cortisols katalysiert. Aldosteron hat im Blut, verglichen mit Cortisol, eine weitaus geringere Affinität zu Proteinen. Daher liegen 30–50% des Hormons in freier Form vor. Der Rest wird an Transcortin und Albumin gebunden. Der Aldosteronabbau erfolgt im Wesentlichen in der Leber. Hauptmetabolite sind **Tetrahydroaldosteron** und **Aldosteron-18-Glucuronid**, die über die Niere ausgeschieden werden. Nur ein kleiner Teil des Aldosterons erscheint unverändert im Urin.

10.6.2 Ausgewählte Erkrankungen

Hyperaldosteronismus

Bei Verdacht auf Hyperaldosteronismus (z. B. bei Hypertonie mit Hypokaliämie oder schlecht einstellbarer Hypertonie) sollten die **Aldosteron-** und die **Reninkonzentrationen** gemessen werden. Die Untersuchung muss unter standardisierten Bedingungen (u. a. Bettruhe vor Blutentnahme, ausgeglichener Wasser- und Elektroythaushalt) erfolgen, da Orthostase, körperliche Aktivität und Elektrolytmangel die Reninsekretion steigern. Daher sollte auch die Ausscheidung von **Na^+- und K^+-Ionen im Sammelurin** ermittelt werden. Darüber hinaus beeinflussen Medikamente (z. B. Diuretika, Laxantien, Beta-Mimetika, Alpha- und Beta-Rezeptoren-Blocker, Spironolakton,

Tab. 10.6 Symptome des Hyperaldosteronismus

Hypertonie	Polydipsie
Hypokaliämie	Proteinurie
Polyurie	Muskelschwäche
Nykturie	Kopfschmerzen
Hyposthenurie	hochnormale oder erhöhte Natrium-spiegel im Blut

ACE-Hemmer, nicht-steroidale Antiphlogistika) die Renin- bzw. Aldosteronsekretion.

Der **primäre Hyperaldosteronismus** mit Hypokaliämie ist mit einer Prävalenz von etwa 1 % eine seltene Ursache der Hypertonie. Häufiger fehlt die Hypokaliämie noch, der Aldosteron-Renin-Quotient ist aber bereits pathologisch. Typisch für den primären Hyperaldosteronismus ist die Konzentrationsabnahme von aktivem Renin im Blut. Ursache ist in 70–80 % der Fälle ein **Aldosteron-produzierendes Nebennierenrindenadenom (Conn-Syndrom)** seltener eine **idiopathische beidseitige Nebennierenrindenhyperplasie**, eine Erkrankung mit unklarer Pathogenese. Leitsymptom des Hyperaldosteronismus ist die **hypokaliämische Hypertonie** bzw. die **Hypertonie mit pathologischen Aldosteron-Renin-Quotienten** (Renin↓, Aldosteron↑), auch normokaliämischer Hyperaldosteronismus genannt. Weitere Symptome finden sich in ▶ Tab. 10.6.

Die Bestimmung des **Aldosteron-Renin-Quotienten** ist sensitiver als die Bestimmung der Einzelwerte, liegt er über einem kritischen Wert, ist ein primärer Hyperaldosteronismus wahrscheinlich. Weitere Diagnoseparameter sind Kalium und Aldosteron im Urin. Bei einer hypokaliämischer Hypertonie spricht eine Kalium-Ausscheidung von <20 mmol/24 h gegen die primäre Form, bei > 30 mmol wird ein Conn-Syndrom wahrscheinlich. Bei der **Aldosteronbestimmung im Urin** werden freies Aldosteron oder, nach saurer Hydrolyse, freies Aldosteron und Aldosteron-18-Glucuronid gemessen. Beide machen nur 15–20 % der produzierten Aldosteronmenge aus. Der in der Leber gebildete **Hauptmetabolit, Tetrahydroaldosteron**, wird nicht erfasst. Daher sollte, wenn in unklaren Fällen erforderlich, eine parallele Messung von Aldosteron- und Tetrahydroaldosteronausscheidung erfolgen. Zur Diagnosebestätigung eines primären Hyperaldosteronismus stehen **Funktionstests** zur Verfügung (z. B. **Fluorcortisontest, NaCl-Belastungstest, Orthostasetest, Furosemidtest**). Diese Tests beruhen auf dem Prinzip, dass die Reaktion der Aldosteronsekretion auf hemmende (NaCl, Fluorcortison) oder stimulierende Faktoren (Orthostase, Furosemid) beim primären Hyperaldosteronismus unterbleibt oder abgeschwächt ist. Zur Diagnose eines Aldosteron-produzierenden Adenoms hilft die **seitengetrennte Bestimmung der Aldosteronsekretion**, bei der durch Katheterisierung der Nebennierenvenen das abfließende Blut beider Nebennieren gewonnen wird.

Merke: Typische Befundkonstellation beim primären Hyperaldosteronismus ist ein veränderter Aldosteron-Renin-Quotient aufgrund einer niedrigen Renin- und erhöhten Aldosteron-Konzentration.

Ein **sekundärer Hyperaldosteronismus** tritt mit/ohne Hypertonie bzw. mit/ohne Wasserretention auf. Ursachen des sekundären Hyperaldosteronismus mit Hypertonie (Prävalenz zwischen 1 und 5 %) sind renovaskuläre Erkrankungen, selten Phäochromozytome (Katecholamin-bedingte Stimulation der Reninsekretion) und als Rarität Renin-produzierende Tumoren. Die klinische Symptomatik ähnelt der des primären Hyperaldosteronismus. Allerdings kommen die Zeichen der renalen Störung hinzu. Beim sekundären Hyperaldosteronismus sind anders als bei der primären Form **Aldosteron und Renin im Blut erhöht**. Da diese Erhöhung auch ohne Hypertonie (z. B. bei Diuretikatherapie, Laxantienabusus, Herzinsuffizienz, Aszites, nephrotischem Syndrom, Ödem oder Schwangerschaft) auftritt, muss geklärt werden, dass die hohe Reninkonzentration kein Begleitphänomen, sondern Ursache der Hypertonie ist. Dabei kann in unklaren Fällen eine **seitengetrennte Reninbestimmung** helfen. Bei einer starken Seitendifferenz ist die Seite mit der höheren Reninsekretion für die Hypertonie verantwortlich.

Hypoaldosteronismus

Beim Hypoaldosteronismus kommt es zur Hyperkaliämie, Hyponatriämie und metabolischen Azidose. Ursachen sind eine **primäre Nebennierenrindeninsuffizienz** oder angeborene Störungen, wie das **adrenogenitale Syndrom** durch 21-Hydroxylase-Mangel mit Salzverlust (► Kap. 10.5.2). Auch Störungen der Reninsekretion (**hyporeninämischer Hypoaldosteronismus**), z. B. bei einer diabetischen Nephropathie, können zu einer inadäquat verminderten Aldosteronsekretion führen. Eine erniedrigte Aldosteronkonzentration im Serum zusammen mit einem hohen Reninspiegel sowie Hypotonie und Störungen des Elektrolyt- und Säure-Basen-Haushalts (Hyperkaliämie, Hyponatriämie, Azidose) sprechen für dieses Krankheitsbild. Die Diagnostik entspricht der bei Hypocortisolismus (► Kap. 10.5.2).

11β-Hydroxysteroiddehydrogenase-Mangel

Das **Apparent-mineralokortikoid-excess-syndrome** ist ein Krankheitsbild mit Hypertonie und Hypokaliämie bei niedrigem Renin und Aldosteron. Diese paradoxe Konstellation ist Folge eines Defekts der 11β-Hydroxysteroiddehydrogenase vom Typ II. Somit kann Cortisol nicht mehr intrazellulär inaktiviert werden und wirkt wie Aldosteron, was kompensatorisch die Renin- und Aldosteronsekretion vermindern. Neben dieser seltenen, autosomalrezessiven Störung gibt es auch eine erworbene Form durch **exzessiven Genuss von Lakritze**. Die in der Lakritze enthaltene Glycyrrhetinsäure hemmt die 11β-Hydroxysteroiddehydrogenase und induziert damit ein dem Apparent-mineralokortikoid-excess-syndrome vergleichbares Krankheitsbild.

10.7 Nebennierenmark

Laborparameter:

- Adrenalin/Noradrenalin im 24-h-Sammelurin
- Normetanephrin/Metanephrinin im 24-h-Sammelurin
- Clonidin-Hemmtest
- Tumormarker
- molekulargenetische Methoden zum Nachweis von Mutationen im *Ret*-Proto-Onkogen

Ausgewählte Erkrankung:

- Phäochromozytom

10.7.1 Grundlagen des Katecholaminstoffwechsels

Das neuroektodermale Nebennierenmark hat im Gegensatz zu der mesodermalen Nebennierenrinde die Fähigkeit, **Katecholamine** zu bilden. Katecholamine werden darüber hinaus auch im ZNS, in Nerven des sympathischen Systems und in Ganglien synthetisiert, wo sie als Neurotransmitter wirken. Der erste Schritt der **Biosynthese** der Katecholamine besteht aus der Hydroxylierung von Tyrosin. Nach Decarboxylierung des Zwischenproduktes DOPA werden sukzessive die Katecholamine Dopamin, Noradrenalin und Adrenalin gebildet (▶ Abb. 10.15). Die Adrenalinbildung ist fast ausschließlich auf die adrenale Medulla beschränkt, weil das für die Methylierung notwendige Enzym nur dort exprimiert wird. Nach der Synthese werden die Katecholamine in chromaffinen Zellen gespeichert und durch neuronale Einflüsse ins Blut abgegeben. Der **Abbau der Katecholamine** zur Vanillinmandelsäure erfolgt über Normetanephrin bzw. Metanephrin oder andere Zwischenprodukte. Katecholamine und ihre Metabolite können durch Sulfatierung oder Glukuronidierung in konjugierte Formen überführt werden. Freie wie konjugierte Formen werden hauptsächlich über die Niere ausgeschieden. Die Halbwertszeit von Katecholaminen im Blut liegt im Bereich von Minuten.

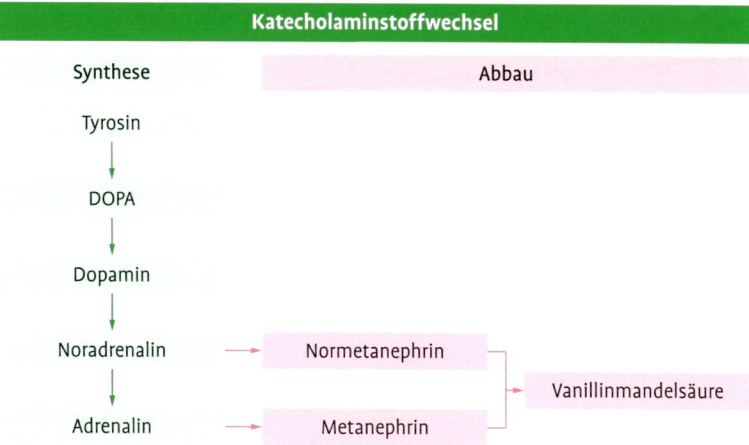

Abb. 10.15 Synthese und Abbau der Katecholamine.

10.7.2 Ausgewählte Erkrankungen

Die wichtigste endokrine Erkrankung des Nebennierenmarks ist das benigne bzw. maligne **Phäochromozytom**, ein Katecholamin-produzierender Tumor. Phäochromozytome sind nicht auf das Nebennierenmark begrenzt, sondern können in etwa 10 % der Fälle auch in den Ganglien des sympathischen Grenzstranges oder sehr selten an anderen Lokalisationen entstehen. Adrenale Phäochromozytome produzieren zumeist Adrenalin und Noradrenalin, manchmal aber auch nur Noradrenalin, extraadrenale nur Noradrenalin. Leitsymptom des Phäochromozytoms ist die **Hypertonie**. Sie kann anfallsweise oder häufiger als Dauerhochdruck auftreten, weitere klinische Symptome sind Kopfschmerzen, vermehrte Schweißneigung, Tachykardien, Hautblässe, Leibschmerzen und Hyperglykämie. Hinweise auf ein Phäochromozytom sind anfallsartige Blutdruckkrisen oder medikamentös schlecht einstellbare Hypertonien. Der Nachweis eines Phäochromozytoms erfolgt durch die **Messung von Adrenalin und Noradrenalin im 24-h-Sammelurin** (Stabilisierung der Katecholamine durch 10 %ige Salzsäure und Lichtschutz) an mehreren aufeinander folgenden Tagen. Fehlt eine eindeutige Erhöhung der Katecholamine, sollten **Normetanephrin** und **Metanephrin** bestimmt werden, um die diagnostische Sensitivität zu erhöhen. Bei Phäochromozytomen ohne Erhöhung der Katecholamine, aber mit einem Anstieg der Metanephrin- und Normetanephrinausscheidung werden die Katecholamine vom Tumor metabolisiert. Dann kann auch die Hypertonie fehlen. Die Bestimmung der **Katecholamine im Plasma** ist i. d. R. wenig hilfreich und bleibt den Funktionstests vorbehalten. In unklaren Fällen kann ein **Clonidin-Hemmtest** durchgeführt werden. Erhöhte Katecholaminspiegel (z. B. als Folge von Stress) werden normalerweise durch Clonidin, einem zentral wirksamen α-adrenergen Agonisten, gesenkt. Beim Phäochromozytom bleibt diese Suppression aus. Bei **malignen Phäochromozytomen** können darüber hinaus Tumormarker (z. B. **Chromogranin A, Neuronen-spezifische Enolase (NSE)** ▶ Kap. 15.3.4) zur Verlaufskontrolle eingesetzt werden.

Phäochromozytome kommen auch im Rahmen der **multiplen endokrinen Neoplasie vom Typ II (MEN Typ II)** vor. Bei dieser Erkrankung kann ein Phäochromozytom mit einem medullären Schilddrüsenkarzinom, einem primären Hyperparathyreoidismus sowie multiplen Schleimhautneuromen assoziiert sein. Die Ursache der MEN 2 sind somatische Mutationen im *Ret*-Proto-Onkogen, die mit Hilfe molekulargenetischer Verfahren nachgewiesen werden können.

Merke: Das Phäochromozytom wird über die Messung von Adrenalin und Noradrenalin im 24-h-Sammelurin diagnostiziert. In unklaren Fällen sollten zusätzlich die Metanephrine im Urin bestimmt werden.

10.8 Hypothalamus-Hypophysen-Testis-System

Laborparameter:

- Testosteron, Testosteron-SHBG-Quotient
- Gonadotropine (LH/FSH)
- GnRH-Test
- β-Östradiol, HCG, TSH

Ausgewählte Erkrankungen:

- Hypogonadismus (z. B. Klinefelter-Syndrom)
- Gynäkomastie
- hormonell verursachte Infertilität

10.8.1 Regelkreis der testikulären Hormonsynthese

Die Biosynthese von Testosteron in den **Leydig-Zellen des Hodens** steht unter Kontrolle von Hypothalamus und Hypophyse. Das pulsatil sezernierte **Gonadotropin-releasing-Hormon (GnRH)** induziert in der Hypophyse die Synthese der **Gonadotropine (LH und FSH)**. **LH** stimuliert in den Leydig-

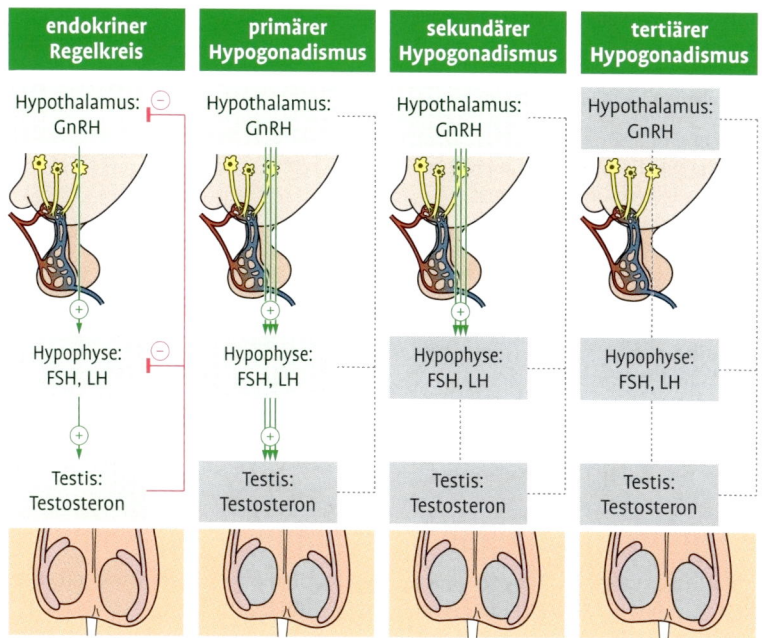

Abb. 10.16 Regulation der testikulären Hormonsynthese und Formen des männlichen Hypogonadismus.

Zellen die **Synthese von Testosteron**. Testosteron wiederum inhibiert über eine Rückkopplung die GnRH- bzw. LH-Sekretion (▶ Abb. 10.16). **FSH** stimuliert die **Spermatogenese** und wird durch in den Sertoli-Zellen des Hodens gebildeten Peptidhormone (z. B. **Inhibin)** reguliert. Die Testosteronproduktion zeigt eine zirkadiane Rhythmik (höchste Werte am Morgen, niedrigere Werte am Abend). Im Blut liegt Testosteron nur zu 2–3 % in freier, biologisch aktiver Form vor. Testosteron wird an Albumin und mit deutlich größerer Affinität an **SHBG (Sexualhormon-bindendes Globulin)** gebunden. Die SHBG-Konzentration wird durch Östrogene und Schilddrüsenhormone gesteigert bzw. durch Androgene gesenkt. Auch Antiepileptika steigern die SHBG-Synthese. Testosteron wird in der Leber inaktiviert und anschließend über die Niere ausgeschieden. Es kann aber auch in Östrogene umgewandelt werden **(Aromatisierung).** Durch enzymatische Reduktion des Testosterons entsteht in Androgen-abhängigen Geweben das biologisch deutlich wirksamere **5α-Dihydrotestosteron**. Somit entscheidet auch die Höhe der **5α-Reduktase-Aktivität** über das Ausmaß der Androgenwirkung auf Wachstum und Differenzierung. Testosteron hat eine Vielzahl, für die Entwicklung eines männlichen Organismus und eine normale Sexualfunktion und Fer-

Tab. 10.7 Wirkungen des Testosterons

Pränatal
männliche Geschlechtsdifferenzierung

Postnatal
Reifung und Funktion der Geschlechtsorgane
Körperwachstum in der Pubertät
Erhaltung der Knochendichte
Ausbildung der Skelettmuskulatur
Talg- und Schweißdrüsenfunktion
Haarentwicklung
Kehlkopfwachstum
spezifische ZNS-Entwicklung
Libido und Potenz
Fertilität
Erythropoese

---

tilität essentielle Wirkungen. Auch die anabolen Effekte auf Knochen- und Proteinstoffwechsel sind hervorzuheben (▶ Tab. 10.7).

> **Merke:** Die Gonadotropin-Sekretion (LH und FSH) der Hypophyse steht unter Kontrolle des GnRH. LH stimuliert in den Testes die Testosteronsynthese, FSH die Spermatogenese.

10.8.2 Ausgewählte Erkrankungen

Hypogonadismus

Die wichtigste Störung des Hypothalamus-Hypophysen-Testis-Systems ist der Hypogonadismus. Abhängig vom Einsetzen vor oder nach Ende der Pubertät zeigen sich unterschiedliche klinische Zeichen (▶ Tab. 10.8). Es werden **primärer, sekundärer und tertiärer Hypogonadismus** unterschieden (▶ Abb. 10.16). Die **primäre (gonadal-bedingte) Form** hat das Klinefelter-Syndrom, die testikuläre Insuffizienz (z. B. durch Orchitis, Trauma) oder die angeborene Anorchie als mögliche Ursachen. Die **sekundäre (hypophysär-bedingte) Form** ist Folge einer Hypophysenvorderlappeninsuffizienz durch Tumoren, Traumata, Infektionen oder Hämochromatose. Die **tertiäre (hypothalamisch-bedingte) Form** kann angeboren (idiopathischer hypogonadotroper Hypogonadismus, Kallmann-Syndrom, Prader-Labhart-Willi-Syndrom) oder erworben (Tumoren, Traumata, Hyperprolaktinämie) sein.

Tab. 10.8 Klinische Zeichen des Hypogonadismus

Präpubertärer Beginn	Postpubertärer Beginn
infantiler Penis	Abnahme der sekundären Geschlechtsbe-
kleiner Hoden	haarung
eunuchoider Hochwuchs	Abnahme des Hodenvolumens
Osteoporose	Abnahme der Talgproduktion in der Haut
fehlende Spermatogenese	Atrophie und Blässe der Haut
geringe Talgproduktion in der Haut	Osteoporose
ausbleibendes Kehlkopfwachstum	Atrophie der Skelettmuskulatur
periorale Hautfältelung	Verlust von Libido und Potenz

Merke: Es werden drei Formen des Hypogonadismus unterschieden: Die primäre gonadale, die sekundäre hypophysäre und die tertiäre hypothalamische Form.

Klinefelter-Syndrom: Die Ursache dieses primären Hypogonadismus ist eine geschlechtschromosomale Anomalie mit dem **Karyotyp XXY** (47 Chromosomen), seltener mit einem **XY/XXY-Mosaik**. Die Prävalenz beträgt etwa 0,2 %. I. d. R. wird ein Klinefelter-Syndrom erst in der Pubertät entdeckt. Typisch ist eine eunuchoide Körperstatur (Armspannweite > Körpergröße), Infertilität, gestörte Libido, erektile Dysfunktion, Hochwuchs, kleine feste Testes bei normalem oder leicht verkleinertem Penis und Gynäkomastie. Beim Klinefelter-Syndrom kommt es zu einer Entwicklungsstörung des Keimepithels mit Azoospermie und Hypoandrogenämie.

Idiopathischer hypogonadotroper Hypogonadismus/Kallmann-Syndrom: Die beiden verwandten genetisch bedingten Formen des tertiären Hypogonadismus zeichnen sich durch einen Mangel an GnRH aus. Beim Kallmann-Syndrom kommt als weiteres Charakteristikum eine Hypo- oder Anosmie hinzu. Klinische Zeichen sind u. a. eunuchoide Körperproportionen, kleine Testes, kleines Skrotum, mangelnde Scham-, Axillar- und Körperbehaarung, feminine Fettverteilung, periorale Hautfältelung und Infertilität.

Prader-Labhart-Willi-Syndrom: Das Syndrom ist eine genetisch bedingte Erkrankung mit tertiärem Hypogonadismus. Charakteristisch sind Kleinwuchs, Adipositas, mangelnde Pigmentierung, mentale Retardierung und Infertilität. Die genaue Pathogenese der Erkrankung ist noch unklar.

Hypogonadismus als Folge einer Hyperprolaktinämie: Durch kompensatorische Hypersekretion von Dopamin im Hypothalmus (tertiärer Hypogonadismus) als Folge einer Hyperprolaktinämie wird die Sekretion von GnRH gehemmt, was zu einer Abnahme der Gonadotropin-Bildung und Hypogonadismus führt (▶ Kap. 10.3).

Als Screeningmethode für den männlichen Hypogonadismus eignet sich die **Bestimmung von Testosteron** (wegen zirkadianer Rhythmik der Sekretion Bestimmung zwischen 8 und 10 Uhr morgens). In unklaren Fällen kann die SHBG-Konzentration bestimmt werden, um den **Testosteron-SHBG-Quotienten** als indirektes Maß für das freie Testosteron zu nutzen. Ist der Testosteronspiegel auch bei mehrfacher Messung erniedrigt, liegt ein Hypogonadismus vor. Durch Bestimmung von LH/FSH kann zwischen einem primären und einem sekundären/tertiären Hypogonadismus unterschieden werden. Sind die Gonadotropinspiegel erhöht, so liegt die primäre Form vor. Zur Differenzierung von sekundärem und tertiärem Hypogonadismus ist ein Funktionstest, der **GnRH-Test** (Bestimmung der Gonadotropine vor und nach Injektion von GnRH), erforderlich. Bei einem sekundären Hypogonadismus bleibt der Gonadotropin-Anstieg nach GnRH-Gabe aus. Bei der tertiären Form wird die LH- und FSH-Freisetzung stimuliert. Zusätzlich ist die Messung des Prolaktinspiegels notwendig, um einen Prolaktinom-bedingten Hypogonadismus zu erkennen (▶ Abb. 10.17).

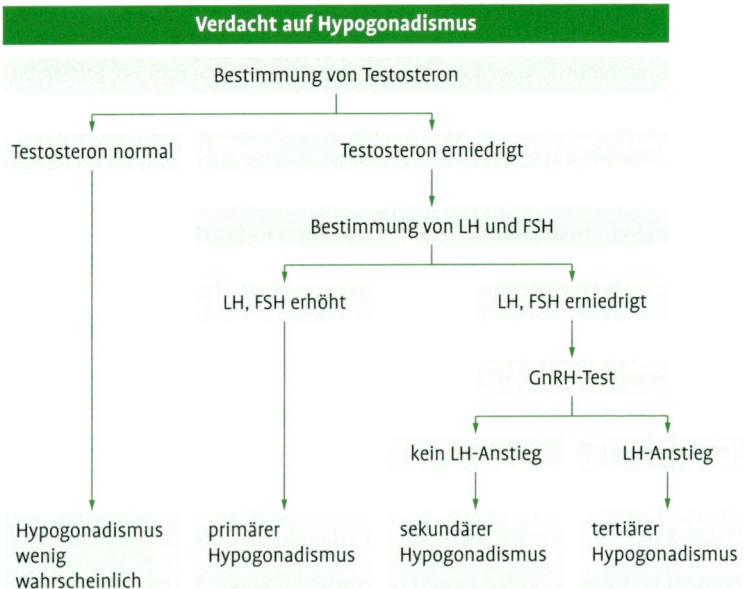

Abb. 10.17 Diagnose und Differentialdiagnose des männlichen Hypogonadismus.

Merke: Zur endokrinologischen Abklärung des männlichen Hypogonadismus gehören die Messungen von Testosteron, LH, FSH (eventuell Prolaktin) sowie die Durchführung eines GnRH-Tests.

Gynäkomastie

Bei der Gynäkomastie handelt es sich um eine Vergrößerung der rudimentären männlichen Brustdrüse. Während der Pubertät ist eine Gynäkomastie ein transienter Befund unbekannter Genese, der i. d. R. keine pathologische Bedeutung hat. Ursache einer pathologischen Gynäkomastie ist eine **Störung des Gleichgewichts zwischen Androgenen und Östrogenen** durch **Testosteronmangel** (bei Hypogonadismus), durch eine **erhöhte periphere Konversion von Testosteron zu Östrogenen** (bei Hyperthyreose, Leberzirrhose, Niereninsuffizienz), durch **vermehrte Östrogenproduktion** (durch HCG oder Östrogen produzierende Tumoren) oder durch **Medikamente** (z. B. Androgene/Anabolika, Cyproteronazetat, HCG, Spironolacton, Cimetidin, Ketoconazol). Die Gynäkomastie auslösende Wirkung von HCG ist durch eine Überstimulation der Leydig-Zellen bedingt, die vermehrt Östrogene produzieren. Eine Hyperprolaktinämie führt nicht direkt zur Gynäkomastie, sondern ist durch den Prolaktin induzierten Hypogonadismus bedingt. Zur Abklärung einer Gynäkomastie müssen Testosteron und β-Östradiol sowie LH, FSH, HCG und TSH bestimmt und die Leber- und Nierenfunktion geprüft werden.

Infertilität

Die männliche Infertilität kann viele Ursachen haben: Varikozele, infektionsbedingte Verschlüsse der ableitenden Samenwege, angeborene Störungen der Spermiogenese, Schädigung des Keimepithels durch Infektionen, Medikamente oder Chemotherapeutika, Hypogonadismus, Begleitphänomene bei internistischen Erkrankungen, Exposition mit Umweltgiften, chronischer Alkoholismus oder Nikotinabusus. Die Ursachen der **idiopathischen Fertilitätsstörung** mit subnormalen Ejakulatparametern und normalem oder erhöhtem FSH sind bisher unbekannt. Bei Verdacht auf Infertilität werden Untersuchungen des Ejakulats (Bestimmung der Spermienkonzentration, -morphologie und -motilität, biochemische Analysen des Seminalplasmas) zusätzlich zu den endokrinologischen Analysen (LH, FSH, Testosteron, Prolaktin) erforderlich.

10.9 Hypothalamus-Hypophysen-Ovar-System

Laborparameter:

- LH, FSH, Östradiol, Progesteron
- Testosteron, DHEAS
- TSH, Prolaktin

Ausgewählte Erkrankungen:

- ovarielle Insuffizienz (z. B. Amenorhoe)
- hyperandrogenämie
- polycystisches Ovarialsyndrom
- testikuläre Feminisierung
- Ulrich-Turner-Syndrom

10.9.1 Regelkreis der ovarialen Hormonsynthese

Die Biosynthese der weiblichen Sexualhormone Östradiol und Progesteron erfolgt in den ovariellen **Theca- und Granulosazellen**. Dabei synthetisieren Thecazellen zunächst Androgene, die anschließend von den Granulosazellen in Östrogene umgewandelt werden (▶ Abb. 10.18). Die weibliche Sexualfunktion hängt vom störungsfreien Zusammenwirken von Hypothalamus, Hypophyse und Ovarien ab. Das vom Hypothalamus rhythmisch sezernierte **GnRH** induziert die pulsatile Freisetzung der **Gonadotropine LH und FSH** in der Hypophyse. Frequenz und Amplitude der Pulse sind zyklusabhängig. LH und FSH gelangen über das Blut zum Ovar und steuern die zyklische Ovarialfunktion (Follikelreifung, Ovulation und Gelbkörperphase). Durch das komplexe Zusammenspiel hemmender und stimulierender Hormoninteraktionen kommt der menstruelle Zyklus zustande, der durchschnittlich 28 +/− 2 d dauert.

In der ersten Zyklusphase (**Follikelphase**) wird die Gonadotropinsekretion durch **Östradiol** gehemmt, in der Zyklusmitte hingegen stimuliert, was zu einem massiven Anstieg der LH-Konzentration und der Ovulation führt. FSH reguliert die Follikelreifung und steigert die Östradiolsynthese. FSH unterliegt nicht nur der Regulation durch GnRH, sondern auch durch ovariell gebildete Hormone, wie **Inhibin** (Hemmung) oder **Aktivin** (Stimulation). LH ist an der Follikelreifung beteiligt und sorgt nach der Ovulation für die Bildung des Gestagens **Progesteron** durch den Gelbkörper (Corpus luteum). Durch die steigende Progesteronkonzentration wird die Gonadotropin-, v. a. die LH-Sekretion, gehemmt. Dadurch kommt es zum Abfall der Östradiol- und Progesteronkonzentration und schließlich zur Menstruation. Am Ende

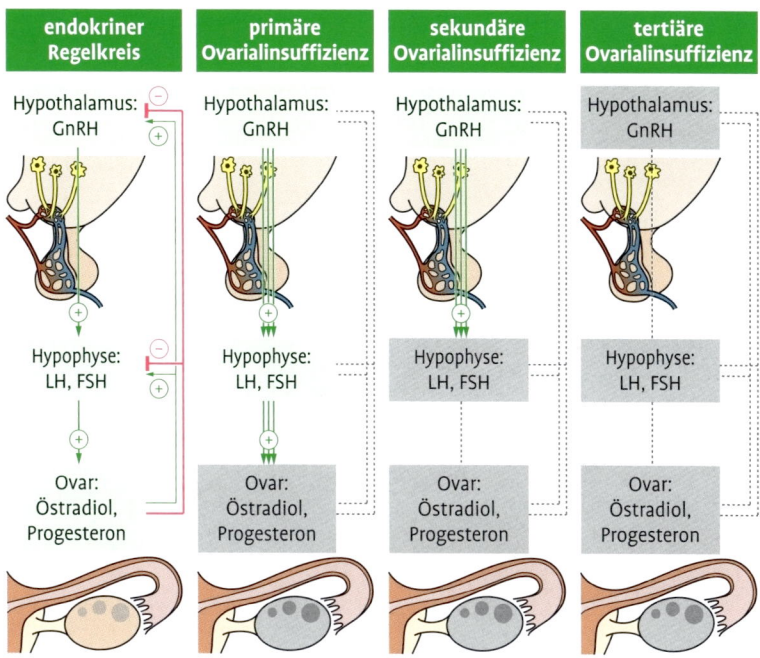

Abb. 10.18 Formen der Ovarialinsuffizienz.

der **Lutealphase** führt der Wiederanstieg der FSH-Konzentration zur erneuten Rekrutierung eines Follikels und bereitet den nächsten Zyklus vor (▶ Abb. 10.19). Tritt eine Schwangerschaft ein, bewirkt das von der Plazenta gebildete **HCG** (humanes Choriongonadotropin) die Erhaltung des Gelbkörpers, der dann steigende Mengen an Östradiol und Progesteron synthetisiert. Die Steroidhormone β-Östradiol und Progesteron werden im Blut zu einem großen Teil an Proteine gebunden transportiert. Östradiol bindet dabei mit hoher Affinität an SHBG und mit weitaus geringerer an Albumin. Progesteron wird hingegen an Transcortin und Albumin gebunden.

Östrogene und Gestagene wirken auf Vagina, Uterus, Ovar und Mamma, aber auch extragenital u. a. auf Leber und Knochen. Nach Jahrzehnten der Fortpflanzungsfähigkeit kommt es zum Erlöschen der ovariellen Funktion durch Atresie der Follikel. Bereits Jahre vor der letzten funktionellen Blutung (**Menopause**) reagieren die Ovarien immer weniger empfindlich auf die Gonadotropine. Daher steigt zunächst die FSH-Konzentration an und die Östrogen- und Progesteronspiegel fallen allmählich. Gleichzeitig können bereits Blutungsstörungen sowie vegetative Beschwerden auftreten. In der **Postmenopause** kommt es zu einem weiteren Anstieg der FSH-Konzentration

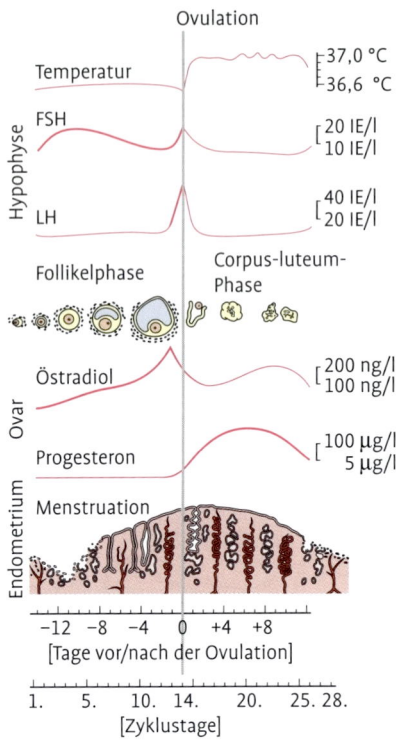

Abb. 10.19 Hormonkonzentration im Zyklus.

bis zum 20fachen der Werte, die in der fertilen Phase gemessen werden. Die Zunahme der LH-Konzentration ist weniger ausgeprägt und erreicht i. d. R. nicht mehr als das 5fache. Der Zeitpunkt der Menopause ist individuell verschieden (Durchschnitt: 51. Lebensjahr). In der Postmenopause nehmen Erkrankungen des kardiovaskulären Systems sowie die Osteoporose erheblich zu.

Merke: Der menstruelle Zyklus kommt durch ein komplexes Zusammenspiel hemmender und stimulierender Hormoninteraktionen zustande, an denen Hypothalamus (GnRH-Sekretion), Hypophyse (LH- und FSH-Bildung) und die Ovarien (Östradiol- und Progesteronsynthese, Inhibin- und Aktivinsekretion) beteiligt sind.

10.9.2 Ausgewählte Erkrankungen

Wegen der zahlreichen Ursachen einer **ovariellen Insuffizienz** ist die endokrinologische Abklärung aufwändig (▶ Abb. 10.20).

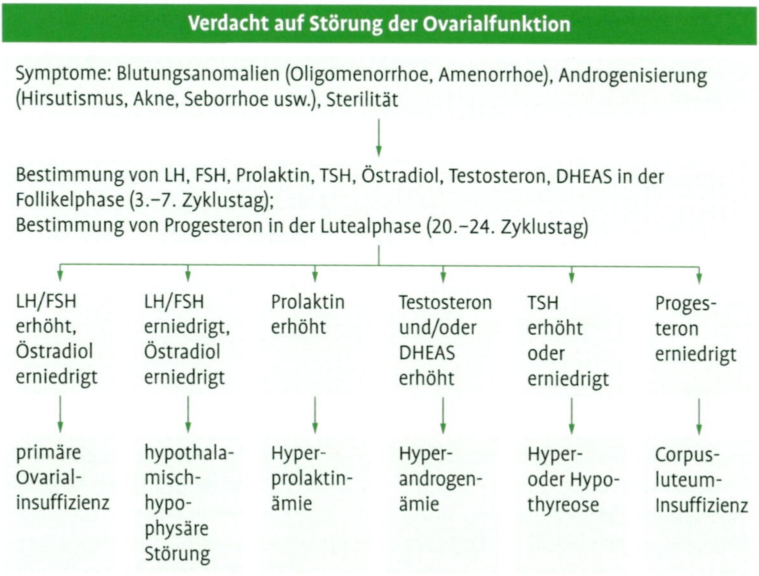

Verdacht auf Störung der Ovarialfunktion

Symptome: Blutungsanomalien (Oligomenorrhoe, Amenorrhoe), Androgenisierung (Hirsutismus, Akne, Seborrhoe usw.), Sterilität

↓

Bestimmung von LH, FSH, Prolaktin, TSH, Östradiol, Testosteron, DHEAS in der Follikelphase (3.–7. Zyklustag);
Bestimmung von Progesteron in der Lutealphase (20.–24. Zyklustag)

LH/FSH erhöht, Östradiol erniedrigt	LH/FSH erniedrigt, Östradiol erniedrigt	Prolaktin erhöht	Testosteron und/oder DHEAS erhöht	TSH erhöht oder erniedrigt	Progesteron erniedrigt
↓	↓	↓	↓	↓	↓
primäre Ovarialinsuffizienz	hypothalamisch-hypophysäre Störung	Hyperprolaktinämie	Hyperandrogenämie	Hyper- oder Hypothyreose	Corpus-luteum-Insuffizienz

Abb. 10.20 Diagnostik bei Verdacht auf Störung der Ovarialfunktion.

> **Merke:** Zur endokrinologischen Abklärung der ovariellen Insuffizienz gehören die Messungen von **LH, FSH, Östradiol** und **Progesteron** sowie die Analyse der Androgene ovariellen (**Testosteron**) und adrenalen Ursprungs (Dehydroepiandrosteronsulfat, **DHEAS**) sowie die Bestimmung von **TSH** und **Prolaktin**. Bei den Untersuchungen muss die Zyklusphase bedacht werden.

Klinische Zeichen einer ovariellen Funktionsstörung sind Amenorrhoe, Oligomenorrhoe, anovulatorische Zyklen und Corpus-luteum-Insuffizienz. Von **Amenorrhoe** spricht man, wenn die periodische Blutung nie eingesetzt hat **(primäre Amenorrhoe),** bzw. für mehr als 3 Monate aussetzt **(sekundäre Amenorrhoe).** Physiologisch ist eine Amenorrhoe in der Präpubertät, Gravidität, Laktation und Postmenopause. Bei einer Oligomenorrhoe findet zwar eine Blutung statt, jedoch sind die Intervalle zwischen den Blutungen deut-

Tab. 10.9 Ursachen der ovariellen Insuffizienz

Angeboren	Erworben
• ovarielle Störungen • Ullrich-Turner-Syndrom • Gonadendysgenesie (z. B. Swyer-Syndrom) • testikuläre Feminisierung • hypothalamisch-hypophysäre Störungen • Kallmann-Syndrom • adrenogenitale Syndrome	• ovarielle Störungen, Traumen, Entzündungen • hypothalamisch-hypophysäre Störungen • psychogen (z. B. Stress) • Anorexie • Hyperprolaktinämie (Prolaktinome, Medikamente) • Hypophysenvorderlappeninsuffizienz (z. B. Tumoren, Traumen) • Hyperthyreose • Hypothyreose • Hyperandrogenämie • polycystisches Ovar-Syndrom

lich verlängert. Eine ovarielle Insuffizienz kann angeborene (selten) oder erworbene (häufig) Ursachen haben (▶ Tab. 10.9). Die meisten angeborenen Erkrankungen mit ovarieller Insuffizienz gehen mit einer primären Amenorrhoe einher. Die erworbenen Störungen hingegen beeinträchtigen die Ovarfunktion unterschiedlich (Fertilitätsstörungen, Amenorrhoe, völliges Erlöschen der Ovarialfunktion). Sind die LH- und FSH-Konzentrationen erhöht und der Östradiolspiegel erniedrigt, liegt eine primäre (ovarielle) Störung, im umgekehrten Fall eine sekundär/tertiäre (hypophysär-hypothalamische) Störung vor (▶ Abb. 10.18). Zur weiteren Abklärung kann ein **GnRH-Test** notwendig werden (▶ Kap. 10.8).

Hyperandrogenämie

Eine Androgenisierung wird entweder durch vermehrte Androgenproduktion, verstärkte Umwandlung schwach androgener Steroide (z. B. im Fettgewebe) oder verstärkte Androgenwirkung am Zielorgan (z. B. durch vermehrte Expression der 5α-Reduktase) verursacht. Hirsutismus, Seborrhoe, Akne, Alopezie und Störung des menstruellen Zyklus sind die oft als sehr störend empfundenen Symptome. Mit **Hirsutismus** wird die Zunahme der Behaarung vom männlichen Typ an Oberschenkel, Genitalbereich, Kinn, Oberlippe und im perimammilären Bereich bezeichnet. Diese Störung darf nicht mit einer **Hypertrichose**, dem vermehrten androgenunabhängigen Haarwachstum am ganzen Körper, verwechselt werden. Steigt die Androgenbildung weiter, kommt es zur **Virilisierung** mit Klitorishypertrophie, Hypoplasie der Mammae, Vermännlichung von Körperbau und Stimme.

Tab. 10.10 Differentialdiagnosen der Hyperandrogenämie

Ovarielle Funktionsstörungen
polycystisches Ovarsyndrom
adrenale Funktionsstörungen
adrenogenitales Syndrom
Androgen-produzierende Tumoren
adrenale Adenome oder Karzinome
Ovarialtumoren (z. B. Arrhenoblastom, Hiluszelltumor)
andere Tumoren
Prolaktinom
Cushing-Syndrom
HCG-produzierende Tumoren
Medikamenten-bedingt
Anabolika

Eine Hyperandrogenämie kann viele Gründe haben. Dabei muss bedacht werden, dass nicht nur das Ovar, sondern auch die Nebennierenrinde Androgene bildet (▶ Tab. 10.10). V. a. bei Virilisierungserscheinungen muss nach einem Androgen-produzierenden Tumor gesucht werden. Bei Hyperandrogenämie kann es erforderlich sein, ein Cushing-Syndrom oder ein adrenogenitales Syndrom (▶ Kap. 10.5) auszuschließen.

Polycystisches Ovar-Syndrom (PCOS)

Das **PCOS** ist eine der häufigsten endokrinologischen Störungen bei geschlechtsreifen Frauen mit einer Prävalenz von 2–5 %. Die Erkrankung beginnt meist zwischen dem 15. und 25. Lebensjahr und tritt familiär gehäuft auf. Mit der Störung können Hyperandrogenämiezeichen, Zyklusstörungen (Oligo- oder Amenorrhoe), Infertilität, Adipositas und Metabolisches Syndrom einhergehen. Ovarzysten (Name der Erkrankung), die aus nicht ausgereiften Follikeln entstehen, können fehlen. Hingegen ist das Vorkommen einer Gonadotropin-abhängigen Hyperandrogenämie obligat. Da spezifische diagnostische Kriterien fehlen, ist die PCOS eine Ausschlussdiagnose. Eine Virilisierung spricht gegen ein PCOS und eher für einen Androgen-produzierenden Tumor.

Genetische Faktoren scheinen bei der Pathogenese der PCOS eine Rolle zu spielen. Häufig findet sich ein Metabolisches Syndrom mit pathologischer Glukosetoleranz und erhöhter Insulinsekretion. Da Insulin die ovarielle Androgenproduktion weiter steigert, ist dieses Hormon offenbar an der Pathogenese beteiligt. Daher sind Hyperandrogenämie und Zyklusanomalien mit Antidiabetika (z. B. Biguanide) behandelbar.

Bei Verdacht auf PCOS ist ein oGTT (▶ Kap. 1.1.4) zu empfehlen, um eine gestörte Glukosetoleranz oder einen Diabetes mellitus zu erkennen.

Bei einem deutlichen Anstieg der Androgene, v. a. bei Virilisierungserscheinungen, muss ein Androgen-produzierender Tumor ausgeschlossen werden, wobei ein Testosteronspiegel von > 1,5 µg/l für eine ovarielle bzw. eine DHEAS-Konzentration von > 6 mg/l für eine adrenale Ursache spricht.

> **Merke:** Das PCOS ist die häufigste endokrine Störung geschlechtsreifer Frauen und geht obligat mit einer Hyperandrogenämie einher. Bei Virilisierungserscheinungen sollte an einen Androgen-produzierenden Tumor gedacht werden.

Testikuläre Feminisierung und andere Androgen-Resistenz-Syndrome

Patienten mit **testikulärer Feminisierung** haben einen männlichen Karyotyp, XY, einen weiblichen Phänotyp, ein normales weibliches äußeres Genital sowie eine blind endende und verkürzte Vagina. Uterus und Tuben fehlen. Es finden sich abdominal oder inguinal liegende Hoden. Auffällig ist auch die fehlende Scham- und Axillarbehaarung (**"hairless woman"**). Die Patienten haben eine primäre Amenorrhoe und sind infertil. Ursache der Erkrankung ist ein genetischer **Defekt des Androgenrezeptors**, der die Androgenwirkung verhindert. Der Testosteronspiegel ist bezogen auf weibliche Vergleichspersonen deutlich erhöht, die Östrogenkonzentration erniedrigt. Die LH-Sekretion ist signifikant verstärkt, der FSH-Spiegel normal oder nur leicht erhöht.

Neben diesem Androgen-Resistenz-Syndrom gibt es auch Störungen mit partiellem Ausfall des Androgenrezeptors (z. B. das **Reifenstein-Syndrom**). Charakteristisch ist hier ein intersexuelles Genital, so dass differentialdiagnostisch auch verschiedene Varianten des adrenogenitalen Syndroms (z. B. 21-Hydroxylase-Defekt) als Ursache in Frage kommen (▶ Kap. 10.5.2).

Ullrich-Turner-Syndrom

Das Ullrich-Turner-Syndrom ist eine chromosomal bedingte Störung mit Gonadendysgenesie. Die Patienten mit diesem Syndrom haben entweder den Karyotyp X0 mit 45 Chromosomen oder ein X0/XX-Mosaik. Klinische Symptome sind Minderwuchs, Schildthorax, Fehlstellung der Ellenbogen, Fuß- und Fingernageldefekte, Pterygium colli sowie Nieren- und Herzfehlbildungen. Endokrinologisch besteht ein hypergonadotroper Hypogonadismus mit niedrigen Östradiol- sowie hohen LH- und FSH-Werten.

Zusammenfassung

Die Hormonproduktion in **Hypothalamus, Hypophyse** und in den **endokrinen Drüsen** wird durch komplexe Regelkreise kontrolliert. Die Synthese von **glandulären Hormonen** in den endokrinen Drüsen wird durch **glandotrope Hormone** der Hypophyse stimuliert. Die Synthese der glandotropen Hormone steht unter der Kontrolle der **Releasing-Hormone (RH)** des Hypothalamus. Über eine Rückkopplung wird die Synthese der RH/glandotropen Hormone durch glanduläre Hormone gehemmt. Die Synthese des hypophysären **Wachstumshormons (GH)** steht unter der Kontrolle des GHRH und eines GHRIH (GH-inhibiting-RH) und stimuliert die Synthese von IGF-I in der Leber. Klinisch bedeutsam sind **GH-Mangel** (Ursachen: genetische Defekte, Tumoren; Symptome: Minderwuchs bei Kindern) und ein **GH-Überschuss** (Ursachen: Tumoren; Symptome: Hochwuchs bei Kindern, Akromegalie bei Erwachsenen). Diagnostische Parameter sind neben IGF-1 auch GH, IGFBP-3 (bei Kindern) bzw. ein GH-Suppressionstest. Die Synthese des hypohysären **Prolaktins** wird durch hypothalamtisches Dopamin gehemmt. Prolaktin stimuliert bei Frauen die Laktation. Ursachen einer **Hyperprolaktinämie** (Prolaktin↑) sind u. a. antidopaminerg wirkende Medikamente (häufig), Hypothyreose, Läsionen des Hypophysenstiels und Prolaktinome. Die Synthese der **Schilddrüsenhormone (T4, T3)** wird durch das hypophysäre **TSH** stimuliert, dessen Produktion unter der Kontrolle von **TRH** steht. T3/T4 hemmen die TSH-Produktion. Vom deutlich aktiveren T3 wird $10\times$ weniger produziert als vom T4, dieses kann enzymatisch zu T3 umgewandelt werden (Störung: **Low-T3-Syndrom**). Im Blut kommen T3/T4 in geringen Mengen als freie/aktive Formen vor (fT3/fT4), der größte Teil ist an TBG gebunden. Zur Überprüfung der Schilddrüsenfunktion wird TSH (fT3, fT4) bestimmt. Die **euthyreote Struma** ist die häufigste endokrine Störung. **Primäre Hyperthyreosen** (TSH↓, fT4↑ und/oder fT3↑) treten u. a. bei **Schilddrüsenautonomie** und **Morbus Basedow** (Nachweis über TRAK) auf. Die Diagnose einer manifesten **Hypothyreose** (TSH↑) wird durch Messung von fT4, die einer **Autoimmunthyreoiditis** durch Messung von AK gegen Schilddrüsenantigene (Anti-TPO, Anti-Tg) bestätigt. Bei Neugeborenen wird die Schilddrüsenfunktion überprüft, da eine Hypothyreose zu schweren Entwicklungsstörungen führt. **Cortisol** wird in der Nebennierenrinde gebildet, seine Synthese wird durch hypophysäres **ACTH** angeregt, das wiederum nach **CRH**-Stimulation gebildet wird. Über eine Rückkopplung hemmt Cortisol die Sekretion von CRH/ACTH. Ein **Hypercortisolismus** (Cushing-Syndrom, Diagnose über Low-Dose-Dexamethasonhemmtest) ist häufig durch Glukokortikoidtherapie bedingt, seltener durch ACTH-produzierende Hypophysen-

tumoren (ACTH↑), Glukokortikoid-produzierende Nebennierenrindentumoren (ACTH↓) oder durch eine ektope-ACTH-Produktion (ACTH↑)
u. a. bei kleinzelligen Bronchialkarzinomen. Beim **Hypocortisolismus**
wird die primäre (Morbus Addison, ACTH↑, Hyperpigmentation, häufigste Ursache Autoimmunadrenalitis), sekundäre (hypophysär bedingt,
ACTH↓) und tertiäre (hypothalamatisch bedingt, ACTH↓) Nebennierenrindeninsuffizienz unterschieden. Die (Differential-)Diagnose erfolgt
über ACTH-Stimulationstest und CRH-Test. Das **adrenogenitale Syndrom (AGS)** ist Folge von Enzymdefekten (häufig 21-Hydroxylase-
mangel) der Steroidbiosynthese. Die **Aldosteronsynthese** der Nebennierenrinde wird über das Renin-Angiotensin-System (Natrium-/Volumen-
defizit (Renin↑)) bzw. einem Konzentrationsanstieg des Kaliums im
Blut stimuliert. Aldosteron ist ein wichtiger Regulator des Wasser-
und Säure-Basenhaushalts. Ein **primärer Hyperaldosteronismus** (Ursache meist ein Aldosteron-produzierendes Nebennierenrindenadenom
(Conn-Syndrom), Symptome: Hypertonie z. T. mit Hypokaliämie) wird
primär über einen pathologischen Aldosteron-Renin-Quotienten (Aldos-
teron↑, Renin↓) diagnostiziert. Bei einem **sekundären Hyperaldoste-
nismus** (Ursache: u. a. renovaskuläre Erkrankung; Symptome ähnlich
der primären Form + renale Symptomatik) sind Aldosteron und Renin
erhöht. Der **Hypoaldosteronismus** (Ursache: u. a. Nebennierenrindeninsuffizienz, adrenogenitales Syndrom; Symptome: Hypotonie, K↑, Na↓,
metabolische Azidose) zeichnet sich durch niedrige Aldosteronspie-
gel bei erhöhten Reninspiegeln aus. Beim **Phäochromozytom** (Symptome: u. a. Hypertonie) ist die Synthese der **Katecholamine** (Adrenalin/
Noradrenalin im Nebennierenmark gesteigert. Die Diagnose erfolgt über
die Messung von Adrenalin, Noradrenalin, (Metanephrine) im 24-h-
Sammelurin. Störungen des Regelkreises **GnRH, Gonadotropine** (LH,
FSH) und **Testosteron**produktion bzw. Spermatogenese im Hoden können bei Männern zu **primären** (u. a. Klinefelter-Syndrom), **sekundären**
(Hypophysenvorderlappeninsuffizienz) **und tertiären Formen des Hypogonadismus** (u. a. Prader-Labhart-Willi-Syndrom, Kallmann-Syndrom)
führen. Zur (Differential-)diagnose werden Testosteron, LH, FSH, (Prolaktin) bestimmt und ein GnRH-Test durchgeführt. Bei Frauen wird der
menstruelle Zyklus über **GnRH, Gonadotropine** (LH, FSH) und über
die **Östradiol- und Progesteron**-Synthese in den Ovarien gesteuert.
Zur Abklärung der zahlreichen Ursachen **ovarieller Störungen** (Zyklusstörungen, Hyperandrogenämie, **polycystisches Ovar-Syndrom**) wird
LH, FSH, Östradiol, Progesteron, Testosteron, DHEAS, TSH und Prolaktin
gemessen.

11 Schwangerschaft und Perinatalperiode

11.1 Schwangerschaft

Während einer Schwangerschaft kommt es im Rahmen der multiplen physiologischen und biochemischen Anpassungsvorgänge des mütterlichen Körpers zu Veränderungen zahlreicher laborchemischer Parameter. Dabei kann zwischen schwangerschaftsspezifischen Parametern (z. B. unter dem Einfluss der uteroplazentaren Einheit) und solchen unterschieden werden, die die allgemeine Anpassung der mütterlichen Organsysteme auf die neuen Bedürfnisse betreffen.

11.1.1 Labordiagnostik in der Schwangerschaft

Laborparameter:

- Erythrozyten, Hb, Hkt (Hämatokrit), Leukozyten, Thrombozyten
- Kreatinin-Clearance, Kreatinin, Harnsäure
- Leberparenchymparameter, Aminotransferasen, Bilirubin, alkalische Phosphatase
- HCG, Östrogene, HPL, Progesteron
- PAPP-A, Free-β-HCG
- Hämolyseparameter (LDH, Haptoglobin)
- CRP, IL-6, IL-8
- Blutgruppe, Rhesusfaktor
- Antikörpersuchtest (irreguläre AK)
- Nachweis von Röteln-AK
- Infektionsscreening (Hepatitis B, Lues, HIV, Toxoplasmose)
- Protein, Nitrit, Glukose im Urin
- oGTT

Hämatologie

Die kardiovaskuläre Anpassung der Mutter führt zu einer Zunahme des zirkulierenden Blutvolumens mit Hydrämie und Hämodilution. Die **Erythrozytenmasse** steigt um bis zu 30 %. Da auch das **Plasmavolumen** um bis zu

50 % zunimmt, sinkt der **Hämatokrit** um 20–30 %, der Hb-Wert fällt um 2–4 g/dl (► Kap. 6.1). Die Umstellung beginnt ab der 7. Schwangerschaftswoche (SSW, gerechnet ab dem ersten Tag der letzten Menstruation). Ein Hb-Wert unter 11 g/dl ist als Anämie zu beurteilen und sollte mit Eisen substituiert werden. In der Schwangerschaft steigt der Eisenbedarf um 800–1200 µg/d an, dies ist trotz einer 2–3fach erhöhten Resorptionsrate über eine ausgewogene Ernährung meist nicht zu decken.

Bei den **Leukozytenzahlen** sind Abweichungen über der Norm der Nichtschwangeren (4–10 × 10^9/l) möglich. Ein Wert bis zu 15 × 10^9/l kann, falls keine Anzeichen für eine akute Infektion vorliegen, bei einer Schwangerschaft normal sein. In der peripartalen Phase werden sogar Werte bis zu 20 × 10^9/l gemessen. Bei den **Thrombozytenzahlen** werden niedrigere Werte als bei Nichtschwangeren gefunden, eine Anzahl <150.000 Zellen/µl gilt allerdings als abklärungsbedürftig.

Niere und ableitende Harnwege

Die mütterliche Niere erfährt in der Schwangerschaft eine stärkere Durchblutung, die **Kreatinin-Clearance** erhöht sich bei gesteigeter GFR um 20 %. Der **Kreatininwert** ist bei der Schwangeren erniedrigt (0,4–0,6 mg/dl). Bei Schwangeren können daher Werte im Referenzbereich für Nichtschwangere bereits eine Nierenfunktionsstörung anzeigen. Die **Harnsäurekonzentration** fällt in den beiden ersten Dritteln ab, im 3. Trimenon der Schwangerschaft steigt sie wieder an. Bei Werten >5,3 mg/dl (315 µmol/l) ist an eine Gestose zu denken.

Leber

Die Leberparenchym- und Bilirubinwerte sollten in der Schwangerschaft unverändert bleiben, ein Anstieg ist unphysiologisch (Verdacht auf HELLP-Syndrom (s. u.)). Ein Anstieg der alkalischen Phosphatase (AP) ist im 3. Trimenon normal und wird durch die plazentare AP (► Kap. 4.2.2) verursacht.

Hormone

HCG (humanes Choriongonadotropin): Das Hormon (► Kap. 10.9.1) wird vom Trophoblasten gebildet und ist ab Ende der 3. SSW nachweisbar. Die Werte steigen in der Frühschwangerschaft zunächst steil an und fallen zum Ende der Schwangerschaft z. T. bis unter die Nachweisgrenze ab (► Abb. 11.1).

Östrogene: Östrogene werden in steigender Menge von der Plazenta gebildet. Das wichtigste Östrogen ist Östradiol. Weniger effektiv sind Östron und Östriol.

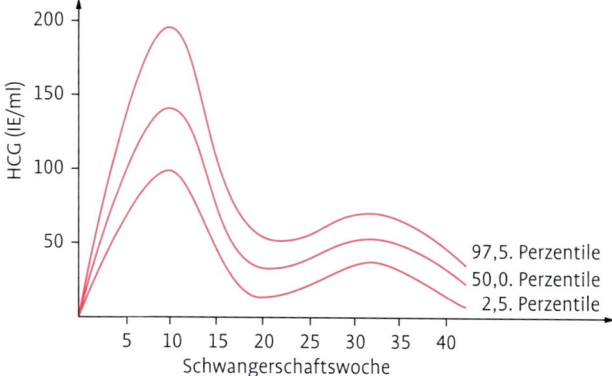

Abb. 11.1 Serum-HCG-Verlauf in der Schwangerschaft.

HPL (humanes Plazentalaktogen): HPL wird in den Synzytiotrophoblasten gebildet. In den ersten SSW (ab der 5. SSW) findet ein kontinuierlicher Anstieg dieses „milchbildenden" Proteinhormons statt. Als Insulinantagonist ist es von besonderer Bedeutung.

Progesteron: Progesteron ist ein Gestagen, das von Beginn der Schwangerschaft an in kontinuierlich steigenden Mengen an den mütterlichen und kindlichen Organismus abgegeben wird (▶ Abb. 11.2). Zunächst wird Progesteron im Corpus luteum gebildet, ab der 8. SSW übernimmt die Plazenta diese Funktion. Der Anstieg des Progesterons bewirkt verschiedene Veränderungen des mütterlichen Organismus (z. B. Erhöhung der Körpertemperatur, mäßige Hyperventilation, Brustwachstum).

Die Hormonanalysen als Überwachungsparameter in der Schwangerschaft wurden weitestgehend durch biophysikalische Parameter (z. B. Ultrasonographie) ersetzt.

Glukosestoffwechsel

Der Glukosestoffwechsel der Schwangeren durchläuft mehrere Phasen. In der Frühschwangerschaft findet sich eine gesteigerte Insulinempfindlichkeit mit messbar erniedrigten Nüchternblutzuckerspiegeln. Die Plazenta hat eine deutlich erhöhte Glukoseclearance, die trotz einer gesteigerten Glukoneogenese die Hypoglykämie verursacht. Besonders durch den Anstieg des Insulinantagonisten HPL (s. o.) wird die Stoffwechsellage im Verlauf der Schwangerschaft zunehmend diabetogen. Der mütterliche Organismus entwickelt einen um bis zu 80 % höheren Insulinbedarf bei zunehmender Insulinresistenz. Auf die Entwicklung eines Gestationsdiabetes (s. u.) ist zu achten.

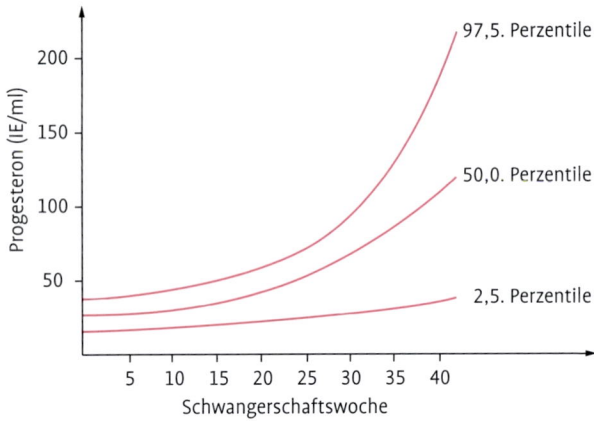

Abb. 11.2 Serum-Progesteron-Verlauf in der Schwangerschaft.

Lipidstoffwechsel

In den ersten Schwangerschaftsmonaten kommt es zu einer Neubildung von 2–3 kg Fettgewebe, die Lipogenese steht im Vordergrund. Im Verlauf der Schwangerschaft erhöhen hormonelle Einflüsse der Plazenta (Cortisol, HPL, Östrogen) den Blutlipidspiegel. Ein Anstieg der Triglyceride und des Cholesterins um bis zu 50 % ist als physiologisch zu werten. In der späteren Schwangerschaft werden die angelegten Energiereserven der Lipolyse zugeführt. Als Resultate sind eine gesteigerte Lipaseaktivität sowie eine Erhöhung der Spiegel von Glycerol, freie Fettsäuren und VLDL-Cholesterin messbar.

Proteinstoffwechsel

Bei der Schwangeren findet sich eine positive Stickstoffbilanz von ca. 1 g/d. Es kommt außerdem zu einem Anstieg der Serumproteine. Da auch das zirkulierende Blutvolumen ansteigt, wird das Gesamtprotein relativ vermindert. Die BSG ist durch einen veränderten Albumin-Globulin-Quotienten erhöht.

Respirationstrakt

Im Rahmen der in der Schwangerschaft physiologischen Hyperventilation kommt es konsekutiv zu einem Anstieg der alveolären und arteriellen pO_2-Spannung und einer Abnahme des CO_2-Partialdrucks. Der CO_2 Abtransport vom Fetus zur Mutter wird durch einen erhöhten feto-maternalen CO_2-Gradienten erleichtert.

Biochemische Parameter im Rahmen der Fehlbildungsdiagnostik

PAPP-A (pregnancy-associated plasma Protein A): Die Funktion von PAPP-A ist ungeklärt. Es handelt sich um ein α-Metalloglykoprotein, das im Verlauf der Schwangerschaft bis zum 3. Trimenon ansteigt. Eine Erniedrigung des PAPP-A kann im ersten Trimester auf chromosomale Störungen (z. B. Trisomie 21) hinweisen.

Free-ß-HCG: Im Blut lassen sich neben dem physiologischen aktiven intakten HCG auch freie α- und β-Ketten und deren Abbauprodukte nachweisen. Eine Erhöhung der kompletten HCG-Moleküle, Teilmoleküle oder Abbauprodukte weist auf eine Trisomie 21 hin. Das free-β-HCG zeigt die besten Diskriminierungseigenschaften.

Merke: Im Verlauf der Schwangerschaft kommt es zu multiplen Anpassungsvorgängen des maternalen Organismus. Rheologische Veränderungen entstehen durch einen Anstieg des zirkulierenden Blutvolumens mit entsprechender Verminderung von korpuskulären Blutanteilen. Dies führt auch zu Veränderungen im Bereich der Niere und ableitenden Harnwege. Daneben kommt es zu quantitativen Veränderungen der Hormonproduktion (Östrogene, Progesteron) und zum Auftreten schwangerschaftsspezifischer Hormone (HCG, HPL).

11.1.2 Ausgewählte Krankheitsbilder während der Schwangerschaft

Ausgewählte Erkrankungen:

- HELLP-Syndrom
- Amnioninfektionssyndrom (AIS)
- Gestationsdiabetes (GDM)

HELLP-Syndrom (haemolysis, elevated liver enzymes, low platelets)

Das HELLP-Syndrom wurde 1982 von Louis Weinstein anhand einer laborchemischen Konstellation beschrieben: **Erhöhung der Hämolyseparameter** (LDH↑ Haptoglobin↓), **erhöhte Werte für hepatozelluläre Schäden** (AST↑, ALT↑) und **erniedrigte Thrombozytenzahlen**. Es handelt sich um eine spezifische Form des hepatischen-nephrotischen Syndroms, das bei einer „Schwangerschaftsvergiftung" (Gestose, Präeklampsie) gefunden wird. Das HELLP-Syndrom wird mit einer Inzidenz von 1 auf 150–300 Geburten angegeben. Die mütterliche Mortalität liegt bei 1 %, die perinatale Mortalität (des Kindes) liegt bei 15 %. Die Früherkennung ist durch die klinische Symptomatik mit Oberbauchschmerzen (Leberkapselspannung) und durch die Früherfassung der typischen Laborparameter möglich.

Amnioninfektionssyndrom (AIS)

Ein AIS entsteht zumeist als aufsteigende Infektion über die Cervix. Die Inzidenz des AIS wird mit 0,5–2 % angegeben. Zu den typischen Symptomen einer klinisch bedeutsamen bakteriellen Aszension unter der Geburt gehören ein rektaler Temperaturanstieg auf über 38 °C, eine mütterliche Tachykardie (>90 Schläge/min), Leukozytose, übelriechendes Fruchtwasser, druckdolenter Uterus und Veränderungen im CTG (z. B. Tachykardie, Oszillationsverlust). Ein wichtiger **Laborparameter** neben den **Leukozyten** ist das **CRP** (▶ Kap. 7.1.1). Der CRP-Wert unterliegt in der Schwangerschaft einer großen Streubreite, daher ist die Bestimmung eines einzelnen CRP-Wertes nicht zielführend (▶ Abb. 11.3). Bei Schwangeren, die mit einem beginnenden AIS überwacht werden, muss das CRP seriell bestimmt werden. So kann auch bei einem über dem Normwert liegenden CRP-Ausgangswert ein Anstieg erkannt und das Fortschreiten der Infektion beurteilt werden. Infektionen der Eihäute können auch nach Fruchtwasseruntersuchungen auftreten. **Interleukine** wie IL-6 und IL-8 sind sensitive Marker im Fruchtwasser.

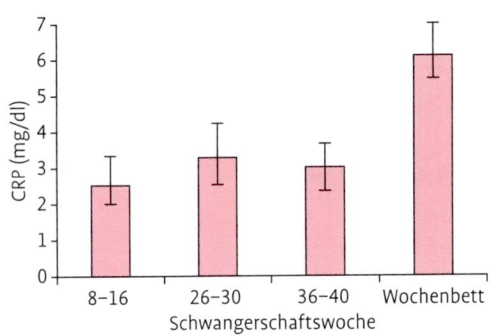

Abb. 11.3 Serum-CRP-Werte im Verlauf der Schwangerschaft.

Gestationsdiabetes (GDM)

Der GDM ist definiert als eine erstmals in der Schwangerschaft aufgetretene oder diagnostizierte **Glukosetoleranzstörung**. Die Grenzen für die Glukosetoleranzstörung sind bisher nicht einheitlich. International schwanken die Angaben zur Häufigkeit des GDM von <1 % bis 20 %. Die großen Unterschiede erklären sich durch die Häufigkeit des Typ 2 Diabetes mellitus in der untersuchten Bevölkerung, das methodische Vorgehen und, entscheidend, die unterschiedlichen Bewertungskriterien für den GDM.

Der GDM zeigt akute und **langfristige Folgen für Mutter und Kind**. Schwangere mit GDM haben im Vergleich zu Schwangeren mit normaler Glukosetoleranz ein **erhöhtes Risiko** für **Harnwegsinfekte, schwangerschaftsinduzierte Hypertonie** und **Präeklampsie/Eklampsie**. Der Anteil der Kaiserschnitt-Entbindungen und der vaginal-operativen Entbindungen ist erhöht. Nach Schwangerschaften mit GDM besteht ein Risiko von 50 % für das erneute Auftreten einer Glukosetoleranzstörung in der folgenden Schwangerschaft. Frauen mit durchgemachtem GDM haben 10 Jahre postpartal ein Risiko von 40–50 % einen manifesten Diabetes mellitus (meist Typ 2) zu entwickeln. Im **fetalen Organismus** führt das erhöhte transplazentare Glukoseangebot zu einer gesteigerten Insulinproduktion mit der Folge einer β-Zell-Hypertrophie/-Hyperplasie. Dieser **Hyperinsulinismus** und seine Auswirkungen auf den fetalen Organismus werden für die erhöhte Rate von **Makrosomie** (Gefahr der Schulterdystokie), **neonataler Hypoglykämie, Hypokalziämie, Polyglobulie, Hyperbilirubinämie und Atemnotsyndrom** verantwortlich gemacht. Bei unbehandeltem GDM kann es zum intrauterinen Fruchttod kommen. Kinder von Müttern mit unzureichend behandeltem GDM haben ein erhöhtes Risiko bereits in der Pubertät oder im frühen Erwachsenenalter Übergewicht und/oder einen Diabetes mellitus zu entwickeln.

Bei jeder Schwangeren soll eine Untersuchung auf GDM durchgeführt werden (▶ Abb. 11.4). Entweder erfolgt ein **oraler Glukosetoleranztest (oGTT)** mit 75 g Glukose zwischen der 24. und 28. SSW bei allen Schwangeren oder es wird zwischen der 24. und 28. SSW zunächst ein Screening-Test mit 50 g Glukose durchgeführt, der bei pathologischem Befund durch einen 75 g oGTT komplettiert werden muss (▶ Kap. 1.1.4). Die Bestimmung der Uringlukose als Screening-Parameter ist überholt.

Merke: Als wichtige Krankheitsbilder sind das HELLP-Syndrom (mit Laborveränderungen ausgehend vom Leberparenchym und den Thrombozyten/Erythrozyten), das Amnioninfektionssyndrom (AIS) und der Gestationsdiabetes (GDM) zu erwähnen. Zur Diagnostik des AIS gehören Leukozytenzahl, CRP, IL-6, IL-8. Der GDM wird mit einem oGTT erkannt.

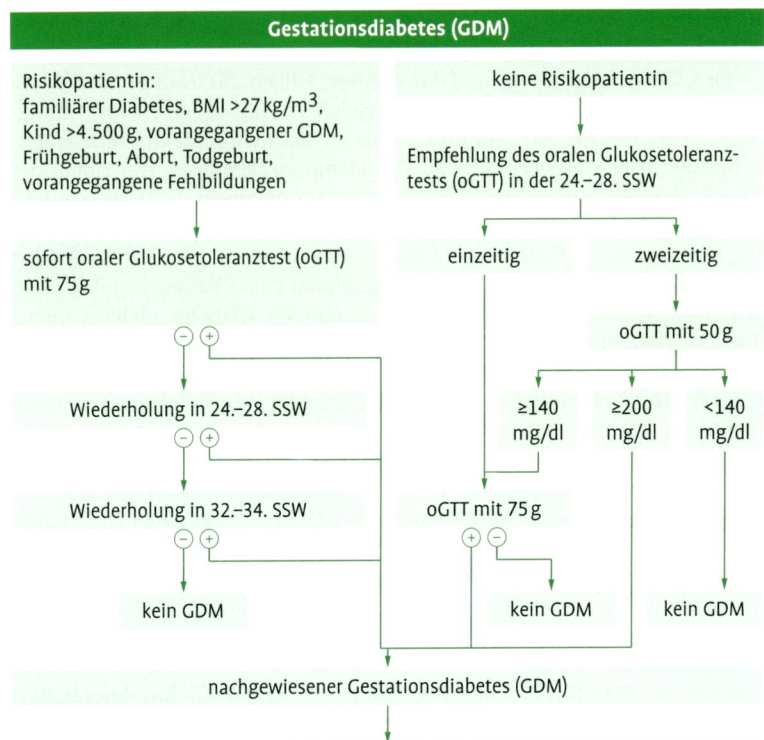

Gestationsdiabetes (GDM)

Risikopatientin:
familiärer Diabetes, BMI >27 kg/m³,
Kind >4.500 g, vorangegangener GDM,
Frühgeburt, Abort, Todgeburt,
vorangegangene Fehlbildungen

keine Risikopatientin

Empfehlung des oralen Glukosetoleranztests (oGTT) in der 24.–28. SSW

sofort oraler Glukosetoleranztest (oGTT)
mit 75 g

einzeitig   zweizeitig

oGTT mit 50 g

⊖ ⊕

Wiederholung in 24.–28. SSW
⊖ ⊕

≥140 mg/dl   ≥200 mg/dl   <140 mg/dl

Wiederholung in 32.–34. SSW
⊖ ⊕

oGTT mit 75 g
⊕ ⊖

kein GDM   kein GDM   kein GDM

nachgewiesener Gestationsdiabetes (GDM)

Therapie: Blutzucker-Selbstkontrolle, Ernährungsumstellung, Bewegung, ggf. Insulingabe

Therapieziel Blutzuckerwerte: nüchtern/präprandial: 60 mg/dl, postprandial <120 mg/dl

Abb. 11.4 Vorsorgeuntersuchung auf GDM bei Schwangeren.

11.1.3 Überwachung in der Schwangerschaft

Die **Mutterschaftsrichtlinien** sehen **10 Untersuchungen** im Verlauf der Schwangerschaft vor. Diese erfolgen zunächst alle 4 Wochen und ab der 32. SSW alle 2 Wochen. Bei regelwidrigen Befunden können häufigere Untersuchungen notwendig sein. Bei der Erstuntersuchung sind folgende labormedizinische Untersuchungen vorgesehen, die im Mutterpass dokumentiert werden:

- Bestimmung von **Blutgruppe** und **Rhesusfaktor**
- Antikörpersuchtest auf **irreguläre AK** (z. B. bei Rhesusinkompatibilität)
- Bestimmung der **Rötelnimmunität**

- **Infektionsscreening** auf Lues (▶ Kap. 13.5.1), HIV (▶ Kap. 13.2), mit Einverständnis der Schwangeren) und ggf. Toxoplasmose (bei Exposition/ Gefährdung)

Eine Hb-Bestimmung erfolgt alle 4 Wochen. Bei jeder Vorsorgeuntersuchung wird der Mittelstrahlurin auf Protein, Nitrit und Glukose untersucht. Die Durchführung eines oGTT zur Erkennung eines GDM wird in der 24.–28. SSW empfohlen (bei anamnestischen Risikofaktoren früher). In der 24.–28. SSW wird der AK-Suchtest wiederholt. Nach der 32. SSW, möglichst nahe am Entbindungstermin wird das HBs-Antigen (▶ Kap. 13.1.3) bestimmt.

Merke: Die Schwangerschaftsvorsorge umfasst neben Anamneseerhebung und Beratung der Schwangeren klinische Untersuchungen sowie laborchemische und sonographische Diagnostik, die zu bestimmten Zeitpunkten der Schwangerschaft durchzuführen sind. Ziel ist das frühzeitige Erkennen einer Risikoschwangerschaft, bei der es zu Komplikationen während der Schwangerschaft, der Geburt und des Wochenbettes kommen kann.

11.2 Das reife Neugeborene

11.2.1 Labordiagnostik des Neugeborenen

Laborparameter:
- Hb, Hämatokrit, Erythrozyten, Retikulozyten, Thrombozyten, Leukozyten
- pH, pO_2, pCO_2, Bicarbonat [HCO_3^-]
- Blutzucker
- Infektparameter (z. B. CRP, Differentialblutbild)
- Bilirubin

Hämatologie

Der **Hb-Wert** aus der Nabelschnur liegt beim reifen Neugeborenen direkt nach der Geburt durchschnittlich bei 16,8 mg/dl. Der Hämatokrit beträgt 53 %, die Erythrozyten $5,25 \times 10^{12}$/l und der Anteil der Retikulozyten 3–7 %. Am ersten Lebenstag sind insbesondere bei spät abgenabelten Kindern die Hb-Konzentration, der Hämatokrit und die Erythrozytenzahl höher als direkt nach der Geburt. Durch die transplazentare Transfusion kommt es zu einer Volumenzunahme, die durch einen Abfall des Plasmavolumens wieder rückgängig gemacht wird und somit eine Polyglobulie hervorruft. In den darauffolgenden Wochen fällt dann die Hb-Konzentration langsam ab, bis sie bei Säuglingen im Alter von 8–12 Wochen einen Tiefstwert von durchschnittlich 11,4 g/dl erreicht (physiologische Neugeborenenanämie). Die niedrige Hb-Konzentration erklärt sich durch eine verminderte Erythrozytenbildung, durch die kürzere Lebensdauer der fetalen Erythrozyten und das schnelle Körperwachstum. Kurz nach der Geburt sind 7 ‰ aller Erythrozyten Retikulozyten (physiologische Retikulozytose), deren Zahl aber schon nach drei Tagen wieder abnimmt und während der ersten zwei Lebensmonate mit etwa 1 ‰ gering bleibt.

Die **Thrombozytenzahl** bei Geburt ist vergleichbar mit der von Erwachsenen. Eine Thrombozytopenie von unter 150.000 Zellen/µl kann bei Neugeborenen z. B. durch Infektionen, Atemnotsyndrom und andere Stresssituationen ausgelöst werden. Die **Leukozyten** sind direkt nach der Geburt mit 18.000 Zellen/µl relativ hoch und fallen bis zum 3. Tag auf 12.000 Zellen/µl ab. Am 1. Tag überwiegen die neutrophilen Granulozyten, während der 1. Woche nehmen die Lymphozyten zu und stellen dann den größten Anteil der Leukozyten. Bei reifen Neugeborenen kommt es aufgrund einer hohen Aktivität von Granulozyten-CSF zu einer transienten, physiologischen Neutrophilie.

Nabelarterienblutgasanalyse

Der Säure-Basen-Status ist neben der Erfassung der Vitalparameter ein wichtiges Kriterium für die Zustandsbeurteilung des Neugeborenen. Der arterielle pH-Wert aus der Nabelschnur liegt bei Reifgeborenen nach unkompliziertem Spontanpartus bei 7,27–7,28. Da es unter der Geburt durch die physiologische Hypoxie zu einer Laktatausschwemmung kommt, liegt eine leichte **metabolische Azidose** vor (▶ Kap. 9.2.2). Bei Werten unter 7,2 wird von einer fetalen Azidose gesprochen. Ein Wert von 7,2–7,1 gilt als leichte Azidose, zwischen 7,1 und 7,0 liegt eine mittelgradige und unter 7,0 eine schwere Azidose vor. Während der ersten Lebensstunden steigt der pO_2 an und der pCO_2 sinkt. Ein stabiler Zustand der Blutgase wird erst nach einigen Tagen erreicht.

Blutzucker

Bei Neugeborenen mit einem Geburtsgewicht unter der 10. bzw. über der 90. Perzentile, bei Frühgeborenen, bei Kindern von (Gestations-)diabetikerinnen sowie anpassungsgestörten Neugeborenen sollten aufgrund des **Hypoglykämierisikos** innerhalb der ersten Lebensstunden Blutzuckerkontrollen durchgeführt werden. Der Grenzwert für eine Hypoglykämie in den ersten 3 h nach Geburt liegt bei 35 mg/dl, zwischen 3 und 24 h bei 40 mg/dl und später bei 45 mg/dl.

Infektparameter

Bei Kindern, die nach vorzeitigem Blasensprung oder bei mütterlichen Infektionszeichen ein erhöhtes Infektionsrisiko haben, werden Infektionsparameter aus der Nabelschnur entnommen (Differentialblutbild, CRP, in der Frühphase auch IL-6 und IL-8).

Bilirubin

In den ersten Tagen nach der Geburt ist der Wert für das indirekte Bilirubin und dadurch auch der des Gesamtbilirubins (▶ Kap. 4.2.2) im Vergleich zu Erwachsenen erhöht (**physiologische Hyperbilirubinämie**, (▶ Abb. 11.5). Der Normalwert für Gesamtbilirubin beträgt 13 mg/dl und erreicht zwischen dem 3. und 6. d ein Maximalwert von 15 mg/dl. Dieser **Icterus neonatorum** erklärt sich durch folgende Faktoren:

- funktionelle Unreife der Leber mit verminderter Aktivität der fetalen Glukuronyltransferase
- verkürzte Lebensdauer der HbF-haltigen Erythrozyten
- erhöhte enterohepatische Bilirubinzirkulation

Unphysiologisch ist ein **Icterus gravis**, der mit erhöhtem Bilirubin (>15 mg/dl) und der Gefahr eines **Kernikterus** einhergeht. Man unterscheidet einen **Icterus praecox** (Bilirubinanstieg innerhalb von 24 h) und einen **Icterus prolongatus** (Bilirubinerhöhung über den 10. Lebenstag hinaus). Ein erhöhtes Risiko einer behandlungsbedürftigen Hyperbilirubinämie besteht bei Blutgruppeninkompatibilität (AB0 oder Rh) und bei Frühgeborenen. Bei Neugeborenen, deren Bilirubinwerte den altersbezogenen Grenzwert überschreiten, muss zur Vorbeugung des Kernikterus rechtzeitig eine **Phototherapie** eingeleitet werden. Für reife, gesunde Neugeborene mit einem Alter von mindestens 72 h

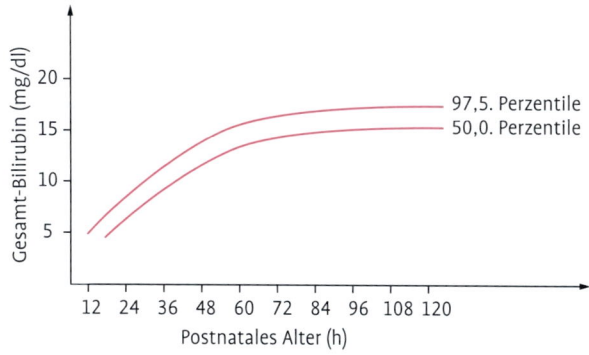

Abb. 11.5 Serum-Bilirubin-Verlauf bei reifen Neugeborenen.

liegt dieser Grenzwert bei 20 mg/dl. Reicht die Phototherapie nicht aus, um genügend Bilirubin abzubauen, kann eine Austauschtransfusion nötig sein.

Merke: Direkt nach der Geburt wird das Neugeborene auf äußerlich erkennbare Fehlbildungen und Verletzungen untersucht (Erstuntersuchung U1) und hinsichtlich Vitalität (APGAR-Vitalitätsindex) und Reifezeichen untersucht. Ergänzend zur klinischen Beurteilung erfolgt die Bestimmung des Nabelarterien-pH-Wertes. Liegen Risikofaktoren oder Symptome einer neonatalen Störung vor, sind weitere Untersuchungen zu veranlassen.

Zusammenfassung

Die multiplen Anpassungsvorgänge des maternalen Organismus umfassen u.a. das kardiovaskuläre System (Plasmavolumen↑, Hb und Hämatokrit↓), die Nieren (Kreatinin↓, Harnstoff↓), die Hormonproduktion (Auftreten von HCG und HPL, Östrogene↑, Progesteron↑), den Glukose- Fett- und Proteinstoffwechsel sowie den Respirationstrakt. Chromosomale Störungen des Kindes (u.a. Trisomie 21) lassen sich durch biochemische Parameter wie **PAPP-A** (schwangerschaftsbedingter Anstieg vermindert) und HCG (**Free-β-HCG** (Anstieg gegenüber Normalwert) detektieren. Zu den während einer Schwangerschaft auftretenden Erkrankungen gehören das **HELLP-Syndrom** (Hämolyseparameter↑, Aminotransferasen↑, Thrombozyten↓), das **Amnioninfektionssyndrom** (AIS, Leukozyten↑, CRP↑, IL-6↑, IL-8↑) und der **Gestationsdiabetes** (GDM, Nachweis durch oGTT) mit z.T. gravierenden Folgen für Mutter und Kind. Laut Mutterschaftsrichtlinien wird die Schwangerschaft mit Hilfe von 10 Untersuchungen in festgelegten Abständen überwacht. Bei der **Schwangerschaftsvorsorge** werden im laborchemischen Bereich **Hb** und Parameter zur Überprüfung der Stoffwechsellage (**Protein, Nitrit, Glukose, oGTT**) kontrolliert. Daneben werden **Antikörpersuchtests** (Nachweis irregulärer AK) und **Nachweise von Virusinfektionen** (z.B. Lues, HIV, Röteln, Hepatitis B) durchgeführt.

Bei der **Untersuchung des reifen Neugeborenen** (U1) wird von laborchemischer Seite eine **Nabelarterienblutgasanalyse** zur Erfassung des Säure-Basen-Status durchgeführt. Je nach Besonderheiten und Risikofaktoren schließen sich weitere Untersuchungen, wie z.B. Blutzucker (z.B. bei GDM oder auffälligem Geburtsgewicht), Infektparameter (z.B. nach vorzeitigem Blasensprung) und Bilirubin (bei Ikterus) an.

12 Nervensystem und Liquor

Laborparameter:

- Liquorzytologie (Zell- und Erythrozytenzahl, Zelldifferenzierung, Immunzytologie)
- Gesamtprotein
- Glukose oder Laktat
- Erregernachweise (Schnelltests (Gramfärbung, Latex-Ag-Test), Kulturen, PCR)
- Liquor/Serum-Quotienten für Albumin, IgG, ggf. auch IgA und IgM, oligoklonales IgG
- erregerspezifische AK-Indizes (MRZ-Reaktion und Neuroinfektiologie)
- Tumormarker (v. a. CEA)
- Ferritin
- Destruktions- und Demenzmarker (NSE, S-100b, Tau, β-Amyloid, Protein 14-3-3)

Ausgewählte Erkrankungen:

- akute Meningitis oder Enzephalitis (bakteriell, viral)
- Subarachnoidalblutung, blutiger Liquor (auch bei Tumoren)
- radikuläre Syndrome (Neuroborreliose, GBS, Meningeosis neoplastica)
- chronisch-entzündliche ZNS-Erkrankungen (Multiple Sklerose, Neuromyelitis optica, Neuro-Lupus, Neuroborreliose)
- demenzielle Syndrome (Prionenerkrankungen, Morbus Alzheimer

Die Indikation zur Liquorpunktion (▶ Tab. 12.1) muss sorgfältig gestellt werden (Ausschluss Hirndruck und wesentliche Gerinnungsstörungen!). Wegen der Belastung des Patienten sowie der Beeinflussung des Zellbefundes der Folgepunktion durch die Erstpunktion (z. B. Reizpleozytose, Blutkontamination) stellt die Punktion häufig ein singuläres, nicht beliebig wiederholbares Ereignis dar. Dies erfordert eine strikte Beachtung der Präanalytik (v. a. schnel-

Tab. 12.1 Leitsymptomatik und labormedizinische Algorithmen

Perakuter Vernichtungskopfschmerz mit Meningismus ggf. auch Vigilanzminderung oder fokale Ausfälle v. a. Subarachnoidalblutung (SAB)	**Akuter Kopfschmerz mit Fieber und Meningismus** ggf. auch Vigilanzminderung oder fokale Ausfälle v. a. Meningitis
Wegen Nachblutungsrisiko und Gefahr des Vasospasmus **Diagnostik und erste Therapieentscheidung innerhalb von 3 Tagen**	**Notfalldiagnostik und erste Therapieentscheidung innerhalb von 2 Stunden**
Zuerst **CT** zum Ausschluss Hirndruck bzw. Massenblutung	Falls Vigilanzminerung oder Fokalneurologie zuerst CT Blutbild und Gerinnungsstatus, Entzündungsparameter im Blut, Blutkultur Falls Liquorpunktion kontraindiziert bzw. zusätzlich Sepsisverdacht Therapiebeginn
Liquorpunktion (falls kein Hirndruck und kein eindeutiger Blutnachweis)	Falls möglich **Liquorpunktion** (möglichst vor Therapiebeginn)
Liquordiagnostik • Inspektion des Liquors (bei blutigem Liquor ggf. Dreigläserprobe) • Beurteilung der Farbe vor und nach Zentrifugation im Labor (Xanthochromie) • Notfallprogramm mit Zytologie (Erythro- und Siderophagen • ggf. Ferritin	**Liquordiagnostik** • Inspektion des Liquors (eitrig-trübe?) • Notfallprogramm einschließlich Zytologie • orientierender Erregernachweis (Gramfärbung, Latex-Ag-Test) • Anlegen von Erregerkulturen • bei Verdacht auf Virusinfektion oder Tuberkulose: zusätzlich PCR, Quotientendiagramme, AK-Indizes
Suche nach der Blutungsquelle	

ler Transport und Verarbeitung, (▶ Kap. 17.2.1)). Da aus einer Liquorpunktion möglichst viel Information gewonnen werden muss, wird üblicherweise ein Notfall- und Grundprogramm an Parametern unabhängig von der Fragestellung und unter Verzicht auf Wirtschaftlichkeitsüberlegungen analysiert (▶ Tab. 12.2).

12.1 Pathophysiologie und Pathobiochemie

12.1.1 Blut-Liquor-Schranke und ihre Funktionsstörungen

Im Gegensatz zur Blut-Hirn-Schranke ist die **Blut-Liquor-Schranke** eher eine Funktionsbeschreibung anatomischer Grenzflächen, an denen Liquor

Tab. 12.2 Stufen der Liquordiagnostik

Notfallprogramm	Zell- und Erythrozytenzahl Zelldifferenzierung Gesamtprotein Glukose oder Laktat Erregerschnelltests (z. B. Gramfärbung, Latexantigentests)
Grundprogramm	Liquorzytologie kultureller Erregernachweis Liquor/Serum-Quotienten für Albumin, IgG, ggf. auch IgA und IgM oligoklonales IgG
Spezialdiagnostik	erregerspezifische AK-Indizes (für MRZ-Reaktion und Neuro-infektiologie) PCR zum Nachweis von Erregergenomen (v. a. Viren) Immunzytologie Tumormarker (v. a. CEA) Ferritin Destruktions- und Demenzmarker (NSE, S-100b, Tau, β-Amyloid, Protein 14-3-3)

aus dem Plasma filtriert wird und darin gelöste Substanzen passiv in Abhängigkeit von Größe und Ladung in den Liquor gelangen. In der klinischen Liquordiagnostik dient zunächst das **Gesamtprotein** als Maß für die Schrankenfunktion. Der präzisere **Albumin-Liquor/Serum-Quotient** wird als Bezugsgröße in den Quotientendiagrammen für eine Beurteilung von Immunglobulin- und Tumormarkerbefunden verwendet. Blut-Liquor-Schrankenfunktionsstörungen können bei akuten Prozessen (z. B. Blutung, Entzündung) unmittelbar auf einer vermehrten Gefäßpermeabilität beruhen. Sie sind aber häufiger Folge einer verminderten Liquorzirkulation mit verlängerten Austauschzeiten zwischen Blut- und Liquorkompartiment (z. B. bei Raumforderungen, Hirnödemen, Schwellungen der Nervenwurzeln, Verklebungen der Meningen, Liquorresorptionsstörungen und Erweiterung der Liquorräume).

Merke: Blut-Hirn-Schranke und Blut-Liquor-Schranke sind **nicht** identisch, letztere ist eher eine summarische Funktionsbeschreibung des Stoffübertritts vom Blut- in das Liquorkompartiment. Die Kenntnis der Funktionsfähigkeit der Blut-Liquor-Schranke in Form des Albumin-Liquor/Serum-Quotienten ist Voraussetzung für die Interpretation von Immunglobulin-, und Tumormarkerbefunden.

12.1.2 Lokale Entzündungsreaktion und Immunantwort

Entzündliche Prozesse im Liquor verlaufen ähnlich wie systemische Entzündungen in mehreren Phasen. Jedoch findet man im Liquor wegen der Blut-Liquor-Schranke deutlich weniger Zellen und deutlich geringere Proteinkonzentrationen. Zytokine und Akute-Phase-Proteine (▶ Kap. 7.1) spielen v. a. in der Initialphase der Entzündung eine Rolle, haben aber in der klinischen Diagnostik wegen zu niedrigen Konzentrationen, kurzen Halbwertszeiten oder mangelnder Spezifität/Stabilität keine Bedeutung. Typisch für die initiale Phase **akut-entzündlicher Prozesse** ist eine Schrankenstörung unterschiedlichen Ausmaßes. Dabei kommt es zu einer Invasion von **Granulozyten**, die bei einer bakteriellen Meningitis zu einer massiven, protrahiert verlaufenden, eitrigen **Pleozytose** führt. Die Zellzahl steigt typischerweise auf das Tausendfache an, dies ist mit einer anaeroben Metabolisierung von Glukose zu Laktat verknüpft. Bei akut-entzündlichen Virusinfektionen und Infektionen mit intrazellulären Bakterien ist bei der Erstpunktion die kurze granulozytäre Entzündungsphase meist schon beendet, es dominiert ein **lymphomonozytäres Zellbild** mit **Aktivierung der T-Zellen.** Daran schließt sich bei akut-entzündlichen Erkrankungen ab der zweiten Krankheitswoche die **Aktivierung der B-Zellen** mit Transformation zu Plasmazellen und **AK-Produktion** an. B-Zell-Aktivierung und lokale AK-Synthese sind bei akuten Entzündungen somit erst als Spätzeichen zu finden, dominieren dagegen das Bild bei **chronisch-entzündlichen Erkrankungen** (z. B. Multiple Sklerose) und sind hier differentialdiagnostisch relevant. Während ZNS-Infektionen sich durch eine monospezifische Immunantwort gegen den ursächlichen Erreger auszeichnen, dominiert bei Autoimmunerkrankungen eine polyspezifische Immunantwort (Nachweis der „**MRZ-Reaktion**", Erhöhung des Masern-, Röteln- und Varizella zoster-AK-Index, ggf. auch gegen weitere Erreger).

> **Merke:** Entzündungs- und Immunreaktionen im Liquor laufen in mehreren Phasen ab. Daher müssen Liquorbefunde bei entzündlichen ZNS-Erkrankungen stadienabhängig interpretiert werden. Bei der Erstdiagnose akut-entzündlicher ZNS-Erkrankungen ist zunächst vor allem der Zellbefund und ggf. Erregernachweis im Liquor richtungsweisend.

Der Nachweis einer lokalen Immunglobulin-(Ig)-Produktion erfordert die Auswertung von Liquor/Serum-Quotienten mit **Quotientendiagrammen** (▶ Abb. 12.1). Dabei werden die Ig-Liquor/Serum-Quotienten in Abhängigkeit vom Albumin-Liquor/Serum-Quotienten dargestellt. So lassen sich intrathekal produzierte Ig von solchen unterscheiden, die lediglich durch den passiven Transfer über die Blut-Liquor-Schranke in den Liquor gelangt sind.

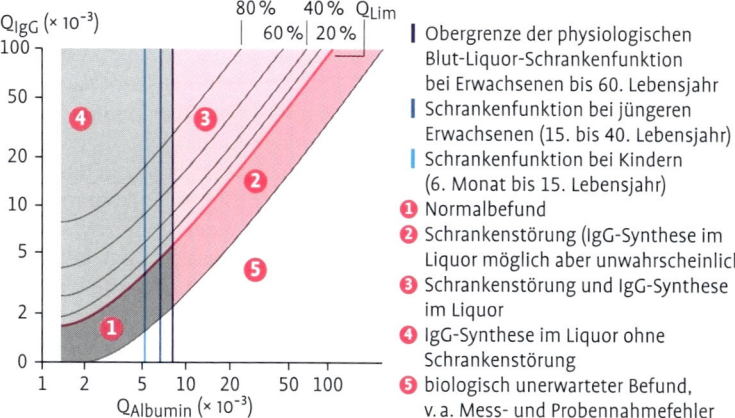

Obergrenze der physiologischen Blut-Liquor-Schrankenfunktion bei Erwachsenen bis 60. Lebensjahr

Schrankenfunktion bei jüngeren Erwachsenen (15. bis 40. Lebensjahr)

Schrankenfunktion bei Kindern (6. Monat bis 15. Lebensjahr)

❶ Normalbefund

❷ Schrankenstörung (IgG-Synthese im Liquor möglich aber unwahrscheinlich)

❸ Schrankenstörung und IgG-Synthese im Liquor

❹ IgG-Synthese im Liquor ohne Schrankenstörung

❺ biologisch unerwarteter Befund, v. a. Mess- und Probennahmefehler

Abb. 12.1 Liquorproteinprofil nach Reiber und Felgenhauer zur Differenzierung von intrathekaler IgG-Synthese und Schrankenstörung: Die Grenze zwischen IgG-Synthese und unselektiver Schrankenstörungen wurde durch eine Hyperbelfunktion statistisch definiert. Die Perzentilenkurven geben den Anteil des lokal synthetisierten IgG an.

Auch der Nachweis erregerspezifischer AK gewinnt zunehmend diagnostische Bedeutung. In **AK-Indizes** werden die Liquor/Serum-Quotienten der spezifischen AK in Bezug zu Gesamt-Ig-Liquor/Serum-Quotienten gesetzt, was eine Unterscheidung von lokal produzierten und durch die Blut-Liquor-Schranke übergetretenen spezifischen AK ermöglicht. Da eine humorale Immunantwort im Liquor unter Beteiligung nur weniger B-Zell-Klone (oligoklonal) abläuft, können „**oligoklonale IgG-Banden**" in einer speziellen Liquorprotein-Elektrophorese (isoelektrische Fokussierung, ▶ Kap. 18.9) im unmittelbaren Vergleich zum Serum des Patienten nachgewiesen werden. Darüber hinaus sind Erregernachweise durch Kultur oder PCR (▶ Kap. 18.17) möglich.

Merke: Eine lokale Ig-Produktion lässt sich durch die Kombination von Quotientendiagrammen mit oligoklonalem IgG sensitiv und spezifisch nachweisen. Der Nachweis der lokalen Synthese spezifischer AK (AK-Indizes) kann bei Erkrankungen ohne Erregernachweis differentialdiagnostisch entscheidend sein.

12.1.3 Blutungen und Tumorbefall

Blutungen und Tumorbefall führen häufig zu ausgeprägten Liquorveränderungen. Wird keine differenzierte, zytologische Liquoruntersuchung durchgeführt, kommt es nicht selten zu Fehlinterpretationen bei der Diagnose. Beide Phänomene können miteinander verknüpft sein und beide sind typischerweise Ursache von ausgeprägten sekundären Entzündungs- und Abräumreaktionen. Durch die Verschleppung von Blutzellen kommt es zu Pleozytosen, die als primär-entzündliche Erkrankungen fehlgedeutet werden können. Charakteristisch ist eine meist ausgeprägte Schrankenstörung sowie ein anaerober Glukosestoffwechsel. Blutungen in die Liquorräume (**Subarachnoidalblutungen, SAB**) treten spontan (z. B. bei Aneurysmen), traumatisch, im Rahmen von Tumorbefall oder selten von entzündlichen Prozessen (z. B. Vaskulitiden) auf. Im Verlauf einer SAB kommt es ursachenunabhängig zu einer Reiz- und Abräumreaktion. Die stadienspezifischen Liquorbefunde sind für die Abgrenzung von artifiziellen Blutbeimengungen und einer Zeitpunktabschätzung der Blutung wesentlich. Innerhalb der ersten 12 h erfolgen eine granulozytäre Reizreaktion und eine erste schwache **Erythrophagozytose**. Danach wandern Monozyten/Makrophagen in großem Umfang ein. Aus dieser intensiven Erythrophagozytose resultiert eine Freisetzung von Oxy-Hb, das zu Aminosäuren, Bilirubin und Eisen abgebaut wird. Das Eisen wird von den dann **Siderophagen** genannten Makrophagen in intrazelluläres **Ferritin** und **Hämosiderin** eingebaut, Ferritin wird freigesetzt. Diese Prozesse führen innerhalb von 3 d zu den charakteristischen Liquorbefunden mit **Xanthochromie**, ggf. auch Kristallisation von Bilirubin (Hämatoidinkristalle), **Transformation von Erythrophagen zu Siderophagen** und drastischem **Anstieg der Ferritinkonzentration**. Die Differentialdiagnose einer SAB anhand dieser Veränderungen und ihre Unterscheidung von einer artifiziellen Blutkontamination sind eine besondere Herausforderung für die Liquorzytologie (▶ Tab. 12.3).

Tab. 12.3 Zeitverlauf von Liquorbefunden bei der SAB

Parameter	Liquorbefund <12 h nach SAB	Liquorbefund 12 h–3 d nach SAB	Liquorbefund >3 d
Reizpleozytose	+++	++	+
Erythrozyten	+++	++	+
Oxy-Hb	+	+++	+
Erythrophagen	+	++	
Xanthochromie (Bilirubin)	(+)	++	+++
Siderophagen		+	++
Ferritin	+	++	+++
Hämatoidinkristalle		(+)	++

Da Blutungen auch tumorbedingt sein können, wird das diagnostische Problem bei einer Liquoraussaat von **Tumorzellen** noch verschärft. Eine derartige **Meningeosis neoplastica** kommt, mit oder ohne Blutung, jedoch fast immer mit zellulärer Reizreaktion vor. Die Diagnostik kann sich schwierig gestalten, da die Anzahl der die Erkrankung verursachenden Tumorzellen verglichen mit der Anzahl der z. B. bei einer Begleitblutung oder -entzündung auftretenden Zellen gering sein kann, so dass die Tumorzellen nur schwer detektiert werden können („Stecknadel im Heuhaufen").

> **Merke:** Blutungen, insbesondere die SAB, und Tumorbefall können zu drastischen, manchmal fehlgedeuteten Liquorveränderungen führen. Diagnostisch entscheidende Parameter sind bei blutigem Liquor die stadienabhängige Erythrophagozytose und bei Verdacht auf Meningeosis neoplastica der zytologische Nachweis maligner Zellen.

12.1.4 Neurodestruktion und -degeneration

Zur akuten **Destruktion des Hirnparenchyms** kommt es v. a. im Rahmen einer Hypoxie (z. B. Schlaganfall, Hirnödem, Kreislauf- oder Atemstillstand), eines Schädel-Hirn-Traumas oder bei Entzündungen (z. B. nekrotisierende Enzephalitis durch HSV). Neben allgemeinen Zeichen (Schrankenstörung, anaerober Glukosestoffwechsel, Entzündungsreaktion) werden bei der Nekrose von Hirnparenchymzellen zahlreiche ZNS-spezifische Proteine freigesetzt. Von diesen Proteinen werden v. a. die **Neuronen-spezifische Enolase (NSE)** (▶ Kap. 15.3.4). und das **Protein S-100B als glialer Marker** in der Routinediagnostik eingesetzt. Abhängig von Art und Lage des Prozesses sind die Veränderungen stärker im Liquor (periventrikuläre Läsionen) oder im Serum (generalisierte Hypoxie oder Schädigung frontoparietaler Hirnareale) ausgeprägt. Die Veränderungen sind ursachenunabhängig; das Ausmaß der Veränderungen ist am ehesten bei generalisierten Hirnschädigungen, nicht jedoch beim Hirninfarkt, prognostisch relevant. Grundsätzlich können mit NSE und dem Protein S-100B neuronale und gliale Schädigungen unterschieden werden. Bei generalisierten Hirnschädigungen sind meist alle Zelltypen und damit beide Marker betroffen, wenn auch z. T. mit unterschiedlicher Zeitkinetik.

Auch **subakute und chronische neurodegenerative Erkrankungen mit demenzieller Entwicklung** können durch Destruktionsmarker im Liquor nachgewiesen werden. Die Veränderungen sind nicht spezifisch für ein bestimmtes Krankheitsbild und nur im Rahmen einer definierten differentialdiagnostischen Fragestellung sinnvoll zu interpretieren, eine vaskuläre bzw. Multiinfarkt-Demenz und eine chronische Enzephalitis sollten möglichst vorher ausgeschlossen werden. **Prionenerkrankungen** (z. B. die Creutzfeldt-

Jacob-Erkrankung, CJD) mit subakutem, relativ rasch progredientem Verlauf geben sich durch vermehrte Freisetzung von NSE, Protein S-100B sowie des Strukturproteins **Tau** in den Liquor zu erkennen. In vivo lässt sich das fehlgefaltete Prion-Protein, das bei CJD im Hirnparenchym vermehrt abgelagert wird, nicht mit einer Routinemethode im Liquor nachweisen. Als nicht absolut spezifischer Marker kann jedoch der qualitative Nachweis von Protein 14-3-3 im Liquor dienen. Primär-chronische **Demenzen vom Alzheimer-Typ** sind mit einer vermehrten Ablagerung des β-Amyloid-Fragments 1–42 im Hirnparenchym assoziiert, was zu einem Konzentrationsabfall im Liquor führt. Auch tritt eine gemäßigte Freisetzung des Tau-Proteins auf.

Merke: Akute generalisierte Hirnschäden z. B. durch Hypoxie oder Trauma können mittels NSE und Protein S-100b im **Serum** beurteilt werden. Dagegen sollten primäre Demenzen abhängig von Anamnese und Klinik u. a. mit Hilfe von ß-Amyloid und Tau-Protein liquordiagnostisch abgeklärt werden.

12.2 Ausgewählte Erkrankungen

12.2.1 Akutes meningitisches oder enzephalitisches Krankheitsbild

Merke: Bei Vigilanzminderung oder Herdsymptomatik zuerst CT!

Akute Meningitiden und Enzephalitiden müssen, falls keine Kontraindikation besteht, rasch mit einer Liquorpunktion möglichst vor Therapiebeginn abgeklärt werden. Insbesondere die bakterielle Meningitis stellt einen absoluten Notfall dar, für den die richtige Diagnose und der Therapiebeginn innerhalb von wenigen Stunden prognostisch entscheidend sind. Auch bei optimaler Versorgung liegt die Letalität bei mindestens 10 %; eine unbehandelte Pneumokokkenmeningitis führt immer zum Tod! Sollte eine Liquorpunktion absolut kontraindiziert (z. B. Hirndruck, schwere Gerinnungsstörung) oder nicht verwertbar sein, ist ein Therapiebeginn auf der Basis von Klinik, CT und Entzündungszeichen im Blut erforderlich (ggf. Blutkultur anlegen, Liquorpunktion nachholen). Bei der unbehandelten **bakteriellen Meningitis** findet sich im Liquor eine granulozytär-eitrige Pleozytose (Zellzahl > 1000/µl), eine schwere Schrankenstörung (Gesamtprotein > 1000 mg/l), ein anaerober Glukosestoffwechsel (Laktat > 5 mmol/l) sowie ein mikroskopischer oder kultureller Erregernachweis in 80 % der Fälle (▶ Tab. 12.4). Nicht alle der Kriterien müssen erfüllt sein, insbesondere bei Patienten mit Immundefekten kann die eitrige Pleozytose fehlen (apurulente Meningitis, ggf. „Status bacteriosus").

Tab. 12.4 Mikroskopische Identifizierung der häufigsten Meningitiserreger

Erreger	Gram-Reaktion	Lokalisation	Form
Staphylokokken	+	intra- oder extrazellulär	in Haufen gelagerte Kokken
Meningokokken	–	intrazellulär	semmelförmige Diplokokken
Pneumokokken	+	extrazellulär	lanzettförmige Diplokokken
Haemophilus influenzae	–	extrazellulär	feine, fischzugartig gelagerte Stäbchen
E. coli und andere Enterobakterien	–	vorwiegend extrazellulär	plumpere Stäbchen
Listerien	+	intra- oder extrazellulär	wenige plumpe Stäbchen

> **Merke:** Die Prognose der bakteriellen Meningitis hängt entscheidend von einer raschen Diagnose und einem Therapiebeginn innerhalb weniger Stunden ab. Bei Fehlen von Kontraindikationen ist eine sofortige Liquorpunktion (Nachweis der granulozytär-eitrigen Pleozytose, Erregeridentifikation) noch in der Notfallsituation erforderlich. Eine niedrige Zellzahl schließt eine bakterielle Meningitis nicht aus!

Bei **viralen Meningoenzephalitiden** (z. B. Viren der Herpesgruppe), **Pilzinfektionen** sowie **subakuten oder intrazellulären bakteriellen Infektionen** (z. B. Tuberkulose, Listeriose, Lyme-Borreliose, Syphilis) sind deutlich niedrigere Zellzahlen mit gemischtem bis lymphozytärem Zellbild typisch (▶ Tab. 12.5). Wo ein mikroskopischer oder kultureller Erregernachweis nicht möglich ist (ausgenommen z. B. Kryptokokken oder Listerien), muss dieser bei nichteitrigen, spezifisch behandelbaren Infektionen entweder über PCR (v. a. Viren der Herpesgruppe) oder AK-Index (z. B. Treponemen, Borrelien) geführt werden; bei gutartigen Meningitiden durch Viren, die keine spezifische Behandlung benötigen, ist er entbehrlich. Bei der tuberkulösen Meningitis muss die Verdachtsdiagnose für den Therapiebeginn häufig aus den Basisbefunden gestellt werden (Mikroskopie und PCR wenig sensitiv, Kultur langwierig und aus Magensaft oder bronchoalveolärer Lavage sensitiver!).

Tab. 12.5 Typische Liquorbefunde bei verschiedenen Meningitiden (nach Felgenhauer u. Beuche 1999)

Liquorparameter	bakterielle Meningitis	virale Meningitis	tuberkulöse Meningitis
Zellzahl/µl	>1000	<1000	<1000
Zytologie	granulozytär	lymhozytär	gemischtzellig
Glukosequotient	erniedrigt	normal	erniedrigt
Laktat (mmol/l)	>5	<5	>5
Gesamtprotein (mg/l)	>1000	<1000	>1000
Blut-Liquor-Schranke	schwer gestört	normal bis leicht gestört	schwer gestört
intrathekale Ig-Synthese	im Verlauf IgA, IgG	im Verlauf IgG	im Verlauf IgA

Merke: Behandlungsbedürftige, nicht-eitrige Infektionen mit lymphozytärem bis gemischtem Zellbild (z. B. Tuberkulose-Bakterien, Viren der Herpesgruppe, Borrelien) müssen über PCR oder AK-Index gesichert werden, nachdem meist ein direkter Erregernachweis nicht möglich ist. Im Zweifelsfall Therapiebeginn bei klinischem Verdacht und typischen Basisbefunden!

12.2.2 Subarachnoidalblutung (SAB) sowie blutiger Liquor

Merke: Bei Verdacht auf SAB und Vigilanzminderung zuerst CT!

10–20 % aller SAB, v. a. kleinere und ältere Blutungen, sind CT-negativ. Daneben kann auch die Abklärung eines unerwartet blutigen Liquors sowie die Ausschlussdiagnostik bei atypischem Kopfschmerz Indikation für eine ausführlichere Liquoruntersuchung sein. Häufige Fragestellung ist die Unterscheidung zwischen einer echten Blutung in die Liquorräume und einer artifiziellen Blutbeimengung. Hier empfiehlt sich die „Dreigläserprobe". Eine gleichmäßige blutige Tingierung spricht für eine echte Blutung! Die Laboruntersuchung beinhaltet die Suche nach sicheren Zeichen einer echten Blutung unter Berücksichtigung des typischen Zeitverlaufs der intrathekalen Blutresorption (▶ Tab. 12.3). In den ersten 12 h einer frischen Blutung kann die **Xanthochromie** und die **Erythrophagozytose** so schwach ausgeprägt sein, dass eine Unterscheidung von einer artifiziellen Kontamination nicht möglich ist. Die Xanthochromie ist nur bei einem Gesamtprotein <1000 mg/l sicher verwertbar, da es bei schwereren Schrankenstörungen zu einer Verschleppung von albumingebundenem Bilirubin aus dem Blut kommt. Spätestens nach 3 d sollten **Siderophagen** auftreten. Dieser Parameter ist hochspezifisch (100 %) für eine SAB, erreicht wegen seines stadienspezifischen Auftretens aber nur eine Sensitivität von 40 %. Diese Sensitivitätslücke lässt sich durch **Ferritin** schließen: Bei einem cut-off-Wert von 15 ng/ml im Liquor wird eine Sensitivität und Spezifität von jeweils 95 % erreicht. Vereinzelte falsch-negative Befunde sind v. a. in der Frühphase möglich, falsch-positive bei der bakteriellen Meningitis und akut-destruierenden Prozessen.

Merke: 80 % aller SAB werden durch CT diagnostiziert. Die Liquoranalytik hat eine ergänzende Bedeutung für die Erfassung kleinerer oder älterer SAB, die Ausschlussdiagnostik und für die Unterscheidung von einer artifiziell blutigen Punktion. Kriterien für eine SAB sind: gleichmäßige Blutbeimengung bei der Punktion, Xanthochromie, Nachweis von Erythro- und Siderophagen sowie Anstieg von Ferritin im Liquor.

12.2.3 Radikuläre Syndrome

Von den zahlreichen Erkrankungen mit dominanter Beteiligung der Nervenwurzeln sind hier drei akute Formen erwähnt, bei denen die Liquoranalytik entscheidend zur Diagnose beiträgt.

Die **Polyradiculoneuritis (Guillain-Barré-Syndrom, GBS)** ist eine immunvermittelte, häufig postinfektiöse Erkrankung, bei der im Liquor keine spezifische zelluläre oder humorale Immunantwort nachweisbar ist, die Zellzahl liegt i. d. R. unter 10/µl. Dagegen findet sich spätestens ab der 2. Krankheitswoche eine ausgeprägte Schrankenstörung **(Zell-Proteindissoziation)**. Eine deutliche Zellreaktion und der Nachweis von liquorspezifischem oligoklonalem IgG sprechen gegen die Diagnose. Nicht selten gehen Infektionen mit Campylobacter jejuni, aber auch Virusinfektionen oder Impfungen voraus, im Serum können entsprechende AK, aber auch AK gegen GM1-Gangliosid, gefunden werden. Das **Miller-Fisher-Syndrom** wird als Variante mit Befall von Hirnnerven angesehen; hier finden sich im Serum gehäuft AK gegen GQ 1b-Gangliosid.

Die akute **Neuroborreliose (Bannwarth-Syndrom)** tritt einige Wochen bis Monate nach Zeckenbiss auf; bei sehr variabler Symptomatik sind meist die Meningen, Nervenwurzeln und Hirnnerven betroffen. Nach langer Inkubationszeit finden sich im Liquor bei der Erstpunktion eine schwere Schrankenstörung und meist eine ausgeprägte lymphozytäre Pleozytose mit starker B-Zell-Aktivierung (zahlreiche Plasmazellen, oligoklonale IgG- und dominante IgM-Synthese gegen Borrelien). Der Borrelien-spezifische AK-Index kann initial normal sein, bleibt dagegen nach Therapie mit Normalisierung der Zellzahl und der Schrankenfunktion noch monate- bis jahrelang erhöht, was nicht selten fehlinterpretiert wird (Neuroborreliose oder Borrelienneurose?).

Die **Meningeosis neoplastica** tritt v. a. bei akuten Leukämien, höhermalignen Lymphomen, Mamma- und Bronchialkarzinomen sowie bei Melanomen auf und ist bei primären Hirntumoren eher die Ausnahme. Zur Detektion einer therapeutisch relevanten Aussaat maligner Zellen ist der liquorzytologische Nachweis (Sensitivität 70–80 %, stark abhängig von Zellausbeute und Erfahrung des Untersuchers), ggf. immunzytologisch unterstützt, von zentraler Bedeutung. Bei Karzinomen lässt sich durch den zusätzlichen Nachweis einer lokalen Synthese des carcinoembryonalen Antigens (CEA) im Quotientendiagramm die Sensitivität und Spezifität erhöhen. In Zweifelsfällen sind wiederholte Punktionen zielführend. Bei positivem Befund sind unter Therapie Verlaufsuntersuchungen erforderlich (Zugang über ein Ommaya-Reservoir).

Merke: Akute/subakute ZNS-Erkrankungen mit Beteiligung der Hirnnerven oder Nervenwurzeln sind ein nicht seltenes liquordiagnostisches Problem. Die akute Neuroborreliose zeigt eine charakteristische lymphozytäre Pleozytose mit zahlreichen Plasmazellen sowie eine lokale IgG- und v. a. IgM-Reaktion gegen Borrelienantigene, das Guillain-Barré-Syndrom die typische Zell-Proteindissoziation, für die Meningeosis neoplastica ist die sorgfältige zytologische Analyse entscheidend.

12.2.4 Chonisch-entzündliche ZNS-Erkrankungen

Als Leiterkrankung ist die **Multiple Sklerose** (Enzephalomyelitis disseminata) zu nennen, die einen für chronische, autoimmune Enzephalomyelitiden typischen, aber unspezifischen Liquorbefund aufweist: oligoklonale lokale IgG-Immunantwort (>95 % der Fälle), keine oder nur geringe Schrankenstörung, polyspezifische Reaktion gegen Viren (MRZ-Reaktion), jedoch kein Erregernachweis, geringe lymphozytäre Reaktion nur in einem Teil der Fälle (<50 Zellen/µl). Differentialdiagnostisch abzugrenzen sind die chronische Neuroborreliose anhand der Borrelien-spezifischen AK, Kollagenosen und Vaskulitiden, v. a. Neuro-Lupus, anhand von Auto-AK im Serum sowie die Neuromyelitis optica (Devic-Syndrom) anhand von Klinik und Aquaporin-4-AK im Serum.

Merke: Die Multiple Sklerose ist eine chronisch-entzündliche ZNS-Erkrankung aus dem autoimmunen Formenkreis mit einem entsprechenden Liquorbefund; als sensitivster Einzelparameter gilt das oligoklonale Bandenmuster, ein spezifischer Parameter existiert nicht.

Zusammenfassung

Die **Blut-Liquor-Schranke** beschreibt die funktionelle Barriere beim Stoffübertritt vom Blut in den Liquor. Funktionsbeeinträchtigungen werden durch den **Albumin-Liquor/Serum-Quotienten** ermittelt. Entzündliche Prozesse im Liquor laufen, abhängig vom Infektionserreger (Bakterien, Viren), verschieden und in mehreren Phasen ab. Eine lokale Ig-Synthese lässt sich durch **Liquor/Serum-Quotienten für Ig** und über **oligoklonale IgG-Banden** nachweisen. Eine **akute bakterielle Meningitis** ist eine absolute Notfallsituation. Diagnose (Liquorpunktion zum Nachweis granulozytär-eitriger Pleozytose) und sofortiger Therapiebeginn (oft vor Erregeridentifikation) sind für das Überleben entscheidend. Die Diagnose **viraler oder subakuter bakterieller Meningitiden (Tuberkulose, Lyme-Borreliose,** gemischtes bis lymphozytäres Zellbild) wird meist über PCR und AK-Index gesichert. **Blutungen u. a. Subarachnoidalblutungen** (Schrankenstörung, Laktat↑) können als Entzündungen fehlgedeutet werden (verschleppte Leukozyten), sind aber in 80 % der Fälle im CT sichtbar. Liquordiagnostisch lassen sich Blutungen durch den Nachweis einer **Xanthochromie und Erythrophagozytose** (Ferritin↑) nachweisen. Diese Marker sind auch bei der Unterscheidung von artifiziellen Blutbeimengungen (Dreigläserprobe) wichtig. Bei Blutungen als Folge eines Tumorbefalls ist der Nachweis der Tumorzellen oft schwierig. Die akute **Zerstörung von Hirnparenchym** (z. B. nach Schlaganfall oder Hypoxie) führt zur Freisetzung der Marker **Neuronenspezifische Enolase (NSE)** und **gliales Protein S-100B**. Zusätzlich treten bei neurodegenerativen Demenzerkrankungen weitere Veränderungen im Liquor auf: Tau↑, Protein 14-3-3↑ bei **Prionenerkrankungen** und β-Amyloid-Fragment 1–42↓, Tau (↑) bei **Morbus Alzheimer**. Labordiagnostisch unterschieden werden auch akute ZNS-Erkrankungen mit Beteiligung der Hirnnerven oder Nervenwurzeln: das **Guillain-Barré-Syndrom** über eine ausgeprägte Schrankenstörung (Zell-Proteindissoziation), die **akute Neuroborreliose** über eine lymphozytäre Pleozytose (Plasmazellen) und oligoklonale IgG- und IgM-Synthese gegen Borrelien-Antigene und die **Meningeosis neoplastica** (Liquorbefall mit Tumorzellen) durch zytologische Analyse. Die **Multiple Sklerose** wird durch eine Reihe unspezifischer Entzündungsparameter diagnostiziert, als sensitivster (!) Parameter gelten oligoklonale IgG-Banden.

13 Infektionskrankheiten

Unter einer **Infektion** versteht man das Haften und Eindringen eines Mikroorganismus (Infektionserreger) in einen Makroorganismus (Infektionswirt) und seine dortige Vermehrung. Kommt es dabei zur Schädigung des Makroorganismus, spricht man von einer Infektionskrankheit. Je nach Verlauf unterscheidet man zwischen **akuter und chronischer Infektionskrankheit**. Letztere beruht auf der Persistenz des Infektionserregers im Makroorganismus. Bei einer **latenten Virusinfektion** kommt es nicht zur Erregervermehrung: Das virale bzw. provirale DNA-Genom verbleibt episomal neben oder integriert in den Chromosomen des Zellkerns. Die Integration des Virusgenoms kann zu einer Dysregulation der Zellvermehrung und einem unkontrollierten, potentiell onkogenen Zellwachstum führen (z. B. Zervixkarzinom durch HPV). Persistierend-aktive (chronische) Infektionen produzieren permanent Sauerstoffradikale, die das Zellgenom schädigen. Auch dadurch kann es zu einer Tumorkrankheit kommen (z. B. Magenkarzinom durch Infektion mit Helikobacter pylori, Hepatiskarzinom durch HCV-Infektion). Mikroorganismen können das Zellgewebe auch indirekt durch Freisetzung von Toxinen schädigen. Krankheitsauslösend können darüber hinaus auch durch die Infektion induzierte Entzündungs- und Immunreaktionen (Immunopathogenese) sein.

> **Merke:** Die Labordiagnose einer Infektionskrankheit beruht auf dem Nachweis
> - des Infektionserregers (möglichst in dem erkrankten Organ)
> - eines während der Infektion gebildeten Toxins
> - der Immunreaktion (z. B. AK-Bildung) gegen den Erreger oder gegen das Toxin
> - von für die Infektion typischen zyto- bzw. histopathologischen Effekten.

Die **Infektionsdiagnostik** kennt nicht den Normwert, dessen Überschreiten einen pathologischen Marker darstellt. Eine Mikrobe oder ein Virus kann bei einem Menschen bzw. in einem Organ ein harmloser „bystander" sein, bei einem anderen Menschen, in einem anderen Organ der Erreger einer Infektionskrankheit. Ebenso kann eine Immunreaktion epidemiologisch auffällig oder unauffällig, pathognomonisch oder klinisch irrelevant sein. Die Ergebnisse der Infektionsdiagnostik sind interpretationsbedürftig und sollten mit Bedacht und Erfahrung in die Diagnose einbezogen werden.

13.1 Virale Hepatitis

Laborparameter:

- IgG-, IgM-AK (HAV-AK, HEV-AK, HBc-AK, HBs-AK, HDV-AK, HCV-AK)
- Antigen (HAV-Ag, HBsAg, HBeAg)
- DNA-/RNA-Nachweis
- Genotypisierung

Ausgewählte Erkrankungen:

- akute/chronische Hepatitis
- Leberzirrhose
- Leberkarzinom

Die Leber ist Ziel zahlreicher Infektionserreger (Bakterien, Parasiten, Protozoen, Viren). I. d. R. ist dabei die Leber eines von mehreren betroffenen Organen. Als **Hepatitisviren** werden virale Infektionserreger bezeichnet, die die **Leber als ausschließliches Zielorgan** haben, bzw. nur dort eine Krankheit verursachen. Zur Zeit sind fünf Hepatitisviren (**Virushepatitis A–E**) bekannt, die zu verschiedenen Virusgruppen gehören. Die Infektion mit jedem dieser Viren ist **meldepflichtig**. Das Hepatitisvirus F wurde dem bei Bluttransfusionen aufgefallenen und vorschnell Hepatitis G Virus genannten Infektionserreger gleichgesetzt, der aber keine Krankheit verursacht, sondern sogar die HIV-Replikation behindert. Weitere Viren, die die Leber schädigen, sind z. B. HCMV, EBV, das tropische Gelbfiebervirus (ausgeprägter Ikterus!), Coxsackievirus, Adenovirus, HSV.

Merke: Hepatitisviren haben die Leber als ausschließliches Zielorgan bzw. verursachen nur dort eine Krankheit. Zur Zeit sind fünf verschiedene Hepatitisviren (Virushepatitis A-E) bekannt. Die Infektion mit jedem dieser Viren ist meldepflichtig.

13.1.1 Virushepatitis A

Die Virushepatitis A ist die weltweit verbreitete, klassische, infektiöse Gelbsucht, deren Häufigkeit nördlich der Alpen seit 40 Jahren drastisch zurückgegangen ist. Der Infektionserreger ist ein kleines RNA-Virus aus der Familie der Picornaviridae. Weitere Vertreter dieser Familie sind Polio-, Coxsackie-, Echo- und Rhinoviren. Die bei einer Infektion in die Zelle gelangte, einzelsträngige, lineare RNA wird direkt (wie eine mRNA) zu einem Polyprotein translatiert, das sich autokatalytisch in Strukturproteine für die neue Viruskapsel und in regulatorisch aktive Nicht-Strukturproteine spaltet. Dazu gehört eine Polymerase, die das +RNA-Genom in eine spiegelbildliche −RNA und von da aus zu einem neuen RNA-Genom transkribiert.

Das **Hepatitis A Virus (HAV)** wird über kontaminierte Speisen und Getränke aufgenommen. Der Erreger gelangt auf dem Blutweg (vermutlich durch Lymphozytentransport) zur Leber, wo er sich wenig zytozid vermehrt. Die produzierten Viren werden über die Galle wieder in den Gastrointestinaltrakt transportiert und mit dem Stuhl ausgeschieden. Somit besteht ein **faeco-oraler Infektionskreislauf**. Das pathogene Prinzip ist die zellvermittelte Immunreaktion (CD4 und CD8 T-Lymphozyten) gegen infizierte und (über Zytokinesekretion) benachbarte Zellen. Da dieser Zweig der Immunreaktion bei Kleinkindern noch nicht ausgereift ist, erkranken sie seltener als Jugendliche und Erwachsene (▶ Tab. 13.1). Obwohl sich auch ein fulminanter bis letaler Infektionsverlauf entwickeln kann, ist die Prognose i. A. gut. Chronische Virushepatitiden A sind bei immunkompetenten Patienten nicht bekannt. Eine spezifische Therapie ist bisher nicht eingeführt. Die Prophylaxe erfolgt durch Hygiene, Desinfektion und Impfung. Als Impfstoff dient inaktiviertes Virus.

Merke: Die Virushepatitis A ist die klassische infektiöse Gelbsucht. Das HAV zeigt einen faeco-oralen Infektionskreislauf. Chronische Virushepatiden A sind bei immunkompetenten Patienten nicht bekannt.

Tab. 13.1 Klinik der Hepatitis A Virus (HAV) Infektion

Inkubationszeit	zwischen 15 und 50, im Schnitt 30 d
Auftreten von Ikterus	<6 Jahre: <10 % 6–14 Jahre: 40–50 % >14 Jahre: 70– 80 %
Komplikationen	fulminante Hepatitis cholestatische Hepatitis „relapsing" Hepatitis
Chronizität	keine

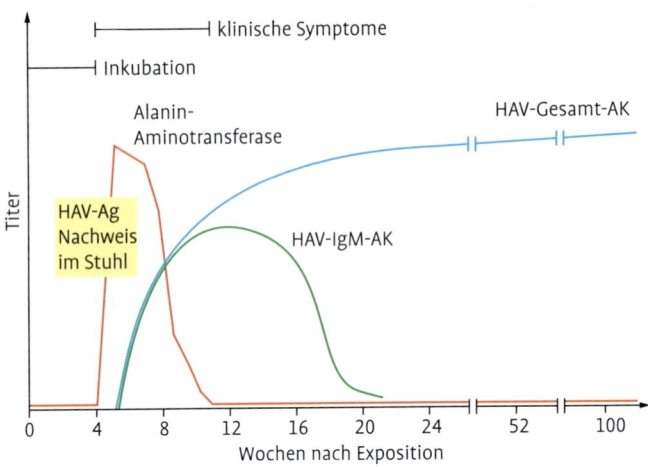

Abb. 13.1 Typischer serologischer Verlauf einer HAV-Infektion.

Labordiagnostik

Die Labordiagnose der immunopathogenen Erkrankung wird in erster Linie serologisch gestellt (▶ Abb. 13.1). Die **IgM-AK** zeigen eine (relativ) frische Infektion an. Der Nachweis des **IgG ist mit nachfolgender Immunität** assoziiert. Bei Umgebungsuntersuchungen kann über die Detektion des **HAV-Ag in Stuhlproben** eine Frühdiagnose noch vor Krankheitsausbruch gestellt werden. Die Anzüchtung des Virus ist schwierig, daher dient der Antigentest auch zur Überwachung eines klinisch-epidemiologisch relevanten Virusausscheiders, z. B. in kommerziellen Küchen. Die **RT-PCR** (▶ Kap. 18.17) ist für die Überwachung zu sensitiv (sie bleibt wochenlang positiv). Sie ist jedoch zur Aufdeckung von Viruskontaminationen (z. B. medizinische Geräte, Blutprodukte) geeignet.

> **Merke:** Die Labordiagnose des HAV wird in erster Linie serologisch gestellt, die Prophylaxe erfolgt durch Hygiene, Desinfektion und Impfung.

13.1.2 Virushepatitis E

Das vor allem in warmen Ländern endemische **Hepatitis E Virus (HEV)** weist eine dem HAV analoge Infektionsbiologie auf. Morphologisch ähnelt es den Caliciviridae, zu denen z. B. die Noroviren als Gastroenteritiserreger gehören. Neuerdings wird es einer eigenen Virusfamilie zugeordnet (Hepeviridae). Es

Tab. 13.2 Hepatitis E Virus (HEV): Epidemiologie und Klinik

- etliche Ausbrüche mit Tausenden von Fällen in Entwicklungsländern beschrieben
- Mehrzahl der Fälle assoziiert mit Fäkalien-kontaminiertem Trinkwasser
- Inkubationszeit zwischen 15 und 60, im Mittel 40 d
- höchste Erkrankungs- und Infektions-Inzidenz bei 15–40jährigen, Kinder selten betroffen
- Schweregrad altersabhängig: (↑ mit Alter)
- Ikterus und Hepatitis
  fulminante Hepatitis ⇒ Leberversagen
  anikterische Hepatitis
  asymptomatische Infektion
- Letalität insgesamt niedrig (< 1 %)
  bei Schwangeren 15–25 %
- keine Chronizität

---

handelt sich um relativ kleine +RNA Viren. Die epidemiologischen und klinischen Parameter der Virushepatitis E gleichen denen der A (▶ Tab. 13.2), ein wesentlicher Unterschied liegt in der Gefährlichkeit für Schwangere. Eine zooanthroponotische Übertragung vom Schwein, im dem man bestimmte HEV-Genotypen findet, wird diskutiert. Eine Impfung mit inaktiviertem Virus ist in Vorbereitung. Die Prävention beruht auf Hygiene und Desinfektion.

Labordiagnostik

Die Labordiagnostik einer Virushepatitis E entspricht der von A, allerdings steht kein Ag-Nachweis zur Verfügung. Der Virusnachweis erfolgt mit der PCR.

> **Merke:** Die epidemiologischen und klinischen Parameter der Virushepatitis E gleichen der A, ein wesentlicher Unterschied liegt in der Gefährlichkeit für Schwangere.

13.1.3 Virushepatitis B

Die weltweit (besonders in Afrika und Ostasien) verbreiteten **Hepatitis B Viren (HBV)** aus der Familie der HepaDNA-viridae haben ein partiell doppelsträngiges DNA-Genom. Dieses wird in den Hepatozyten durch eine viruseigene Polymerase zu einer RNA und revers zu einer neuen DNA transkribiert. Gleichzeitig werden von den einzelnen Genen mRNA Moleküle transkribiert, die zu Virusproteinen (z. B. Strukturproteine, Polymerase) translatiert werden. ▶ Tab. 13.3 enthält die wichtigsten epidemiologi-

Tab. 13.3 Klinik der Hepatitis B Virus (HBV) Infektion

Inkubationszeit	zwischen 45 und 180, im Schnitt 60–90 d
Auftreten von Ikterus	<5 Jahre: <10 % >5 Jahre: 30–50 %
Komplikationen	fulminante Hepatitis mit Todesfolge bei 0,5–1 %
Chronizität	<5 Jahre: 30–90 % >5 Jahre: 2–10 %
Frühsterblichkeit durch chronische Lebererkrankung	15–25 %

schen und klinischen Daten. Das Virus wird durch **(Mikro)blutkontamination** übertragen (meist im Verlauf von Mikroläsionen während eines Intimkontaktes) und gelangt mit Lymphozyten zur Leber. HBV ist relativ wenig zytozid (aber immunopathogen), obwohl es oft in großen Mengen produziert und in die Blutbahn abgegeben wird. Vor Einführung der Labordiagnostik war die Virushepatitis B ein Problem der Transfusionsmedizin (**Serumhepatitis**). Unter den Wehen kann HBV von der Frau diaplazentar auf die Leibesfrucht übertragen werden. Der immunologisch unausgereifte Fetus bzw. Säugling entwickelt eine **persistente**, i. d. R. nur subklinische Infektion (noch keine Immunopathogenese!). Diese „gesunden" HBV-Träger waren dafür verantwortlich, dass in Deutschland vor Einführung der Impfung bis zu 5 % der Bevölkerung HBV durchseucht waren, 1/10 davon als chronisch Infizierte. Mit steigendem Lebensalter nimmt die immunopathogenetische Reaktion zu, die sich bei Jugendlichen und Erwachsenen als **chronische Hepatitis** manifestiert. Die chronische Virushepatitis B entsteht aufgrund individueller, partieller Immun**in**kompetenz und ist mit bestimmten HLA-Typen korreliert. Spätfolge der chronischen Erkrankung ist die **Leberzirrhose** bzw. das **Leberkarzinom** (▶ Kap. 4.2). Die chronische Virushepatitis B kann mit IFN-α und Retrovirostatika (z. B. Lamivudin, Adefovir) therapiert werden; allerdings ist eine Ausheilung nur zu 70 % gewährleistet. Kommt es zu einem Rückfall, muss die therapieresistente HBV-Variante näher untersucht werden. Das Gleiche gilt für einen Impfdurchbruch bei durch Vakzination aufgebautem Immunschutz („immune escape" Mutante).

> **Merke:** HBV werden durch Blutkontamination (Intimkontakt) übertragen. Mit steigendem Lebensalter nimmt die Häufigkeit der Viruspersistenz ab und die immunopathogenetische Reaktion zu (Spätfolgen: Leberzirrhose bzw. Leberkarzinom).

Labordiagnostik

Im Verlauf der Virämie zu Anfang der Erkrankung setzen die Leberzellen einen Überschuss von Virushüllmaterial frei, das zu kugel- oder zylinderförmigen Artefakten aggregiert. Dieses **HB surface Antigen (HBsAg)** lässt sich mittels Immunoassay (▶ Kap. 18.13) leicht nachweisen. Jeder positive HBsAg-Test muss mit einem **Kompetitions- bzw. Neutralisationsassay** überprüft werden, um den Einfluss unspezifischer, kreuzreagierender AK (falsch positive Ergebnisse, z. B. bei Autoimmunerkrankungen) auszuschließen. Ist der HBsAg-Test bestätigt positiv, ist dies als eindeutiger Marker einer aktiven Infektion zu werten (▶ Abb. 13.2). Gleichzeitig mit dem HBs-Material werden auch die Strukturkomponenten des inneren Viruskapsides (HBc) produziert. Allerdings ist das HBcAg so stark immunogen, dass es i. d. R. nicht im Blut nachweisbar wird. **HBc-AK** sind daher ein guter Parameter für eine aktive oder früher durchgemachte HBV-Infektion (Serumnarbe). Eine HBc-Vorstufe, das weniger immunogene **HB exkretorische Antigen (HBeAg)**, ist zusätzlich zum HBsAg (aber fast nie isoliert) im Blut detektierbar und belegt eine stärker aktive Infektion. Daraus kann nicht auf eine schwerer verlaufende Hepatitis geschlossen werden, da dies von der individuellen, zellvermittelten (pathogenen) Immunreaktion abhängt. Wenn HBeAg durch **HBe-AK** eliminiert wird und HBsAg signifikant abfällt, zeigt dies eine Abheilung der aktiven Virushepatitis an. Die **Ausheilung wird durch HBs-AK**, die eine Immunität induzieren, belegt. Mitunter entsteht bei dieser Serokonversion eine Phase, in der sich HBsAg und HBs-AK neutralisieren und im Test nicht nachweisbar sind.

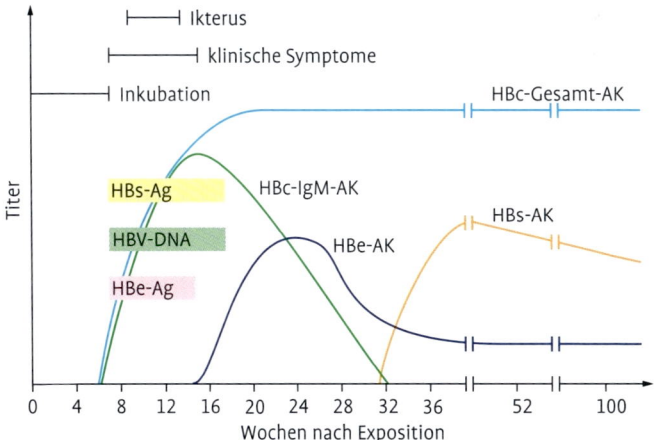

Abb. 13.2 Typischer serologischer Verlauf einer akuten HBV Infektion.

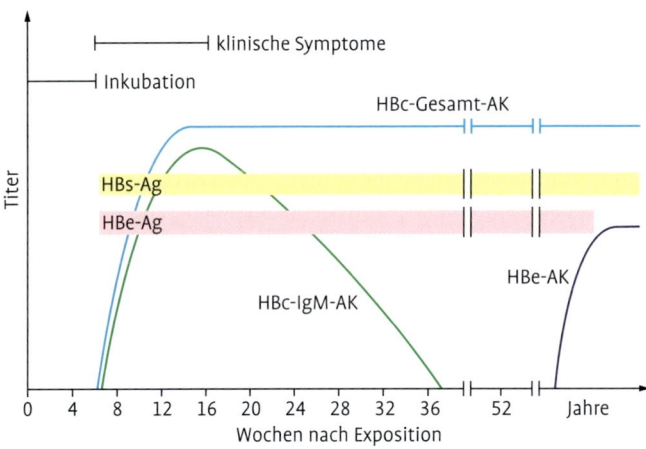

Abb. 13.3 Typischer serologischer Verlauf einer chronischen HBV-Infektion. Die HBeAg-Bestimmung wird zunehmend durch den HBV-DNA-Nachweis ersetzt (Viruslast).

Bei der chronischen (>180 d bestehenden) Virushepatitis B ist HBc-IgM-AK nicht mehr nachweisbar. Bei dieser Verlaufsform persistiert HBsAg und eventuell HBeAg (▶ Abb. 13.3). Nach Impfung gilt ein HBs-AK Wert von **über 100 U/l Plasma** als Marker einer **langfristigen, klinisch stark belastbaren Immunität**, auch bei akzidentellen Nadelstichverletzungen mit Infektionsmaterial. Für natürliche Infektionskontakte reicht **ein humoraler Immunschutz ab 10 U/l Plasma** aus. Entsprechend muss die Gabe von HBV-Hyper-Ig dosiert werden. Ein Impfdurchbruch wird durch HBc-AK Serokonversion angezeigt. HBe-AK und HBs-AK persistieren nicht so langfristig wie HBc-AK. Folglich findet man gelegentlich diesen HBV Marker isoliert. Selten können aber auch okkulte Infektionsverläufe ohne messbares HBsAg im Blut beobachtet werden.

HBV ist in Zellkultur nicht anzüchtbar. Die Menge infektiöser Viren (Virionen) wird ersatzweise durch die Messung der Genomkopien im Blut mittels **PCR** (▶ Kap. 18.17) abgeschätzt (**Viruslast**). Die Viruslast gilt als der beste Marker zur Beurteilung der antiviralen Therapie und der Infektiosität eines gesunden oder kranken Virusträgers. Bei mehr als 10.000 Genomkopien/ml Plasma ($\approx$ 2000 IU (infectious units)/ml) soll ein HBV positiver Arzt keine invasiven Maßnahmen am Patienten durchführen. Entgegen der früheren Lehrmeinung, dass das Verschwinden von HBsAg und Auftreten von HBs-AK neben dem HBc-AK eine Ausheilung und Viruselimination anzeigt, haben neuere Befunde bei HBV durchseuchten, später immunkompromittierten Patienten ergeben, dass es zu einer Rekonversion kommen kann: HBs-AK ist negativ, HBsAg wieder positiv. Die **Genotypisierung** des HBV im HBs-

Gen hat ergeben, dass es sich um eine **Rekurrenz** des Primärvirus handelt, das latent persistiert hat. In anderen Fällen zeigt der Genotypwechsel eine exogene Reinfektion an. Man unterscheidet bisher sechs Genotypen (A–F), von denen in Deutschland A und D verbreitet sind.

> **Merke:** In der Labordiagnostik des HBV stehen Ag- und AK-Tests zum Nachweis einer aktiven Infektion (HBsAg, HBeAg) bzw. abgelaufenen Infektion (HBc-IgG-AK) oder Immunität (HBs-IgG-AK) zur Verfügung. Der quantitativer HBV-DNA-Nachweis gilt als der beste Marker zur Beurteilung der antiviralen Therapie und der Infektiosität eines gesunden oder kranken Virusträgers.

13.1.4 Virushepatitis D

Das noch nicht klassifizierte **Hepatitis D Virus (HDV)** kann nur in Gegenwart von HBV eine Zelle infizieren; es handelt sich somit um ein Dependovirus, ein sehr kleines RNA-Virus, dessen Strukturprotein als D oder Delta Ag bezeichnet wird. Die **Außenhülle wird aus dem HBsAg des HBV gebildet**. In Europa ist HDV weitgehend auf die südlichen Länder beschränkt, hat sich jedoch durch „needle sharing" bei Drogenabhängigen auch bei uns festgesetzt. Klinisch besteht der Verdacht auf die zusätzliche HDV-Infektion, wenn die HBV-Infektion einen schwereren Verlauf nimmt, ohne dass dies der Konstellation der HBV-Parameter entspricht (▶ Tab. 13.4). Therapie und Prävention erfolgen indirekt durch die Bekämpfung der HBV-Infektion.

Tab. 13.4 Klinik der HDV-Infektion

Zwei Möglichkeiten der Infektion:
1. zusammen mit HBV-Primärinfektion = Koinfektion ⇒ schwere akute Erkrankung ⇒ geringes Risiko für chronische HDV-Infektion
2. zu einer chronischen HBV-Infektion hinzu = Superinfektion ⇒ meistens chronische HDV-Infektion ⇒ hohes Risiko für chronische Lebererkrankung

Labordiagnostik

Der **HDV-AK Enzymimmunoassay (EIA)** (▶ Kap. 18.13) stellt den Screeningtest für die Infektion dar. Bei positivem Test wird mit der **RT-PCR** (▶ Kap. 18.17) die Virämie bzw. Infektaktivität untersucht.

Merke: Das HDV kann nur in Gegenwart von HBV übertragen werden, da seine Außenhülle aus dem Hüllprotein HBs-Ag des HBV gebildet wird. Der HDV-AK-EIA stellt den Screeningtest für die Infektion dar.

13.1.5 Virushepatitis C

Mehr noch als HBV ist das **Hepatitis C Virus (HCV)** ein klassischer Erreger der Serumhepatitis (Transfusionshepatitis). Andere Infektionswege spielen eine untergeordnete Rolle. Die Durchseuchung beträgt in Deutschland 0,1 % der Bevölkerung und ist in südlichen Ländern weit größer. Man unterscheidet **6 Genotypen**, in Deutschland dominieren die Typen 1 und 3. HCV gehört in die Familie der Flaviviridae, weitere Vertreter sind zahlreiche Arboviren (Viren, die durch Arthropoden übertragen werden), wie das Gelbfiebervirus, das Denguevirus, Zeckenviren, West Nile Fever Virus und St. Louis Virus. Gegenüber diesen anthropozoonotischen Erregern (Genus Flavivirus) ist das HCV streng humanpathogen (Genus Hepacivirus). HCV besitzt ein +RNA-Genom, das wie beim HAV in der Zelle direkt zu einem Polyprotein translatiert wird, mit nachfolgender autokatalytischer Spaltung in Struktur- und Nichtstrukturproteine. Der 1989 entdeckte Infektionserreger ist molekulargenetisch genau charakterisiert, besonders im Hinblick auf Interaktionen der Nichtstrukturproteine mit zellulären Signalkaskaden, was für die Therapie mit IFN-α und Ribavirin von Bedeutung ist.

Die HCV-Infektion ist weniger immunopathogen als HBV. Über 70 % der Infektionen verlaufen zunächst weitgehend subklinisch. Auf der anderen Seite kommt es bei einem großen Anteil der Infizierten zur chronischen Infektion (▶ Tab. 13.5). Ursachen dafür sind eine partielle Immunkompetenz, **die hohe Variabilität** des HCV und seine **Affinität zu Serumlipoproteinen**, die den Erreger maskieren und die für die Infektiosität gegenüber Leberzellen

Tab. 13.5 Klinik der HCV-Infektion

Inkubationszeit	zwischen 2 und 26, im Schnitt 6–7 Wochen
Übertragung	parenteral
Auftreten von Ikterus	in <20 %; mild
Letalität akute Infektion	niedrig
chronische Infektion	in 75–85 %
chronische Hepatitis	70 % (meist asymptomatisch)
Zirrhose	10–20 %
Frühsterblichkeit durch chronische Lebererkrankung	1–5 %

wichtig sind. Spätfolge der chronischen Infektion ist die **Leberzirrhose** und das **Leberkarzinom** (▶ Kap. 4.2). Eine Impfung wurde bisher nicht entwickelt.

Merke: HCV ist ein klassischer Erreger der Serumhepatitis, die nach zunächst meist subklinischer Infektion bei über 70 % chronisch verläuft. Man unterscheidet 6 Genotypen, die unterschiedlich (Typ 1, 4 schlechter) auf eine IFN-α- und Ribavirintherapie ansprechen.

Labordiagnostik

Screeningtest ist die **Serum-AK-Messung** mit dem EIA (▶ Kap. 18.13), die nach Ablauf der Inkubationszeit (6–8 Wochen) positiv wird. Dann sind auch Leberenzyme im Blut nachweisbar (Krankheitssymptome sind meist nicht fassbar). 2–4 Wochen vor der Serokonversion kann man mit der **RT-PCR** (▶ Kap. 18.17) eine meist massive Virämie nachweisen ($\geq 10^6$ IU/ml $\approx$ $2,5 \cdot 10^6$ Genomkopien/ml Plasma, 1 IU (infectious unit) $\approx$ 2,5 Genomkopien). Die Virämie fällt dann ab, bleibt aber meist neben den AK mit niedrigeren Werten bestehen. Ein Arzt mit HCV-Infektion soll ab dem Wert von 10^5/ml Plasma am Patienten keine invasiven Maßnahmen durchführen. Der Therapieerfolg korreliert nicht quantitativ, sondern nur qualitativ mit dem Verschwinden der Virämie. Ein Relapsus ist nicht selten. Der Erfolg einer IFNα-Ribavirintherapie ist allerdings mit dem initialen Virämiewert und dem Genotyp korreliert (Genotyp 2,3 sprechen besser an). Die **Genotypisierung** erfolgt durch Analyse der 5'-nichtkodierenden Region, des Core bzw. NS5B Gens mittels typspezifischer Hybridisierung bzw. cDNA-Sequenzierung. HCV kann aus Patientenmaterial nicht in Zellkultur angezüchtet werden.

Merke: Die Labordiagnostik des HCV beinhaltet Serum-AK-Messungen (EIA), die RT-PCR ist Mittel der Wahl zum Nachweis einer aktiven (chronischen) Infektion.

13.2 HIV und AIDS

Laborparameter:

- HIV-1/2-AK (EIA)
- HIV-1/2-Ag (EIA)
- EIA/Immunoblot
- RNA (RT-PCR)
- genotypische Resistenz

Ausgewählte Erkrankungen:

- akutes HIV-Syndrom
- AIDS-Erkrankung mit opportunistischen Infektionskrankheiten und Tumoren

Das **Humane Immundefizienz Virus (HIV)** gehört zur Familie der Retroviridae. Ähnliche Viren sind im Affenreich weit verbreitet (SIV; lat. simia = Affe). Das HIV besteht aus einem keulenförmigen Kapsid, das zwei lineare RNA-Genome enthält, und einer spike-tragenden Außenhülle. Vor 70–80 Jahren ist in Zentralafrika das SIV des Schimpansen auf den Menschen übergegangen und hat sich dort als **HIV-1** etabliert. Durch die Globalisierung kam es zu einer epidemischen Verbreitung zunächst in Afrika, dann weltweit. Ein zweiter Übergang aus dem Affenreich geschah in Westafrika, wo das SIV des kleinen Mangabe-Affen zum **HIV-2** wurde. Wesentliches Charakteristikum des HIV ist die lange Inkubationszeit bis zur Krankheitsmanifestation. HIV wird ähnlich HBV durch **Intim- und Blutkontakt** übertragen. Die Infektion unterliegt der **anonymisierten Meldepflicht**.

Hauptzielzelle der Infektion ist der CD4 T-Lymphozyt (T-Helferzelle). Neben dem CD4-Rezeptor benötigt das Virus einen Corezeptor (CRCX4). In geringerem Maß werden auch Zellen, die sich von Monozyten ableiten (Makrophagen, Mikrogliazellen), infiziert. Diese Zellen exprimieren entweder CD4-Moleküle oder N-Galactosylceramid als Hauptrezeptor und CRC5 als Corezeptor. Nach der Infektion vermehrt sich HIV zunächst exponentiell in den CD4 T-Lymphozyten, deren Zahl auf weniger als die Hälfte abfallen kann. In den Zellen wird die RNA zu einer doppelsträngigen DNA revers transkribiert und als Provirus in das Zellgenom integriert. Der Zusammenbau der transkribierten und translatierten Genprodukte erfolgt an der Innenseite der Zellmembran, an welcher das Kapsid ausknospt und so sein Envelope (Außenhülle) gewinnt. Im weiteren Infektionsverlauf wird die Virusproduktion durch neutralisierende AK abgefangen und vermehrt im Blut erscheinende, zytotoxische CD8 T-Lymphozyten (reaktive Mononukleose) zerstören die infizierten CD4 T-Lymphozyten. Der „Bürgerkrieg der Lymphozyten" spielt sich v. a. in den Lymphknoten ab, die anschwellen. Eine Tonsillitis verursacht Halsschmerzen. Das **akute HIV-Syndrom** wird oft mit einem grippalen Infekt verwechselt. Nach 4 Wochen ist der Patient weitgehend symptom- aber nicht virusfrei. Das HIV persistiert in den rezeptorärmeren und damit weniger gut infizierbaren Zellen, z. T. in proviraler **Latenz**. Diese Zellen präsentieren so wenig Antigen, dass sie immunologisch nicht ausreichend erkannt und eliminiert werden. Mikrogliazellen befinden sich ohnehin in dem immunprivilegiertem ZNS-Raum des Körpers. Während der nächsten Jahre wird HIV in zahlreichen Varianten nachproduziert, was das Immunsystem fortlaufend aktiviert, bis nach 10–15 Jahren klinischer Latenz eine **Immunerschöpfung** eintritt und **opportunistische Infektionskrankheiten** und **Tumoren** die **letale AIDS-Erkrankung** herbeiführen (▶ Abb. 13.4). Je früher ein HIV-Träger chemotherapeutisch mit HIVirostatika behandelt wird, desto eher kann eine Rückkehr in die Latenzphase erreicht werden, die Latenzphase verlängert werden und evtl. die Infektion unterdrückt werden. Dies gelingt sehr gut zur Unterbindung der vertikalen HIV-Infektion, die im letzten Schwangerschaftstrimenon und unter den plazentaschädigenden Wehen bei der Geburt abläuft.

Merke: Das HIV wird durch Intim- und Blutkontakt übertragen und vermehrt sich in Makrophagen und CD4 T-Lymphozyten, in deren Genom die provirale cDNA integriert wird. Das akute HIV-Syndrom wird oft mit einem grippalen Infekt verwechselt. Nach einer klinischen Latenz von im Mittel 10–15 Jahren tritt eine „Immunerschöpfung" ein und opportunistische Infektionskrankheiten und Tumoren führen die letale AIDS-Erkrankung herbei.

Labordiagnostik

Screeningmethode der Wahl ist der HIV-**AK-Test** mit dem EIA (▶ Kap. 18.13). Die untersuchten Ag sollten alle HIV-1 und HIV-2 Subtypen erfassen. In Europa und Nordamerika dominiert der HIV-1 Subtyp B. In Afrika ist die Diversifizierung des HIV am weitesten fortgeschritten. Neben dem EIA sind Agglutinationsverfahren als Schnellmethode eingeführt. Durch zufällig auftretende (Auto-)AK gegen Proteine von Zellen, in denen das HIV-Ag produziert wurde, oder (kreuzreagierend) gegen „endogene" Retroviren, kann der EIA falsch positiv werden. Daher muss ein Bestätigungstest nach dem **Immunoblotverfahren** (▶ Kap. 18.9), in dem alle Strukturproteine des Virus als Ag separat getestet werden, erfolgen. Ein positives Resultat (Reaktion mit gp 120 oder gp 41 und mindestens einem weiteren Strukturprotein) soll immer mit einer zweiten Blutprobe überprüft werden. Negativ getestete Probanden

schneller Infektionsverlauf (2–5 Jahre)

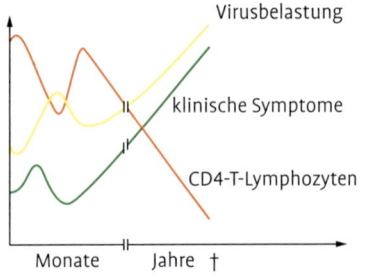

– hohe primäre Virusbelastung
– anfängliche Virusreplikation fällt langsam und weniger als bei typischem Verlauf ab
– große Mengen an ungesplicter HIV-mRNA in infizierten Zellen
– möglicherweise primär mit einem hochpathogenen Stamm infiziert

typischer Infektionsverlauf (10–15 Jahre)

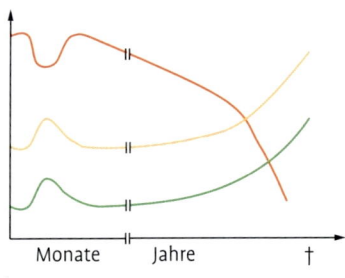

– Infektion erfolgt mit monozytotropen HIV-Stämmen
– anfängliche Virusreplikation fällt relativ rasch wieder ab
– Isolate sind zuerst monozytotrop
– mit der Progression zu AIDS: schnell replizierende T-zelltrope Stämme
– Virusbelastung nimmt kontinuierlich zu
– Zahl der CD4-T-Lymphozyten nimmt kontinuierlich ab

Infektionsverlauf bei Langzeitüberlebenden (>20 Jahre)

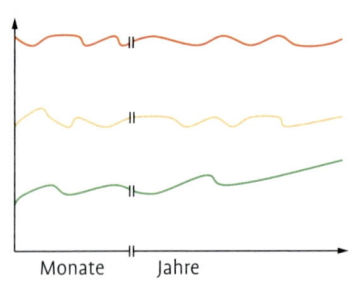

– Isolate sind monozytotrop
– primär mit einem weniger pathogenen Stamm infiziert
– antivirale Aktivität der CD8-T-Lymphozyten ist hoch
– Virusbelastung ist gering
– Zahl der CD4-T-Lymphozyten relativ konstant
– unter Umständen primär mit einer Deletionsmutante infiziert

Abb. 13.4 Verlauf der HIV-Infektion ohne Therapie.

müssen ohnehin früher oder später, je nach individuellem Infektionsrisiko, erneut kontrolliert werden. Bestätigt seropositive Menschen sind HIV-Träger. Die Serokonversion erfolgt im Mittel 3–6 Wochen nach der Infektion, 10 d vorher kann man bereits die **Virämie** mit dem HIVp24 Ag-Test oder (noch sensitiver) mit der **RT-PCR** (▶ Kap. 18.17) nachweisen. Moderne Screening-EIA **kombinieren Ag- und AK-Nachweis**.

Die mit der PCR quantifizierte Virämie (Viruslast) gilt heute neben der Bestimmung der CD4 Zellzahl als der beste Parameter des Therapieverlaufs. Kommt es unter der Therapie zum Anstieg der Viruslast, muss eine **Genotypisierung** des HIV-Stammes (cDNA-Sequenzierung) vorgenommen werden, um das Auftreten einer therapieresistenten HIV-Variante zu erkennen und einen Wechsel der antiviralen Wirkstoffkombination vorzunehmen. Die optimale Wirkstoffkombination bei einer hoch aktiven antiretroviralen Therapie **(HAART)** soll die Virämie unter die Nachweisgrenze der PCR (20–100 Genomkopien/ml Plasma) drücken. Die genotypische Resistenzbestimmung umfasst je nach Virostatikum unterschiedliche Gene. Die Interpretation ist Sache des Spezialisten, weil die rasche HIV-Variantenbildung keine definitive Bewertung zulässt. Das HIV kann in geeigneten Lymphozytenkulturen angezüchtet werden, was prinzipiell auch eine Resistenzphänotypisierung (HIVirogramm) ermöglicht.

Merke: Ein positiver Screening HIV-AK-Test muss mit einem Immunoblot bestätigt werden. Die über PCR quantifizierte Virämie gilt neben der Bestimmung der CD4-Zellzahl als der beste Parameter des Therapieverlaufs der hoch aktiven antiretroviralen Therapie (HAART).

13.3 Herpesviren

Laborparameter:

- Virusnachweis (Zellkultur)
- DNA-PCR
- Ag-Nachweis (z. B. HCMV pp65 Ag)
- AK-Nachweis (z. B. EBV-VCA-AK, EBNA1-AK)
- IgG Avidität
- heterophile Agglutination
- Genotypisierung

Ausgewählte Erkrankungen:

- infektiöse Mononukleose (Pfeiffer'sches (Lymph-)Drüsenfieber)
- Stomatitis aphtosa, Herpes labialis, corneae, genitalis
- Windpocken, Herpes zoster, postzosterische Neuralgie
- Transplantatabstoßungskrise

- B-Zell-Lymphome
- Pneumonie
- Enzephalitis, Meningitis
- Fetopathie
- Herpes neonatorum generalisatus
- perinatale Zytomegalie
- kongenitale Zytomegalie
- Exanthema subitum (Dreitagefieber)
- Angiosarkom (Morbus Kaposi)

Herpesviren sind große DNA-Viren mit einer komplexen Struktur. Die doppelsträngige DNA befindet sich in einem Nukleokapsid, nach außen schließen sich Tegumentproteine und eine Membran (Envelope) an. Die DNA-Replikation erfolgt semikonservativ im Zellkern, wo auch das neue Kapsid zusammengesetzt wird. Die Außenhülle gewinnt das Virus durch Ausknospen (budding) an einer Zellmembran. Acht Mitglieder der Familie sind als humanpathogen bekannt (▶ Tab. 13.6).

13.3.1 HCMV und Zytomegalie

Das **Zytomegalievirus des Menschen (HCMV)** ist weltweit verbreitet. Die Übertragung erfolgt durch Speichel-, Intim-, Urin- und Blutkontakt. Dementsprechend erfolgt die Durchseuchung zweiphasig (Mutter-Kind; postpubertäre Intimpartnerschaft). 50–70 % der Erwachsenen sind AK- und Virusträger. HCMV gehört zu den Herpesviren, die nach Infektion lebenslang im Organismus persistieren. Die **Persistenz** des HCMV erfolgt sowohl latent (proviral) in Monozyten als auch in verschiedenen Organen und Endothelzellen als low-level virusproduktive, gewöhnlich subklinische Infektion. Das Virus interferiert mit der MHC I restringierten Ag-Präsentation und entgeht so weitgehend der Immunabwehr. Die infizierten Zellen sind zytomegal und zeigen charakteristische Kerneinschlüsse (Eulenaugenzellen). Die **HCMV-Infektion verläuft gewöhnlich subklinisch**. Die häufigen **Rezidive** bleiben ebenfalls unauffällig, solange keine Immunstörung auftritt (▶ Tab. 13.7). Bei größerer (z. B. AIDS, immunsuppressive Therapie) oder kleinerer Immunstörung (z. B. nach Frischblut-Multitransfusionen) kann nach 5–7 Wochen eine der Infektiösen Mononukleose (Pfeiffer'sches Drüsenfieber) ähnliche Symptomatik (▶ Kap. 13.3.2), oft ohne Tonsillitis, auftreten (Transfusionsmononukleose; **CMV-Mononukleose**) . HCMV und EBV sind in der Differentialdiagnose der **Virushepatitis** (▶ Kap. 13.1) zu bedenken, da gerade die HCMV-Infektion oft nur an erhöhten Spiegeln leberzellspezifischer Enzyme im Blut bemerkt wird. Selten kann auch eine Myokarditis und ein Guillain-Barré-Syndrom (▶ Kap. 12.2.3) von einer solchen Infektion ausgelöst werden. Das HCMV spielt, mehr als andere Herpesviren, eine große Rolle bei **Transplantat-**

Tab. 13.6 Herpesviren des Menschen

Virus	Zielzellen	Erkrankungen (Auswahl)
Zytomegalievirus (HCMV)	Monozyten, Endothel-zellen, eptitheloide Organ-zellen, Zellen des ZNS	CMV-Mononukleose Transplantatabstoßungskrisen perinatale Zytomegalie opportunistische Infektion bei AIDS Fethopathien
Epstein-Barr-Virus (EBV)	Epithelzellen des Rachen-rings, B-Lymphozyten	Infektiöse Mononukleose Lymphome lymphoepitheliales Rachen-karzinom
Herpes simplex 1 (HSV-1)	Ganglion des Nervus trigeminus	Stomatitis aphtosa Herpes labialis/corneae selten Enzephalitis
Herpes simplex 2 (HSV-2)	Ganglion sacrale	Herpes genitalis Herpes neonatorum genera-lisatus selten Meningitis
Varicella zoster Virus (VZV)	Hinterwurzelganglien des sensorischen Nerven-systems	Windpocken Herpes zoster kongenitales Varizellen Syndrom Herpes neonatorum genera-lisatus opportunistische Infektion bei AIDS
Humanes Herpes-virus 6 (HHV-6)	Lymphozyten	Exanthema subitum
Humanes Herpes-virus 7 (HHV-7)	Lymphozyten	Exanthema subitum
Humanes Herpes-virus 8 (HHV-8)	Lymphozyten	Morbus Kaposi

abstoßungskrisen und ist insbesondere als Primärinfektion bei Knochen-markstransplantierten lebensgefährlich. Bei **AIDS** stellt die Zytomegalie eine **opportunistische Infektionskrankheit** der Augennetzhaut (Chorioretinitis mit Erblindung) und der Lunge dar (schwere **Pneumonie**, oft kombiniert mit einer Pneumocystis jirovecii Infektion). Bei diesen Patienten kommt es auch zur Colitis und zur Enzephalitis. HCMV kann während der ganzen Schwanger-schaft **vertikal auf die Leibesfrucht** übertragen werden, besonders im letzten Trimenon und unter der Geburt. Die pränatale HCMV-Infektion kann seltene **Fetopathien** auslösen, die bevorzugt das Gehirn (Verkalkungen, Differential-

Tab. 13.7 Symptomatik einer HCMV-Infektion

Pränatale Infektion	Mangelgeburt, Unreife, Muskelhypotonie Pneumonie Hepatitis, Ikterus, Splenomegalie (Chorio-)Retinitis Mikrozephalie, Hydrozephalus, Enzephalitis mit zerebralen Verkalkungen, Labyrinthitis (Taubheit), permanente ZNS-Schädigung ohne strukturelle Defekte, geistige Retardierung
Peri- und postnatale Infektion	mononukleoseähnliche Symptome, Fieber Pneumonie Hepatitis Retinitis Guillain-Barré-Syndrom
Infektion bei Abwehrschwäche	Fieber, Myalgie, Arthralgie, Allgemeinsymptome Pneumonie, Ösophagitis Hepatitis, selten Pankreatitis, Enterokolitis Retinitis Enzephalitis, neurologische Symptome Immunkomplex-Glomerulonephritis
Infektion bei Immunkompetenz	mononukleoseähnliche Symptome selten Pneumonie selten Hepatitis

diagnose zur Toxoplasmose) und das Gehör betreffen. Häufiger kommt es zu einer **perinatalen Zytomegalie**, die bei immunologisch unreifen Frühgeborenen unter dem Bild einer **Pneumonie** abläuft, die wie bei AIDS oft mit einer Pneumocystis jirovecii Infektion vergesellschaftet ist. Die Zytomegalie wird mit Virostatika behandelt (Gancyclovir, Foscarnet).

> **Merke:** Das HCMV wird durch Speichel-, Intim-, Urin- und Blutkontakt übertragen und persistiert (meist subklinisch) lebenslang. Die Infektion kann eine der Infektiösen Mononukleose ähnliche Symptomatik auslösen. HCMV spielt eine Rolle bei Transplantatabstoßungskrisen und als eine opportunistische Infektionskrankheit bei AIDS. Die pränatale HCMV-Infektion kann Fetopathien hervorrufen (Verkalkungen im Gehirn, Schwerhörigkeit), die perinatale Zytomegalie geht mit dem Bild einer Pneumonie einher.

Labordiagnostik

Die Labordiagnostik der primären und rekurrenten HCMV-Infektion ist gut etabliert. Der **Virusnachweis** aus Urin (Speichelproben, Blut) erfolgt in Zellkultur. Nach Inkubation der Zellen (z. B. mit dem Urinsediment) kann **HCMV-Früh-Ag** in den Kernen infizierter Zellen mit markierten AK nachgewiesen und gezählt werden. Die (zellassoziierte) Virämie wird durch die Detektion von **HCMV pp65 Ag** in per Gradientenzentrifugation isolierten mononukleären Blutzellen eines Objektträgerausstriches gemessen. Sensitiver ist die **CMV-DNA-PCR** (▶ Kap. 18.17). Die **Viruslast** im Blutplasma ist mit der Krankheitsmanifestation korreliert. Die PCR ist die Methode der Wahl bei der Untersuchung von Liquorproben zur Abklärung von ZNS-Infektionen und bei der **intrauterinen Diagnostik** mit Fruchtwasserproben. Bei Therapieversagen wird eine **Genotypisierung** durchgeführt, um Mutationen in den Genen der Virusenzyme zu erkennen, die vom Virostatikum spezifisch blockiert werden sollen. Die **HCMV-Serologie** stützt sich auf den Nachweis Ig-Klassen-differenzierter AK (EIA oder IFT, ▶ Kap. 18.12). Naturgemäß ist die Serodiagnostik gegenüber dem Virusnachweis verzögert. Der **IgG-AK-Test** prüft, ob der Patient **HCMV-Träger** ist (Reaktivierung möglich), da das persistierende Virus die AK-Produktion lebenslang stimuliert. IgM-AK zeigen eine **akute oder reaktivierte Infektion** an. **Cave: Kreuzreaktion mit IgM-EBV-VCA-AK** (▶ Kap. 13.3.2) **ist möglich!** Ist der IgM-Wert größer als ein Drittel des IgG-Wertes spricht dies für eine Primärinfektion. Die Prüfung der **IgG-Avidität** ermöglicht eine bessere Unterscheidung zwischen primärer und rekurrenter Infektion, da zu Anfang der Infektion weniger avide AK gebildet werden; auch die infektneutralisierenden AK erscheinen verzögert. **HCMV-IgA-AK** zeigen mit Titerwerten ab 1 : 320 bei AIDS-Patienten die **Rekurrenz** besser an als der IgM-Test. Auch in der **Neugeborenendiagnostik** mit Nabelschnurblut ist der IgM-Test zum Nachweis einer pränatalen Infektion nur eingeschränkt sensitiv. Hier ist die Untersuchung auf **CMVirurie** wertvoller (Zellkultur, PCR). Kommt die Virurie erst in der zweiten Lebenswoche in Gang, handelt es sich um eine con- bzw. perinatale Infektion.

> **Merke:** Zum Nachweis einer HCMV-Infektion steht die Isolierung des Erregers in Zellkultur und der Ag- oder DNA-Nachweis mittels PCR zur Verfügung. Der Ausschluss der CMV-Infektion erfolgt serologisch.

13.3.2 Epstein-Barr-Virus (EBV) – Lymphome, lympoepitheliales Rachenkarzinom und Infektiöse Mononukleose

Das **Epstein-Barr-Virus (EBV)** ist ein mit hoher Populationsdurchseuchung weltweit verbreitetes Mitglied der Herpesviridae, das bei der Untersuchung von **Burkitt-Lymphomen** entdeckt wurde. Später wurde es als der Erreger der **Infektiösen Mononukleose (IM, Pfeiffer'sches Drüsenfieber)** identifiziert. Vor mehr als 100 Jahren hat Pfeiffer dieses Syndrom beschrieben: **Angina (Tonsillitis), Hepatitis, Splenomegalie, Lymphknotenschwellung, charakteristisches Blutbild: Mononukleose.** Die Inkubationszeit beträgt 5–7 Wochen. Das Virus wird durch Speichelkontakt übertragen (zweiphasige Durchseuchung: Mutter/Kleinkind; postpubertäre Intimkontakte). Die Kleinkindinfektion verläuft i. d. R. subklinisch; die Infektion des Jugendlichen verursacht zu 50 % eine IM. Selten kann die EBV-Infektion neurotrop verlaufen (Enzephalitis). Dieser Unterschied beruht vermutlich darauf, dass sich erst in der Kindheit die T-zellvermittelten Immunreaktionen vollständig ausbilden. Wie bei den Hepatitisviren besteht eine Immunopathogenese. Zielzellen der Infektion sind das lymphoepitheliale Rachengewebe und die B-Lymphozyten, die zerstört oder immortalisiert werden. Im Verlauf der Primärinfektion greifen zytotoxische CD8 T-Lymphozyten die infizierten Zellen an. Die Ausschwemmung der CD8 T-Lymphozyten wird im Blutbild als IM nachweisbar. Trotz z. T. schwerem Krankheitsverlauf ist die Prognose gut, ausgenommen, wenn Kinder von einem angeborenen (partiellen) Immundefekt betroffen sind. Dann entwickelt sich ein letales X-proliferatives Syndrom. Beim Immunkompetenten wird die Proliferation der immortalisierten B-Lymphozyten lebenslang eingeschränkt. Das Virus befindet sich im Stadium der proviralen Latenz (das virale Genom befindet sich episomal im Zellkern). **Rekurrenzen** sind häufig, aber meist **subklinisch.** Der EBV-Träger scheidet lebenslang das Virus intermittierend mit dem Speichel aus und ist somit potentiell infektiös. Erfährt der EBV-Träger eine Störung oder Überbeanspruchung seines Immunsystems (z. B. AIDS, Malaria) können sich virusgenomhaltige **B-Zell-Lymphome** in allen Körperregionen entwickeln. Auch der Morbus Hodgkin wird mit dem EBV assoziiert. Gesichert ist die ätiologische Rolle des EBV für die Entstehung des lymphoepithelialen Rachenkarzinoms (Schmincke-Tumor). In vitro kann die EBV-Infektion mit Virostatika (Acyclovir) blockiert werden; in vivo hat das für die Behandlung der Erkrankung keine Bedeutung.

Merke: Das EBV wird durch Speichelkontakt übertragen und verläuft im Kleinkindalter meist subklinisch bei lebenslanger Persistenz. Jugendliche entwickeln z. T. eine Infektiöse Mononukleose, selten kommt es zu einer Enzephalitis. EBV-assoziierte Tumoren sind lymphoepitheliales Rachenkarzinom und ein Teil der Hodgkin- und Non-Hodgkin-Lymphome.

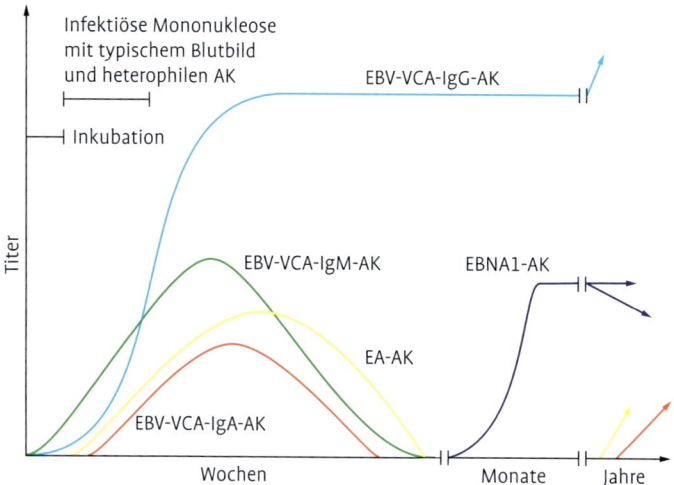

Abb. 13.5 Typischer serologischer Verlauf einer EBV-Infektion (nach Müller-Lantzsch, 1990).

Labordiagnostik

Die EBV-Infektionsdiagnostik erfolgt in erster Linie **serologisch** mit IFT oder EIA (► Kap. 18.12, 18.13) (► Abb. 13.5). IgG-AK kennzeichnen den Virusträger, **IgM-AK** zeigen eine **akute Infektion** an, können aber auch bei einer Infektreaktivierung nachweisbar werden (**Cave: Kreuzreaktion mit CMV-IgM!**). Als Ag dient Viruskapsidmaterial (viral capsid antigen, **VCA**). Als Gegenkontrolle dient der **EBNA1-AK-Test**. EBV-assoziierte nukleäre Ag (EBNA) werden in EBV-transformierten Zellen gebildet. Die EBNA1-AK erscheinen viel später als die VCA-AK. Sind also VCA-AK nachweisbar, EBNA1-AK dagegen noch nicht, spricht dies für eine frische Infektion. **EBNA1-AK** sind daher neben EBV-VCA-IgG-AK gut geeignete **Durchseuchungsmarker**. Bei Immunsuppression kommt es zur Reaktivierung der EBV-Infektion und Lyse der infizierten B-Lymphozyten; der EBNA1-AK-Test fällt daher wieder ab. Deshalb ist es schwierig zwischen einer akuten Primärinfektion und einer Infektreaktivierung zu differenzieren. Die Unterscheidung ist relevant, da der Infektreaktivierung keine Krankheitsbedeutung zukommt. Hier kann eine **Aviditätsuntersuchung** des EBV-VCA-IgG-AK weiterhelfen, da bei einer Primärinfektion die Avidität niedriger ist. Einfacher ist die Testung auf IgM-Auto-AK (Varianten: Hanganatziu-Deicher-, Paul-Bunnel- oder Wöllner-Test), die pathognomonisch im Verlaufe einer IM erscheinen. Als Test-Ag werden Ochsen- oder Pferdeerythrozyten für eine einfache, **heterophile Agglutination** der IM typischen (aber nicht virusspezifischen) IgM-AK verwendet. Da bei Kindern die EBV-Infektion meist subklinisch verläuft, fällt der Test hier negativ aus, auch wenn EBV-IgM-AK nachweisbar sind. Die früher weit verbreiteten Tests auf AK gegen EBV-Früh-Ag (**EA-AK**) bringen keinen zusätzlichen Nutzen als Marker einer relativ frischen oder reaktivierten Infektion. Bei einem **lymphoepithelialen Rachenkarzinom** finden sich im Serum hohe **EBV-VCA-IgA-AK** Werte, die nach Tumorentfernung abfallen und bei Rezidiv wieder ansteigen. In unklaren Fällen EBV-assoziierter Erkrankungen und besonders bei immunkompromittierten Patienten empfiehlt es sich, mit der **PCR die Virämie (Viruslast)** zu messen (▶ Kap. 18.17), wobei, da EBV in den Lymphozyten persistiert, nur Plasma als Untersuchungsmaterial herangezogen werden sollte. Die PCR ist die maßgebliche Testmethode bei der Untersuchung von **Liquor und Gewebs(tumor)material**. In letzterem kann mit markierten AK auch nach **EBNA** gefahndet werden. Der Virusnachweis im Speichel hat bei einem EBV-Seropositiven keine Bedeutung. Die Virusanzüchtung in B-Lymphozytenkultur ist für die aktuelle Diagnostik zu aufwändig und langwierig.

Merke: Die EBV-Diagnostik erfolgt meist serologisch (Cave! Kreuzreaktion mit CMV-IgM-AK). In unklaren Fällen und bei immunkompromittierten Patienten empfiehlt sich die PCR-Testung im Plasma bzw. Liquor.

13.3.3 Herpes simplex Virus (HSV) und Varicella zoster Virus (VZV)

Das **Herpes simplex Virus (HSV)** wird durch Intim- und Speichelkontakt in zweiphasiger, das **Herpes zoster Virus oder Varicella zoster Virus (VZV)** durch Schmierinfektion bzw. Rachentröpfchen (mit dem Wind: Windpocken) in einphasiger Volksdurchseuchung übertragen. Beim HSV unterscheidet man zwei Serotypen. **HSV-1** tritt im Gesichtsbereich auf und verursacht primär eine **Stomatitis aphthosa**, sekundär einen rezidivierenden **Herpes labialis oder corneae** jeweils im Dermatom der drei Äste des **Nervus trigeminus**, in dessen **Ganglion** der Erreger lebenslang latent persistiert. **HSV-2**, das nur bei 20 % der Erwachsenen in Deutschland gefunden wird, verursacht den primären und rezidivierenden **Herpes genitalis**; allerdings kann hier auch HSV-1 ursächlich (und vergleichsweise harmloser) in Erscheinung treten. Der Erreger des Herpes genitalis persistiert latent im **Ganglion sacrale**. Der Manifestationsindex der HSV-1 und -2 Infektionen ist insgesamt niedrig. **Rekurrenzen** sind bei immungenetischer Disposition häufig und durch mehr oder minder große klinische Manifestation belastend. Sie werden durch kutanen (**UV-Licht**) und allgemeinen **Stress**, bei Frauen oft während der Menstruation, provoziert. Seltener ist die primäre/sekundäre HSV-1 Infektion für eine **(temporale) Enzephalitis** mit oft schlechter Prognose, eine primäre HSV-2

Infektion für eine **Meningitis** verantwortlich. Vertikale Infektionen des Neugeborenen gibt es unter der Geburt v. a. bei einem primären Herpes genitalis. Die Folge ist meist ein **Herpes neonatorum generalisatus** mit Hirnschädigung und oft letalem Ausgang. Auch eine sich auf ein **Ekzem** aufpfropfende HSV-Infektion kann Kindern gefährlich werden.

Merke: Das HSV wird durch Intim- und Speichelkontakt übertragen. HSV-1 verursacht primär eine Stomatitis aphtosa, sekundär einen rezidivierenden Herpes labialis oder corneae, selten eine Enzephalitis. HSV-2 verursacht den primären und rezidivierenden Herpes genitalis (seltener auch HSV-1) und selten eine Meningitis. Vertikale Infektionen des Neugeborenen unter der Geburt (primäres Herpes genitalis) können zu einen Herpes neonatorum generalisatus führen.

Die Primärinfektion mit VZV verläuft zu 75 % unter dem Bild der **Windpocken**. Der Erreger persistiert in allen **Hinterwurzelganglien** des sensorischen Nervensystems. Das Ganglion trigemini (Gasseri) bzw. sacrale kann sowohl mit HSV als auch mit VZV belastet sein. Die Inkubationszeit der primären HSV-Infektion beträgt wenige Tage, die der VZV-Infektion zwei bis drei Wochen. Im Unterschied zu HSV rezidiviert die VZV-Infektion nur selten klinisch manifest.

Die **Exazerbation als Herpes zoster** korreliert mit dem altergemäßen Verschwinden der **Gedächtnis-T-Lymphozyten** als Träger der zellvermittelten Immunität. Auch der (immunologisch noch unausgereifte) Säugling kann einen Herpes zoster erleiden, wenn seine Mutter pränatal Windpocken durchgemacht hat. Selten kann dadurch auch ein **kongenitales Varizellen Syndrom** (ähnlich einer Rötelnembryopathie bzw. einer HCMV-Fetopathie) verursacht werden. Ähnlich HSV können **perinatale Windpocken der Mutter** einen generalisierten Herpes neonatorum auslösen. Auch für die Mutter selbst sind die Windpocken gefährlich; sonst sind **Komplikationen wie Pneumonie oder Enzephalitis** selten. **Herpes zoster** tritt einseitig i. d. R. nur in dem Dermatom auf, dass durch die Windpocken am stärksten belastet war (meist Thorax, dann Kopfbereich, dann übrige Körperdecke). Bei Älteren kommt es in 20 % der Fälle zu einer Schmerzpersistenz (**postzosterische Neuralgie**) als Folge einer Ganglionitis. Auch eine **Begleitmeningitis** ist möglich. Herpes zoster ist eine der **AIDS definierenden opportunistischen Infektionskrankheiten**. Bei diesen Patienten sind mitunter mehrere Dermatome betroffen. Während der Zoster bei unter 70jährigen meist nur einmal auftritt, kann bei Immunstörungen auch ein Zoster rezidivans beobachtet werden. Sowohl HSV als auch VZV können **virostatisch gut behandelt** werden (Acyclovir, Valacyclovir, Famcyclovir, Brivudin, Foscarnet). Je früher die Behandlung erfolgt, desto erfolgreicher. Bei Verdacht auf Enzephalitis sollte noch vor der Beendigung der Laboruntersuchungen mit der Behandlung begonnen werden. Für die **Prävention** einer VZV Infektion stehen **attenuierte Impfviren** zur Verfügung. Eine Impfung gegen HSV konnte bisher nicht entwickelt werden.

> **Merke:** Die Infektion mit dem VZV durch Rachentröpfchen verläuft meist unter dem Bild der Windpocken. Die Exazerbation als Herpes zoster kann zu einer Schmerzpersistenz (postzosterische Neuralgie) führen. Pränatale Windpocken der Mutter können ein kongenitales Varizellen Syndrom des Säuglings verursachen, perinatale Windpocken einen generalisierten Herpes neonatorum.

Labordiagnostik

Die Labordiagnose des **HSV muss virologisch**, die von **VZV kann virologisch und serologisch** erfolgen. HSV kann in **Zellkultur** aus Abstrichmaterial leicht angezüchtet werden. Die Anzüchtung ist bei fachgerechter Präanalytik hoch sensitiv. Der **Ag-Test** ist weniger sensitiv, aber robuster und schneller. Die Vorzüge beider Methoden vereinigt die (kostspieligere) **PCR**. Sie ist die Untersuchungsmethode der Wahl in der **Liquordiagnostik** bei Verdacht auf Enzephalitis/Meningitis. Alle Methoden stehen auch für die Labordiagnose der primären/rekurrenten VZV-Infektion zur Verfügung; allerdings ist die VZV-Anzüchtung schwieriger und zeitintensiver.

Die **Serologie** verwendet als Testmethoden EIA, IFT, Komplementbindungsreaktion und Immunoblot (▶ Kap. 18). Die AK-Messung dient bei HSV-1 im Wesentlichen der Ausschlussdiagnostik. Der IgM-Nachweis gelingt bei der Primärinfektion, bei Ekzema herpeticum und verzögert bei einer Herpesenzephalitis. **Cave: Kreuzreaktion mit VZV!** Auch die Detektion von intrathekalen AK gelingt erst zeitverzögert. (Eine gestörte Blut-Hirnschranke lässt sich aus dem Vergleich der HSV- und VZV-AK-Werte im Liquor und Serum erkennen). Die **HSV-2 Serologie** ist als Einmalbestimmung für die **Schwangerenvorsorge** von Bedeutung, da sie auf die Gefahr eines primären Herpes genitalis bei Seronegativen bzw. einer Rekurrenz bei Seropositiven hinweist. Die Labordiagnose des **Herpes genitalis** muss auf jeden Fall virologisch durch **PCR** oder durch den **kombinierten Ag-Test/Zellkulturversuch** erfolgen. Die **Serodiagnostik der Windpocken** kann zuverlässig und zeitnah mit dem Serum-**IgM**-Test (Cave: Kreuzreaktion mit HSV!), die des **Herpes zoster** besser durch den **IgA**-Test gestellt werden, wobei nur hohe IgA-Titerwerte ($1: \geq 2500$) relevant sind. Während es keinen HSV-Immunschutz gibt, zeigt der positive **VZV-IgG-AK-Test eine Windpockenimmunität** an. Allerdings kann **bei akuter VZV-Infektion der IgG-AK-Test mit niedrigen Werten noch vor dem IgM-AK-Test positiv werden.** Tritt bei der virostatischen Therapie des HSV oder des VZV eine Resistenz auf, können über PCR Virusmutanten identifiziert werden. Diese **Genotypisierung** spielt allerdings nur bei der Therapie von immunkompromittierten Patienten eine Rolle. Neuerdings wird die VZV-Genotypisierung auch zur Analyse von Impfdurchbrüchen eingesetzt.

Merke: Die Labordiagnose des HSV muss virologisch, die von VZV kann virologisch und serologisch erfolgen. Die PCR wird in der Liquordiagnostik eingesetzt.

13.3.4 Humanes Herpesvirus 6, 7 und 8 (HHV-6, HHV-7, HHV-8)

Im Verlauf der AIDS-Epidemie wurden drei Herpesviren des Menschen als Opportunisten entdeckt, welche die Lymphozyten als Zielzellen haben. **HHV-6** Subtyp B und **HHV-7** verursachen das **Exanthema subitum**, das harmlose Dreitagefieber der Kinder. Es besteht eine hohe Populationsdurchseuchung. Dem HHV-6 wurde (wie dem CMV) eine Rolle bei Transplantatabstoßungskrisen zugeschrieben. Das in Europa endemische **HHV-8** verursacht v. a. ein **Angiosarkom**, das auf der Haut als leberfleckenähnlicher **Morbus Kaposi** beschrieben wurde und vor der AIDS-Epidemie nur selten gesehen wurde.

Labordiagnostik

Zur Labordiagnostik ist neben der Möglichkeit der Virusisolierung in Lymphozytenkultur (nur wissenschaftlich etabliert) die **in-house DNA-PCR** (Eigenentwicklung, nicht kommerziell verfügbar, nicht standardisiert) eingeführt, wobei Blutplasma und Biopsien zur Untersuchung kommen. Einfacher ist die **Serodiagnostik mit IgM- und IgG-AK-Testung** bei HHV-6 und HHV-7 (IFT und EIA) mit kommerziellen Kits. Für HHV-8 genügt die einfache AK-Testung, da jeder positive Befund klinisch relevant ist (Methoden ▶ Kap. 18).

Merke: HHV-6 B/HHV-7 sind die Erreger des Dreitagefiebers (Exanthema subitum). HHV-8 verursacht v. a. ein Angiosarkom (Morbus Kaposi). Die Labordiagnostik erfolgt serologisch.

13.4 Papillomaviren: Warzen, Zervixkarzinom und andere Tumorkrankheiten

Laborparameter:

- DNA-Nachweis: Hybridisierung, PCR
- Genotypisierung

Ausgewählte Erkrankungen:

- Warzen
- Condylomata acuminata
- Zervixkarzinom

Papillomaviren sind weltweit in hoher Durchseuchung verbreitet. Das Virus enthält eine doppelsträngige DNA, deren Gene Viruskapsidproteine und Nichtstrukturproteine kodieren, die früh im Replikationszyklus abgelesen werden (early transcribed genes, E1, E2 usw.). Einige von ihnen (E6, E7) transformieren die Basalzellen der Haut bzw. Schleimhaut zu ungebremstem Wachstum. Nur diese Zellschicht ist für die Virusproduktion permissiv. Die **Humanen Papillomaviren (HPV)** werden in mehr als 100 **Genotypen** eingeteilt. Ein HPV wird als neuer Genotyp eingestuft, wenn die Nukleinsäuresequenz des L1 Gens sich von den alten Genotypen um mindestens 10% unterscheidet. Papillomaviren verursachen **Warzen**, die teils harmlos, lokalisiert und vorübergehend auftreten, teils ganz massive Effloreszenzen, insbesondere auch im Genitalbereich hervorrufen (**Condylomata acuminata u. a.**, ▶ Tab. 13.8). Diese Warzen können **maligne entarten**. Andere HPV-Infektionen können primär maligne Tumoren hervorrufen: Am bekanntesten ist das **Zervixkarzinom** des Uterus (▶ Kap. 15.3.5), das nach einer Latenzzeit von 15–20 Jahren bei einem Teil der HPV-Trägerinnen auftritt. Es besteht eine Korrelation zur Frequenz sexueller Kontakte. Die Integration des Virusgenoms in das zelluläre Erbgut ist der wesentliche Onkogenitätsfaktor, darüber hinaus sind die **HPV-Genotypen unterschiedlich onkogen** (▶ Tab. 13.9). **HPV 16 und 18** sind in 90% der Fälle für das Zervixkarzinom verantwortlich. Die **Therapie** der HPV-Tumoren (Radio-(chemo-)therapie, Operation) ist abhängig vom Stadium der Veränderungen. Bei disseminierten Warzen und dem Larynx-Karzinom kommt unterstützend IFN-β oder ein IFN-Stimulator zur Anwendung. Zur **Prävention** der onkogenen HPV-Infektion sind **Vakzine** eingeführt worden, die aus Viruskapsidprotein und Adjuvantien bestehen. Die Impfung induziert AK, welche nach natürlicher Infektion meist nicht ausreichend gebildet werden.

Tab. 13.8 Symptome nach HPV Infektionen

Lokalisation der Infektion	HPV-Typ	Klinische Veränderungen
Haut	1, 2, 4, 7, 26, 27–29, 34, 41, 48–50, 57, 60, 63, 65	Verrucae vulgares
	1	tiefe plantare und palmare Dornwarzen
	3, 10, 28, 29	Verrucae planae juveniles
	5, 8, 9, 12, 14, 15, 17, 19–25, 36–38, 46, 47, 49	Epidermodysplasia verruciformis
Mundschleimhaut/ oberer Respirationstrakt	2,57	Verrucae vulgares
	6, 11, 57	Condylomata acuminata
	13, 32, 57	fokale epitheliale Neoplasie
	6, 11	Larynxpapillome
Genitalien	6, 11, 42, 44, 51, 83	Condylomata acuminata
	6, 11, **16**, **18**, 26, 3031, 33–35, 39, 40–43, 45, 51–59, 61, 62, 64, 66–71, 73, 74, 79, 81–84	genitale Dysplasien, **Zervixkarzinom**

Tab. 13.9 Onkogenes Potential verschiedener genitaler HPV-Typen

Hochrisiko-Typen	16, 18, 31, 33, 35, 39, 45, 58, 51, 52, 56, 59, 68, 73, 82
Niedrigrisiko-Typen	6, 11, 40, 42, 43, 44, (13, 32, 57)

> **Merke:** HPV verursachen Warzen, die teils harmlos, lokalisiert und vorübergehend auftreten, teils ganz massive Effloreszenzen, insbesondere im Genitalbereich hervorrufen (Condylomata acuminata). HPV-Infektionen können primär maligne Tumoren, wie das Zervixkarzinom des Uterus hervorrufen.

Labordiagnostik

HPV kann nicht in Zellkultur angezüchtet werden. Die Labordiagnostik erfolgt **molekularbiologisch** mit und ohne vorhergehende Nukleinsäure-amplifikationstechnologie (NAT). Auch die ohne NAT arbeitenden Methoden sind heutzutage als kommerzielle Testkits ausreichend sensitiv. Typenspezifische, aus zytologischem Abstrichmaterial extrahierte HPV-DNA-Sequenzen werden an Träger-fixierte Gensonden hybridisiert und in einem zweiten **Hybridisierungsschritt** mit markierten Gensonden detektiert. Die einfache **in situ Hybridisierung mit Objektträger-fixierten Abstrichen** oder histologischen Schnitten ist weniger sensitiv. Der empfindlichste und auch spezifischste Test ist die **DNA-PCR**-Amplifikation mit nachfolgender **DNA-Sequenzierung** (▶ Kap. 18.17). Diese Testung ist zur Therapie- bzw. Operationserfolgskontrolle und als Rezidivmarker geeignet. Gegenüber dem Erregernachweis hat die **Serodiagnostik bisher kaum Bedeutung** erlangt, da die natürliche Infektion i. d. R. zu keiner starken humoralen Immunantwort führt. Als Ag sind sowohl Viruskapsidproteine als auch frühe Ag in Erprobung.

Merke: Die Labordiagnostik des HPV erfolgt molekularbiologisch (HPV-DNA-Nachweis und Typsierung).

13.5 Bakterielle Infektionen

Laborparameter:

- AK-Nachweis (EIA, Immunoblots)
- AK-Nachweis durch Agglutination (TPHA, TPLA)
- FTA-ABS-Test
- Cardiolipin-KBR
- VDRL
- PCR

Ausgewählte Erkrankungen:

- Syphilis, Neurosyphilis
- Lyme-Borreliose, Bannwarth-Syndrom, Akrodermatitis chronicans atrophica, Lyme Arthritis

13.5.1 Treponema pallidum und Syphilis

Treponema pallidum gehört zu den Spirochaetales (schraubenförmige Bakterien). Vier Subspecies sind bekannt: **Treponema pallidum pallidum (T. p. p.)** (Erreger der **Syphilis (Lues)**, Treponema pallidum endemicum (Erreger des Syphiloides), Treponema pallidum pertenue (Erreger der Frambösie) und

Treponema pallidum carateum (Erreger der Pinta). Die nur sexuell übertragene Syphilis ist als akute und chronische, oft klinisch unauffällige Infektionskrankheit weltweit verbreitet. In Deutschland beträgt die Seroprävalenz der Infektion 3–4 %, die jährliche Inzidenz wird auf 0,004 % geschätzt, wobei starke sozioökonomische Unterschiede bestehen. Es besteht **Meldepflicht**.

Der Erreger der Syphilis ist 6–20 µm lang, aber nur 100–180 nm dick und somit mikroskopisch nicht unmittelbar sichtbar. Er wird **horizontal** durch **Geschlechtsverkehr** oder **vertikal (mit zunehmender Schwangerschaftsdauer bzw. unter der Geburt (connatal)** auf die **Leibesfrucht** übertragen. Man unterscheidet mehrere Infektionsstadien:

Stadium I: Nach einer Inkubationszeit von 5–90 (im Mittel 21) d entsteht ein (bei HIV-Trägern auch mehrere) Primäraffekt als erhärtete Entzündung am Genital („harter Schanker"), der durch Anschwellen der Leistenlymphknoten zum Primärkomplex wird und sich nach 3–8 Wochen zurückentwickelt.

Stadium II: Noch während oder am Ende von Stadium I erfolgt die hämatogene Streuung. Dabei kommt es zu einem variablen, oft nässenden Exanthem bzw. Enanthem auf Haut und Schleimhaut (Syphilide). Bei dieser systemischen Infektion sind in verschiedenem Ausmaß die visceralen Organe und das ZNS (40 % Neurosyphilis) mit unterschiedlich schwerer Krankheitsmanifestation betroffen. Nach ein bis mehrwöchiger Krankheit kommt es entweder zur Spontanheilung oder zu einer subklinischen Erregerpersistenz im Organismus. Diese latente Infektion kann lebenslang andauern. Recht typisch ist der Befall der Aorta mit der Folge eines Aneurysma, welches oft erst post mortem bei einer Obduktion entdeckt wird.

Syphilis connata: Es handelt sich, streng genommen, um eine Syphilis congenita des Neugeborenen als Folge einer pränatalen Infektion im zweiten oder häufiger im letzten Trimenon einer Schwangerschaft. Die Schwangere zeigt i. d. R. eine Syphilis im Stadium I oder II, seltener in der Latenz. Die eigentliche Lues connata wird unter der Geburt erworben. Soweit die Leibesfrucht überlebt, zeigt das Neugeborene eine Syphilis im Stadium II mit typischer Rhinitis (Koryza) als Lues connata praecox. Besondere Stigmata sind Sattelnase, Knochen- und Zahndeformationen sowie Innenohrschwerhörigkeit (Hutchinson'sche Trias), die oft erst Jahre später auftreten (Lues connata tarda).

Stadium III: Bei einigen Patienten mit Erregerpersistenz entwickeln sich vereinzelte, zentral nekrotisierende Granulome (wegen ihrer Konsistenz als Gummata bezeichnet) in verschiedenen Organen und auf der Haut, wo sie ulzerieren können. Auch in diesem Stadium kann das ZNS betroffen sein.

Die **Syphilistherapie** der Wahl ist nach wie vor ein **Penicillin**.

Merke: Treponema pallidum pallidum wird horizontal durch Geschlechtsverkehr oder vertikal auf die Leibesfrucht übertragen. Man unterscheidet mehrere Infektionsstadien: Stadium I: Primäraffekte und Primärkomplex, Stadium II: hämatogene Streuung mit Exanthem bzw. Enanthem auf Haut und Schleimhaut, z. T. auch visceraler Organe und das ZNS betroffen. Stadium III: bei Erregerpersistenz Entwicklung vereinzelter, zentral nekrotisierende Granulome (Gummata) in verschiedenen Organen.

Labordiagnostik

Im **Entzündungsexsudat des Primäraffektes** kann der **Erreger durch Dunkelfeld- bzw. Phasenkontrastmikroskopie mikroskopisch sichtbar** gemacht und mit neutralisierenden AK in dem Flüssigkeitsfilm zwischen Objektträger und Deckgläschen immobilisiert werden (Nelson-Test). Alternativ wird ein **IFT** (► Kap. 18.12) mit auf dem Träger fixiertem Abstrichmaterial eingesetzt. Das Bakterium kann nicht in vitro angezüchtet werden, seine Vermehrung erfolgt in Kaninchenhoden. Eine **DNA-PCR** (► Kap. 18.17) **zum molekularbiologischen Erregernachweis** hat sich noch nicht für Routinezwecke durchgesetzt (► Tab. 13.10).

Da der Erregernachweis arbeits-, zeit- und kostenaufwendig ist und die AK-Produktion bald nach Beginn des ersten Krankheitsstadiums einsetzt, dominiert die **Serodiagnostik.** Am verbreitetsten ist der **AK-Nachweis durch Agglutination** von mit Bakterien Material beschichteten Partikeln (formalinisierte Erythrozyten, Gelatine-, Bentonit- oder Latexpartikel). Diese Treponema pallidum-Häm-(Partikel oder Latex)-agglutination (**TPHA**, TPPA, **TPLA)** ist sehr spezifisch, wenn entsprechende Kontrollen mitgeführt werden. Die bei Syphilis auftretenden Auto-AK müssen durch Vorabsorption mit Gewebsbreiextrakten entfernt werden. Mit Testerythrozyten (mit Gewebebrei beladen) kann der Erfolg der Vorabsorption in einer Parallel-Agglutination überprüft werden. Bei dem TPPA stören die Gewebs-AK meist nicht. Der positive AK-Test weist eine aktive oder durchgemachte Infektion nach. Durch eine TPHA oder TPLA mit von den anderen Plasmaproteinen abgetrennten IgM wird es möglich, eine akute bzw. relativ frisch abgelaufene Infektion zu detektieren. Das Gleiche leistet der IFT mit trägerfixierten Bakterien, ebenfalls nach Vorabsorption des Plasmas bzw. Serums (**FTA-ABS-Test**), bei der **IgM- und IgG-**AK-Bestimmung. Der indirekte **EIA** bietet ebenfalls die Ig-Klassen-differenzierte AK-Messung. Wie beim TPHA muss ein geeignetes Kontroll-Ag präpariert werden. Der Immunoblot wird eher für wissenschaftliche Zwecke herangezogen.

Weitere Methoden der erregerspezifischen AK-Testung, z. B. im Nelson Test, haben sich nicht durchgesetzt. Alle diese Methoden sind sehr sensitiv.

Tab. 13.10 Einsatz von Syphilis-spezifischen Testverfahren abhängig von der klinischen Fragestellung

Fragestellung	geeignete Testverfahren	weitere Untersuchungen/ Bemerkungen
Erregerdirektnachweis	PCR	keine Routineuntersuchung nur für besondere Fragestellungen
Nachweis spezifischer AK, Screeningtest	TPPA, TPHA	bei grenzwertigem Ergebnis Bestätigung mit FTA-ABS (Western-Blot)
Neurosyphilis	Bestimmung der Liquor/Serum-Quotienten	ggf. PCR
Berurteilung der Infektionsaktivität, Kontrolle des Therapieerfolgs	VDRL, KBR	Bestimmung der IgM Spiegel (FTA-ABS, Western-Blot)
V. a. connatale Infektion bei serologisch positiver Mutter	IgM, PCR	Bestimmung der kindlichen IgM- und IgG Spiegel unmittelbar nach Geburt und nach 6 Monaten PCR (aus Abstrichen, Fruchtwasser)

Beim IgM-Test wird die Beurteilung der Ergebnisse und damit die Therapiekontrolle dadurch erschwert, dass IgM noch lange nach Erregerelimination nachweisbar bleibt. Ähnlich wie bei der Infektiösen Mononukleose gibt es die Möglichkeit, **Syphilis-typische (aber nicht erregerspezifische) Auto-AK** mit einem speziellen Gewebs-Ag zu messen. Schon 1908 hat Wassermann ein Rinderherzgewebsextrakt mit **Cardiolipin**, als heterophiles Ag für die **Komplementbindungsreaktion (KBR)** genutzt (Wassermann-Reaktion). Der Test ist wenig spezifisch, da er auch bei anderen Auto-AK-stimulierenden Infektionskrankheiten positiv ausfallen kann. Er ist jedoch gut zur Therapiekontrolle geeignet, weil nach Keimeliminierung die AK-Titer schnell abfallen. Da die KBR aufwendig und zeitintensiv ist (Übernachtinkubation), benutzt man heute lieber den schnelleren Objektträger-**Cardiolipin-Mikroflockungstest**. Das amerikanische Veneral Disease Reference Laboratory hat dafür ein Standardverfahren ausgearbeitet (**VDRL-Test**). Für die Labordiagnostik der Neurolues kann die PCR eingesetzt werden. Einfacher ist aber auch hier der **intrathekale AK-Nachweis**. Die Intaktheit der Blut-Hirnschranke kann infektionsserologisch durch die Bestimmung anderer AK (HSV, VZV, Masern) erfolgen. Eine weitere Kontrollmöglichkeit ist die Ermittlung des quantitativen Liquor/Serum-IgG-Quotienten (▶ Kap. 12.1.2). Alle serologischen Tests können durch **Kreuzreaktionen mit nicht Syphilis verursachenden Treponema pallidum Infektionen** falsch positiv werden, was jedoch klinisch und infektanamnestisch leicht erkannt werden kann.

> **Merke:** Die Labordiagnose einer Treponema-Infektion basiert überwiegend auf der Serodiagnostik, meist als AK-Nachweis durch Agglutination von mit Bakterienmaterial beschichteten Partikeln (Häm-, Partikel- oder Latexagglutination). **Cave:** falsch positive Testresultate durch Kreuzreaktionen mit nicht Syphilis verursachenden Treponema pallidum Infektionen.

13.5.2 Borrelia burgdorferi und Lyme-Borreliose

Die Lyme-Borreliose ist eine Infektionskrankheit, die durch den Spirochäten **Borrelia burgdorferi** verursacht wird. Die Länge des durch Endoflagellen beweglichen Bakteriums beträgt 4–30 µm, die Dicke 200–300 nm. Man unterscheidet mehrere Genospezies (z. B. B. burgdorferi sensu stricto, B. afzelii, B. garinii, B. spielmanii mit bevorzugtem Tropismus zu Gelenken, Nervensystem und Haut). Der Erreger ist bei Nagetieren verbreitet und kann auf andere Wild- und Haustiere übertragen werden. **Vektor ist die Schildzecke**, die die Infektion durch Stich auch auf den Menschen überträgt (**Zooanthroponose**). Der Lyme-Borreliose-Erreger zeigt verglichen mit dem ebenfalls durch Zeckenbiss übertragenen Frühsommermeningoenzephalitisvirus (FSME-Virus) in Deutschland eine viel größere Verbreitung (20 % der adulten Zecken sind landesweit infiziert gegenüber 1–5 % mit FSME-Virus in Süd- und Nordostdeutschland). Jeder 5. Zeckenstich kann somit zu einer Infektion des Menschen führen; es kommt aber nur bei 2–3 % der Infizierten zu einer Erkrankung. Deutschlandweit sind 10 % der Bevölkerung AK-Träger, die z. T. trotz der Immunreaktion auch Infektionsträger sind. Die Inkubationszeit bis zur AK-Produktion beträgt 2–3 Wochen. Die Inkubation bis zum Krankheitsausbruch ist variabel. Man unterteilt die Erkrankung in drei Stadien:

Stadium I: Im Zeitfenster der Serokonversion breitet sich ringförmig um die Zeckenstichstelle ein **Erythema migrans** aus, das bald nach außen wandert und innen erblasst.

Stadium II: Zeitgleich aber auch bis zu Monate später erfolgt eine hämatogene Erregerstreuung in alle Organe. Am häufigsten zeigt sich eine Krankheitsmanifestation im Nervensystem, als Meningoradikuloneuritis (**Bannwarth-Symdrom**, ▶ Kap. 12.2.3). Die schmerzhaften, entzündlichen Paresen sind ein- oder doppelseitig lokalisiert. Auch die Facialisparese gehört in die Differentialdiagnostik. Neben der neurologischen Symptomatik sind **Arthral-**

gien und **Myalgien** typisch. Weitere Manifestationen betreffen u. a. das Herz (**Karditis**), multiple Erytheme, Lymphozytome.

Stadium III: Dauert der klinisch manifeste Organbefall länger als ein halbes Jahr, entwickelt sich eine chronische Borreliose, am häufigsten als **Akrodermatitis chronicans atrophica** und/oder als **Lyme-Arthritis**. In diesem Stadium ist die Infektion meist nicht mehr selbst limitierend.

Auch hartnäckige Borreliosen können mit **Antibiotika** (Penicillin, Amoxicillin, Doxycyclin, Cefuroxim) therapiert werden, wenn die Applikation individuell festgelegt und konsequent durchgehalten wird. Eine Impfung steht nicht zur Verfügung.

Merke: Der Infektionserreger Borrelia burgdorferi wird durch einen Stich der Schildzecke auf den Menschen übertragen. Die Inkubation bis zum Krankheitsausbruch ist variabel, man unterscheidet 3 Stadien: Serokonversion mit Erythema migrans (Stadium I); hämatogene Erregerstreuung, häufig Krankheitsmanifestation im Nervensystem (Stadium II) chronische Borreliose (z. B. Akrodermatitis chronicans atrophica, Lyme-Arthritis (Stadium III).

Labordiagnostik

Die Labordiagnostik einer Borrelia burgdorferi Infektion wird nicht nach jedem Zeckenstich, sondern nur bei Auftreten einer verdächtigen Symptomatik eingeleitet. Die **Anzüchtung** des Bakteriums in Kultur ist möglich, aber schwierig und zeitraubend. Eine **DNA-PCR** wurde entwickelt, aber noch nicht abschließend bewertet. Das prinzipielle Problem des Erregernachweises ist die Materialgewinnung (oft wenig ergiebig). Eine Ausnahme stellt die Lyme-Arthritis dar, bei der man in der Synovialflüssigkeit oder Gelenkbiopsie oft fündig wird.

In der Labordiagnostik der Borreliose dominiert die **Serologie** (▶ Tab. 13.11). Zum Einsatz kommt der **EIA** als Screening- und der **Immunoblot** als Bestätigungsmethode (▶ Kap. 18.9, 18.13). Kreuzreaktionen der vorgelegten Antigene mit AK gegen andere Spirochaeten sind möglich und erschweren die Testbewertung. Bei positivem Testausfall empfiehlt sich ein zusätzlicher Lues-AK-Test. Für die Borrelienserologie stehen kommerzielle Testkits mit normierter Ablesung der Immunoblot-Banden für den IgG- und IgM-AK-Nachweis zur Verfügung. Neben EIA und Immunoblot wird auch der **IFT** mit Träger-fixierten Bakterien eingesetzt: Wie in der Luesserologie ist eine Vorabsorption von unspezifischen AK (z. B. mit Treponema phagodensis) empfehlenswert.

Tab. 13.11 Einsatz von Borreliose-spezifischen Testverfahren abhängig von der klinischen Fragestellung

Fragestellung	geeignete Parameter	weitere Untersuchungen, Bemerkungen
akute Borrelien-infektion	spezifische IgG und IgM	bei kurzer Krankheitsdauer und/oder lokalisierter Infektion in 50–80 % der Fälle keine AK nachweisbar zunächst EIA, bei positivem oder grenzwertigem Ergebnis Bestätigung durch Immuno-blot, IFT bei Meningitits PCR
späte Infektions-stadien, chronische Borreliose (Arthritis, Acrodermatitis chro-nica atrophicans)	spezifische IgG und IgM	PCR aus Punktaten und Biop-taten
Neuroborreliose	Liquor/Serum-Quotient von spezifischen IgG	PCR

Nach Ablauf der serologischen Inkubationszeit widerlegt ein negativer Screening-AK-Test eine Borrelien-Infektion als Ursache der verdächtigen Symptomatik. Bei bestätigt positivem Testausfall ist **eine Borreliosetherapie** zu erwägen, insbesondere wenn der **IgM-Test** als Marker einer aktiven Infektion positiv reagiert. Der bestätigt positive IgM-Test bei noch fehlendem IgG spricht für eine **akute Infektion**. Der Therapieverlauf wird klinisch beurteilt, weil die IgM-AK noch lange persistieren, auch wenn die Infektion gestoppt ist. Demgegenüber ist jeder **Nachweis intrathekaler AK pathognomonisch** und therapierelevant. Die Differentialdiagnose gegenüber durch Blutplasma-kontamination in den Liquor geratenen AK gelingt durch Quotientenvergleiche (▶ Kap. 12.1.2). Auch nach einer ausreichend therapierten Infektion kann ein positiver spezifischer AK-Index noch für Jahre persistieren (Liquornarbe).

Merke: Die Labordiagnostik der Lyme-Borreliose beruht meist auf dem AK-Nachweis in Serum und Liquor (EIA als Screening-, Immunoblots als Bestätigungsmethode).

Zusammenfassung

Virale Infektionen

Erreger	Erkrankung	Labordiagnostik
HAV	Hepatitis (infektiöse Gelbsucht)	IgM-AK, IgG-AK, HAV-Ag
HEV	Hepatitis	IgM-AK, IgG-AK
HBV	Hepatitis (Serumhepatitis) (Leberzirrhose, -karzinom)	HBsAg, HBeAg, HBc-IgG-AK, HBs-IgG-AK, HBV-DNA
HDV	Hepatitis (nur HBV-infizierte Zellen)	HDV-AK
HCV	Hepatitis (Serumhepatitis) (Leberzirrhose, -karzinom)	HCV-AK; RT-PCR
HIV	akutes HIV-Syndrom AIDS (durch opportunistische Infektionen, Tumoren)	HIV-AK (EIA + Immunoblot), PCR, CD4-Zellzahl (für Therapieverlauf)
HCMV	meist subklinisch, Transplantat-abstoßungskrisen, opportunistische Infektion bei AIDS, Fethopathien	Erregernachweis in Zellkultur, PCR, pp 65 Ag, IgM-AK, IgG-AK (IgA-AK),
EBV	Infektiöse Mononukleose (Pfeiffer'sches Drüsenfieber), Lymphome	EBNA1-AK, EBV-VCA-AK, PCR
HSV-1	Stomatitis aphtosa (Enzephalitis) Herpes labialis oder cornea	Erregernachweis in Zellkultur, Ag-Test oder PCR (Liquor)
HSV-2	Herpes genitalis (Meningitis) Herpes neonatorum generalisatus	Erregernachweis in Zellkultur+ Ag-Test oder PCR
VZV	Windpocken, Herpes zoster kongenitales Varizellen Syndrom	Erregernachweis in Zellkultur, PCR, AK-Nachweis (IgG, IgA, IgM)
HHV 6 /7	Opportunist bei HIV-Infektionen Dreitagefieber (Exanthema subitum)	PCR, IgM- und IgG-AK
HHV 8	Opportunist bei HIV-Infektion Morbus Kaposi	PCR, AK-Nachweis
HPV	Warzen, maligne Tumoren (z. B. Zervixkarzinom)	HPV-DNA-Nachweis

Bakterielle Infektionen

Erreger	Erkankung	Labordiagnostik
Treponema pallidum	Syphilis (Lues) Neurosyphilis	AK-Nachweis durch Agglutination Ag beschichteter Partikel
Borrelia burgdorferi	Lyme-Borreliose Bannwarth-Syndrom Akrodermatitis chronicans atrophica Lyme-Arthritis	AK-Nachweis im Serum und Liquor (EIA + Immunoblot)

14 Knochen, Binde- und Stützgewebe

14.1 Grundlagen des Knochenaufbaus und Remodeling

Als **Knochen** bezeichnet man das Binde- und Stützgewebe, welches das menschliche Skelett bildet. Knochen besteht zu 98 % **aus extrazellulärer Matrix**, die zellulären Elemente bilden, anders als in anderen Geweben und Organen, nur 2 % der Gewebemasse (▶ Abb. 14.1). Der Knochen ist trotz dieser relativen Zellarmut ein metabolisch hochaktives Organ, das mit zahlreichen Körperorganen kommuniziert. Die extrazelluläre Matrix des

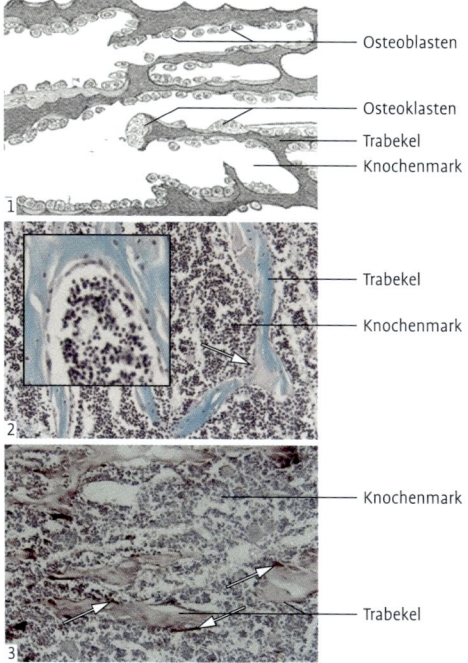

Osteoblasten

Osteoklasten

Trabekel

Knochenmark

Trabekel

Knochenmark

Knochenmark

Trabekel

Abb. 14.1 Spongiöser Knochen: (1) Schematischer Aufbau; (2) Histologischer Schnitt (Safranin O/Fast Green–Färbung, Vergrößerung 200x), der weiße Pfeil markiert Osteoblasten; (3) Histologischer Schnitt (Tartrat-resistente saure Phosphatase-Färbung, Vergrößerung 200x), die weißen Pfeile markieren Osteoklasten.

Knochens besteht zu **70 % aus anorganischen Mineralien** mit **Kalziumphosphat** (Hydroxylapatit) als überwiegende Komponente. Daneben kommen auch Magnesium, Natrium, Kalium und Schwermetalle vor. Der **organische Anteil der extrazellulären Matrix** besteht zu 90 % aus **Typ I Kollagen**. Die restlichen 10 % verteilen sich auf nicht-kollagene Proteine wie Proteoglykane (z. B. Chondroitinsulfat, Heparansulfat), γ-carboxylierte Proteine (z. B. Osteocalcin), Osteopontin, Bone Sialoprotein, Osteonectin und Wachstumsfaktoren.

Merke: Die extrazelluläre Matrix des Knochens besteht zu 70 % aus anorganischen Mineralien (überwiegend Kalziumphosphat/Hydroxylapatit) und zu 30 % aus organischen Bestandteilen (90 % davon sind Typ I Kollagen).

Der Knochen unterliegt einem ständigen Umbau. Dieser als **Remodeling** bezeichnete Prozess wird von **Osteoblasten, Osteozyten** und **Osteoklasten** bewerkstelligt, die in „Bone Remodeling Units (BRU)" zusammenarbeiten (▶ Abb. 14.2). In der **initialen Aktivierungsphase** werden Monozyten aus

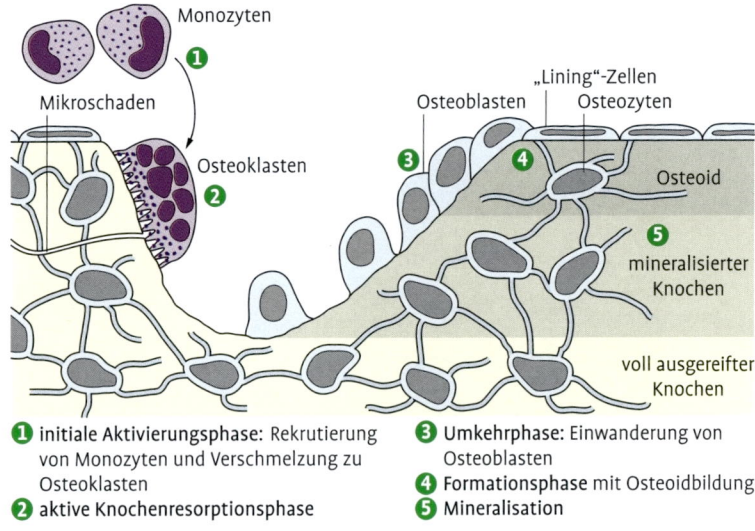

① initiale Aktivierungsphase: Rekrutierung von Monozyten und Verschmelzung zu Osteoklasten

② aktive Knochenresorptionsphase

③ Umkehrphase: Einwanderung von Osteoblasten

④ Formationsphase mit Osteoidbildung

⑤ Mineralisation

Abb. 14.2 Schematische Darstellung des Knochen-Remodeling (modifiziert nach Seeman and Delmas. The Bone Quality – The Material and Structural Basis of Bone Strength and Fragility. N. Engl. J. Med., 2006).

der Zirkulation rekrutiert, die auf der Knochenoberfläche zu vielkernigen Osteoklasten verschmelzen. In der **aktiven Knochenresorptionsphase** bilden die Osteoklasten einen Hohlraum zwischen der basalen Zellmembran und der Knochenoberfläche, in den Säure und Enzyme zur Resorption mechanisch insuffizienten Knochens sezerniert werden. Die Säure löst die anorganische Knochenmatrix auf, während Enzyme (Matrixmetalloproteinasen (MMP), Kathepsin K, L) für den Abbau der organischen Knochenmatrix sorgen. In der **Umkehrphase** wandern unter dem Einfluss von aus dem Knochen freigesetzten Wachstumsfaktoren und humoralen Faktoren Osteoblasten in die Resorptionslakunen ein und füllen den Defekt in der **Formationsphase** mit nicht-mineralisiertem Knochengewebe (Osteoid) auf. Während die meisten Osteoblasten durch Apoptose absterben oder neue „Lining"-Zellen bilden, werden einige überlebende Zellen bei der sich anschließenden Mineralisation des Osteoids als Osteozyten in die Knochenmatrix eingebaut. Diese Osteozysten sind über Zellfortsätze miteinander verbunden und erfüllen regulatorische Funktionen im Knochen.

Merke: Der Knochen unterliegt einem ständigen Remodeling, das von Osteoblasten, Osteozyten und Osteoklasten bewerkstelligt wird.

Die Aktivität jeder BRU unterliegt einer komplexen Regulation auf lokaler (para-/autokriner) und systemischer (endokriner) Ebene. Osteoklasten werden durch endokrine (z. B. Vitamin D, Östrogene, Androgene) und parakrine (z. B. IL-1, IL-6, TGF-ß, Receptor Activator of Nuclear Factor kappa B Ligand (RANKL) Signale aktiviert. Während ein Teil dieser Signale (z. B. Steroidhormone, TGF-ß, Interleukine) die Osteoklasten direkt beeinflusst, agieren andere Signale (z. B. PTH, PTH-related-Peptide (PTHrP)) über die Aktivierung von Osteoblasten. Die dabei sezernierten osteoblastären Signalmoleküle führen zur Rekrutierung osteoklastärer Vorläuferzellen und Aktivierung von Osteoklasten. Ein Beispiel für das Zusammenspiel zwischen Osteoblasten und Osteoklasten ist die Interaktion zwischen osteoblastärem RANKL und seinem osteoklastären Rezeptor RANK, welche die Voraussetzung für die Reifung und Aktivierung von Osteoklasten darstellt (▶ Abb. 14.3). Die Aktivierung von Osteoklasten durch RANKL wird durch osteoblastäres Osteoprotegerin (OPG) gehemmt, indem es an RANKL bindet. An OPG gebundenes RANKL kann nicht an RANK binden und ist somit inaktiv.

Merke: Die Aktivität jeder BRU unterliegt einer äußerst komplexen Regulation und erfolgt auf lokaler (para-/autokriner) und systemischer (endokriner) Ebene.

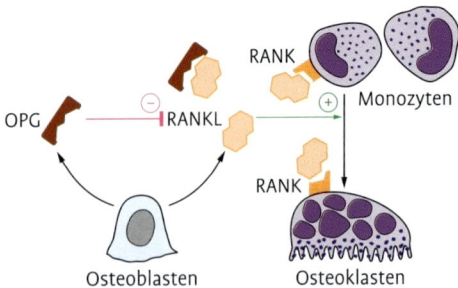

Abb. 14.3 Aktivierung von Osteoklasten über das RANK/RANKL/OPG-System.

Osteoblasten werden durch eine Vielzahl von Hormonen und lokalen Faktoren beeinflusst, wobei die Rolle der Osteozyten noch unklar ist. Sicher ist, dass Osteozyten, als lokale Mechanosensoren einen entscheidenden Einfluss auf die Rekrutierung von Osteoklasten und Osteoblasten haben. Darüber hinaus unterliegen Osteoblasten der Regulation durch matrixeigene Wachstumsfaktoren (z. B. TGF-ß, IGF-1, FGF), die im Rahmen der osteoklastären Knochenresorption freigesetzt werden.

14.2 Labordiagnostik des Knochenstoffwechsels – Knochenmarker

Laborparameter:
- Phosphat, Kalzium
- Vitamin D, Parathormon (PTH)
- knochenspezifische alkalische Phosphatase (Bone-AP)
- Osteocalcin
- C- und N-terminale Kollagen Typ I Propetide (PICP, PINP)
- C- und N-terminale Kollagen Typ I Telopeptide (CTX-I, NTX-I, ICTP)
- Pyridinium-Crosslinks (PYD, DPD)
- Tartrat-resistente saure Phosphatase 5b (TRAcP5b), Kathepsin K

Ein breites Spektrum an Parametern (▶ Tab. 14.1) liefert Informationen über die Aktivität von Osteoblasten/Osteoklasten und ermöglicht eine Abschätzung der Knochenresorptions- und Knochenformationsaktivität. Generell werden enzymatische, kollagene und nicht-kollagene Marker unterschieden. Mit Hilfe kollagener Marker (▶ Abb. 14.4) kann ein gesteigerter Knochenumsatz (high turnover) sowie ein gestörtes Gleichgewicht zwischen Knochenresorption und -formation diagnostiziert werden. Darüber hinaus

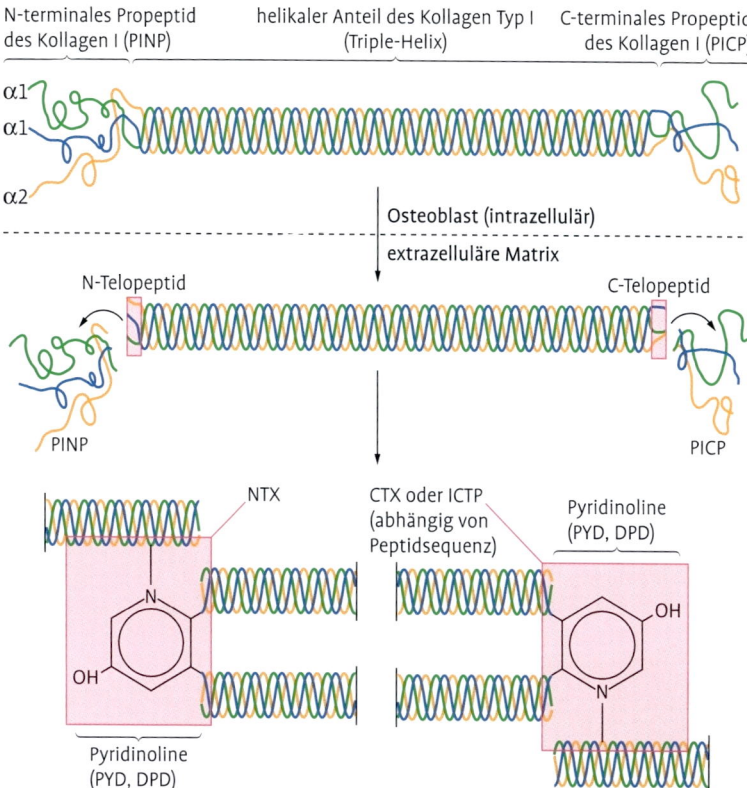

Abb. 14.4 Biochemie der kollagenen Knochenmarker (modifiziert nach McCudden CR und Kraus VB, Clin Biochem 2006): In den Osteoblasten wird Kollagen Typ I synthetisiert, anschließend werden extrazelluläre PINP und PICP abgespalten und mehrere Kollagenfasern über Pyridinoline quervernetzt. PICP/PINP – C-terminale/ N-terminale Propeptide des Prokollagen Typ I, ICTP – C-terminale quervernetzte Kollagen Typ I Telopeptide, CTX-I/NTX-I – C-terminale/N-terminale quervernetzte Kollagen Typ I Telopeptide, PYD – Pyridinolin, DPD – Desoxypyridinolin.

werden sie zum Therapiemonitoring eingesetzt. Biochemische Knochenmarker können zur Abschätzung des Frakturrisikos beitragen. Bei der Beurteilung des Therapieeffektes bieten Knochenmarker den Vorteil, dass sie bereits 2–6 Monate nach Therapiebeginn, also deutlich früher als die Knochenmineraldichte (langsame Veränderung über 2–3 Jahre), signifikante Veränderungen aufweisen. Gegenwärtig wird untersucht, inwieweit Knochenmarker bei der Therapiegestaltung hilfreich sein können (z. B. anabole Therapie bei „low turnover", antiresorptive Therapie bei „high turnover"). Bei Patienten

Tab. 14.1 Übersicht kommerziell verfügbarer Knochenmarker. Häufig eingesetzte Marker sind fett hervorgehoben. IRMA – immunradiometrischer Assay (Sonderform des RIA)

	Marker	Ursprungsgewebe	Material	Analyse-verfahren	Automati-sierung	Kommentare
Formations-marker	**Knochenspezifische alkalische Phophatase (BAP, Bone – AP)**	Knochen	Serum	Elektrophorese, Präzipitation, IRMA, EIA	nein	spezifisches Osteoblastenprodukt; einige Assays weisen bis zu 20 % Kreuzreaktivität mit dem Isoenzyme der Leber auf
	Osteocalcin (OC)	Knochen, Thrombozyten	Serum	RIA, IRMA, ELISA	ja	spezifisches Osteoblastenprodukt; kann auch im Rahmen der Knochenresorption freigesetzt werden
	C-terminales Propeptid von Prokollagen Typ I (PICP)	Knochen, Haut, Bindegewebe	Serum	RIA, ELISA	nein	spezifisches Produkt proliferierender Osteoblasten und Fibroblasten
	N-terminales Propeptid von Prokallegen Typ I (PINP)	Knochen, Haut, Bindegewebe	Serum	CLIA, RIA, ELISA	ja	spezifisches Produkt proliferierender Osteoblasten und Fibroblasten; teilweise in extrazelluläre Matrix inkorporiert
kollagene Resorptions-marker	Hydroxyprolin (Hyp)	Knochen, Knorpel, Bindegewebe, Haut	Urin	Kolorimetrie, HPLC	nein	in neu synthetisiertem und reifem Kollagen vorhanden; deshalb tragen sowohl Kollagensynthese als auch -abbau zur Hyp-Ausscheidung im Urin bei
	Pyridinoline (PYD), Deoxy-pyridinolin (DPD)	Knochen, Dentin, Knorpel, Sehnen, Blutgefäße	Urin, Serum	HPLC, ELISA	nein	Pyd und DPD kommen nur in reifem Kollagen vor; DPT ist spezifischer für Knochenresorption als PYD, da PYD in hoher Konzentration auch in Knorpel vorkommt
	C-terminales quervernetztes Telopeptid von Kollagen Typ I (ICTP, CTX-MMP)	Knochen, Haut	Serum	RIA	nein	Aminosäuresequenz unterscheidet sich von CTX; wird vermutlich durch Metalloproteinasen freigesetzt; kann auch im Rahmen der Kollagensynthese fregesetzt werden
	C-terminales quervernetztes Telopeptid von Kollagen Typ I (CTX)	alle Gewebe, die Kollagen Typ I enthalten	Urin, Serum	CLIA, ELISA	ja	höchste Konzentration im Knochen; Freisetzung durch Kathepsin K vermittelte Spaltung; mit zunehmendem Alter des Kollagens Isomerisierung von α-Aspartat zu β-Aspartat

Tab. 14.1 (Fortsetzung)

	Marker	Ursprungsgewebe	Material	Analyse-verfahren	Automati-sierung	Kommentare
	N-terminales quervernetztes Telopeptid von Kollagen Typ I (NTX)	alle Gewebe, die Kollagen Typ I enthalten	Urin, Serum	ELISA	nein	höchste Konzentration im Knochen
	α-1 helikoidales Peptid von Kollagen Typ I (HELP)	alle Gewebe, die Kollagen Typ I enthalten	Urin	ELISA	nein	Spaltprodukt, dass dem helikalen Anteil des Kollagen I entstammt; gute Korrelation mit anderen kollagenösen Resorptionsmarkern; kein spezifischer Vorteil gegenüber anderen kollagenösen Markern
nicht-kollagene Resorptions-marker	Bone Sialoprotein (BSP)	Knochen, Dentin, hypertropher Knorpel	Serum	RIA, ELISA	nein	Glykoprotein, das in die extrazelluläre Knochenmatrix eingebaut wird; ist mit der Osteoklastenfunktion assoziiert
	Tartrat-resistente saure Phosphatase 5b (TRAcP5b)	Knochen, Blut	Plasma, Serum	Kolorimetrie, HPLC, ELISA	nein	6 Isoenzyme bekannt (Osteoklasten, Thrombozyten, Erythrozyten); Typ 5b dominiert in menschlichem Knochen
	Kathepsin K	Osteoklasten	Plasma, Serum	ELISA	nein	Hauptenzym der osteoklastären Kollagenresorption

mit Osteoporose kann die Mitteilung der Resultate einer Knochenmarker-
bestimmung vor und nach Therapiebeginn die Motivation zur Fortführung
der Therapie signifikant steigern.

Merke: Biochemische Knochenmarker werden in enzymatische, kollagene und nicht-kollagene Marker unterschieden. Ihr klinischer Nutzen
liegt in der Diagnostik eines gesteigerten Knochenumsatzes sowie eines
gestörten Gleichgewichts zwischen Knochenresorption und Knochenformation.

Zur Beurteilung des Knochenstoffwechsels sollten je ein Knochenformationsmarker und ein Knochenresorptionsmarker bestimmt werden. Als **Knochenformationsmarker** werden **Osteocalcin** und knochenspezifische **alkalische Phosphatase (Bone-AP)** am häufigsten eingesetzt. **Prokollagen Typ I
N-terminales Propeptid (PINP)** gewinnt zunehmend klinische Bedeutung. In
der Praxis sollte die Auswahl der Marker den lokalen Gegebenheiten sowie
den individuellen Erfahrungen angepasst werden.

Als **Knochenresorptionsmarker** haben sich die **Pyridinium-Crosslinks
Pyridinolin (PYD)** und **Desoxypyridinolin (DPD)** im Urin sowie die **quer-
vernetzten C- bzw. N-terminalen Telopeptide des Typ I Kollagens (CTX-I,
NTX-I)** bewährt. Die seltener eingesetzten Marker tartratresistente saure Phosphatase 5b (TRAcP5b) und ICTP bieten bei Niereninsuffizienz, Malignomen
oder rheumatischen Erkrankungen Vorteile. Ihr Einsatz ist allerdings durch die
unzureichende Dokumentation von Referenzwerten limitiert. Darüber hinaus
existieren für TRAcP5b nur wenige klinische Studien, so dass der klinische
Wert dieses Markers noch nicht abschließend beurteilt werden kann.

Keiner dieser Knochenmarker liefert Information über die Ursache der
Knochenstoffwechselstörung. Bei Nachweis einer Störung sollte daher nach
den auslösenden Faktoren geforscht werden. Diese weiterführenden Untersuchungen beinhalten endokrine Regulatoren des Knochenstoffwechsels
(z. B. **PTH, 25-Hydroxyvitamin D und Sexualhormone**), Nieren- und Leberfunktion, Gesamtprotein, Albumin, Serumprotein-Elektrophorese und Differentialblutbild.

Merke: Zur Beurteilung des Knochenstoffwechsels sollte je ein Knochenformationsmarker und ein Knochenresorptionsmarker bestimmt werden. Bei Nachweis einer Störung sollte durch weiterführende Untersuchungen von endokrinen Regulatoren des Knochenstoffwechsels (z. B.
PTH, 25-Hydroxyvitamin D und Sexualhormone) sowie der Nieren- und
Leberfunktion nach den auslösenden Faktoren geforscht werden.

Knochenmarker unterliegen zahlreichen Einflussfaktoren, die erhebliche Auswirkungen auf das Testresultat haben. Dazu gehören u. a. Tages- und Jahreszeit, Nahrungsaufnahme, Alter, Geschlecht und hormonelle Veränderungen (z. B. Zyklusphase, Menopause). Sie sollten bei der Bestimmung der Knochenmarker berücksichtig werden. Eine Standardisierung der Materialgewinnung ist essentiell. Blutentnahmen sollten morgens zwischen 7 und 9 Uhr im nüchternen Zustand oder am Nachmittag zwischen 13 und 16 Uhr erfolgen. Urinproben sollten aus dem zweiten Morgenurin gewonnen werden. Bei prämenopausalen Frauen empfiehlt es sich, die Probengewinnung zwischen dem 3. und 7. Zyklustag durchzuführen.

Bei der Beurteilung der Knochenmarker ist das Alter der Patienten zu beachten. Grundsätzlich weisen Kinder aufgrund ihres aktiven Knochenwachstums wesentlich höhere Werte als Erwachsene auf. Nach der Pubertät sinken die Werte stark ab und erreichen ein Tief gegen Ende der 3. Lebensdekade. Anschließend setzt ein kontinuierlicher Anstieg ein, der bei Frauen bis zur Menopause und bei Männern bis zum Ende der 5.–6. Lebensdekade andauert. Während und nach der Menopause kommt es oft zu einer massiven Beschleunigung des Knochenumsatzes (Anstieg der Knochenmarker um 80–100 %). Dieser Anstieg kann z. T. bis in die späte Menopause fortbestehen. Bei älteren Männern ist die Datenlage heterogen: I. d. R. werden mit zunehmendem Alter ein Nachlassen der Knochenneubildung und damit niedrigere Formationsmarker beobachtet.

Merke: Knochenmarker werden von zahlreichen Faktoren (z. B. Tages- und Jahreszeit, Nahrungsaufnahme, Alter, Geschlecht, Zyklusphase, Menopause) beeinflusst. Dies erfordert eine standardisierte Materialgewinnung.

14.2.1 Knochenformationsmarker

Knochenspezifische alkalische Phosphatase (Bone-AP)

Die AP ist ein membranständiges Enzym, dass in Leber, Knochen, Niere, Plazenta und Darm vorkommt. Physiologischerweise entstammen 50 % der Serum-Gesamt-AP dem Knochen (Osteoblasten) und 50 % der Leber (Leberparenchymzellen, Gallengangsepithelien). Aufgrund dieses hohen nichtskelettalen Anteils besitzt die Gesamt-AP eine geringe Sensitivität und Spezifität für skelettale Veränderungen. Moderne Immunoassays (► Kap. 18.13) ermöglichen die Bestimmung der Bone-AP, die eine wesentlich höhere Sensitivität und Spezifität als die Gesamt-AP aufweist. Die Referenzwerte sind alters-, geschlechts- und testabhängig. Allerdings ist das Gesamt-AP bei der

Diagnose und Verlaufskontrolle des Morbus Paget der klinisch sinnvollste und kostengünstigste Laborparameter.

Osteocalcin (OC)

OC ist das Hauptprotein der nicht-kollagenen, organischen Knochenmatrix. Die Bildung von OC ist Vitamin K abhängig. Vitamin K dient als Cofaktor der posttranslationalen γ-Carboxylierung, die dem OC eine erhöhte Affinität für Kalzium und Hydroxylapatit verleiht. OC wird während der Mineralisierungsphase von Osteoblasten gebildet und zum Großteil in die Knochenmatrix eingelagert. Dort reguliert es die Bildung von neuer Knochenmatrix durch Osteoblasten. Ein variabler Anteil des OC gelangt in die periphere Zirkulation, wo es rasch in mehrere Fragmente gespalten wird. Die derzeit verfügbaren Assays erfassen intaktes OC sowie N-terminale und zentrale Fragmente. Da OC bei der Knochenresorption freigesetzt wird, kann Serum-OC als Marker des Knochengesamtumsatzes dienen. Eine Therapie mit Glukokortikoiden führt zum raschen und markanten Abfall der Serum OC-Spiegel. Dies ist auf eine reduzierte Osteoblastenaktivität und auf direkte Effekte der Glukokortikoide auf den osteoblastären OC-Promotor zurückzuführen. Aufgrund der überwiegend renalen Elimination ist die Wertigkeit von Serum-OC bei Nierenfunktionsstörungen limitiert.

C- und N-terminale Propeptide des Prokollagen Typ I

Typ I Kollagen wird primär als Prokollagen (Kollagenmolekül mit großen globulären Proteindomänen im N- und C-terminalen Bereichen) sezerniert. Diese Proteindomänen werden extrazellulär abgespalten, so dass sich die helikalen Kollagenmoleküle zu größeren Kollagenfibrillen zusammenlagern können. Die abgespaltenen Propetide, PINP und PICP, sind als Marker der Kollagensythese im Serum messbar (▶ Abb. 14.4). Beide Peptide werden in der Leber metabolisiert und weisen in vivo eine kurze Halbwertszeit auf. Starke Veränderungen beider Marker werden bei wachsenden Kindern, beim Morbus Paget, bei Knochenmetastasen (z. B. des Mammakarzinoms) und bei anderen Knochenerkrankungen mit hohem Gewebeumsatz beobachtet. Da PINP bei der Dialysebehandlung nicht aus der Zirkulation eliminiert wird, eignet es sich besser zum Monitoring von Dialysepatienten als OC. Die Serumspiegel von PINP und PICP werden mittels immunologischer Tests (▶ Kap. 18.13) nachgewiesen.

14.2.2 Knochenresorptionsmarker

Pyridinium-Crosslinks im Urin

Das Kollagen Typ I-Molekül besteht aus drei Einzelsträngen, die zu einer Triple-Helix verdrillt sind. Dabei sind die Einzelstränge des Kollagenmoleküls durch „Crosslinks" miteinander vernetzt (▶ Abb. 14.4). Die beiden Hauptvertreter dieser Crosslink-Komponenten, Pyridinolin (PYD) und Desoxypyridinolin (DPD) tragen wesentlich zur Stabilität des Kollagens bei. PYD und DPD werden bei der osteoklastären Kollagenresorption freigesetzt und können somit zur Diagnostik des Knochenabbaus herangezogen werden. Aufgrund ihrer geringen Größe werden sie renal eliminiert und deshalb im Urin gemessen. Da Typ I Kollagen auch in anderen Geweben (z. B. Sehnen, Knorpel) vorkommt, sind Pyridinoline nicht knochenspezifisch. Allerdings ist der Umsatz von Knochengewebe deutlich höher als der von Sehnen und Knorpel, so dass der überwiegende Anteil dieser Marker in Blut und Urin dem Knochen entstammt. Da in Knochen überwiegend DPD (DPD/PYD etwa 4/1) und in Sehnen und Knorpel überwiegend PYD als Quervernetzungsmolekül vorhanden ist, wird DPD eine größere Knochenspezifität zugesprochen. Tests für freie Pyridinoline (fPYD, fDPD) und für Gesamtpyridinoline (tPYD, tDPD) werden kommerziell angeboten. Da bei der osteoklastären Knochenresorption überwiegend Telopeptide freigesetzt werden, die über ein PYD oder DPD quervernetzt sind, empfiehlt sich i. d. R. die Bestimmung der Gesamtpyridinoline.

C- und N-terminale quervernetzte Kollagen Typ I Telopeptide

Am N- bzw. C-Terminus des Kollagen Typ I-Moleküls befinden sich kurze (20–25 AS), nicht-helikale Peptidsequenzen, die als Telopeptide bezeichnet werden. Diese Telopeptide sind über Pyridinium-Crosslinks mit dem helikalen Anteil benachbarter Kollagenmoleküle quervernetzt (▶ Abb. 14.4). Beim proteolytischen Abbau des Knochens werden die Peptide freigesetzt und können als CTX-I und NTX-I im Serum und Urin mittels spezifischer Immunoassays (▶ Kap. 18.13) gemessen werden. Vergleichbar den Pyridinolinen werden sie rasch renal eliminiert.

C-terminale quervernetzte Kollagen Typ I Telopeptide (ICTP)

ICTP ist ein Kollagenfragment, das wie CTX-I dem C-terminalen Telopeptid von Kollagen Typ I entstammt. ICTP ist größer als CTX-I und enthält ein trivalentes Vernetzungsmolekül (Pyridinolin, Desoxypyridinolin oder ein Pyrol). Divalent oder nicht-quervernetzte Peptide reagieren nicht mit dem AK des ICTP-Tests. ICTP wird durch Matrixmetalloproteinasen (MMP) freigesetzt. Da MMP vermehrt bei pathologischer Knochenresorption (z. B. bei Knochenmetastasen, multiplem Myelom) auftreten, ist ICTP hier ein besonders sensitiver Marker. Anders als bei NTX-I und CTX-I hat die Kathepsin K-vermittelte Knochenresorption nur einen geringen Einfluss auf die zirkulierende ICTP-Konzentration, weshalb dieser Marker deutlich weniger durch hormonale Veränderungen beeinflusst wird.

Tartrat-resistente saure Phosphatase 5b (TRAcP5b) und Kathepsin K

Die Messung von Kollagendegradationsprodukten (z. B. DPD, NTX-I/CTX-I, ICTP) reflektiert im Wesentlichen den Abbau etablierter Matrixkollagene. Enzyme wie TRAcP5b und Kathepsin K hingegen dienen als Marker der biologischen Osteoklastenaktivität, da sie von resorbierenden Osteoklasten freigesetzt werden. Im Vergleich zu den kollagenen Markern wird die Serumkonzentrationen der TRAcP5b weniger von der Nierenfunktion beeinflusst und besitzt eine weniger stark ausgeprägte Tagesrhythmik. Bei Vorliegen einer Haarzellleukämie kann die Messung der TRAcP5b gestört sein, da bei dieser Erkrankung das Enzym vermehrt exprimiert wird. Obwohl Kathepsin K schon lange als osteoklastäres Enzym bekannt ist, wird es erst seit kurzem als Knochenresorptionsmarker untersucht. Daher ist eine Abschätzung des praktischen Nutzens dieses Markers derzeit noch nicht möglich.

14.3 Ausgewählte Erkrankungen

Ausgewählte Erkrankungen:

- Osteoporose
- Hyperkalziämie, Hypokalziämie
- Rachitis/Osteomalazie
- Hyperparathyreoidismus (HPT)
- Vitamin D-Mangel
- Knochenmetastasen

14.3.1 Osteoporose

Die Osteoporose ist die mit Abstand häufigste Knochenerkrankung bei Erwachsenen. Kennzeichen sind Reduktion der Knochenfestigkeit, erhöhte Frakturgefährdung, reduzierte Knochenmasse und -mineralisation, beschleunigter Knochenumsatz und Veränderungen im molekularen Aufbau der Knochenmatrix. Typische osteoporotische Frakturen betreffen die Wirbelkörper, den Radius und den proximalen Femur, wobei der Fraktur oft ein nicht-adäquates Trauma zugrunde liegt. In der Praxis werden **primäre von sekundären Osteoporosen** unterschieden. Eine stark erniedrigte Knochendichte und/oder Frakturen bei prämenopausalen Frauen oder jüngeren Männern sind mögliche Indizien für eine sekundäre Osteoporose. Mögliche Ursachen sind Kalzium- und Vitamin D-Mangel, Niereninsuffizienz, Hyperparathyreoidismus (s. u.), Hypercortisolismus, Hypogonadismus (▶ Kap. 10.8.2), Malignome, Medikamente (z. B. Glukokortikoide, Antiepileptika, Chemotherapeutika, Cyclosporin). Die komplexen Ursachen der häufigeren primären Osteoporose sind nur z. T. verstanden. Weiter unterscheidet man zwischen der postmenopausalen Osteoporose der Frau (Alter 50–70 Jahre, v. a. Radius- und Wirbelkörperfrakturen) und der altersassoziierten Osteoporose bei Männer und Frauen (Alter >70–75 Jahre v. a. periphere Frakturen).

Eine Osteoporose liegt definitionsgemäß vor, wenn die osteodensitometrisch ermittelte Knochendichte (bone mineral density, BMD) 2,5 oder mehr Standardabweichungen unter der BMD von jungen Erwachsenen des gleichen Geschlechts liegt oder wenn eine Fraktur nach inadäquatem Trauma diagnostiziert wurde. Im klinischen Alltag basiert die Osteoporosediagnostik auf einer detaillierten Anamnese mit Erfassung relevanter Risikofaktoren, einer körperlichen Untersuchung, einer Osteodensitometrie und ggf. anderen radiologischen Untersuchungen (z. B. Röntgen der Wirbelsäule, Ganzkörperknochenszintigraphie). Bei der primären Osteoporose kommt der Labordiagnostik nur eine untergeordnete Bedeutung zu. Allerdings spielt sie eine wichtige Rolle bei der Diagnose sekundärer Osteoporosen sowie bei der Therapiesteuerung und Patientencompliance.

Merke: Die Osteoporosediagnostik basiert auf einer detaillierten Anamnese, einer körperlichen Untersuchung und einer Osteodensitometrie. Der Labordiagnostik ist bei der Differentialdiagnose sekundärer Osteoporosen bedeutsam.

Gemäß der Leitlinie des DVO (www.lutherhaus.de/dvo-leitlinien) sollte sich nur dann eine Labordiagnostik an die primäre Basisdiagnostik anschließen, wenn der Grund für die Basisdiagnostik eine Fraktur ohne adäquates Trauma war, die Osteodensitometrie einen T-Wert <2.0 ergibt oder wenn aufgrund der körperlichen Untersuchung/Anamnese ein Verdacht auf eine sekundäre Osteoporose besteht. Zur Differenzierung häufiger Formen der sekundären Osteoporose sollte die Labordiagnostik ein Blutbild, BSG/CRP, Serumbestimmungen von Kalzium, Phosphat, Kreatinin, AP, γGT, TSH und eine Serumprotein-Elektrophorese umfassen (▶ Tab. 14.2). Je nach Befund sollten sich weitere Untersuchungen (z. B. Vitamin D, Östradiol, Testosteron, Cortisol, PTH) anschließen. Wegen des bei älteren Personen in Mittel- und Nordeuropa häufigen Vitamin D-Mangels ist die Bestimmung des Serumspiegels von 25-Hydroxyvitamin–D sinnvoll (▶ Kap. 14.3.3).

Tab. 14.2 Basislabor der Osteoporose gemäß den Leitlinien der DVO

Laborparameter	wichtige damit verbundene Fragestellungen
ionisiertes Kalzium im Serum oder gesamt-Kalzium + Total-protein	↑ primärer Hyperparathyreoidismus oder andere Ursachen einer Hyperkalzämie ↓ z. B. sekundärer Hyperparathyreodismus, Malabsorption
Serum-Phosphat	↓ sekundärer Hyperparathyreoidismus, Malabsorption
alkalische Phosphatase im Serum	↑ Osteomalazie
γ-GT	hepatisch bedingte Erhöhungen der alkalischen Phosphatase
Serum-Kreatin	↑ renale Osteodystrophie (je nach Muskelmasse ab Kreatinin-Wertin >2–3 mg/dl zu erwarten)
BSG/CRP	↑ entzündliche Ursachen (z. B. Morbus Crohn)
Serumprotein-Elektrophorese	bei monoklonaler Gammopathie Hinweis auf multiples Myelom, Paraproteine als Hinweis für andere Malignome
25(OH)-Vitamin D_3	↓ Vitamin D-Mangel
Serum-TSH	<0,3 IU/ml endogen oder durch L-Thyroxin-Medikation bedingt als Risikofaktor für Frakturen

Ein beschleunigter Knochenumsatz (erhöhte Serum- oder Urinkonzentrationen bestimmter Knochenmarker) ist ein Risikofaktor für osteoporotische Frakturen. Darüber hinaus scheint die kombinierte Bestimmung von BMD und Knochenmarkern den Einzelverfahren bei der Prädiktion des Frakturrisikos überlegen zu sein. Auch können Knochenmarker zur frühzeitigen Beurteilungen des Therapieerfolges herangezogen werden. Trotz dieser Erkenntnisse wird die Bestimmung von Knochenmarkern im Rahmen der Patientenversorgung derzeit nicht empfohlen.

Merke: Eine Labordiagnostik ist bei einer Fraktur ohne adäquates Trauma, bei Osteodensitometrie-T-Werten <2,0 oder bei Verdacht einer sekundären Osteoporose induziert. Sie umfasst Blutbild, BSG/CRP, Kalzium, Phosphat, Kreatinin, AP, γtGT und TSH im Serum sowie eine Serumprotein-Elektrophorese.

14.3.2 Hyperkalziämie – Hypokalziämie

Die Diagnose einer **Hyperkalziämie** wird durch die Messung von Kalzium im Serum gestellt. Dabei ist die Bestimmung des **ionisierten Kalziums** der des **Gesamtkalziums** vorzuziehen, da seine Konzentration direkt durch PTH und $1,25(OH)_2$-Vitamin D (Calcitriol) reguliert wird. Der Gesamtkalzium-Spiegel wird stark von der Proteinkonzentration beeinflusst, da es zu 45 % an Proteine (v. a. Albumin) gebunden vorliegt. Ein Abfall des Albumins um 1 g/dl bewirkt eine Erniedrigung des Gesamtkalziums um 0,25 mmol/l. Im Falle eines erniedrigten Gesamtproteins (oder Albumins) kann die gemessene Gesamtkalzium-Konzentration rechnerisch korrigiert werden. Dabei wird ein Albumin-Wert von 4 g/dl oder ein Gesamtprotein-Wert von 7,76 g/dl zugrunde gelegt. Die Bestimmung des Gesamtkalziums erfolgt mittels Atomabsorptionsspektroskopie (AAS, Referenzmethode, ▶ Kap. 18.1), Flammenphotometrie (▶ Kap. 18.18) oder photometrischen Tests (z. B. O-Kresolphtalein). Das ionisierte Kalzium wird mittels ionenselektiver Elektroden (▶ Kap. 18.14), bestimmt, ist aber aufgrund der apparativen Voraussetzungen nicht in jedem Labor verfügbar.

89 % der Hyperkalziämien liegen manifeste Erkrankungen (z. B. primärer **Hyperparathyreoidismus** (pHPT), solide bzw. hämatologische **Malignome**) zugrunde (▶ Tab. 14.3). Darüber hinaus werden Hyperkalziämien nicht selten durch **Medikamente** wie Glukokortikoide und Thiazide verursacht. Daher sollte jede Hyperkalziämie durch eine PTH-Bestimmung und eine detaillierte Medikamentenanamnese abgeklärt werden. Eine Erhöhung des Serum-PTH-Spiegels um mehr als 30 % über dem oberen Referenzwert weist mit hoher Wahrscheinlichkeit auf einen pHPT hin. Bei signifikanter Hypokalziurie, gleichzeitiger Hyperkalziämie und normalem bis leicht erhöhtem Serum-PTH besteht der Verdacht auf eine familiäre (benigne) **hypokalzurische Hyperkalziämie (FHH)**, die keiner Therapie bedarf. Differentialdiagnostisch kommt ein milder oder beginnender pHPT in Frage. Die Bestimmung der fraktionellen Kalziumausscheidung (oder der renalen Kalziumclearance) kann bei der Differenzierung zwischen FHH und pHPT helfen. Bei inadäquat niedrigen oder supprimierten PTH-Werten besteht der Verdacht auf eine Tumor-assoziierte Hyperkalziämie, mit den entsprechenden diagnostischen Konsequenzen. Die Bestimmung des PTH-related protein (PTHrP) kann hilfreich sein, da es von bestimmten Tumoren gebildet wird und Ursache einer Hyperkalziämie sein kann. Weitere Ursachen einer PTH-unabhängigen Hyperkalziämie können granulomatöse Erkrankungen (z. B. Sarkoidose, Tuberkulose, Lymphome) sein. Diese gehen oft mit einer vermehrten Calcitriolbildung einher und können zu lebensbedrohlichen Hyperkalziämien führen.

Tab. 14.3 Ursachen der Hyperkalziämie (modifiziert nach Thomas L., Labor und Diagnose, 6. Auflage 2005). Häufig vorkommende Ursachen sind fett hervorgehoben.

Erkrankung	Serum-Kalzium	Serum-Phosphat	Urin-Kalzium	Urin-Phosphat	Kommentare
primärer Hyperparathyreoidismus	↑	↓, n	↑, n	n	**Ursachen: Adenom, prim. Hyperplasie aller 4 Epithelkörperchen (selten) Ursachen bei prim. Hyperplasie aller 4 Epithelkörperchen: hypokalzurische Hyperkalziämie, multiple endokrine Neoplasien (MEN Typ 1 oder 2a)**
tertiärer Hyperparathyreoidismus	↑	↓, n	↑, n	n	bei jahrelanger Stimulation der PTH-Sekretion durch chron. Hypokalziämie Ursachen: terminale Niereninsuffizienz, chron. Vitamin D-Mangel, hochdosierte Phosphatbehandlung
Tumoren	↑	n, ↓	↑	↑, n	**osteolytische Metastasen: vorwiegend Mamma-Karzinom, multiples Myelom humorale Faktoren (z. B. PTHrP): Karzinome der Lunge des Urogenitaltraktes, des Ovar u. a.**
Vitamin-D-Erhöhungen	↑	n, ↑	n, ↑	n	Ursachen: vermehrte Konversion von 25(OH)-D_2 zu 1,25(OH)$_2$-D_3 bei granulomatösen Erkrankungen, Vitamin D-Überdosierungen
Milch-Alkali-Syndrom	↑	n, ↑	n, ↑	n, ↑	Komplikation bei Patienten mit peptischem Ulkus, die viel Milch trinken und Kalziumcarbonat einnehmen
Thiazid-Medikation	↑	n	→	n	Thiazide hemmen die renale Kalziumausscheidung
Vitamin A-Überdosierung	↑	n, ↑	↑	n	bei hochdosierter Vitamin A-Therapie (z. B. Akne, Kaposi-Sarkom, Promyelozytenleukämie), PTH und Vitamin D sind normal
Hyperthyreose	↑	n	n, ↑	n	gesteigerte Knochenresorption, PTH und Vitamin D sind normal
Morbus Addison	↑	n, ↑	→	n	Mangel an Glukokortikoiden verursacht erhöhte intestinale Kalziumabsorption und vermindert renale Kalziumausscheidung
familiäre hypokalzurische Hyperkalziämie	↑	n	→	n	verursacht durch eine seltene Mutation im Gen des kalziumsensitiven Rezeptors der Epithelkörperchen, PTH und Vitamin D sind normal

Merke: Hyperkalziämien werden durch die Messung des ionisierten oder des Gesamtkalziums diagnostiziert. Hauptursachen sind manifeste Erkrankungen (z. B. Hyperparathyreoidismus, Tumoren) sowie Medikamente (z. B. Glukokortikoide, Thiazide). Differentialdiagnostisch wichtig sind daher PTH-Bestimmung und Medikamentenanamnese.

Manifeste und symptomatische **Hypokalziämien** (▶ Tab. 14.4) sind seltener als Hyperkalziämien und treten u. a. bei postoperativem Hypoparathyreoidismus, schweren intestinaler Resorptionsstörungen oder fortgeschrittenen Nierenfunktionseinschränkungen auf. Chronische Hypokalziämien können mit einer sekundären Osteoporose vergesellschaftet sein.

14.3.3 Vitamin D-Mangel

Aufgrund der Lebensgewohnheiten in den Industrieländern ist der Vitamin D-Mangel, insbesondere bei älteren Menschen, weit verbreitet (Prävalenz im deutschsprachigen Raum zwischen 60–80 %). Hauptursache ist eine durch Kleidung, Verwendung von Sonnencreme und den Aufenthalt in geschlossenen Räumen bedingte, mangelnde Sonnenlichtexposition. In Mittel- und Nordeuropa kommen kurze Sonnenscheindauer und flacher Einfallswinkel des Sonnenlichtes hinzu. Der Begriff Vitamin D bezeichnet eine Gruppe von Hormonen, deren wesentliche Vertreter Cholecalciferol (Vitamin D_3) und Ergocalciferol (Vitamin D_2) sind.

Während die Aufnahme von Provitamin D_2 in geringen Mengen über die Nahrung erfolgt, wird Provitamin D_3 durch die Wirkung von UV-Licht aus 7-Dehydrocholesterol in der Haut gebildet (▶ Abb. 14.5). Nach Bindung an Vitamin D-bindendes Protein (DBP) gelangen die Provitamine in die Leber, wo sie in Position 25 hydroxyliert werden (25(OH)-Vitamin D, Calcidiol). Durch einen zweiten Hydroxylierungsschritt in der Niere wird dann das biologisch aktive 1,25(OH)$_2$-Vitamin D (Calcitriol) gebildet. Unter physiologischen Umständen dominiert Vitamin D_3, messbare Vitamin D_2-Spiegel finden sich nur unter Medikation mit Ergocaliferol (selten). Eine der wichtigsten Funktionen von Vitamin D ist die Regulation des Kalzium- und Phosphathaushaltes (▶ Abb. 14.6). Der Haupteffekt wird hierbei über die Stimulation der intestinalen Kalziumabsorption sowie über ossäre Mechanismen vermittelt.

Der Serumspiegel von 25(OH)Vitamin D korreliert gut mit der Syntheseleistung der Haut und liefert damit einen zuverlässigen Messwert für den individuellen Vitamin D Status. Weitere Diagnoseparameter des Vitamin D-Mangels sind Serum- und Urinkalzium sowie Serum-PTH. 1,25(OH)$_2$-Vitamin D wird nur zur Abklärung von Störungen im Vitamin D-Stoffwechsel (z. B. bei Niereninsuffizienz) eingesetzt.

Tab. 14.4 Ursachen der Hypokalziämie (modifiziert nach Thomas L., Labor und Diagnose, 6. Auflage 2005). Häufig vorkommende Ursachen sind fett hervorgehoben.

Erkrankung	Serum-Kalzium	Serum-Phosphat	Urin-Kalzium	Urin-Phosphat	Kommentare
gestörte Kalzium- und Vitamin D-Absorption	→	→	↓, n	→	**Ursachen: M. Crohn, Zöliakie, chron. Pankreatitis, Kurzdarmsyndrom etc. Kalzium- und Vit. D-Mangel verursachen sek. Hyperparathyreodismus u. Osteomalazie** **zusätzliche Laborbefunde: 25(OH)-D$_3$ ↓, PTH ↑**
Hypoparathyreodismus	→	↑	→	n	Ursachen: nach Schilddrüsen-OP, autoimmunologisch, Hämosiderose u.a. autoimmune Form geht oft mit andere Autoimmunerkrankungen (z. B. M. Addison, Hashimoto-Thyreoiditis etc.) einher
Pseudohypoparathyreoidismus	→	↑	→	n	Ursachen: Endorganresistenz zusätzliche Laborbefunde: PTH ↑, 25(OH)-D$_3$ ↓
Niereninsuffizienz	→	↑	→	→	**frühes Stadium: sek. Hyperparathyreoidismus, Phosphatretention, renale Kalzium-Reabsorption ↑, renale 1,25 (OH)$_2$-D$_3$-Synthese ↑** **Spätstadium: renale PTH-Resistenz, Phosphatretention ↑↑, renale 1,25 (OH)$_2$-D$_3$-Synthese ↓, renale Kalzium-Reabsorption ↓, skelettale u. intestinale Kalziumabsorption ↓**
Nephrotisches Syndrom	→	n	→	n	Proteinverlust bedingt Verlust von Kalzium und Vitamin D-bindenden Proteinen, daraus resultierende 25(OH)-D$_3$ Erniedrigung funktionell nicht relevant, da ionisiertes Kalzium und PTH normal
Tumoren m. osteoblastischen Metastasen	→	↓, n	n, ↓	n, ↓	Mamma-, Prostata-, Bronchial-, Schilddrüsenkarzinom, aufgrund der starken osteoblastischen Aktivität kommt es zur Einlagerung von Kalzium in das Skelett
Leberzirrhose	→	n	n, ↓	n	**durch Albuminmangel Absinken des Gesamt-Kalziums bei normalem ionisierten Kalzium**
akute Pankreatitis	→	n	n, ↓	n	Bildung von Kalkseifen
Glukokortikoidexzess	→	→	n, ↑	↑	hemmt intestinale Kalziumabsorption und inhibiert intestinale Kalziumretention, hemmt Osteoblastenaktivität, führt zu schwerer Osteoporose
Antiepileptika	→	n	n, ↓	n	durch Hemmung hepatischer Oxidasen verursachter Vitamin D-Mangel
Schleifendiuretika	→	n	↑	n	**Hyperkalzurie**

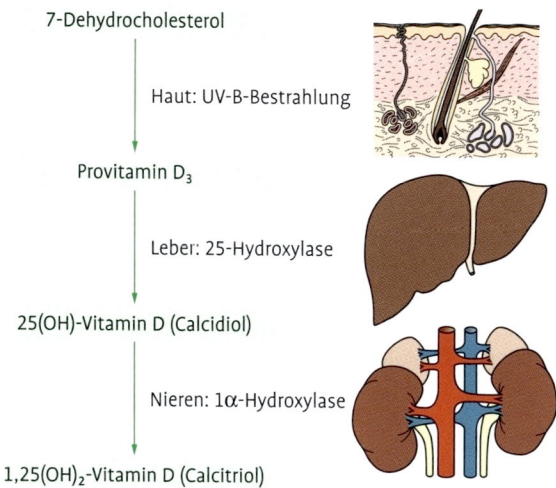

7-Dehydrocholesterol

Haut: UV-B-Bestrahlung

Provitamin D$_3$

Leber: 25-Hydroxylase

25(OH)-Vitamin D (Calcidiol)

Nieren: 1α-Hydroxylase

1,25(OH)$_2$-Vitamin D (Calcitriol)

Abb. 14.5 Synthese des biologisch aktiven Calcitriol (1,25(OH)$_2$-Vitamin D).

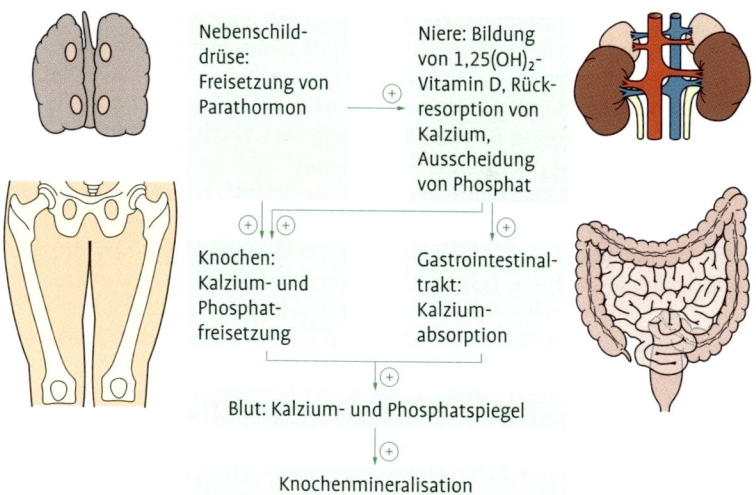

Nebenschild-drüse: Freisetzung von Parathormon

Niere: Bildung von 1,25(OH)$_2$-Vitamin D, Rück-resorption von Kalzium, Ausscheidung von Phosphat

Knochen: Kalzium- und Phosphat-freisetzung

Gastrointestinal-trakt: Kalzium-absorption

Blut: Kalzium- und Phosphatspiegel

Knochenmineralisation

Abb. 14.6 Regulation der zirkulierenden Kalzium-/Phosphatspiegel durch Vitamin D und PTH.

Die Messung von 25(OH)-Vitamin D erfolgt mittels kompetitiver Immunoassays (CLIA, EIA RIA, ▶ Kap. 18.3, 18.13), Hochleistungs-Flüssigkeits-Chromatographie (HPLC, ▶ Kap. 18.4) oder HPLC-Tandem-Massenspektrometrie (LC-MS/MS, ► Kap. 18.16). 1,25(OH)$_2$-Vitamin D kann nur mittels RIA, HPLC oder LC-MS/MS bestimmt werden und ist deshalb nicht in jedem Labor verfügbar. Bedauerlicherweise sind viele Immunoassays in ihrer Qualität, Sensitivität und Spezifität recht unterschiedlich, so dass HPLC und/oder MS-Methoden nach wie vor als der Goldstandard zur Bestimmung von Vitamin D im Blut gelten müssen.

Merke: Bei älteren Menschen liegt die Prävalenz niedriger Vitamin D-Spiegel zwischen 60 und 80 %. Die Diagnostik des Vitamin D-Mangels beruht im Wesentlichen auf der Messung von 25(OH)-Vitamin D im Serum. Die Bestimmung von 1,25(OH)$_2$-Vitamin D wird zur Abklärung von Störungen im Vitamin D-Stoffwechsel eingesetzt.

14.3.4 Rachitis und Osteomalazie

Rachitis (Bezeichnung im Kindesalter) und Osteomalazie (Bezeichnung im Erwachsenenalter) sind ausgeprägte Formen des Vitamin D-/Kalzium-/Phosphat-Mangels, die in industrialisierten Ländern kaum beobachtet werden. Hauptursachen sind Mangel- und Fehlernährung sowie unzureichende Sonnenexposition. Mit der Einwanderung von Menschen aus südlichen Ländern (z. B. Türkei, Afrika) kommen milde Formen aber durchaus vor. Darüber hinaus gibt es seltene, genetische Störungen des Kalzium-, Phosphat- und Vitamin D-Stoffwechsels (z. B. Vitamin D-Resistenz). Prinzipiell wird zwischen kalzipenischen und phosphopenischen Formen der Rachitis/Osteomalazie unterschieden. Der kalzipenischen Form liegt meist ein Vitamin D-Mangel zugrunde, der entweder durch inadäquate Ernährung, Resorptionsstörungen oder hepatische und/oder renale Vitamin D-Metabolisierungsstörungen (z. B. Niereninsuffizienz, Leberzirrhose) verursacht wird. Die phosphopenische Form wird zumeist durch eine Hyperphosphaturie (z. B. bei Phosphatdiabetes, Tumorhyperkalziämie, Fanconi-Anämie) verursacht.

Merke: Die Labordiagnostik bei Rachitis/Osteomalzie basiert auf der Bestimmung von Kalzium und Phosphat in Serum und Urin, sowie der Messung von PTH und 25(OH)- und ggf. 1,25(OH)$_2$-Vitamin D.

14.3.5 Hyperparathyreoidismus (HPT)

Parathormon (PTH) reguliert zusammen mit Vitamin D die Kalzium- und Phosphathomöostase im Plasma. Die Kalziumkonzentration wird permanent von den Kalzium-sensitiven Rezeptoren der Nebenschilddrüsen registriert und die PTH-Sekretion dem aktuellen Bedarf angepasst. Das freigesetzte PTH stimuliert die renale 1α-Hydroxylierung von 25(OH)-Vitamin D, erhöht die skelettale Mobilisation von Kalzium und Phosphat (via Knochenresorption) und fördert die renale Kalziumresorption sowie Phosphatausscheidung. PTH wird von den Nebenschilddrüsen als intaktes 1–84 PTH sezerniert und in der Leber und den Nieren in N-terminale, C-terminale sowie zentrale Fragmente gespalten. Da die Aminosäuren 1–34 für die Rezeptorbindung benötigt werden sind die verschiedenen PTH-Fragmente nur z. T. biologisch aktiv. Intaktes PTH macht 25 % des gesamten PTHs aus. Die dominierenden Fragmente werden teilweise von den kommerziellen Tests miterfasst.

Als HPT wird eine pathologische Erhöhung des peripheren PTH-Spiegels bezeichnet, wobei primäre (pHPT), sekundäre (sHPT) und tertiäre (tHPT) Formen unterschieden werden (▶ Tab. 14.5).

Tab. 14.5 Laborkonstellationen bei Hyperparathyreoidismus (modifiziert nach Thomas L., Labor und Diagnose. 6. Auflage, 2005)

Erkrankung	Serum-Kalzium	Serum-Phosphat	Serum-PTH	Kommentar
pHPT	↑	↓	↑	meist sind Phosphat <3,5 mg/dl, Kalzium >10,2 mg/dl
sHPT	↓	↑, n	↑	Niereninsuffizienz
	↓	↓	↑	Vitamin-D-Mangel
Pseudohypoparathyreoidismus	↓	↑	↑	

Der **pHPT**, eine der häufigsten endokrinologischen Erkrankungen (Inzidenz 1:500–1000), ist auf eine autonome Sekretion von PTH zurückzuführen. Morphologisch liegt in der Mehrzahl der Fälle (80 %) ein solitäres Epithelkörperchenadenom zugrunde. Selten findet sich eine primäre Hyperplasie aller 4 Epithelkörperchen. Frauen zwischen der 5.–6. Lebensdekade sind bevorzugt betroffen. Früher kamen osteoporotische Frakturen, Nephrolithiasis und Nephrokalzinose, Hypertonie, Übelkeit, Erbrechen und peptische Ulzera häufig vor, heute sind die meisten Fälle von pHPT aufgrund der verbesserten Labordiagnostik oligo- oder asymptomatisch. Selten finden sich psychomotorische Symptome (z. B. Depression, Adynamie, Schwächegefühl), die meisten Patienten sind beschwerdefrei und der erhöhte Kalziumspiegel ist ein Zufallsbefund. Bei familiärer Häufung eines pHPT sollte man an eine multiple endokrine Neoplasie (MEN Typ I) denken und nach anderen neuroendokrinen Tumoren suchen (Hypophysentumor, Gastrinom, Insulinom, Phäochromozytom).

Die Diagnose eines pHPT basiert auf der parallelen Messung der Kalzium-, Phosphat- und PTH-Spiegel im Serum. Dabei sollte in erster Linie das intakte PTH-Molekül gemessen werden. Die Bestimmung der diversen PTH-Fragmente ist nur in speziellen Situationen sinnvoll und sollte dem Spezialisten vorbehalten bleiben. Zur Diagnostik des pHPT gehört außerdem die Bestimmung der Kalzium- und Phosphatausscheidung im 24-Stunden Urin sowie der Ausschluss signifikanter Nierenfunktionsstörungen.

Beim **sHPT** führen dauerhaft erniedrigte Kalziumserumspiegel zu einer reaktiven PTH-Erhöhung. Die Epithelkörperchenfunktion ist nicht beeinträchtigt, es handelt sich im Gegenteil um eine physiologische Reaktion zur Kompensation eines Kalziumdefizits. Die Hauptursachen des sHPT sind Vitamin D-Mangel, intestinale Resorptionsstörungen oder Niereninsuffizienz. Darüber hinaus können Medikamente (z. B. Phenytoin, Phenobarbital, Cholestyramin, Laxatien) zu einer erniedrigten Kalziumkonzentration führen. Bei langjährigem Bestehen eines sHPT kann dieser in einen **tHPT** übergehen. Dabei kommt es zu einer adenomatösen Transformation des Epithelkörpergewebes, die mit einem Verlust der Supprimierbarkeit der PTH-Sekretion durch Kalzium einhergeht. Diese Entkopplung führt letztendlich zu einem Kalziumanstieg mit dem laborchemischen Bild eines pHPT. Eine weitere Erkrankung, die mit erhöhten PTH-Werten im Serum einhergeht, ist der **Pseudohypoparathyreoidismus**, dem eine PTH-Resistenz der Zielorgane zugrunde liegt. Es sind verschiedene Typen des Pseudohypoparathyreoidismus bekannt, die zumeist mit einer Osteodystrophie einhergehen.

> **Merke:** Der primäre Hyperparathyreoidismus (pHPT) ist eine häufige endokrinologische Erkrankung. Ursache der autonomen Sekretion von PTH ist meist ein solitäres Epithelkörperchenadenom. Die Diagnostik beinhaltet Kalzium-, Phosphat- und PTH-Messungen im Serum. Eine Erhöhung des Serum-PTH-Spiegels >30 % des oberen Referenzwertes weist mit hoher Wahrscheinlichkeit auf einen pHPT hin.

14.3.6 Malignome und Metastasen

Tumoren gehören neben dem pHPT zu den häufigsten Ursachen einer Hyperkalziämie. Aus pathogenetischer Sicht kann man humorale und lokale Tumorosteopathien (Tumorerkrankung mit Beteiligung des Skelettsystems) unterscheiden. **Die humorale Tumorosteopathie** ist ein paraneoplastisches Phänomen, das durch vom Primärtumor sezernierte Faktoren (z. B. PTHrP, PTH, IL-1 oder TNFα) verursacht wird. Dabei ist die Hyperkalziämie das Resultat skelettaler (Osteoklastenaktivierung mit gesteigerter Knochenresorption) und renaler (gesteigerte tubuläre Kalzium-Reabsorption) Effekte. Die malignen Zellen sind nur mittelbar an der Zerstörung des Knochens beteiligt.

Der lokalen Tumorosteopathie hingegen liegen Knochenmetastasen solider Tumoren, hämatologische Systemerkrankungen (z. B. multiples Myelom) oder primäre Knochentumoren zugrunde. Zahlenmäßig sind Mamma- und Prostatakarzinom die häufigsten Ursachen von Knochenmetastasen, wobei der Knochen nach Leber und Lunge die dritthäufigste Metastasenlokalisation dieser Tumoren darstellt. Grundsätzlich unterscheidet man osteoblastische Metastasen (vermehrte Knochenbildung) von osteolytischen Metastasen, (lokale Knochenresorption). Osteolytische Metastasen führen häufiger zu Hyperkalziämie und pathologischen Frakturen.

Die Diagnose einer tumorassoziierten Hyperkalziämie basiert auf der Bestimmung von Kalzium (Albumin-korrigiert), Phosphat und PTH im Serum. I. d. R. finden sich niedrige bis vollständig supprimierte PTH-Werte. Einzige Ausnahme ist die seltene ektope PTH-Sekretion, die bei neuroendokrinen Tumoren oder endokrin aktiven Karzinomen vorkommt. Obwohl es Hinweise gibt, dass Knochenresorptionsmarker wie CTX-I und NTX-I bei der Diagnostik von Knochenmetastasen und beim Management von Tumorpatienten hilfreich sein können, wird der Einsatz im klinischen Alltag derzeit nicht empfohlen.

Merke: Die Diagnose einer tumorassoziierten Hyperkalziämie basiert auf der Bestimmung von Kalzium (Albumin-korrigiert), Phosphat und PTH im Serum. Letztere sind bei der tumorassoziierten Hyperkalziämie erniedrigt oder vollständig supprimiert.

Zusammenfassung

Knochen besteht nur zu 2 % aus Zellen und zu 98 % aus **extrazellulärer Matrix** (Kalziumphosphat, Typ I Kollagen u. a.), die ständig durch Osteoblasten, Osteozyten und Osteoklasten umgebaut (**Remodeling**) wird. Dabei wird alter Knochen resorbiert und neuer Knochen gebildet. Die Aktivitäten der Zellen werden durch auto-, para- und endokrine Signale reguliert. In der Labordiagnostik beschreiben **Knochenmarker** das Ausmaß von **Knochenformation** und **Knochenresorption**. Wichtige Knochenformationsmarker sind **Osteocalcin**, alkalische Phosphatase (**Bone-AP**) und Prokollagen Typ I N-terminales Propeptid (**PINP**), wichtige Knochenresorptionsmarker sind Pyridinium-Crosslinks (**PYD, DPD**) und quervernetzte C- oder N-terminale Kollagen Typ I Telopeptide (**CTX-I, NTX-I**). Das Telopeptid **ICTP** und die Tartrat-resistente saure Phosphatase 5b (**TRAcP5b**) werden als Knochenresorptionsmarker bei Knochenmetastasen, Myelomen und Niereninsuffizienz eingesetzt. Bei den **Osteoporosen** werden häufige primäre (Ursachen nur z. T. verstanden) und seltene sekundäre Formen (Ursachen: z. B. Kalzium-/Vitamin D-Mangel, Hyperparathyreoidismus, Medikamente) unterschieden. Die Diagnose wird über die Messung der Knochendichte (BMD) und Anamnese (Frakturen!) gestellt. Eine Labordiagnostik (Blutbild, CRP, Kalzium, Phosphat, Kreatinin, AP, γGT, TSH, Serumprotein-Elektrophorese) schließt sich bei Frakturen, BMD <2 und bei Verdacht auf eine sekundäre Osteoporose an. **Hyperkalziämien** (Ursachen: z. B. primärer Hyperparathyreoidismus (Parathormon (PTH)↑), Malignome, Medikamente) werden über die Messung von (ionisiertem) Kalzium im Serum diagnostiziert. Ein **Vitamin D-Mangel** ist besonders bei älteren Menschen verbreitet und wird über die Messung von 25(OH)-Vitamin D im Serum (bei Niereninsuffizienz 1,25(OH)$_2$-Vitamin D) bestimmt. Ein kombinierter Vitamin D-, Kalzium-, Phosphat-Mangel äußert sich als **Rachitis** (Kinder)/ **Osteomalzie** (Erwachsene) und wird über die Bestimmung von Kalzium, Phosphat, PTH und 25(OH) bzw. 1,25(OH)$_2$-Vitamin D erkannt. Beim **Hyperparathyreoidismus** unterscheidet man primäre (Ursache: häufig Epithelkörperchenadenom; PTH↑, Kalzium↑, Phosphat↓), sekundäre (Ursachen: Vitamin D-Mangel; PTH↑↑, Kalzium↓↓, Phosphat↑↓) und tertiäre Formen. Differentialdiagnostisch bedeutsam ist auch der **Pseudo-hypoparathyreoidismus** (Ursache: PTH-Resistenz der Zielorgane; PTH↑, Kalzium↓, Phosphat↑). **Tumoren sind häufig Ursache einer Hyperkalziämie**, bei der Phosphat und PTH im Serum stark erniedrigt vorliegen.

15 Maligne Erkrankungen

15.1 Grundlagen der Tumorentstehung

Maligne Erkrankungen sind neben den Herz-Kreislauf Erkrankungen die häufigste Todesursache in Industrieländern. Bundesweit sind derzeit etwa 28 % der Todesfälle bei Männern und 22 % bei Frauen auf Neoplasien zurückzuführen. Statistisch ist jeder dritte Mann und jede vierte Frau innerhalb der ersten 75 Lebensjahre von einem Tumorleiden betroffen. Jährlich sterben in Deutschland rund 200.000 Menschen an Krebs; dabei ist bei Männern Lungenkrebs und bei Frauen Brustkrebs die häufigste Ursache (▶ Abb. 15.1).

> **Merke:** Die Wahrscheinlichkeit an einem Tumor zu erkranken nimmt mit steigendem Lebensalter deutlich zu.

Prinzipiell kann sich aus jedem Gewebe ein maligner Tumor bilden; die Einteilung nach dem Ursprungsgewebe zeigt, dass epitheliale Tumoren (Karzinome) mit 80 % gegenüber mesenchymalen (z. B. Sarkome, Leukämien) oder neuroektodermalen Tumoren überwiegen.

Die große Anzahl von genotypischen Tumorzellvariationen lässt sich auf sechs für den malignen Phänotypus charakteristische Änderungen reduzieren:

- Unabhängigkeit gegenüber **Wachstumsfaktoren**, inadäquate Zellzyklusstimulation, fehlende Differenzierung (**Anaplasie**)
- mangelndes Ansprechen auf **Wachstumsinhibitoren**
- Resistenz gegenüber kontrolliertem Zelltod (**Apoptose**)
- unlimitiertes **replikatives Potential**
- unterstützende Gefäßneubildung (**Neoangiogenese**) des Tumors
- Gewebsinvasion und **Metastasierung**

> **Merke:** Alle Tumorzellen weisen genetische Aberrationen auf, die mit einem Wachstums- und Selektionsvorteil gegenüber normalen Zellen verbunden sind.

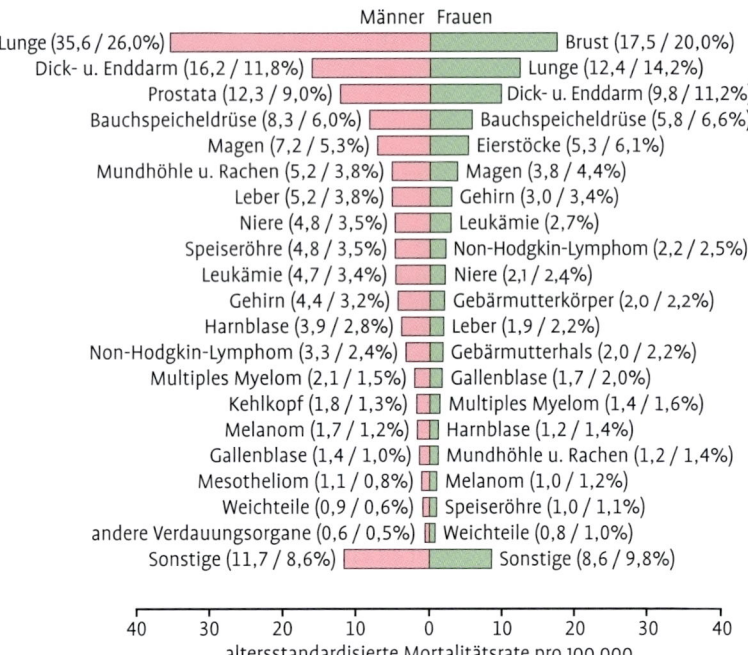

Abb. 15.1 Mortalitätsstatistik: Die 20 häufigsten Krebstodesursachen in Deutschland im Jahr 2006. Altersstandardisierte Mortalitätsrate pro 100 000 Einwohner (relativer Anteil an Krebserkrankungen in Prozent). Quelle: Deutsches Krebsforschungszentrum, Prof. Dr. Nikolaus Becker, (Internetseite: http://www.krebsatlas.de).

15.1.1 Unabhängigkeit gegenüber Wachstumsfaktoren – inadäquate Zellzyklusstimulation – fehlende Differenzierung (Anaplasie)

Normale Zellen benötigen spezifische Signale (mitogene Wachstumsfaktoren), um von einem ruhenden in einen proliferierenden Zustand zu gelangen. Wachstumssignale werden über Transmembranrezeptoren in das Zellinnere weitergeleitet. Am Ende der intrazellulären Signalkaskade stehen nukleäre Transkriptionsfaktoren, die die Genexpression beeinflussen und so die Veränderung von Zellfunktionen herbeiführen (▶ Abb. 15.2).

Da einige Tumorzellen Wachstumsfaktoren (**engl. growth factors, GF**) selbst produzieren (autokrine Stimulation), sind sie im Gegensatz zu normalen Zellen von externen Stimuli unabhängig. Auch die Überexpression von **GF-Rezeptoren** (z. B. Tyrosinkinase-Rezeptoren **HER2/neu, EGF-R**) auf Tumorzellen führt bei normalen GF-Konzentrationen zu einer erhöhten Zell-

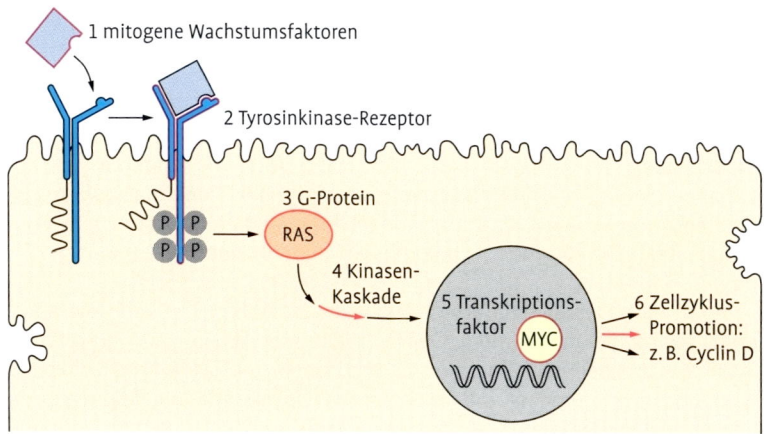

Abb. 15.2 Signaltransduktionskette von Wachstumssignalen: Ein externes Signal (Wachstumsfaktor (1)) wird über einen Rezeptor (2) in das Zellinnere weitergeleitet. Dort kommt es zur Aktivierung von G-Proteinen (3), die weitere Proteine (4) aktivieren, welche über Transkriptionsfaktoren Zielgene aktivieren (5) und damit letztendlich eine proliferative Wirkung (6) entfalten. Transformierende Mutationen (rot umrandet) können alle Elemente der Signaltransduktionskaskade betreffen.

proliferationsrate. Funktionelle Veränderungen der nachgeschalteten Signaltransduktionskaskade, (z. B. Mutationen im **RAS-Proto-Onkogen**) können ebenfalls Ursache einer autonomen Zellproliferation sein. Das RAS-Gen kodiert für ein GTP-bindendes Protein (G-Protein), das an GF-Rezeptoren gekoppelt ist. Die Bindung des GF an seinen Rezeptor führt zu einer Bindung von GTP an RAS, das dadurch in einen aktivierten Zustand übergeht. Durch anschließende Hydrolyse des GTP durch RAS wird die Aktivierung wieder beendet. In einer Vielzahl von Tumoren wird das RAS-Proto-Onkogen durch Punktmutationen (Codon 12, 13, 61) zum Onkogen transformiert. Bei dem veränderten RAS ist die GTPase Aktivität blockiert, so dass eine Inaktivierung des RAS verhindert wird. Das konstitutiv aktivierte RAS leitet Wachstumssignale ohne adäquaten Rezeptorstimulus weiter und bildet so eine Grundlage für autonomes Wachstum.

> **Merke:** Mutationen im RAS-Proto-Onkogen gehören zu den häufigsten genetischen Veränderungen bei soliden Tumoren.

Weiter kann eine Überexpression von **Transkriptionsfaktoren** zu einer Promotion des Zellwachstums und zu ausbleibender Zelldifferenzierung (Anaplasie) führen. Das Proto-Onkogen **c-MYC** kontrolliert als Transkriptionsfaktor die Expression von Genen, die an der Regulation des Zellzyklus beteiligt sind. C-MYC kann durch Genamplifikation oder durch chromosomale Translokation dysreguliert werden. So kommt es etwa bei Burkitt-Lymphomen zu einer konstitutiven Expression von c-MYC durch eine Translokation [t(8;14)], die das c-MYC Gen unter die Kontrolle von Ig-Enhancer-Sequenzen bringt. Beschrieben sind auch Punktmutationen, die die Phosphorylierung mit nachfolgender Ubiquitinylierung (Markierung zum Proteinabbau, ▶ Kap. 2.1.3) unterbinden und zu einer Akkumulation des Proteins führen.

Auch eine **Dysregulation des Zellzyklus** (▶ Abb. 15.3) kann die autonome Zellproliferation fördern. Der Zellzyklus lässt sich in eine Mitose-Phase (M-Phase), bei der die Teilung von Chromosomen und Zytoplasma vollzogen wird, und eine Interphase, die zwischen zwei aufeinanderfolgenden Mitosen liegt, einteilen. Die Interphase wird weiter in die G_1-Phase (Intervall zwischen der Mitose und dem Beginn der DNA-Replikation), S-Phase (Zeitraum der DNA-Synthese), G_2-Phase (Intervall zwischen der S-Phase und der Mitose) und G_0-Phase (Ruhephase, in der sich die teilungsinaktive Zelle differenziert) unterteilt. Der Übergang von einer Phase des Zellzyklus in die nächste ist ein koordinierter Prozess mit genau definierter Reihenfolge und zahlreichen Kontrollpunkten, die sicherstellen, dass die DNA-Replikation fehlerfrei erfolgt.

Die Steuerung des Zellzyklus geschieht durch intranukleäre Zellzyklusproteine (▶ Abb. 15.4). Diese **Cycline** bilden mit Cyclin abhängigen Kinasen (cyclin-dependent kinases, **CDK**) funktionelle Komplexe, deren Aktivität durch Phosphorylierung und Interaktion mit **CDK-Inhibitoren** reguliert wird. Für das Fortschreiten der G1-Phase ist insbesondere **Cyclin D** bedeutsam, während eine Aktivierung der Cycline E und A für den Übergang in die S-Phase erforderlich ist. Die Überexpression von Cyclin D wirkt proliferationsfördernd.

> **Merke:** Der Zellzyklus unterliegt einer strengen Kontrolle von hemmenden und fördernden Einflüssen. Durch Wegfall hemmender Faktoren oder Verstärkung fördernder Mechanismen kommt es zur Dysregulation.

15.1.2 Mangelndes Ansprechen der Tumorzelle auf Wachstumsinhibitoren

In gesundem Gewebe wird der Ruhezustand der Zellen durch antiproliferative Signale vermittelt. Je nach Signal kann es dabei zum Arrest der Zellen in der G_0-Phase des Zellzyklus oder durch Ausdifferenzierung der Zelle zu einem Verlust der Proliferationsfähigkeit kommen. Ein Beispiel für

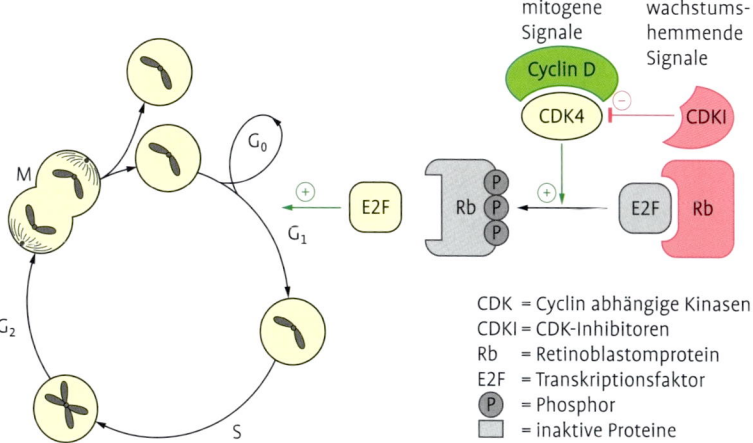

Abb. 15.3 Zellzyklus-Regulation: Wachstumsfördernde Signale lösen den Eintritt ruhender Zellen aus der G_0- in die G_1-Phase aus. Wesentlich ist die Steigerung der Cyclin-Expression, die als Cofaktoren CDK aktivieren. Wachstumshemmende Signale wirken z.B. über Steigerung der Expression von CDKI. Aktive Cyclin/CDK Komplexe phosphorylieren Rb, das so den hemmenden Einfluss auf den Transkriptionsfaktor E2F verliert. Das freigesetzte E2F induziert die Expression von Genen, welche den Progress der Zellzyklusphasen vermitteln.

ein proliferationsinhibierendes Molekül ist das **Retinoblastomprotein** (Rb) (▶ Abb. 15.3). Hypophosphoryliertes Rb blockiert die Zellproliferation durch Bindung des E2F Transkriptionsfaktors. Phosphoryliertes Rb gibt den Transkriptionsfaktor E2F frei und ermöglicht die Expression von proliferationsfördernden Zielgenen und damit den Übergang des Zellzyklus von der G_1-in die S-Phase. Der antiproliferative Faktor **TGF-β** verhindert über eine Signalkaskade die Phosphorylierung von Rb und somit dessen Inaktivierung. In Tumoren kann die Anzahl der **TGF-β-Rezeptoren** verringert sein oder es werden mutierte, funktionell inaktive Rezeptoren exprimiert. Auch das Rb-Gen selbst kann durch Mutationen oder Deletion inaktiviert werden.

Der Zellzyklus wird durch CDK-Inhibitoren (**CDKI**) (▶ Abb. 15.4) reguliert, die sich in 2 Gruppen einteilen lassen. Die **INK-4-Familie** (**In**hibitor of CD**K4**) (p15, p16, p18, p19) ist fast ausschließlich an der Regulation des G_0/G_1-Überganges durch Bindung an Cyclin D beteiligt. Demgegenüber sind p21, p27 und p57 (**KIP-Familie**) in nahezu allen Phasen des Zellzyklus nachweisbar und in der Lage an verschiedene Cyclin-CDK-Komplexen zu binden. So kommt es bei Aktivierung von p53 zur Überexpression von p21 mit konsekutivem Zellzyklus-Arrest. Bei der malignen Transformation kann die Promotion des Zellzyklus durch Ausschaltung der Inhibitoren erfolgen; so

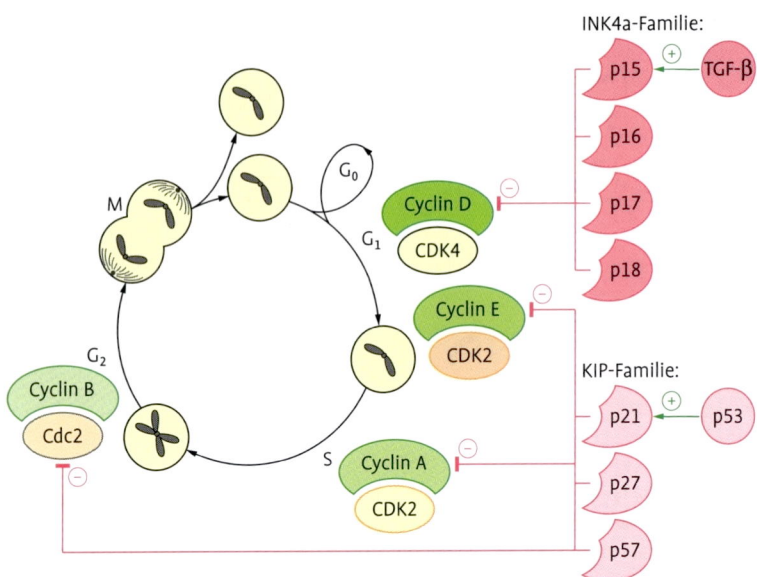

Abb. 15.4 Zellzyklus-Regulation: CDKI können aktive Cyclin/CDK Komplexe in jeder Zellzyklusphase hemmen und Zellzyklusarrest auslösen. Die CDKIs der INK4a-Familie hemmen G1-Phase Cycline, die CDKIs der KIP-Familie hemmen auch S- und G2-Phase Cyclin/CDK-Komplexe. TGF-ß führt zu einem G1-Arrest, die Aktivierung von p53 inhibiert den Zellzyklus an mehreren Stellen.

ist z. B. **p16** bei zahlreichen Tumoren durch Mutationen bzw. Deletionen inaktiviert.

15.1.3 Resistenz der Zelle gegenüber kontrolliertem Zelltod (Apoptose)

Der programmierte Zelltod spielt eine wichtige Rolle bei der Elimination von Zellen, die infiziert, mutiert oder irreparabel beschädigt sind. Apoptose kann durch zytotoxischen Stress (intrinsischer Weg) oder durch Liganden-induzierte Rezeptorsignale (extrinsischer Weg) ausgelöst werden. In beiden Fällen kommt es letztlich zu einer Aktivierung von einer Gruppe von Proteasen, die in ihrem aktiven Zentrum Cystein enthalten und Proteine nach Aspartat schneiden (**Caspasen**, **C**ysteinyl-**ASPA**rta**SEN**). Bei den Caspasen unterscheidet man **Initiatorcaspasen** (Caspase-2, -8, -9, -10) und die **Effektorcaspasen** (Caspase-3, -6, -7). Die Effektorcaspasen werden durch Initiatorcaspasen proteolytisch aktiviert und lösen unmittelbar zum Zelltod führende Prozesse aus.

Merke: Das apoptotische Programm verläuft in einer präzisen Abfolge. Dabei werden sukzessive die Zellmembran sowie das Zytoskelett aufgelöst, der Nukleus fragmentiert und die Chromosomen abgebaut. Der Vorgang unterscheidet sich damit grundlegend von der Nekrose (Zelltod durch direkte Zellschädigung).

Bei der **intrinsischen Aktivierung** der Apoptose (▶ Abb. 15.5) führen apoptotische Signale (UV-und γ-Strahlung, Chemotherapeutika, Entzug von Wachstumssignalen, Ablösen von der extrazellulären Matrix) zur Freisetzung von Cytochrom c (Katalysator der Apoptose) aus den Mitochondrien. Über Modifikationen der Mitochondrienmembran können Proteine entweder stimulierend (z. B. BAX) oder hemmend (z. B. BCL-2) auf die Freisetzung von Cytochrom c einwirken und so die Apoptosebereitschaft der Zelle regulieren. Das freiwerdende Cytochrom c induziert die Konformationsänderung und Oligomerisierung eines zytoplasmatischen Adaptermoleküls (APAF-1, apoptotic protease-activating factor 1) mit konsekutiver Rekrutierung von Procaspase-9, welche in diesem Komplex (Apoptosom) aktiviert wird.

Ex- und intrinsische Apoptosewege aktivieren Effektor-Caspasen, die über spezifische Proteindegradation Zellstrukturen desintegrieren. So erfolgt durch Caspase 3 die Abspaltung des Inhibitors von CAD (Caspase-activated-DNAse), so dass diese Endonuklease freigesetzt wird und die genomische DNA in die für Apoptose typischen, kurzen Fragmente zerlegt.

Der **extrinsische Weg** führt über Liganden-vermittelte Aktivierung von Oberflächenrezeptoren zur Apoptoseinduktion. Diese **Todesrezeptoren** (death-receptors, DR) sind durch eine intrazelluläre Todesdomäne (death domain, DD) gekennzeichnet. Bekannte Vertreter der Familie sind DR-1 (TNF-Rezeptor 1) und DR-2 (CD95, FAS). Nach Aktivierung der DR durch spezifische Liganden kommt es zur Homo-Trimerisierung der DD. In dieser Konformation können zytoplasmatische Adapterproteine (z. B. TNF-R1-associated-DD (**TRADD**) und FAS-associated-DD (**FADD**) an die DD gebunden werden. Dieser Komplex wiederum bindet und aktiviert Initiatorcaspasen, wodurch der programmierte Zelltod irreversibel eingeleitet wird.

Durch eine Reihe von Strategien können Tumorzellen Apoptoseresistenz erwerben. Viele Lungen- und Kolonkarzinome umgehen eine FAS-induzierte Apoptose durch Überexpression eines signalunfähigen **„Schein"-Rezeptors**. Weiterhin bietet eine stark **verminderte Expression von FAS** (z. B. bei Leukämien, Neuroblastomen) Schutz vor Apoptose. Auch die Überexpression von anti-apoptotischen Proteinen ist an der malignen Transformation von Zellen beteiligt. So ist z. B. in den Tumorzellen des follikulären Lymphoms die Überexpression des Apoptoseinhibitors **BCL-2** pathogenetisch relevant. Am häufigsten wird der Verlust des pro-apoptotischen Regulators **p53** beobachtet, der durch Mutationen oder Chromosomenaberrationen in mehr als 50 %

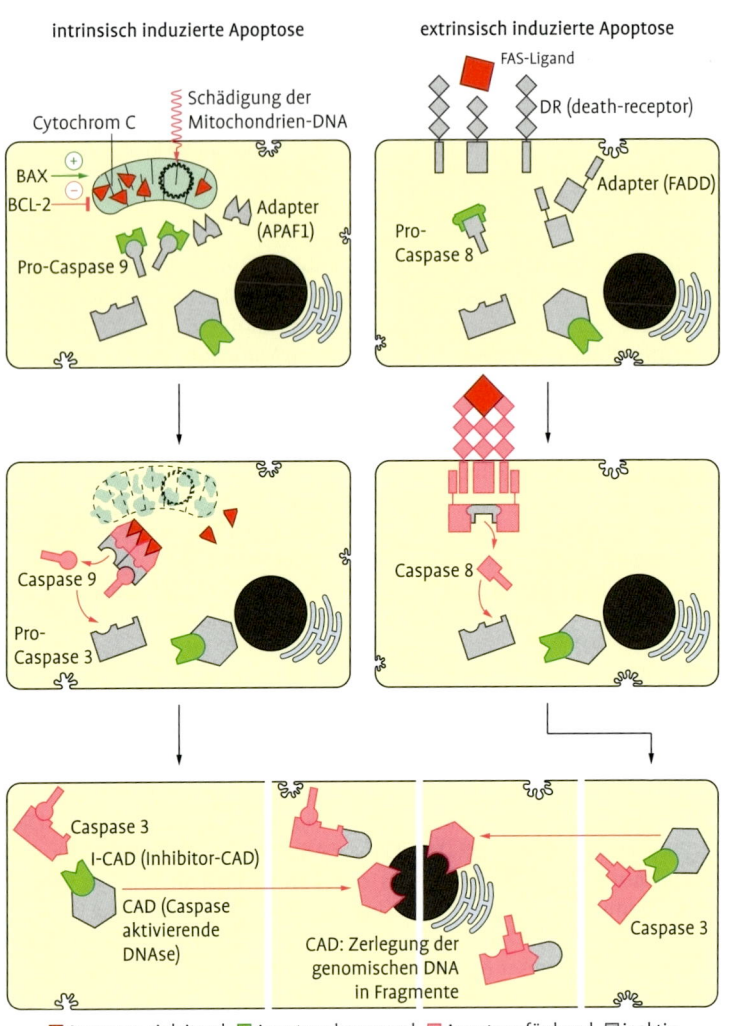

Abb. 15.5 Apoptose-auslösende interne Signale: Die Freisetzung von Cytochrom c aus Mitochondrien führt zu dessen Interaktion mit APAF-1, welche konsekutiv Initiatorcaspasen (Caspase 9) aktivieren. Die Stabilität der Mitochondrienmembran wird durch pro- (z. B. BAX) und anti- (z. B. BCL-2) apoptotische Regulationsmechanismen beeinflusst. Apoptose-auslösende externe Signale: Ein Ligand bindet an einen DR, in Folge interagieren Adapterproteine (FADD) mit dem Komplex, daraus folgt eine Aktivierung der Initiatorcaspase (Caspase 8). Die Initiatorcaspasen aktivieren in der gemeinsamen Endstrecke die Effektorcaspasen, welche die Apoptose durch spezifische Proteolyse von bestimmen Zielproteinen auslösen.

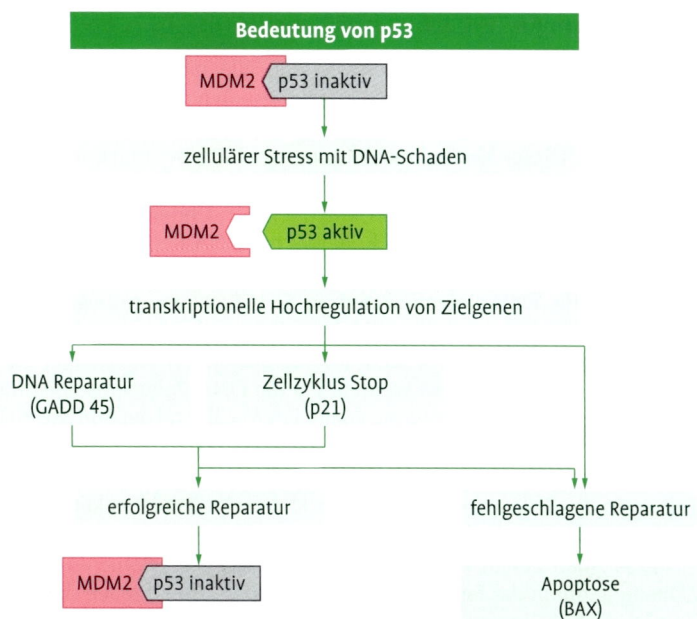

Abb. 15.6 Bedeutung von p53: Bei einer DNA-Schädigung kommt es physiologischerweise zur Freisetzung von p53 aus dem Komplex mit dem Inhibitor MDM2. Das p53 aktiviert Gene des DNA-Reparatursystems, stoppt den Zellzyklus und leitet die Apoptose ein, falls die Zelle irreparabel beschädigt ist.

aller Tumoren inaktiviert ist. Das p53 Protein kann auch durch Überexpression des Gegenspielers MDM2 oder durch virale Genprodukte (z. B. E6 Protein des HPV) antagonisiert werden (▶ Abb. 15.6). p53 ist ein Transkriptionsfaktor, welcher eine Vielzahl von Genen (Zellzyklus Checkpoints, Apoptose, DNA-Reparatur) reguliert und aufgrund seiner weitreichenden Wirkung auch als „molekularer Polizist, Wächter des Genoms oder gatekeeper" bezeichnet wird.

Merke: Die Inaktivierung des p53 Tumorsuppressorgenes gehört zu den häufigsten genetischen Veränderungen bei soliden Tumoren.

15.1.4 Unlimitiertes replikatives Potential der Tumorzelle

Mit Ausnahme von Stammzellen besitzen alle nicht-transformierten Zellen des Organismus ein limitiertes Teilungspotential; nach einer definierten Anzahl von Teilungen kommt es unumkehrbar zum Wachstumsstopp (Seneszenz). Dieser Kontrollmechanismus entfällt bei malignen Tumoren. Eine Limitierung der Zellteilungen in somatischen Zellen wird durch repetitive Segmente an den terminalen Regionen von Chromosomen (**Telomere**) gewährleistet, die eine wichtige Rolle bei der DNA-Replikation spielen. Für die semikonservative Replikation benötigt die DNA-Polymerase einen RNA-Primer, um die DNA-Polymerisation in 5'-3'-Richtung zu beginnen. Nach Beendigung der Polymerisation wird der Primer abgebaut und durch DNA ersetzt. Die Primer am äußersten 5'-Ende der neu synthetisierten Tochterstränge können nicht ersetzt werden. Da die DNA-Polymerase nicht in der Lage ist, die 3'-Bereiche chromosomaler DNA während der S-Phase zu replizieren, werden die Telomere bei jeder Teilung um etwa 25–200 Basenpaare verkürzt. Die Länge der Telomere determiniert die Anzahl der möglichen Teilungen der Zelle (mitotic clock). Das Unterschreiten einer kritischen Telomerlänge führt zur Wachstumskrise und zum Zelltod.

In malignen Zellen kommt es zur Elongation der Telomeren nach jeder Zellteilung durch das Enzym Telomerase, so dass Tumorzellen die Telomerlänge dauerhaft über einen Schwellenwert halten können. Letztendlich können auch Stammzellen, welche genuin ein unlimitiertes replikatives Potential besitzen, durch Mutationen maligne transformiert werden.

Merke: Die Zellteilungskapazität einer Zelle ist durch Alterungsvorgänge, wie die Telomerenverkürzung limitiert. Durch die Aktivität der Telomerase werden Alterungsprozesse antagonisiert und die Zelle wird „unsterblich".

15.1.5 Unterstützende Gefäßneubildung (Neoangiogenese) des Tumors

In der frühen Phase der Tumorentstehung werden maligne Zellen (Tumorvolumen <1–2mm³) durch Diffusionsvorgänge mit Nährstoffen versorgt. Für eine weitere Progression ist die Neoangiogenese und Vaskularisierung des Tumors erforderlich. Die Angiogenese wird unter physiologischen Bedingungen durch eine Vielzahl positiver (Induktoren) und negativer Signale (Inhibitoren) im Gleichgewicht gehalten. Zu den Induktoren gehören u. a. Wachstumsfaktoren (z. B. vascular-endothelial-growth-factor, **VEGF**; basic-fibroblast-growth-factor, bFGF) und deren Rezeptoren. Die medikamentöse

Blockade des VEGF Signaltransduktionsweges kann die Neovaskularisation des Tumors und somit dessen weiteres Wachstum blockieren.

Auch die Signalübertragung durch Integrine spielt eine wichtige Rolle bei der Angiogenese. Weiterhin stimuliert eine Überexpression von Cyclooxygenasen (z. B. COX-2) die Neoangiogenese, u. a. durch Induktion von VEGF. Umgekehrt führt eine medikamentöse COX-2 Hemmung durch NSAIDs (nonsteroidal anti-inflammatory drugs) zu einem verminderten Risiko an kolorektalen Tumoren zu erkranken und hat protektive Wirkung.

Merke: Die medikamenteninduzierte Hemmung der Angiogenese z. B. durch Rezeptorantagonisten ist eine wichtige Therapieoption bei der Behandlung von Malignomen.

15.1.6 Gewebsinvasion und Metastasierung

Die Fähigkeit zur Gewebsinvasion und Metastasierung ermöglicht es Tumorzellen, sich aus dem Verband des Primärtumors zu lösen und in entfernten Organen anzusiedeln (▶ Abb. 15.7). Obwohl bei soliden Tumoren täglich Millionen maligner Zellen in den Blut- oder Lymphstrom gelangen können, bilden nur wenige dieser Zellen Metastasen, der überwiegende Anteil geht zugrunde. Der Metastasenort hängt von den Tumorzellen ab. Metastasierende Zellen zeigen ein aberrantes Muster von Adhäsionsmolekülen und Integrinen, welche die Zellen mit der extrazellulären Matrix verbinden. Wesentlich ist auch die Sekretion von Proteasen, welche Bestandteile der extrazellulären Matrix degradieren und somit die Invasion von Tumorzellen ins Stroma ermöglichen.

Merke: Tumorerkrankungen können nach der Manifestation von Metastasen häufig nicht mehr kurativ, sondern nur noch palliativ behandelt werden.

15.1.7 Molekulargenetische Grundlagen der Tumorentstehung

Der menschliche Körper besteht aus etwa 10^{13}–10^{14} Zellen. Während des Wachstums und bei regenerativen Prozessen kommt es zur kontrollierten Zellteilung. Während der DNA-Replikation werden mit einer gewissen Wahrscheinlichkeit Fehler in den genetischen Code eingebaut, welche einzelne Basenpaare (Mutationen) oder ganze Chromosomenabschnitte (Chromosomenaberrationen) betreffen können. Die **Häufigkeit von spontanen genetischen Veränderungen** beträgt etwa 10^{-6} Mutationen pro Gen und Zell-

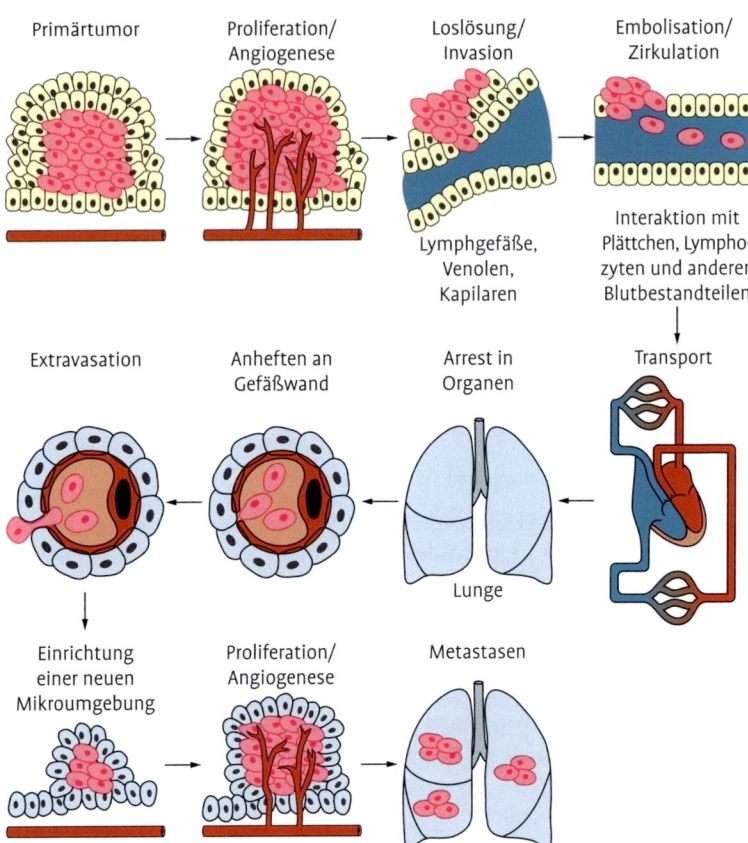

Abb. 15.7 Metastasierung. Die Metastasierung beruht auf einer Kaskade interagierender Einzelschritte. Die Kaskade beginnt mit der Loslösung von Tumorzellen aus dem primären Tumorzellverband durch Verlust der Zell-Zell-Adhäsion. Nach Invasion der extrazellulären Matrix durch Proteolyse erfolgt der Übertritt in das vaskuläre System. Die Adhäsion an Endothelzellen, das Verlassen des Gefäßsystems und die Induktion von Angiogenese sind weitere Schritte im Metastasierungsprozess.

teilung. Unter der Annahme, dass im Laufe eines Menschenlebens im Körper 10^{16} Zellteilungen stattfinden (100 Teilungen pro Zelle), sollte jedes der 30.000 Gene rechnerisch 10^{10} mal mutieren. Darüber hinaus kann die spontane Mutationsrate durch unterschiedliche **Risikofaktoren** weiter erhöht werden. Chemische Verbindungen (z. B. Benzol in Zigarettenrauch), einige Medikamente (z. B. Zytostatika), aber auch physikalische Reize, die eine dauerhafte Entzündung hervorrufen (z. B. Asbest) und Strahlung (z. B. radioaktive Strahlung, UV-Strahlung) können genetische Veränderungen induzieren. Andere Ursachen sind virale Infektionen, hereditäre Disposition, individuelle Lebensgewohnheiten (z. B. Ernährung) und ein erhöhtes Lebensalter.

Die Initiation einer Tumorerkrankung ist trotz der hohen Mutationswahrscheinlichkeit allerdings ein relativ seltenes Ereignis; dieses hat im Wesentlichen folgende Gründe: Bei der DNA-Replikation aufgetretene Fehler werden identifiziert und repariert. Daher hat ein Defekt der **DNA-Reparatur-Mechanismen** eine dramatisch gesteigerte Mutationsrate zur Folge. Irreparable DNA-Schäden lösen die **Apoptose** der betroffenen Zellen aus, so dass diese vor einer Teilung eliminiert werden. So wird verhindert, dass geschädigtes Erbgut an Tochterzellen weitergeben wird. Die Mutationen sind initial ungerichtet und können alle DNA-Abschnitte betreffen. Viele Mutationen in kodierenden DNA-Sequenzen sind für die Zelle letal; nur wenige Mutationen bieten einen Selektionsvorteil, so dass klonale Expansion möglich ist.

Merke: Die Manifestation einer Tumorerkrankung ist ein langwieriger, über Jahre andauernder Prozess, der durch zunehmende genetische Instabilität des Tumors gekennzeichnet ist.

Die Tumor-Progression erfordert eine über Jahre andauernde Selektion und Akkumulation von Mutationen (▶ Abb. 15.8). Die genetische Instabilität der Tumorzellen bewirkt, dass sie sich durch klonale Expansion schneller und besser anpassen können, und einen zunehmend malignen Phänotyp ausbilden (▶ Abb. 15.9). Dies führt zu einem weiteren Verlust der Proliferationskontrolle und noch stärkerer Apoptoseresistenz. Solche Veränderungen werden im Rahmen der Tumor-Progression beobachtet, d. h. bei der Entstehung aggressiverer und Therapie-resistenter Tumoren, z. B. als Folge einer Chemo- oder Strahlentherapie.

Merke: Die Tumor-Progression ist eine evolutionäre Entwicklung, an deren Ende die Tumorzellen zahlreiche Anpassungen bewältigt haben müssen, um die Apoptose oder Elimination durch das Immunsystem zu umgehen.

Genetische Veränderungen (Genamplifikation, chromosomale Translokation, Punktmutation) in Tumoren betreffen v. a. (Proto)-Onkogene oder Tumorsuppressorgene. **Proto-Onkogene** sind zelluläre Gene, die bei der Proliferation, Differenzierung und Mobilität eine wichtige Rolle spielen. Durch die genetische Veränderung werden aus Proto-Onkogenen Onko-

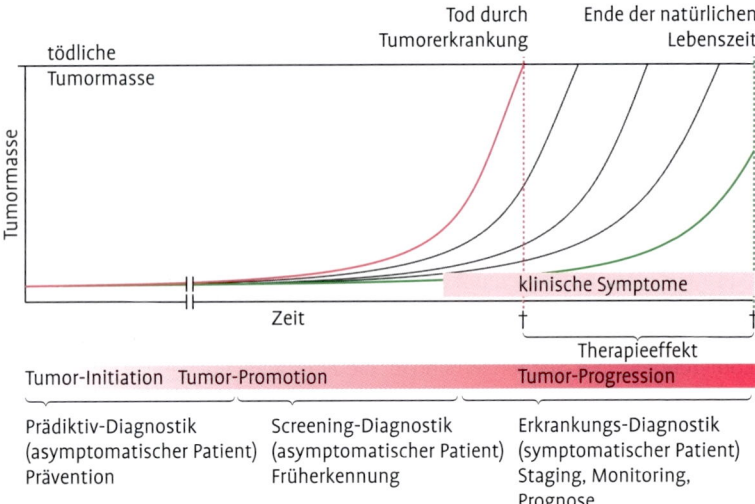

Abb. 15.8 Zeitlicher Verlauf einer Tumorerkrankung: Bei dem ersten Schritt der Tumorentstehung (Initiation) erfährt eine Zelle eine erste Mutation. Während der jahrelang dauernden Promotion vermehren sich initiierte Zellen und geben ihre DNA-Schäden an die Tochterzellen weiter. Der Tumor ist initial noch benigne, es findet eine Akkumulation von Mutationen unter ständiger Selektion statt. In der Progressionsphase haben die malignen Zellen gegenüber normalem Gewebe einen klaren Wachstumsvorteil und vermehren sich immer schneller. Es kommt zur exponentiellen Zunahme der Tumormasse und Ausbildung von Metastasen.

gene (▶ Tab. 15.1). Bei den **Tumorsuppressorgenen** handelt es sich ebenfalls um zelluläre Gene, die entweder das Zellwachstum hemmen oder aber pro-apoptotische Effekte entfalten. Eine einzelne genetische Veränderung ist i. d. R. folgenlos, erst die Akkumulation von Aberrationen mit **Aktivierung von Onkogenen** und **Inaktivierung von Tumorsuppressorgenen** führt zur malignen Transformation. Diese **Mehrschritttheorie** wurde von Fearon und Vogelstein für die kolorektale Karzinogenese als **Adenom-Karzinom-Sequenz** formuliert.

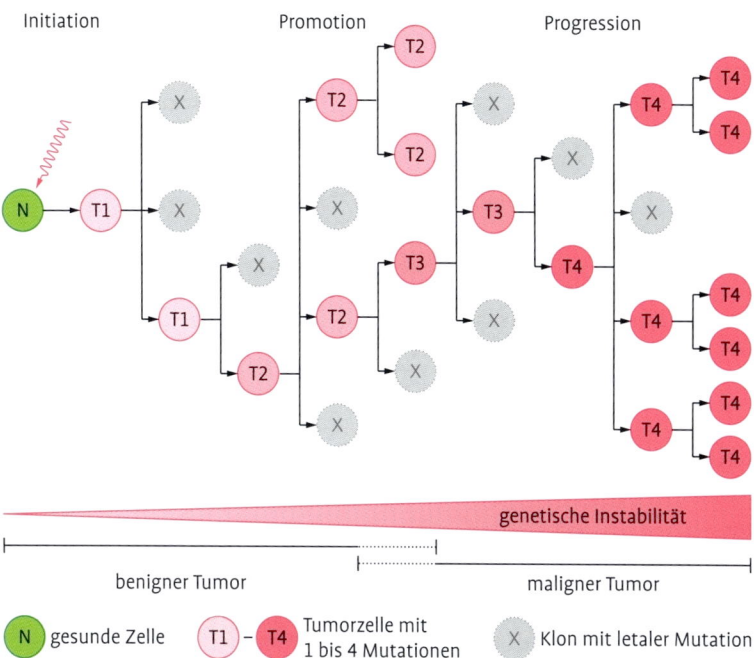

Abb. 15.9 Schema einer klonalen Expansion von Tumorzellen: Nach einer initialen Mutation akkumulieren die Tumorzellen in der Promotionsphase weitere Mutationen, die entweder für die Zellen letal verlaufen oder einen Selektionsvorteil bieten. Klone mit einem Wachstumsvorteil expandieren und werden zunehmend genetisch instabil, was eine raschere Mutationsfolge ermöglicht und den evolutionären Prozess beschleunigt. Letztlich entwickeln die Tumorzellen einen malignen Phänotyp und die Erkrankung geht in die Progressionsphase über.

Merke: Die Wirkung der Onkogene ist dominant, weil ein mutiertes Gen ausreicht, um die zellteilungsfördernde Signalkette (z. B. Expression von Wachstumsfaktoren) zu aktivieren. Mutationen der Tumorsuppressorgene sind dagegen rezessiv, d. h. ein intaktes Allel kann die physiologische Funktion (z. B. Anhalten des Zellzyklus durch p53) aufrecht halten. Für eine Transformation müssen beide Allele inaktiviert werden (▶ Abb. 15.10).

Tab. 15.1 Onkogene/Tumorsuppressorgene (Beispiele)

Proto-Onkogene

Name	Funktion	Tumoren (Beispiele)
EGF	Wachstumsfaktor	kolorektales Karzinom, Mamma-karzinom, Bronchialkarzinom
VEGF	Wachstumsfaktor	diverse
Erb-B	Wachstumsfaktor-Rezeptor	diverse
EGFR	Wachstumsfaktor-Rezeptor	diverse
VEGF	Wachstumsfaktor-Rezeptor	diverse
HER2/neu	Wachstumsfaktor-Rezeptor	Mammakarzinom
SRC	Rezeptor-assoziierte Tyrosin-kinase	diverse
ABL	Rezeptor-assoziierte Tyrosin-kinase	Bcr-Abl Fusionstranskript bei CML
RAS	G Protein	70 % aller humanen epithelialen Tumoren
JAK	Tyrosinkinase-Kinase	diverse
RAF	zytoplasmatische Protein-kinase	diverse
MYC	Transkriptionsfaktor	Burkitt Lymphom
JUN	Transkriptionsfaktor	diverse
FOS	Transkriptionsfaktor	diverse
β-Catenin	Transkriptionsfaktor	diverse
CDK4	Zellzyklus	humane Sarkome
Cyklin D1	Zellzyklus	diverse

Tumorsuppressorgene

Name	Funktion	Tumoren (Beispiele)
APC	Degradation von ß-Catenin	familiäre adenomatöse Polyposis, kolorektales Karzinom (sporadisch)
RB	Zellzyklus-Kontrolle	Retinoblastom, viele andere Tumoren
p53	Transkriptionsfaktor	Inaktivierung in >50 % aller Tumoren
DCC	verstärkt Apoptose Induktion	kolorektales Karzinom, Ösophaguskarzinom
hMSH2	DNA-Mismatch-Reparatur	kolorektales Karzinom (MIN)
TGF-β 2 Rezeptor	Zellzyklus-Kontrolle	kolorektales Karzinom (MIN)
SMAD4	Mediator der TGF-β Signal-transduktion	Pankreaskarzinom

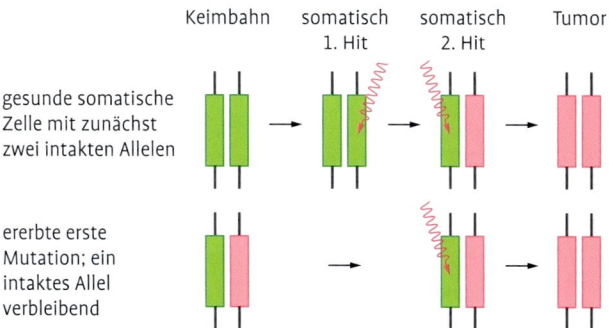

Abb. 15.10 Tumorsuppressorgene/„2-Treffer Hypothese" nach Knudson (two hit): Für den Funktionsausfall der Tumorsuppressorgene ist eine biallelische Inaktivierung erforderlich. Bei normalen somatischen Zellen (obere Reihe) werden beide Allele durch serielle genetische Veränderungen inaktiviert. Falls die erste Mutation bereits durch eine Keimbahnmutation vererbt wurde (untere Reihe) wird nur noch der zweite „Treffer" benötigt; solche Individuen haben eine genetische Prädisposition für bestimmte Tumorerkrankungen.

15.2 Labordiagnostik der Tumormarker

Laborparameter:

- CEA
- CA19-9, CA15-3
- HER2/neu
- PSA
- CYFRA 21-1
- NSE
- Pro-GRP
- SCC

Bei der Diagnostik, dem Staging und dem Monitoring von Tumorerkrankungen spielt neben Anamnese, körperlicher Untersuchung und bildgebenden Verfahren die Laboranalytik eine entscheidende Rolle. Dabei kommen Substanzen, die bei malignen Tumoren in klinischem Probenmaterial in erhöhter Konzentration nachgewiesen werden, als **Tumormarker** zum Einsatz.

An die Diagnostik werden im Verlauf einer Tumorerkrankung unterschiedliche Anforderungen gestellt (► Abb. 15.8). Die **Prävention** steht bei der prädiktiven Diagnostik im Vordergrund. Wird durch molekularbiologische Untersuchungen eine genetische Disposition für eine Tumorerkrankung mit

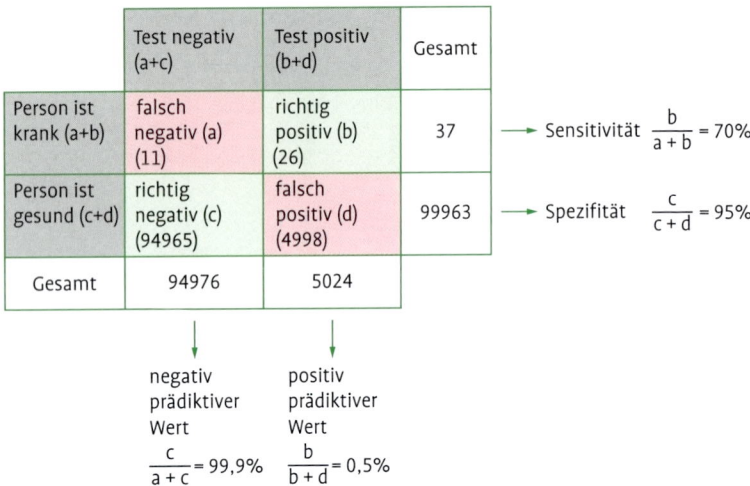

	Test negativ (a+c)	Test positiv (b+d)	Gesamt
Person ist krank (a+b)	falsch negativ (a) (11)	richtig positiv (b) (26)	37
Person ist gesund (c+d)	richtig negativ (c) (94965)	falsch positiv (d) (4998)	99963
Gesamt	94976	5024	

→ Sensitivität $\dfrac{b}{a+b}$ = 70%

→ Spezifität $\dfrac{c}{c+d}$ = 95%

negativ prädiktiver Wert
$\dfrac{c}{a+c}$ = 99,9%

positiv prädiktiver Wert
$\dfrac{b}{b+d}$ = 0,5%

Abb. 15.11 Screeninguntersuchungen mit Tumormarker (Rechenbeispiel): Tumormarker sind für Screeninguntersuchungen wegen einer zu geringen diagnostischen Spezifität nicht einsetzbar. Der positiv prädiktive Wert solcher Untersuchungen ist bei geringer Prävalenz von Tumorerkrankungen in einer asymptomatischen Population (hier 100.000 Individuen) unakzeptabel niedrig.

hoher Penetranz festgestellt, so kann noch vor dem Ausbrechen der Erkrankung gehandelt werden. **Screening**untersuchungen dienen zum Erkennen der Erkrankung in einem frühen, möglicherweise noch asymptomatischen Tumorstadium. Aufgrund der niedrigen Prävalenz für Tumorerkrankungen in der asymptomatischen Bevölkerung können nur Tumormarker mit sehr guter diagnostischer Spezifität und Sensitivität eingesetzt werden (▶ Kap. 17.2.4). Dieses Kriterium wird von den meisten Tumormarkern nicht erreicht. Ein Rechenbeispiel verdeutlicht die Problematik (▶ Abb. 15.11). Mit einer angenommenen Häufigkeit von 37 Erkrankten in einer Modellpopulation von 100.000 Personen werden Tumormarker-Messungen durchgeführt. Bei einer hypothetischen diagnostischen Sensitivität von 70 % werden 26 Patienten richtig erkannt, 11 Patienten bleiben unentdeckt. Aufgrund der geringen Prävalenz der Erkrankung in der Modellpopulation sind bei einer angenommenen diagnostischen Spezifität von 95 % aber fast 5000 Patienten falsch positiv. Da nur etwa jedes zweihundertste positive Testergebnis durch eine Tumorerkrankung verursacht ist, ergibt sich ein schlechter positiv prädiktiver Wert von etwa 0,5 %.

Merke: Bei Screeninguntersuchungen in einer nicht selektionierten Population führt die niedrige Prävalenz einer Erkrankung zu hohen falsch positiven Fallzahlen und damit zu einem inakzeptabel niedrigen positiv prädiktiven Wert. Die teuren Folgeuntersuchungen zur Diagnosesicherung sind auch ein gesundheitsökonomisches Problem.

Bei der Diagnostik von symptomatischen Patienten steht neben der **Diagnosesicherung** das Staging, Monitoring und eine Prognose des weiteren Krankheitsverlaufs im Vordergrund (▶ Tab. 15.2). Hier hat der quantitative Nachweis von Tumormarkern aus klinischem Material in der Routinediagnostik einen gewissen Stellenwert erlangt. Allerdings gibt es für alle Tumormarker einen **Graubereich**, in dem die Werte weder das Vorliegen einer malignen Erkrankung sicher beweisen noch definitiv ausschließen können. Es ist also mit falsch negativen und falsch positiven Befunden zu rechnen.

Merke: Die Testsysteme zur quantitativen Bestimmung von Tumormarkern sind schlecht standardisiert und weisen z. T. deutliche, systematische Messabweichungen zwischen einzelnen Herstellern auf. Eine Beurteilung von Krankheitsverläufen ist daher nur dann möglich, wenn für die Messungen konsistent der Test eines Herstellers verwendet wird.

15.3 Ausgewählte Erkrankungen

Ausgewählte Erkrankungen:
- kolorektales Karzinom (KRK)
- Mammakarzinom
- Prostatakarzinom
- Bronchialkarzinom
- Zervixkarzinom

15.3.1 Kolorektales Karzinom (KRK)

Beim KRK lassen sich häufige, sporadische (ohne familiäre Belastung etwa 75 %) von seltenen, monogen-hereditären (etwa 5 %, davon 2–5 % HNPCC und <1 % FAP) Krankheitsformen unterscheiden. Dazwischen existiert eine

Tab. 15.2 Serumtumormarker und deren Anwendbarkeit für Screening, Diagnostik, Monitoring und Prognose von Tumorerkrankungen (Beispiele), GP – Glykoprotein, Ca – Karzinom

	Struktur/Funktion	Screening	Diagnose	Monitoring	Prognose	Erhöhung bei	Bemerkung
CEA (carcino-embryonales Antigen)	180 kDa GP			Colon-Ca, Mamma-Ca, Bronchial-Ca C-Zelltumoren	Colon-Ca, Magen-Ca, Mamma-Ca	Leberzirrhose, Pankreatitis, Rauchen	
AFP (αFetoprotein)	70 kDa GP	Risiko-gruppen	Keimzell-tumoren, Hepato-zelluläres-Ca	Keimzell-tumoren, Hepato-zelluläres-Ca	Keimzell-tumoren	Lebererkrankungen, Schwangerschaft	
CA19-9 (Carbohydrat Antigen 19-9)	36 kDa		Pankreas-Ca	Pankreas-Ca, Gallenwegs-Ca, Magen-Ca	Magen-Ca, Colon-Ca	Pankreatitis, Cho-lestase, chronisch entzündliche Darm-erkrankungen	Fehlt bei Pati-enten mit Lewis-a nega-tiver Blut-gruppe.
CA72-4 (Carbohydrat Antigen 72-4)	GP-Komplex (>1000 kDA)			Magen-Ca, Ovarial-Ca (mucinös)		Cholestase, Hepatitis	
CA125 (Carbohydrat Antigen 125)	200 kDa GP			Ovarial-Ca (serös)	Ovarial-Ca (serös)	Salpingitis, Schwanger-schaft, Endometriose, Niereninsuffizienz, Leberzirrhose	

Tab. 15.2 (Fortsetzung)

	Struktur/Funktion	Screening	Diagnose	Monitoring	Prognose	Erhöhung bei	Bemerkung
CA15-3 (Carbohydrat Antigen 15-3)	GP-Komplex (>300 kDa)			Mamma-Ca	Mamma-Ca	Pankreatitis, Leberzirrhose, Hepatitis	
NSE (Neuronenspezifische Enolase)	dimeres Enzym		Bronchial-Ca (kleinzellig)	Bronchial-Ca (kleinzellig), Neuroblastom, malignes Melanom	Bronchial-Ca (kleinzellig)		falsch hohe Werte bei Hämolyse
Pro-GRP (Pro-Gastrinreleasing-Peptid)	Vorstufe eines Peptid-hormons		Bronchial-Ca (kleinzellig)	Bronchial-Ca (kleinzellig)			
SCC (Squamous Cell Carcinoma Antigen)	48 kDa Protein (Proteaseinhibitor)			Zervix-Ca, HNO-Tumoren, Ösophagus-Ca, Bronchial-Ca (Plattenepithel)		Niereninsuffizienz, Psoriasis, atopische Dermatitis, benigne Lungenerkrankungen	hohe Konzentration in Sekreten (Speichel, Schweiß)
CYFRA 21-1 (Cytokeratinfragment 21-1)	Cytokeratin		Bronchial-Ca (nicht-kleinzellig)	Bronchial-Ca (nichtkleinzellig), Blasen-Ca	Bronchial-Ca (nichtkleinzellig)	entzündliche Erkrankungen des Bronchial-, Urogenital-Systems, Hepatitis	

Tab. 15.2 (Fortsetzung)

	Struktur/Funktion	Screening	Diagnose	Monitoring	Prognose	Erhöhung bei	Bemerkung
HCG (humanes Choriongonadotropin)	heterodimeres GP-Hormon	Risikogruppen	Keimzell-, Trophoblast-Tumoren	Keimzell-, Trophoblast-Tumoren	Keimzell-Trophoblast-Tumoren	Schwangerschaft	
PSA (Prostata-spezifisches Antigen)	35 kDa GP Serinprotease	Prostata-Ca	Prostata-Ca	Prostata-Ca			benigne Prostatahyperlasie, Prostatitis
Calcitonin	Peptidhormon	C-Zell-Tumoren	C-Zell-Tumoren	C-Zell-Tumoren	C-Zell-Tumoren	Schädel-Hirn Trauma, Apoplex	
S-100	21 kDa Protein bindet Kalzium		malignes Melanom	malignes Melanom			

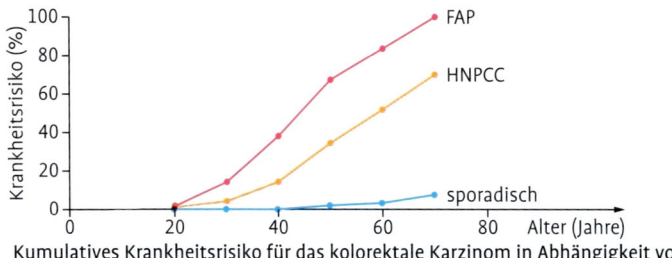

Kumulatives Krankheitsrisiko für das kolorektale Karzinom in Abhängigkeit vom Alter

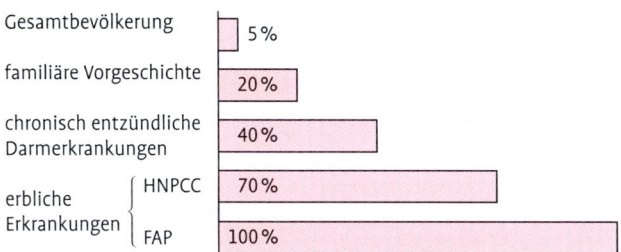

Krankheitsrisiko für das kolorektale Karzinom im Alter von 70 Jahren

Abb. 15.12 Lebenszeitrisiko für kolorektale Karzinome. Das Krankheitsrisiko, im Alter von 70 Jahren zu erkranken, steigt bei Risikofaktoren wie chronisch entzündliche Erkrankungen, aber besonders bei genetischer Disposition deutlich an und erreicht bei der FAP eine Penetranz von 100 %. HNPCC – hereditäres nicht polypöses Colon Carcinom, FAP – familiäre adenomatöse Polyposis.

Gruppe von KRK (etwa 20 %), für die familiäre polygene Risikofaktoren angenommen werden. Die Inzidenz des KRK steigt mit zunehmendem Lebensalter. Patienten mit erblichen Defekten haben ein deutlich erhöhtes Risiko. Die familiäre adenomatöse Polypose (FAP) ist eine obligate Präkanzerose mit einer Penetranz von fast 100 % (▶ Abb. 15.12) und erfordert entsprechende diagnostische und therapeutisch präventive Strategien.

Die Neoplasieentwicklung vom kleinen Dickdarmadenom zum invasiven, metastasierten KRK wird als „Adenom-Karzinom-Sequenz" bezeichnet (▶ Abb. 15.13). Die Entwicklungsstadien sind durch charakteristische Abfolgen molekulargenetischer Veränderungen gekennzeichnet, die zu kumulierenden Defekten in verschiedenen Tumorsuppressorgenen (z. B. APC, p53, DCC, SMAD4) und Onkogenen (v. a. K-RAS) führen.

Für die neoplastische Transformation ist der biallelische Defekt im APC-Tumorsuppressorgen (APC, Adenomatous Polyposis of the Colon) entscheidend. Während bei der sporadischen KRK die APC-Gen-Inaktivierung durch zwei somatische Mutationen erfolgt, wird bei der FAP ein bereits inaktiviertes APC-Gen vererbt. Das andere Allel geht meist durch größere somatische Deletionen verloren (▶ Abb. 15.10). Durch den Funktionsverlust von

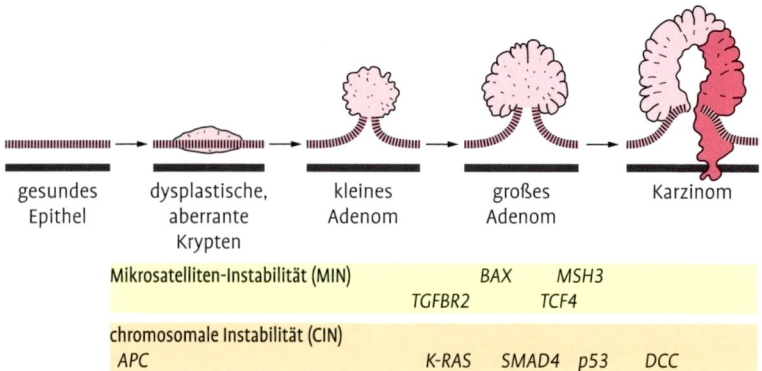

gesundes Epithel	dysplastische, aberrante Krypten	kleines Adenom	großes Adenom	Karzinom

Mikrosatelliten-Instabilität (MIN)　　　　　　　BAX　　MSH3
　　　　　　　　　　　　　　　　　TGFBR2　　　　TCF4

chromosomale Instabilität (CIN)
APC　　　　　　　　　　　　　　K-RAS　　SMAD4　p53　　DCC

Abb. 15.13 Adenom-Karzinom-Sequenz. Die Entwicklung von normalem Kolonschleimhaut-Epithel über benigne Tumoren (Adenome) zum KRK ist gekennzeichnet durch sequentielle Anhäufung verschiedener Mutationen, die Tumorsuppressorgene und Onkogene betreffen. Je nach Art der zugrunde liegenden genetischen Instabilität (MIN/CIN) finden sich unterschiedliche Mutationsmuster.

APC, welches eine zentrale Rolle im Wnt/ß-Catenin-Signalweg der Proliferation/Differenzierung spielt (▶ Abb. 15.14), kommt es zur Akkumulation des Transkriptionsfaktors β-Catenin, welcher proliferationsfördernde Gene aktiviert. Weiterhin spielt APC durch direkte Interaktion mit dem Spindelapparat eine wesentliche Rolle bei der Chromosomensegregation während der Mitosephase. Die Inaktivierung von APC-Protein führt daher zur Entstehung von aneuploiden Tumorzellen, welche durch **chromosomale Instabilität (CIN)** gekennzeichnet sind.

Merke: Die Inaktivierung des APC-Tumorsuppressorgenes spielt bei der Pathogenese des KRK eine entscheidende Rolle.

Auch genetische Instabilitäten mit euploidem Chromosomensatz sind beim KRK bekannt. Ursache hierfür ist eine Inaktivierung des Mismatch-Repair-Systems (MMR-System), das eine wichtige Tumorsuppressorfunktion besitzt. Hierdurch resultieren Abweichungen auf DNA-Ebene, die besonders im Bereich der Mikrosatelliten auffallen und daher als **Mikrosatelliten-Instabilität (MIN)** bezeichnet werden. Mikrosatelliten sind repetitive Nukleotidsequenzen, die besonders anfällig für Replikationsfehler sind. Ein Ausfall des MMR-Systems äußert sich in Akkumulation genetischer Veränderungen mit Längenvariationen der Mikrosatelliten (▶ Abb. 15.15). Die hereditäre Form des KRK mit MIN ist als HNPCC-(Hereditary Non-Polyposis Colorectal Can-

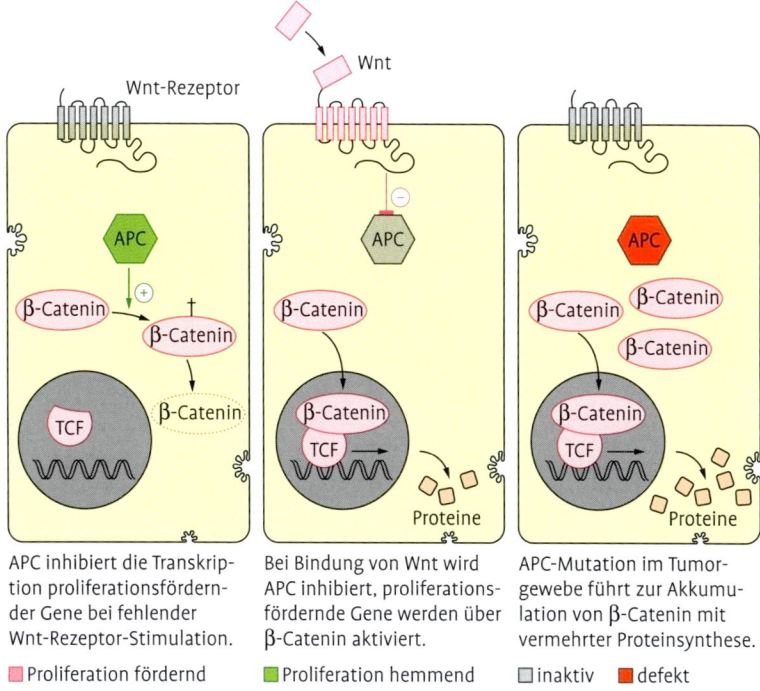

APC inhibiert die Transkription proliferationsfördernder Gene bei fehlender Wnt-Rezeptor-Stimulation.

Bei Bindung von Wnt wird APC inhibiert, proliferationsfördernde Gene werden über β-Catenin aktiviert.

APC-Mutation im Tumorgewebe führt zur Akkumulation von β-Catenin mit vermehrter Proteinsynthese.

🟥 Proliferation fördernd 🟩 Proliferation hemmend ⬜ inaktiv 🟥 defekt

Abb. 15.14 APC-Wnt-Signalweg (TCF – Transkriptionsfaktor).

cer) oder Lynch-Syndrom bekannt. Hierbei wird in der Keimbahn ein defektes Allel eines MMR-Gens vererbt, so dass nach somatischer Mutation des zweiten Allels der MMR-Defekt manifest wird. Die Inaktivierung des MMR-System spielt auch bei der Ätiologie sporadischer KRK eine wesentliche Rolle.

Eine Inaktivierung von Tumorsuppressorgenen ist auch durch **epigenetische Veränderungen** möglich. Hierbei kommt es durch Cytosin-Methylierung in transkriptionsregulierenden Genabschnitten (CpG-Inseln) oder durch Histon-Deacetylierung mit resultierender Chromatin-Modifikation zu Inaktivierungen. Die betroffenen Gene sind also strukturell intakt (zeigen keine Veränderung der DNA-Sequenz) aber „abgeschaltet". Dieses als **Silencing** beschriebene Phänomen tritt sowohl bei Genen des CIN- als auch des MIN-Weges auf. Dieser reversible Ausfall prädisponiert Zellen für eine anschließende Entwicklung genetisch fixierter Defekte, welche die Tumorentwicklung unumkehrbar machen.

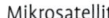

Mikrosatellit

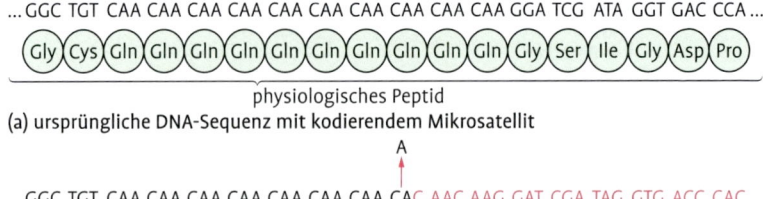

physiologisches Peptid
(a) ursprüngliche DNA-Sequenz mit kodierendem Mikrosatellit

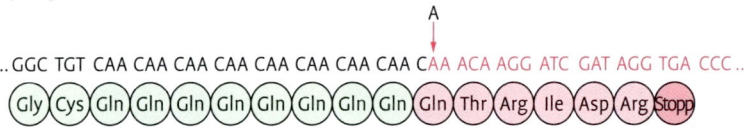

neo-Peptid
(b) Wegfall eines Nukleotids

neo-Peptid
(c) Hinzufügen eines Nukleotids

Abb. 15.15 Durch Wegfall oder Hinzufügen von Nukleotiden kommt es zur Längenvarianz. In kodierenden Regionen resultieren daraus durch Verschiebung des Leserahmens neo-Peptide, die oft durch Insertion eines Stopcodons verkürzt sind.

Merke: KRK entstehen durch stufenweise Akkumulation molekularer Defekte, die sich in erblichen und sporadischen Formen ähneln. Die genetischen Veränderungen im KRK lassen sich unterteilen in CIN (chromosomale Instabilität mit Chromosomentranslokationen und Aneuploidie) und MIN (Mikrosatelliteninstabilität durch Defekte des MMR-Sytems). Epigenetisches Silencing führt ebenfalls zum Funktionsverlust von Tumorsuppressorgenen.

Das **carcinoembryonale Antigen (CEA)** wird fast ausschließlich auf der apikalen Oberfläche differenzierter Kolonmukosazellen exprimiert. Im Rahmen eines KRK verstärkt sich die CEA-Expression häufig und die Tumorzellen verlieren ihre Polarität. Daher kommt es zu einer stadienabhängigen Erhöhung der CEA-Konzentration im Serum. Auch bei anderen Tumoren (z. B. Mammakarzinom, Bronchialkarzinom, medulläres Schilddrüsenkarzinom) kann eine Neoexpression von CEA auftreten. Darüber hinaus finden sich auch bei einer Reihe nicht-maligner Erkrankungen sowie bei Rauchern erhöhte CEA-Serumkonzentrationen. Die Expression von Mitgliedern der CEA-Genfamilie wird durch Entzündungsvorgänge moduliert.

Die diagnostische Spezifität der CEA-Messung reicht für Screeninguntersuchungen nicht aus. Steigt die Prävalenz der Erkrankung in einem vorselektionierten Krankengut, so verbessern sich auch die Leistungsmerkmale der CEA-Untersuchung, die Ihren Stellenwert in der Diagnosesicherung, dem Monitoring und der Prognoseabschätzung hat. Bei KRK-Patienten korreliert die CEA-Serumkonzentration mit der Gesamttumormasse. Aus präoperativem CEA-Wert und postoperativem Verlauf können Rückschlüsse auf Tumorausbreitung und Prognose gezogen werden. So weisen besonders hohe Werte auf Knochen-, Leber-, und Lungenmetastasen bzw. multiple Metastasierung hin.

Das **Carbohydrat Antigen 19-9 (CA19-9)** ist das Sialyl-Derivat der Lewis (a) Blutgruppendeterminante. CA19-9 ist Bestandteil der sekretorischen Schleimhautzellen des Gastrointestinaltraktes. In hepatobiliären und pankreatischen Sekreten sind hohe CA19-9 Konzentrationen physiologisch. Bei Sekretrückstau (Cholestase) kommt es zu einem deutlichen Anstieg der CA19-9-Serumkonzentration. Auch bei anderen, nicht-malignen Erkrankungen des Gastrointestinaltrakts sowie bei Mukoviszidose können erhöhe CA19-9 Konzentrationen nachgewiesen werden. Die eingeschränkte diagnostische Spezifität des Tests verbietet den Einsatz für Screeninguntersuchungen. Zum Einsatz kommt die CA19-9-Bestimmung in der Verlaufskontrolle von Patienten mit Pankreas-, Leber-, Gallenwegs- und Magenkarzinom; für das KRK dient es gelegentlich nach CEA als Zweitmarker.

Merke: CA19-9 kann nur bei Patienten gebildet werden, die die Blutgruppenkonstellation Lewis (a) positiv besitzen. Etwa 5 % der Bevölkerung sind negativ für dieses Blutgruppenmerkmal und können daher kein CA19-9 bilden!

15.3.2 Mammakarzinom

Die überwiegende Mehrzahl der Mammakarzinome ist sporadisch und manifestiert sich als Folge von erworbenen genetischen Veränderungen (Aktivierung von Onkogenen, Inaktivierung von Tumorsuppressorgenen), nur 5–10 % zeigen vererbte genetische Aberrationen. Bei etwa 30–40 % der hereditären Mammakarzinome finden sich Mutationen der Breast Cancer-**Tumorsuppressorgene BRCA1 und BRCA2**, die beide essentiell an der Reparatur geschädigter DNA-Stränge beteiligt sind.

Für das Mammakarzinom hat der **Östrogen- und Progesteronrezep-tor**status Relevanz für klinische Entscheidungen. Hormonrezeptorpositive Tumoren können antihormonell therapiert werden und zeigen eine günstigere Prognose als rezeptornegative Tumoren. Im Gegensatz dazu korreliert die Gewebeexpression von **HER2/neu** (humaner EGF-Rezeptor 2) negativ mit der Prognose und ist prädiktiv für eine erhöhte Rezidivneigung. Das Onkoprotein HER-2/neu ist ein Tyrosinkinase-Rezeptor für Wachstumsfaktoren; der extrazelluläre Anteil des Rezeptors kann abgespalten und kann mittels Immunoassay (▶ Kap. 18.13) im Serum sensitiv quantifiziert werden. Die Serumkonzentration von HER2/neu korreliert ebenfalls negativ mit der Prognose.

Merke: Bei positivem HER2/neu Status besteht eine spezifische Therapieoption mit Antikörpern, die gegen den HER2/neu Rezeptor gerichtet sind und dessen Aktivierung verhindern.

Darüber hinaus gibt es Prognose- und Prädiktionsfaktoren, deren klinischer Nutzen noch nicht abschließend beurteilt werden kann. Dazu gehören der Zellproliferationsindex, der Anteil an Tumorzellen in der Synthesephase, der Ploidiegrad der DNA, die Überexpression von Wachstumsfaktoren (z. B. VEGF, EGF), Proteasen (z. B. uPA, PAI-1, Kathepsin D) und der immunhistochemische/molekularbiologische Nachweis von Tumorzellen in peripherem Blut, Lymphknoten und Knochenmark.

Die Serumtumormarker CA15-3 und CEA besitzen Bedeutung bei der Therapiekontrolle und dem Monitoring der Erkrankung. Der **CA15-3**-Assay detektiert ein Glykoprotein vom Muzintyp (MUC1). Die Serumkonzentration des CA15-3 korreliert mit der Gesamtmasse antigentragender Tumorzellen. Auch die **CEA**-Werte korrelieren mit dem Krankheitsstadium; so finden sich erhöhte Werte bei 30–50 % der Patientinnen mit metastasiertem Mammakarzinom. Die diagnostische Spezifität des CA15-3 ist im Vergleich zum CEA größer. Durch die Kombination beider Marker kann die diagnostische Sensitivität im Frühstadium verbessert werden, ist aber für die Primärdiagnostik immer noch zu gering. Allerdings zeigt ein Anstieg der Markerkonzentrationen ein Lokalrezidiv oder eine Metastase schon Monate vor der klinischen Manifestation an, was für die Verlaufskontrolle des Mammakarzinoms genutzt wird.

15.3.3 Prostatakarzinom

Anders als viele andere epitheliale Malignome hat das Prostatakarzinom keine typische Adenom-Karzinom-Sequenz mit spezifischen Mutationsmustern. Häufig sind jedoch in einem späteren (metastasierten) Stadium klassische Tumorsuppressorgene (z. B. p53) von Deletionen oder Mutationen betroffen. Das Prostatakarzinom gehört zur Gruppe der hormonsensitiven

Tumoren und ist in seinem Wachstum abhängig von Androgenen. Ein Hormonentzug bietet daher therapeutische Ansätze.

Das **Prostata-spezifische Antigen (PSA)** hat einen hohen Stellenwert bei der Diagnostik sowie dem Monitoring eines Prostatakarzinoms. Die Serinprotease PSA gehört zur Familie der Kallikreine. Die Synthese von PSA erfolgt in den Prostataepithelzellen, von wo es in das Seminalplasma sezerniert wird. Seine Funktion ist die Verflüssigung des Ejakulates. Dort liegt es in etwa 10^6-fach höherer Konzentration als im Serum vor.

> **Merke:** Aufgrund der hohen Organspezifität eignet sich das PSA auch für den Einsatz als Screeningparameter.

Allerdings ist eine mäßig erhöhte PSA-Konzentration im Serum nicht spezifisch für einen Tumor. Auch bei benigner Prostatahyperplasie, einem akuten Harnverhalt, entzündlichen Veränderungen oder mechanischen Reizungen (digital rektale Untersuchung) der Prostata finden sich derartige Befunde. Darüber hinaus weisen 20 % der Patienten mit einem histologisch gesicherten Prostatakarzinom zum Zeitpunkt der Diagnosestellung einen unauffälligen PSA-Wert auf, sind also falsch-negativ. Eine bessere diagnostische Spezifität im Graubereich lässt sich durch die gleichzeitige Bestimmung des freien PSA (fPSA) erreichen. PSA liegt im Serum als Komplex mit Proteaseinhibitoren (v.a. α1-anti-Chymotrypsin, α2-Makroglobulin) vor. Bei einem Prostatakarzinom vermindert sich anders als bei nicht-malignen Prostataveränderungen der Anteil an fPSA. Ein niedriger Quotient aus fPSA/PSA spricht daher für das Vorliegen eines Prostatakarzinoms. Durch die Einführung von Screeninguntersuchungen werden immer mehr Prostatakarzinome in einem früheren Stadium entdeckt und die Patienten kurativ therapiert. Allerdings ist der Krankheitsprogress eines Prostatakarzinoms i.d.R. langsam und eine gesicherte Aussage zum Einfluss des PSA-Screenings auf die Mortalitätsrate steht noch aus. Das PSA ist der entscheidende Tumormarker in der postoperativen Tumornachsorge, nach einer Strahlentherapie oder als Verlaufskontrolle einer anti-androgenen Hormontherapie.

15.3.4 Bronchialkarzinom

Die Reservezellen des Bronchialsystems sind pluripotent und können zu verschiedenen Zelltypen der Bronchialschleimhaut (z.B. Plattenepithelien, Becherzellen, neuroendokrine Zellen) ausdifferenzieren. Nach chronisch-entzündlicher Reizung und Einwirkung von karzinogenen Noxen kann das Epithel mit einer Plattenepithelmetaplasie, einer Becherzellhyperplasie oder einer Entartung neuroendokriner Zellen reagieren. Entsprechend lassen sich verschiedene histologische Subtypen, wie etwa das **kleinzellige Bronchialkarzinom (SCLC, small cell lung cancer)** und das **nicht-kleinzellige Bronchialkarzinom (NSCLC)** ableiten.

Die wichtigsten Tumormarker für das NSCLC sind **CYFRA 21-1** und **CEA**. Für das SCLC stehen neben CYFRA 21-1 auch die Neuronen-spezifische Enolase (**NSE**) sowie das Pro-Gastrin-releasing-Peptid (**Pro-GRP**) zur Verfügung. Da die Spezifität und Sensitivität der Tumormarker für die Differenzierung zwischen SCLC und NSCLC nicht ausreicht, sind sie für die Primärdiagnostik nicht geeignet. Auch für die Verwendung der Marker in der Tumornachsorge bestehen erhebliche Einschränkungen. Ein frühzeitiger Rezidivhinweis durch Anstieg der Serumtumormarker führt nicht zu einer Prognoseverbesserung, da i. d. R. zu diesem Zeitpunkt keine kurativen Therapieansätze mehr zur Verfügung stehen.

Bei dem **CYFRA 21-1** handelt es sich um ein Fragment des Zytokeratin 19. Zytokeratine sind als zelluläre Filamente am Aufbau des Zytoskeletts von epithelialen Zellen beteiligt; das Zytokeratin 19 wird von Lungenepithelien, aber auch einer Reihe weiterer Epithelien (z. B. Urothel, Gastrointestinaltrakt) exprimiert.

Die Enolase ist ein zytoplasmatisches Enzym und katalysiert einen Teilschritt der Glykolyse. Sie kommt in verschiedenen dimeren Isoformen mit drei, immunologisch unterscheidbaren Untereinheiten (α, β, γ) vor. Die Enolase-Isoformen $\alpha\gamma$ und $\gamma\gamma$ werden als Neuronen-spezifische Enolase (**NSE**) zusammengefasst. Hohe Konzentrationen von NSE finden sich in neuralen Geweben, aber auch in Tumoren neuroekdodermalen Ursprungs. Erhöhte NSE-Serumkonzentrationen findet man insbesondere bei neuroendokrinen Tumoren (z. B. SCLC, Neuroblastomen). Aber auch andere APUDome (Amine Precursor Uptake and Decarboxylation), Hirntumoren, benigne Lungenerkrankungen und zerebrale Störungen (Schädel-Hirn Trauma, zerebrale Ischämie) können Ursache einer erhöhten NSE-Serumkonzentration sein. Anders als der Name suggeriert, wird die NSE auch in nicht-neuronalem Gewebe (z. B. Erythrozyten) exprimiert.

Merke: Bei der Blutentnahme ist Hämolyse als Störfaktor strikt zu vermeiden. Ansonsten kommt es zur Freisetzung von Enolase aus den Erythrozyten und es resultieren falsch hohe Messwerte.

NSE hat Bedeutung bei der Abklärung der Verdachtsdiagnose eines Bronchialkarzinoms bzw. Neuroblastoms sowie dem Monitoring des Krankheitsverlaufes. Nach erfolgreicher Chemotherapie kommt es infolge der Tumorzell-Lyse zu einem temporären NSE-Anstieg. Danach erfolgt ein rasches Absinken unter die initial/prätherapeutisch erhöhten Konzentrationswerte.

Das **GRP** (Gastrin-releasing-Peptid) wird von SCLC produziert und steigert die Proliferation der Tumorzellen in einem autokrinen Stimulationsmechanismus. Auf Grund seiner Instabilität lässt sich GRP im Blut nur schwer bestimmen; daher wird auf die Messung des deutlich stabileren Pro-GRP ausgewichen. Das Pro-GRP zeigt beim SCLC eine höhere Spezifität als NSE und stellt den derzeit besten Tumormarker für diese Tumorart dar. Das Pro-GRP ist sowohl für die Diagnose als auch für das Behandlungsmonitoring geeignet. Beim SCLC zeigt es Behandlungsresultate früher als NSE an. Allerdings ist Pro-GRP nicht organspezifisch, denn erhöhte Serumkonzentrationen finden sich u. a. auch bei Patienten mit Prostatakarzinom oder medullärem Schilddrüsenkarzinom.

15.3.5 Zervixkarzinom

Epidemiologische Studien haben schon früh einen kausalen Zusammenhang zwischen einer genitalen Infektion mit HPV und dem Zervixkarzinom (▶ Kap. 13.4) belegt. Die bedeutendsten high-risk (HR-)HPV-Typen sind HPV16, 18, 31, 33 und 45, deren DNA als Zeichen chronisch persistierender Entzündung in etwa 80 % aller Karzinome nachweisbar ist. Von 100 Frauen, die sich mit HR-HPV infizieren, entwickeln 20 eine Präkanzerose und etwa 2 % ein Zervixkarzinom.

Merke: Bei der Pathogenese des Zervixkarzinoms spielen onkogene Viren eine entscheidende Rolle. Eine Prophylaxe ist durch Impfschutz möglich.

Ausschlaggebend für die maligne Entartung einer HPV-infizierten Zelle ist eine konstitutive Expression der viralen Onkogene E6 und E7, die über eine Komplexierung mit zellulären Proteinen (p53, RB) eine Dysregulation der Zellzykluskontrolle bewirken. Die Interaktion zwischen E6 und p53 führt durch Ubiquitin-abhängige Proteolyse zu einem gesteigerten Abbau und somit zur Inaktivierung von p53. Ohne p53 Kontrolle können sich die Zellen nach genotoxischem Stress ungehindert teilen und geben ihre Mutationen an die Tochterzellen weiter, so dass eine Akkumulation von Mutationen die maligne Progression vorantreibt. Das E7-Protein bindet an phosphoryliertes Retinoblastomprotein (RB), stabilisiert die Phosphorylierung und bewirkt dessen Inaktivierung. Als Folge wird der Transkriptionsfaktor E2F freigesetzt und aktiviert die Expression von Genen, die an der DNA-Synthese und Progression des Zellzyklus beteiligt sind.

Das Squamous Cell Carcinoma (**SCC**)-Antigen ist ein Tumormarker im Serum, der zur Verlaufskontrolle bei Patientinnen mit Zervixkarzinom eingesetzt wird. Da eine erhöhte posttherapeutische SCC-Konzentration prognostisch ungünstig ist, können Risikopatientinnen identifiziert werden. Ein posttherapeutischer SCC-Anstieg zeigt Rezidive z. T. mehrere Monate früher an als die klinisch-apparative Diagnostik. Ob durch das frühzeitige Erkennen eines Rezidivs der bisher mäßige Therapieerfolg einer fortgeschrittenen Erkrankung verbessert werden kann, bleibt offen. Auch bei anderen Plattenepithelkarzinomen (z. B. Bronchialkarzinom, Ösophaguskarzinom, HNO-Tumoren) ist eine SCC-Erhöhung möglich. Allerdings kann es auch bei nicht-malignen Erkrankungen (z. B. schwere Niereninsuffizienz, Psoriasis, atopische Dermatitis, benigne Lungenerkrankungen) zu einem Anstieg der SCC-Konzentration im Serum kommen. Eine Kontamination der Probe mit Schweiß und Speichel ist wegen physiologisch hoher SCC-Konzentrationen unbedingt zu vermeiden (Handschuhe!)

Zusammenfassung

Genetische Abberationen verschaffen Tumorzellen Wachstums- und Selektionsvorteile gegenüber normalen Zellen. Die Mutationen führen zu **Unabhängigkeit gegenüber Wachstumsfaktoren** (z. B. RAS), **Dysregulation des Zellzyklus** (z. B. p53), **fehlende Differenzierung, mangelndem Ansprechen auf Wachstumsinhibitoren** (z. B. RB), **Apoptoseresistenz** (z. B. p53), **unlimitiertem replikativem Potential** (Erhöhung der Telomeraseaktivität), **Gefäßneubildung** (Expression von VEGF↑) sowie zur **Gewebsinvasion und Metastasierung** (aberrante Expression von Adhäsionsmolekülen). Eine genetische Veränderung reicht für die Transformation einer Zelle i. d. R. nicht aus, die Tumor-Progression geht mit einer Akkumulation von Mutationen und damit mit einer zunehmenden genetischen Instabilität und Malignität der Tumorzelle einher. Die Mutationen bei der Tumorentstehung aktivieren **Onkogene** (dominant) oder inaktivieren **Tumorsuppressorgene** (rezessiv, z. B. p53). **Tumormarker** (Substanzen, deren Konzentration bei malignen Tumoren ansteigt) eignen sich i. d. R. wegen unzureichender Sensitivität/Spezifität nicht für Screeninguntersuchungen, sie werden zur Diagnosesicherung, zum Staging und zur Prognose eingesetzt. Zwei „Sets" von genetischen Veränderungen spielen beim **kolorektalen Karzinom (KRK)** eine Rolle: **CIN** (chromosomale Instabilität mit Inaktivierung des APC-Tumorsuppressorgens, Aneuploidie) und **MIN** (Mikrosatelliten-Instabilität, Verlust der Tumorsuppressorfunktion des Mismatch-Repair-Systems), in beiden Gruppen tritt epigenetisches Silencing auf. Als Tumormarker eignen sich beim KRK das **CEA** und das **CA19-9** (nur bei Lewis (a) positiven Patienten). Beim **Mammakarzinom** (hereditäre Formen häufig mit Mutationen in BRCA1, BRCA2; Tumormarker:

CA15-3, CEA) exprimiert ein Teil der Tumoren **Östrogen-** und **Progesteronrezeptoren** (günstige Prognose, antihormonelle Therapie) oder den Tyrosinkinase-Rezeptor **HER-2/neu** (schlechte Prognose, Therapie durch Rezeptor-inaktivierende AK). Das **Prostata-spezifische Antigen (PSA)** eignet sich wegen seiner organspezifischen Expression auch für Screeninguntersuchungen des **Prostatakarzinoms** (antihormonelle Therapie). Beim **Bronchialkarzinom** unterscheidet man histologisch kleinzellige (**SCLC**) und nicht-kleinzellige (**NSCLC**) Formen. Die wichtigsten Tumormarker für das NSCLC sind **CYFRA 21-1** und CEA, zusätzlich stehen für das SCLC noch **NSE** und **pro-GRP** zur Verfügung. Die Spezifität der Marker reicht nicht für eine Unterscheidung der beiden Formen. **Zervixkarzinome** werden durch eine genitale Infektion mit HPV hervorgerufen. Virale Onkogene (E6, E7) binden an Zellzyklusproteine (p53, RB) und inaktivieren sie. Als Tumormarker dient **SCC**.

16 Toxikologie, Vergiftungen, Drogenscreening

16.1 Toxikologie und Vergiftungsanalytik

16.1.1 Grundlagen des Intoxikationsgeschehens

Akute Vergiftungen sind Notfallsituationen, die ein schnelles und zielgerichtetes Handeln erfordern. Verlauf und Prognose hängen entscheidend von der richtigen notärztlichen Primärversorgung, vom Giftnachweis und den adäquaten Therapiemaßnahmen ab. Das Spektrum möglicher Gifte ist außerordentlich breit und beinhaltet Medikamente, legale und illegale Drogen, Haushaltsprodukte, Reinigungsmittel, Pflanzen, Pilze, Gifttiere, Chemikalien, Kosmetika, Pflanzenschutzmittel und Giftgase. Bei Erwachsenen handelt es sich meist um suizidale Vergiftungen und Drogenintoxikationen, während im Kindesalter fast ausnahmslos akzidentelle Vergiftungen vorkommen, die aufgrund der geringeren Giftaufnahme i. d. R. einen leichteren Verlauf zeigen (▶ Tab. 16.1).

> **Merke:** Alle Vergiftungen sind internistische Notfallsituationen und oft nicht leicht als Vergiftung einzuordnen.

Primärversorgung von Vergiftungen

Unabhängig vom Gift hat sich ein einheitliches Vorgehen bei der Primärversorgung von Vergiftungen durchgesetzt, das auf vier Grundprinzipien beruht:

Tab. 16.1 Häufigkeit von Vergiftungen

Erwachsene
häufig: suizidale Vergiftungen mit Schlafmitteln und Psychopharmaka sowie Drogenintoxikationen, hierbei v. a. Ethanol und Polytoxikomanie vom Opiattyp
selten: akzidentelle Vergiftungen in Form von Arbeits- oder Haushaltsunfällen

Kinder
fast ausnahmslos akzidentelle Vergiftungen; meist nur geringe Giftaufnahme und daher leichterer Verlauf

---

Stabilisierung der Vitalparameter: Absolute Priorität bei allen Vergiftungen hat die Stabilisierung der Vitalparameter, d. h. die Sicherung einer ausreichenden Atmungs- und Kreislauffunktion. Die Therapie des Schocks erfolgt zunächst symptomatisch, d. h. der unzureichende systemische Perfusionsdruck wird durch die intravenöse Gabe von Volumen und Vasopressoren bzw. Katecholaminen angehoben und die Oxygenierung durch Sauerstoffgabe bzw. mechanische Beatmung optimiert.

Primäre Giftentfernung: Hierunter versteht man die Entfernung des Giftes vor seiner Aufnahme in die Zirkulation und somit vor seiner Verteilung im Körpergewebe. Die Maßnahmen sind abhängig von der Art der Giftaufnahme: Auslösen von Erbrechen und Magenspülung bei oraler Giftaufnahme; Entfernen aus dem Gefahrenbereich bei inhalatorischer Giftaufnahme; Abwaschen der Haut bei kutaner Giftaufnahme und Augenspülung bei Giftaufnahme über die Augen.

Merke: Bei oraler Giftaufnahme gilt die „1-Stunden-Regel", d. h. eine Giftentfernung wird nur dann durchgeführt, wenn eine toxisch relevante Giftmenge aufgenommen wurde und die Giftaufnahme nicht länger als eine Stunde zurückliegt.

Sowohl bei Kindern als auch bei Erwachsenen sollte **Erbrechen** nur noch mit Sirup Ipecacuanhae ausgelöst werden. Alle anderen Methoden sind potentiell lebensgefährlich. Kontraindikationen für das provozierte Erbrechen sind Bewusstseinstrübung, Verätzungen sowie Vergiftungen durch organische Lösungsmittel, Tenside und Antiemetika. Bei der **Magenspülung** erhält der Patient zur Prophylaxe einer überschießenden Vagusreaktion 1 mg Atropin intramuskulär. Der wache oder bewusstseinsgetrübte Patient mit Schluckreflex kann ohne Intubation in stabiler Seitenlage oder in Bauchlage gespült werden. Der bewusstlose Patient wird intubiert und kann dann in Rückenlage gespült werden. Zur Magenspülung wird dem erwachsenen Patienten ein 18 mm dicker, Kleinkindern ein 11 mm dicker, weicher Magenschlauch eingeführt. Nach Kontrolle der richtigen Lage wird mit 10–20 l lauwarmem Wasser in Portionen von 10 ml x kg KG gespült. Abschließend werden 50 g Carbo medicinalis in Wasser gelöst in den Magenschlauch instilliert. Danach wird der Schlauch abgeklemmt und wieder entfernt. Kontraindikationen für die Magenspülung sind fehlende technische Ausrüstungen, unzureichende Stabilisierung der Vitalparameter und Vergiftungen mit einer erhöhten Perforationsgefahr. **Aktivkohle** (Carbo medicinalis) wird bei oraler Giftaufnahme als Adsorbens eingesetzt und reduziert die Resorption der eingenommenen Giftstoffe. Die Dosierung beträgt beim Erwachsenen 25–50 g, Kinder bekommen 1g/kg KG. Kontraindikationen für die Kohlegabe sind ungeschützte Atemwege, Verätzungen und Gifte mit einem hohen Aspirationspotential. Wird einem bewusstlosen, nicht intubierten Patienten Aktivkohle über die Magensonde appliziert, muss mit einem erhöhten Aspirationsrisiko gerechnet werden. Bei **inhalatorischer Giftaufnahme** stehen die sofortige Entfernung des Patienten aus der giftgashaltigen Atmosphäre und die Zufuhr von Sauerstoff bzw. Frischluft an erster Stelle der Primärversorgungsmaßnahmen. Besonders zu beachten sind Schutzmaßnahmen für das Rettungspersonal (z. B. Atemschutz, Anseilen) sowie Vorsichtsmaßnahmen bezüglich einer möglichen Explosivität des Giftgases. Bei **kutaner Giftaufnahme** müssen die kontaminierte Kleidung entfernt und die betroffenen Hautpartien reichlich mit Wasser abgespült werden. **Augenverätzungen** werden einer sofortigen Spültherapie mit Wasser oder besser noch mit Ringerlaktatlösung unterzogen. Anschließend hat eine Weiterbehandlung beim Augenarzt zu erfolgen.

Antidottherapie: Antidote im strengen Sinne sind Stoffe, die spezifisch in den Wirkmechanismus eines Giftes eingreifen und so die Giftwirkung mildern oder aufheben. Antidote im weiteren Sinne sind Stoffe, die die Giftaufnahme reduzieren oder zur beschleunigten Giftelimination beitragen. Man unterscheidet (▶ Tab. 16.2) lebensrettende und supportive Antidote. Ohne den Einsatz von **lebensrettenden Antidoten** ist bei schweren Vergiftungen kein Überleben möglich. **Supportive Antidote** beeinflussen den Vergiftungsverlauf zwar günstig, der Patient kann jedoch auch mit symptomatischen oder intensivmedizinischen Maßnahmen allein behandelt werden.

Asservierung: Bei jedem Vergiftungsverdacht ist geeignetes Material unter Vermeidung von Kontaminationen zur Giftidentifikation zu asservieren. Der Giftnachweis dient der Sicherung der Diagnose und der Risikoabschätzung. Asserviert werden Urin (mindestens 10 ml) und Serum oder Plasma (mindestens 3 ml), sowie ggf. Erbrochenes, Lebensmittel- und Pilzreste, leere Medikamentenschachteln, Spritzenbesteck und andere Gegenstände, die mit der Vergiftung in Zusammenhang stehen können. Die Asservate müssen mit Hinweisen zur Art des Materials, mit dem Zeitpunkt der Probenentnahme sowie mit einer eindeutigen Patientenidentifikation versehen werden. Die Asservierung von Blut und Urin sollte vor einer Gabe eines Antidots erfolgen, da hierdurch die Giftanalyse möglicherweise gestört wird.

> **Merke:** Wichtige Probenmaterialien für die Vergiftungsanalytik sind Blut (5 ml) und Urin (10 ml).

Tab. 16.2 Antidote

Lebensrettende Antidote		Supportive Antidote	
Gift	Antidota	Gift	Antidota
Chloroquin	Diazepam	Antihistaminika	Physostigmin
Cyanide	Dimethylaminophenol (4-DMAP)	Atropin	Physostigmin
Digitalis	Digitalis-Antitoxin	Benzodiazepine	Flumazenil
Eisenverbindungen	Deferoxamin	Beta-Rezeptoren-Blocker	Glukagon
Ethylenglykol	Ethanol, Fomepizol	Botulismustoxin	Botulismus-Antitoxin
Insulin	Glukose	Cumarine	Phytomenadion (Vitamin K)
Kohlenmonoxid	Sauerstoff	Cyanide	Natriumthiosulfat
Kupfer	Penicillamin	Flusssäure (lokal)	Kalziumglukonat
Methanol	Ethanol, Fomepizol	Heparin	Protamin
Methämoglobin-bildner	Toloniumchlorid	Isoniazid	Pyridoxin (Vitamin B6)
Organophosphate	Atropin	Knollenblätterpilz	Silibinin
Paracetamol	Acetylcystein	Methotrexat	Folinsäure
Paraquat	Kohle	Neuroleptika	Biperiden
Schwermetalle	DMPS	Opiate	Naloxon
Sulfonylharnstoffe	Glukose	Organophosphate	Obidoxim
trizyklische Antidepressiva	Natriumhydrogen-carbonat	Reizgase	Glukokortikoide, inhalative (z. B. Beclometason)
		Tenside (orale Ingestion)	Simeticon
		Thallium	Eisen(III)-Hexa-cyanoferrat(II) (Berliner-Blau)

16.1.2 Vergiftungsanalytik

Laborparameter:
- klinisch-chemische Basisparameter
- STA (systematische toxikologische Analyse, general unknown Screening)
- spezielle Nachweisverfahren

Ein **klinisch-chemisches Basisprogramm** (▶ Tab. 16.3) spielt bei Intoxikationen eine wichtige Rolle für die labordiagnostische Ersteinschätzung der Situation des Erkrankten.

Um die Gefährdung des Patienten abschätzen zu können und die Verdachtsdiagnose Intoxikation zu bestätigen, wird i. d. R. eine **systematische toxikologische Analyse (STA**, general unknown screening) benötigt. Nur bei

Tab. 16.3 Klinisch-chemische Basisparameter bei Vergiftungen

Parameter	Bedeutung
Erythrozyten	Erkennen z. B. einer toxischen Hämolyse (freies Hb)
Leukozyten	Stressleukozytose bei Intoxikation
Thrombozyten	Erkennen einer Verbrauchskoagulopathie
Quick	Störung der Blutgerinnung, z. B. Cumarinintoxikation
PTT (partielle Thromboplastinzeit)	Störung der Blutgerinnung
D-Dimer (Fibrinspaltprodukt)	Erkennen einer Verbrauchskoagulopathie
Natrium	Elektrolytentgleisung
Kalium	Elektrolytentgleisung
Chlorid	Elektrolytentgleisung
Kalzium	Elektrolytentgleisung
Glukose	Abklärung einer Hypo- oder Hyperglykämie
Harnstoff	Erkennen eines akuten Nierenversagens
Kreatinin	Nierenfunktion, wenig sensitiv
Cystatin C	Nierenfunktion, sensitiv
AST	Erkennen ubiquitärer Zellschädigungen
ALT	Lebermitbeteiligung (z. B. Paracetamolvergiftung)
γ-GT	Lebermitbeteiligung
CK	muskuläre Mitbeteiligung
ChE	Erkennung von Insektizid- und Kampfstoffvergiftungen
Troponin	kardiale Mitbeteiligung
Anionenlücke	Erkennung saurer Giftmetabolite, z. B. Oxalat (Glykolintoxikation)
osmotische Lücke	Erkennung niedermolekularer Giftstoffe, z. B. Methanol
Prolaktin	Ausschluss eines zerebralen Ereignisses
pO_2	Beurteilung der Oxygenierung
pH, pCO_2, Basen-Excess	Erkennen einer Azidose, z. B. Salicylatvergiftung
Laktat	Erkennen einer anaeroben Stoffwechsellage
Urin-Teststreifen	Erkennen von Nierenschädigungen, Azidose
Urin-Sediment	Erkennung von Nierenschäden, Kristallbildung
α_1-Mikroglobulin	Erkennen von Nierenschäden (proximaler Tubulus)

wenigen Fragestellungen reicht es aus, sich auf den Nachweis bestimmter Giftstoffe zu beschränken. Hierbei handelt es sich um Fälle, bei denen mit hoher Wahrscheinlichkeit ein bestimmter Giftstoff erwartet wird und bei dessen Vorhandensein in toxischer Menge sofort eine spezifische Therapie eingeleitet werden muss. Hier ist wegen der Entscheidung für oder gegen entsprechende Therapiemaßnahmen sofort eine Quantifizierung des Giftstoffes erforderlich (▶ Tab. 16.4). In aller Regel ist aber eine STA als breitgestreute und primär qualitative Suchanalytik aus Blut und/oder Urin nötig. Hierfür stehen verschiedene chromatographische Verfahren (▶ Kap. 18.4) zur Verfügung, die von spezialisierten Laboren bereitgehalten werden. Das nächst-

Tab. 16.4 Vergiftungen bei denen eine Quantifizierung wünschenswert ist

Giftstoff	Messverfahren	Therapie
Salicylate	Photometrie	Hämodialyse
Paracetamol	Immunoassay	Acetylcystein
Lithium	Flammenphotometrie	Hämodialyse
Theophyllin	Immunoassay	Hämoperfusion
Herzglykoside	Immunoassay	Fab-Antikörper
Methanol	GC headspace	Ethanol, Fomepizol
Ethylenglykol	GC headspace	Ethanol, Fomepizol
Eisen	Komplexometrie, Transferrin	Deferoxamin
CO	COHb	hyperbarer Sauerstoff
Meth-Hb-Bildner	Methämoglobin	Methylenblau, Toloniumchlorid
Ethanol	enzymatisch mit ADH	symptomatisch
Organophosphate	CHE	Atropin, Obidoxim

gelegene, geeignete Labor kann jederzeit bei den Giftnotrufzentralen erfragt werden. Im Allgemeinen ist mit einer Probentransportzeit von bis zu 2 h und einer Bearbeitungszeit ebenfalls von 2 h zu rechnen. Diese Zeit muss mit lebenserhaltenden Maßnahmen überbrückt werden, bis aufgrund des toxikologischen Analyseergebnisses spezifischere Behandlungsmaßnahmen ergriffen werden können. Die Notwendigkeit quantitativer Untersuchungen kann im Dialog mit dem Labor abgeklärt werden. Auch der Ausschluss einer Vergiftung ist differentialdiagnostisch wertvoll. Allerdings schließt eine negative STA das Vorliegen von Fremdstoffen nicht aus, da einige Giftstoffe bei der üblichen STA-Untersuchung nicht mit erfasst werden und ganz gezielte Sonderuntersuchungen erforderlich machen (z. B. Diquat, Amanitatoxine, Bromide).

Merke: Die Laboranalytik bei Vergiftungen umfasst klinisch-chemische Basisparameter, ein chromatographisches Screening und ggf. Spezialuntersuchungen. Keinesfalls dürfen Drogen- und Vergiftungsanalytik als gleichbedeutend angesehen werden.

In der STA häufig eingesetzte Verfahren und deren Limitationen sind:

HPLC-UV/vis-Spektrometrie (HPLC-DAD): Fremdstoffe werden in einem organischen Lösungsmittelgemisch chromatographisch getrennt (▶ Kap. 18.4) und über ihre Retentionszeit und ihr Spektrum (▶ Kap. 18.18) identifiziert. Limitationen sind die Trennleistung und die häufig unspezifischen UV-Spektren der Fremdstoffe.

GCMS (Gaschromatographie-Massenspektrometrie): Dies ist das derzeitige Standardverfahren mit einer großen Trennbreite und einer sehr sicheren Identifikation über Massenspektrenvergleich. Limitierend ist, dass die nachzuweisenden Stoffe weder polar noch allzu groß sein dürfen (▶ Kap. 18.16).

HPLC-Massenspektrometrie, z. B. MS/MS, MS/QTRAP oder TOF: Zukunftsweisende Techniken, die keine der vorgenannten Limitationen zeigen (▶ Kap. 18.16).

16.1.3 Ausgewählte Vergiftungen

Ausgewählte Erkrankungen:

- Schlafmittelvergiftung
- Vergiftung mit trizyklischen Antidepressiva
- Paracetamolvergiftung
- Vergiftung mit Antiarryhthmika
- Rauchgasvergiftung
- Alkylphosphatvergiftung
- Knollenblätterpilzvergiftung

Schlafmittelvergiftung

Schlafmittelintoxikationen werden bei Suizidversuchen oder als akzidentelle Intoxikationen bei Drogenabhängigen beobachtet. Am häufigsten handelt es sich um Intoxikationen mit **Benzodiazepinen, Zopiclon, Zolpidem** und **Diphenhydramin**. Barbiturate und Chloralhydrat spielen heute nur noch eine untergeordnete Rolle. Diese Schlafmittel werden im STA erfasst und können bei Bedarf im Blut quantifiziert werden. Das klinische Bild der Intoxikationen mit Benzodiazepinen, Zopiclon und Zolpidem ist durch die zentralnervös dämpfende Wirkung gekennzeichnet. Dosisabhängig entwickelt sich eine von Somnolenz bis areaktivem Koma reichende Bewusstseinsstörung. Bei schweren Intoxikationen (z. B. in Verbindung mit Alkohol) kann es zu einer beatmungspflichtigen respiratorischen Insuffizienz mit einer katecholaminpflichtigen Hypotonie kommen. Bei der Diphenhydraminintoxikation kommt es zwar auch zu einer Sedierung, doch überwiegen die Symptome eines anticholinergen Syndroms (starke psychomotorische Unruhe, ausgeprägte Schreckhaftigkeit, optische Halluzinationen). Bei der schweren Intoxikation können diese Beschwerden auch in ein agitiertes Koma mit zerebralen Krampfanfällen übergehen. Ergänzt wird das klinische Bild der Diphenhydraminintoxikation durch periphere anticholinerge Symptome (z. B. Tachykardie, Hypertonie, Mydriasis, Trockenheit von Haut und Schleimhäuten).

Die **therapeutischen Maßnahmen** konzentrieren sich bei der Schlafmittelintoxikation zunächst auf die Stabilisierung der Vitalparameter. Bei insuffizienter Spontanatmung erfolgt die endotracheale Intubation mit maschineller Beatmung. Die in schweren Fällen auftretende Hypotonie wird zunächst mit Flüssigkeit und bei ausbleibendem Erfolg mit Dopamin behandelt.

> **Merke:** Spezifische Antidote sind für Benzodiazepine mit dem Flumazenil und für Diphenhydramin mit dem Physostigminsalicylat verfügbar.

Die initiale Flumazenil-Dosis beträgt für Kinder 0,01 mg/kg (bis zu 0,2 mg), Erwachsene erhalten als Initialdosis 0,2 mg Flumazenil. Der antagonisierende Effekt ist kurzlebig, so dass die Injektion wiederholt bzw. durch eine Flumazenil-Dauerinfusion ersetzt werden muss. Zur spezifischen Therapie des anticholinergen Syndroms bei der Diphenhydraminintoxikation wird Physostigminsalicylat eingesetzt. Die Dosis beträgt für Kinder 0,02–0,06 mg/kg KG, Erwachsene erhalten i. d. R. eine Ampulle mit 2 mg Physostigminsalicylat.

Die häufigsten Komplikationen einer Schlafmittelintoxikation vom Barbiturattyp sind die Aspiration und die Ausbildung eines Kompartmentsyndroms. Bei benzodiazepinabhängigen Patienten sowie bei Mischintoxikationen von Benzodiazepinen mit anticholinerg wirkenden Pharmaka (trizyklische Antidepressiva, Diphenhydramin) können durch die Antidot-Therapie mit Flumazenil zerebrale Krampfanfälle ausgelöst werden.

Vergiftung mit trizyklischen Antidepressiva (TCA)

Psychopharmakaintoxikationen werden v. a. bei Suizidversuchen beobachtet. Toxikologisch spielen die TCA die weitaus größte Rolle. TCA-Intoxikationen führen v. a. zu Störungen des ZNS, des Herz-Kreislaufsystems sowie des vegetativen Nervensystems. Die **Auswirkungen auf das ZNS** sind ähnlich den Symptomen einer Schlafmittelintoxikation und können von einer Somnolenz bis hin zum areaktiven Koma reichen. Ausschlaggebend für den Verlauf einer TCA-Intoxikation ist die **kardiotoxische Wirkung**. TCA führen am Myokard zu einer Hemmung des schnellen Natriumeinstroms mit einer daraus resultierenden, verzögerten Depolarisation der myokardialen Zellmembran. Im EKG führen diese Veränderungen zu einer Verbreiterung des QRS-Komplexes sowie zu einer Verlängerung der QT-Zeit. Bei schweren Intoxikationen entwickeln sich aus diesen Erregungsleitungsstörungen multifokale, supraventrikuläre und ventrikuläre Arrhythmien, die bei Ausbleiben einer adäquaten Therapie in eine Kammertachykardie und ein Kammerflimmern übergehen können. Unabhängig von diesen Rhythmusstörungen kommt es bei der schweren TCA-Intoxikation zu einer Abnahme der myokardialen Kontraktilität mit einer mitunter kritischen Erniedrigung des arteriellen Blutdrucks. Die **Auswirkungen einer TCA-Intoxikation auf das vegetative Nervensystem** manifestiert sich als anticholinerges Syndrom. Die zentrale anticholinerge Wirkung äußert sich in Halluzinationen, zerebralen Krampfanfällen und dem Auftreten eines agitierten Komas. Die peripheren anticholinergen Symptome sind Tachykardie, Mydriasis sowie trockene Haut und Schleimhäute.

Die **Therapie der schweren TCA-Intoxikation** konzentriert sich auf die Stabilisierung der Vitalparameter, wobei der Therapie der Herzrhythmusstörungen größte Bedeutung zukommt. Ein Therapieversuch mit Antiarrhythmika der Klasse IA und IC kann hierbei für den Patienten fatale Folgen haben. Ähnlich der TCA führen diese Medikamente an der myokardialen Zellmembran zu einer Hemmung des schnellen Natriumeinstroms, so dass die kardiotoxische Wirkung der TCA verstärkt wird. Zur medikamentösen Therapie von TCA-bedingten Herzrhythmusstörungen hat sich der Einsatz von 1–2 mval/kg KG Natriumbicarbonat bewährt, das die Reaktivierung der schnellen Natriumkanäle beschleunigt und die Proteinbindung der TCA erhöht (Cave: Hypokaliämie!). Beim tachykarden Patienten kann in extremen Fällen mit Physostigminsalicylat die Herzfrequenz gesenkt und die TCA-bedingte Hemmung des schnellen Natriumeinstroms günstig beeinflusst werden. Gefährlich kann diese Therapie mit Physostigminsalicylat dann werden, wenn die TCA-induzierte Arrhythmie bereits bradykarder Natur ist. Dann kann möglicherweise eine weitere Abnahme der Herzfrequenz bis hin zur Asystolie provoziert werden.

Die TCA können mit immunchemischen Gruppentests (▶ Kap. 18.13) im Serum/Plasma nachgewiesen werden. Bei Kenntnis der Substanz und der immunchemischen Kreuzreaktivität kann die Plasmakonzentration grob abgeschätzt werden. Sicherer ist die chromatographische Bestimmung der TCA, z. B. mit kommerziell verfügbaren HPLC-Kits (▶ Kap. 18.4).

Merke: Trizyklische Antidepressiva lassen sich mit Immunoassays und chromatographisch nachweisen, während andere Psychopharmaka nur chromatographisch nachweisbar sind.

Vergiftung mit Paracetamol

Paracetamol (Acetaminophen) ist ein häufig gebrauchtes, frei verkäufliches Analgetikum. Bei einer Überdosierung kann es ab 200 mg/kg, d. h. beim Erwachsenen ab 10 g Paracetamol, zu einer fulminanten und lebensbedrohlichen Leberzellnekrose kommen. Ursache ist ein, beim Abbau des Paracetamols durch das Cytochrom P450-System gebildeter, reaktiver Metabolit

(N-Acetyl-p-Benzochinonimin). Bei therapeutischen Dosen werden die entstehenden Mengen durch die Reaktion mit Glutathion entgiftet. Bei der Paracetamolintoxikation hingegen wird diese Entgiftungskapazität überschritten. Die Toxizität von Paracetamol beginnt mit einer Latenzzeit von 24 h. Mit Acetylcystein steht ein wirksames Antidot zur Verfügung, durch das die körpereigenen depletierten Glutathionreserven rasch regeneriert werden können.

Merke: Sicher erfolgreich ist die Antidotgabe (Acetylcystein) bei der Paracetamolvergiftung innerhalb der ersten 10 h nach der Ingestion.

Der Nachweis von Paracetamol erfolgt immunchemisch. Wird bei einem Erwachsenen eine Paracetamolvergiftung vermutet, ist folgende Vorgehensweise zu empfehlen:

- Blutentnahme für die Bestimmung von Paracetamol, Prothrombinzeit bzw. Quick-Wert (INR), ALT, AST, Kreatinin, Bilirubin, Blutgase
- Bei einer mutmaßlich toxischen Dosis sofort mit der Antidottherapie (Acetylcystein per Infusion) beginnen, falls nicht sehr rasch eine Paracetamolbestimmung verfügbar ist (Begründung der Antidotgabe).
- Die Antidotgabe kann zu jeder Zeit beendet werden, falls die Paracetamolkonzentration unterhalb der Behandlungsgrenze liegt (▶ Abb. 16.1).
- Anderenfalls die Antidottherapie über 20 h fortführen und anschließend Blutuntersuchungen wiederholen. Ist der Patient symptomlos und sind die Messergebnisse unauffällig, bestehen für den Patienten kaum Risiken.

Auch bei einem späteren Therapiebeginn (> 15 h nach Ingestion) ist die Überlebensrate bei schwerer Paracetamolintoxikation besser als ohne Antidotgabe und fast so hoch wie bei einer Lebertransplantation (60 %). Prognostisch ist eine Prothrombinzeit bis 80 s günstig, bis 120 s ist die Überlebensrate hoch und fällt bei über 120 s auf 20 % ab. Bei bereits eingetretener fulminanter Hepatopathie hat das Verhältnis der Gerinnungsfaktoren VII/V >30 einen positiv prädiktiven Wert von 100 %.

Merke: Bei Kindern zuerst die Paracetamolkonzentration vor der Antidotgabe bestimmen (ggf. Probentransport mit Sondersignalfahrt), weil hier der Einsatz des Antidots medizinisch stichhaltig begründet sein muss.

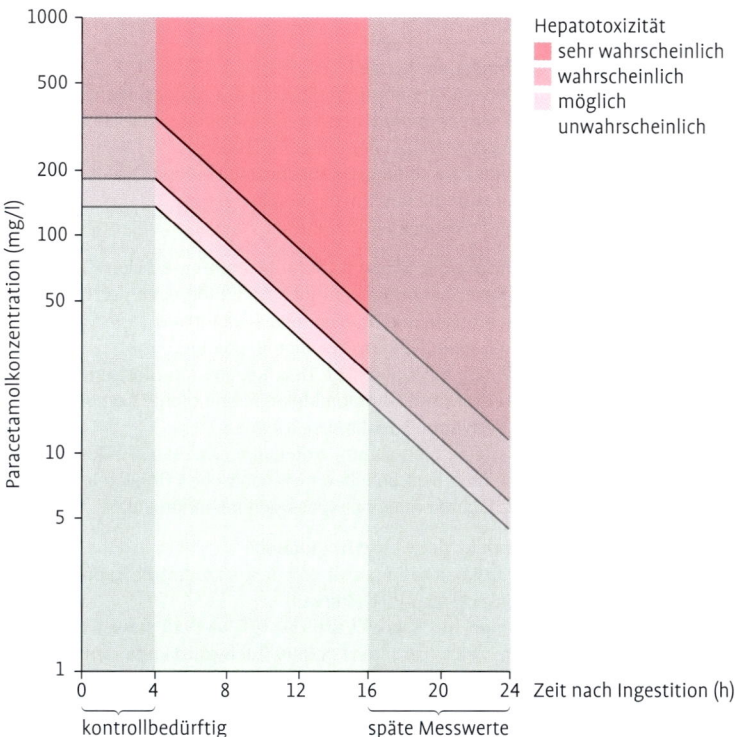

Abb. 16.1 Abschätzung der Gefährdung bei einer Paracetamolintoxikation. Beurteilt wird die Paracetamolkonzentration im Plasma/Serum in Abhängigkeit des Zeitintervalls zwischen Ingestion und Blutentnahme. Die Gefährdungsabschätzung hängt entscheidend von der korrekten Festlegung des Ingestionszeitpunktes ab. Wegen möglicher verzögerter Resorption sind Messwerte unter 4 h kontrollbedürftig.

Vergiftungen mit Antiarrhythmika

Die für die Intoxikation mit Antiarrhythmika typischen Komplikationen sind Hypotonie und gravierende Herzrhythmusstörungen, die sich bereits in der Frühphase einer Vergiftung manifestieren können. Die meisten dieser Herzrhythmusstörungen dürfen nicht mit den üblichen Antiarrhythmika behandelt werden. Das frühzeitige Erfassen, eine diagnostische Einordnung sowie eine gezielte Therapie dieser Störungen sind für eine erfolgreiche Behandlung der Patienten mit einer Antiarrhythmika-Intoxikation unabdingbar (▶ Tab. 16.5). Die meisten Antiarrhythmika lassen sich chromatographisch im Urin nachweisen, für die Quantifizierung benötigt man spezielle Methoden.

Tab. 16.5 Vergiftung mit Antiarrythmika

Intoxikation mit Antiarrhythmika der Klasse I
- Sie hemmen den schnellen Natriumeinstrom (Phase 0 des Aktionspotentials).
- Intoxikationen führen zu einer verminderten Erregungsbildung, zur Abnahme der Kontraktilität sowie zu Verzögerungen der Erregungsleitung.
- Folgen sind eine intraventrikuläre Leitungsverzögerung mit breiten QRS-Komplexen und ventrikuläre und supraventrikuläre Rhythmusstörungen.
- Therapie: hypertone Natriumlösungen (Kurzinfusion von Natriumbicarbonat).

Intoxikation mit Antiarrhythmika der Klasse II (Beta-Rezeptoren-Blocker)
- Intoxikationen mit Beta-Rezeptoren-Blockern führen zu Störungen der Erregungsüberleitung mit AV-Blockierungen und Bradykardien (Gefahr einer Asystolie) sowie aufgrund ihrer negativ inotropen Wirkung zu einer Hypotonie.
- Bei schweren Intoxikationen mit lipophilen Beta-Rezeptoren-Blockern kann es zusätzlich zu einer zentralnervösen Symptomatik mit Somnolenz, Koma, zerebralen Krampfanfällen und Verwirrtheitszuständen kommen.
- Therapie: Katecholamine (z. B. Dobutamin, Adrenalin), wobei z. T. Dosierungen erforderlich sind, die weit über dem üblichen therapeutischen Bereich liegen, ggf. Glukagon, ggf. Elektrostimulation mit einem passageren Schrittmacher.

Intoxikation mit Antiarrhythmika der Klasse III (Sotalol)
- Sotalol hemmt den myokardialen Kaliumausstrom, dies verzögert die Repolarisation und verlängert das Aktionspotential (QT-Intervall).
- Bei schweren Intoxikationen mit Sotalol kann das QT-Intervall soweit verlängert sein, dass es zum Auftreten von Torsade de pointes-Tachykardien kommt.
- Therapie: Torsade de pointes-Tachykardien werden primär mit Magnesium behandelt.

Intoxikation mit Antiarrhythmika der Klasse IV (Kalziumantagonisten)
- Sie hemmen den Kalziumeinstrom in die Zelle und führen zur Gefäßdilatation und zur Abnahme der kardialen Kontraktilität und elektrischen Aktivität.
- Das breiteste Wirkungsspektrum und die größte toxikologische Relevanz (AV-Block, Herzstillstand) hat das Verapamil.
- Therapie: kontrollierte Gabe von Flüssigkeit, Katecholamine, Elektrostimulation, ggf. hochdosierte Insulintherapie

Rauchgasvergiftung

Brandgase sind ein heterogenes Substanzgemisch, dessen Zusammensetzung von dem brennenden Material, von der Temperatur und von der Sauerstoffzufuhr abhängt. Leitstoffe sind Kohlenmonoxid, Blausäure, Chlorwasserstoff und Formaldehyd (▶ Tab. 16.6). Bei besonderen Brandereignissen können weitere Reizgase (z. B. nitrose Gase, Schwefeldioxid, Acrolein, Phosgen, Ammoniak oder Fluorwasserstoff) entstehen. Kohlenmonoxid wird über die COHb-Bildung mittels Blutgasanalyse nachgewiesen, HCN lässt sich in der Ausatemluft und im Blut mittels Gasprüfröhrchen untersuchen.

Tab. 16.6 Vergiftungen mit Brandgasen

Intoxikation mit Kohlenmonoxid (CO)
- Entsteht bei Verbrennungsprozessen unter ungenügender Sauerstoffzufuhr.
- CO bindet an Hämoglobin, das COHb fällt für den Sauerstofftransport aus (100 ppm CO = 12 % COHb).
- Schwere akute Vergiftungen finden sich oberhalb 2000 ppm CO.
- Die Vergiftungssymptome sind konzentrationsabhängig: COHb-Konzentration < 30 % - Kopfschmerzen, Schwindel und Übelkeit; zwischen 30 und 40 % - zusätzlich Müdigkeit, Verwirrtheit; > 40 % - Bewusstlosigkeit, Kreislaufinstabilität; > 60 % - rascher Tod
- Primärhilfe: Entfernen der Patienten aus dem Gefahrenbereich, Antidot-Therapie mit Sauerstoff. Durch Beatmung mit 100 % Sauerstoff wird die Halbwertszeit für das COHb von 3–4 h auf 30–40 min verkürzt, mittels hyperbarer Sauerstofftherapie auf 15–20 min. So wird die Gefahr neuropsychologischer Spätschäden vermindert.
- Cave: Bei der Überwachung von CO-Vergifteten zeigt die Pulsoxymetrie eine falsch hohe periphere Sauerstoffsättigung an.

Intoxikation mit Blausäure (HCN)
- Freisetzung durch Verbrennung von stickstoffhaltigen Verbindungen (Acrylfasern, Kunstharze, Wolle, Polyurethan).
- Die HCN-Aufnahme erfolgt auf inhalatorischem Weg.
- Die Symptome sind Folge einer zellulären Hypoxie durch Hemmung von Atmungskettenenzymen. Bei Inhalation von HCN treten Symptome innerhalb von Sekunden auf, zum Tod kann es innerhalb weniger Minuten kommen. Die potentiell letale Dosis von HCN liegt bei 100 ppm (bei einer Expositionsdauer von mehr als 1 h). Symptomatik leichter Vergiftungen – Atemnot ohne Zyanose, thorakales Engegefühl, Angstzustände, Kopfschmerzen, Schwindel, Übelkeit; Symptomatik schwerer Vergiftungen – Verwirrtheit, Krampfanfälle, Koma, Atemstillstand, Arrhythmien, Herz-Kreislaufstillstand.
- Therapiemaßnahmen: Entfernung aus dem Gefahrenbereich, endotracheale Intubation, Beatmung mit Sauerstoff, Natriumthiosulfat bzw. Hydroxocobalamin als Antidot.

Intoxikation mit Alkylphosphaten

Alkylphosphate werden als Insektizide eingesetzt, wobei Ethyl-Parathion (E-605®), Oxydemeton-methyl (Metasystox R®) und Dimethoat (Roxion®) die bekanntesten Präparate sind. Alkylphosphate werden zwar inhalativ und perkutan gut resorbiert, lebensbedrohliche Vergiftungen werden jedoch nur bei oraler Giftaufnahme beobachtet. Die Alkylphosphate hemmen die Acetylcholinesterase (AChE), so dass es im Bereich der Synapsen des autonomen und zentralen Nervensystems sowie im Bereich der neuromuskulären Endplatte zu einem Überschuss von Acetylcholin kommt (▶ Tab. 16.7). Im Labor ist die stark verminderte Aktivität der Plasma-ChE ein guter Indikator der Alkylphosphatvergiftung, der Substanznachweis erfordert spezifische Verfahren.

Tab. 16.7 Alkylphosphatvergiftung

Symptomatik

Muskarinartige Symptome: Miosis, Bradykardie, Bronchorrhoe, Hypersalivation, Erbrechen, Diarrhö

Nicotinartige Symptome: Mydriasis, Tachykardie, Hypertonie, Muskelfaszikulieren, Muskelkrämpfe, Muskellähmung

Zentralnervöse Vergiftungssymptome: Verwirrtheit, Agitiertheit, zerebrale Krampfanfälle, später tiefes Koma

Behandlung

Primärversorgung mit Stabilisieren der Vitalparameter, Antidot-Therapie (Atropin, Oxim), Giftentfernung

Stationäre Intensivtherapie mit Fortführung der Antidot-Therapie und symptomorientierter Behandlung. Atropin kann durch eine Oxim-Therapie ergänzt werden. Atropin hemmt zwar kompetitiv die Acetylcholinwirkung an den muskarinartigen Rezeptoren, doch hat es keinen Einfluss auf die nicotinartigen Rezeptoren im Bereich der motorischen Endplatte. Bei den Oximen handelt es sich um ein kausal wirkendes Antidot, bei dem die gehemmte AChE wieder reaktiviert wird. Eine Reaktivierung ist aber nur möglich, so lange die AChE noch nicht irreversibel gehemmt ist. Dieser auch als „Alterung" bezeichnete Prozess läuft je nach Organophosphat unterschiedlich schnell ab. Die Halbwertszeit der Alterung beträgt bei dem Kampfstoff Soman einige Minuten, beim Metasystox R® mehrere Stunden und beim Parathion mehrere Tage. Entscheidend für den Therapieerfolg ist der frühzeitige Beginn der Oxim-Therapie. Sie sollte solange fortgeführt werden, bis die Aktivität der ChE im Plasma wieder ansteigt oder bis es zu einer Alterung der erythrozytären AChE kommt und sich die neuromuskuläre Funktion trotz Oxim-Therapie weiter verschlechtert. Wichtigste Indikation für die Oxim-Therapie sind Vergiftungen mit Diethyl-Alkylphosphaten. Eine häufig zu beobachtende Erhöhung der Pankreasenzyme im Plasma (Serum) erfordert keine spezifischen Behandlungsmaßnahmen.

Knollenblätterpilzvergiftung

Der Verzehr von Knollenblätterpilzen führt zum so genannten Phalloides-Syndrom und ist die häufigste Ursache einer tödlich verlaufenden Pilzvergiftung (▶ Tab. 16.8). Die Amatoxine lassen sich mittels ELISA im Urin (▶ Kap. 18.13) nachweisen.

Tab. 16.8 Knollenblätterpilzvergiftung

Vorkommen

Der Grüne Knollenblätterpilz (Amanita phalloides) lässt sich mit anderen grünen Pilzen (Frauentäubling, Gefelderter Grüntäubling) verwechseln, der Spitzkegelige Knollenblätterpilz mit Wiesenchampignon, Waldchampignon oder Weißem Anischampignon. Diese besitzen leicht rosa bis dunkelbraun gefärbte Lamellen, die Knollenblätterpilze haben immer weiße Lamellen und eine von weißen, lappigen Hüllresten gesäumte Knolle.

Toxizität

Verursacht durch Amatoxine (bizyklische Octapeptide), die über das Transportsystem OATP1B3 (organic anion-transporting polypeptide) in die Leberzelle aufgenommen werden und im Zellkern durch Bindung an die RNA-Polymerase II zu einer Hemmung der Transkription führen.

Klinik

Typisch ist ein phasenhafter Verlauf: Nach einer Latenzzeit von 6–24 h kommt es zunächst zu einer heftigen, etwa 12–24 h anhaltenden, gastrointestinalen Symptomatik mit Erbrechen, anhaltenden wässerigen Diarrhöen, abdominellen Krämpfen und starkem Wasser- und Elektrolytverlust. Danach folgt ein relativ beschwerdearmes Intervall, an das sich bei entsprechender Giftmenge die Phase der Leberschädigung mit Transaminasen- und Bilirubinanstieg, Abfall des Quick-Wertes, hepatischer Enzephalopathie, Leber- und Kreislaufversagen anschließt.

Therapie

Symptomatisch mittels Elektrolyt- und Flüssigkeitssubstitution, Aktivkohle, sowie frühzeitiger Antidottherapie mit Silibinin und als ultima ratio Lebertransplantation. Silibin blockiert das Transportsystem OATP1B3 und verhindert die Amatoxin-Aufnahme in die Zelle, es verhindert durch Blockierung von nukleären Rezeptoren die Hemmung der Polymerase II und führt über eine Stimulierung der Polymerase I und der rRNA-Transkription zu einer gesteigerten Synthese von rRNA und damit zu einer verstärkten Synthese von Struktur- und Funktionsproteinen (Regenerierung von Transportersystemen und Enzymen). Die tägliche Bestimmung des Kreatinins und des Quick-Wertes ab dem 3. Tag der Vergiftung erlauben eine prognostische Aussage: Patienten mit einem Quick <25 % und einem Kreatinin >1,2 mg/dl müssen einer Lebertransplantation zugeführt werden, während Patienten mit einem Quick >25 % und einem Kreatinin <1,2 mg/dl keine Lebertransplantation brauchen. Alle so nicht klassifizierbaren Patienten verbleiben in Transplantationsbereitschaft.

16.2 Drogenscreening

16.2.1 Grundlagen des Drogenscreening

Laborparameter:

- Gruppentests (Amphetamine, Barbiturate, Benzodiazepine, Opiate)
- Einzelparameter (z. B. Heroin (MAM), Kokain/Metabolit (Benzolecgonin), Methadon/Metabolit (EDDP), Cannabinoide (THC))
- Bestätigungsanalytik

Für den Nachweis von Drogen im Urin werden im ersten Schritt **Immuno-assays** (▶ Kap. 18.13) eingesetzt, dabei sind gruppenspezifische und substanzspezifische Tests sowie Streifentests (▶ Kap. 18.19) und mechanisierte Verfahren zu unterscheiden. Insbesondere die gruppenspezifischen Immunoassays unterliegen immer der Gefahr von Kreuzreaktivitäten, die zu unerwarteten, meist falsch positiven Resultaten führen können. Die Festlegung positiv/negativ erfolgt anhand des **Cut-Off-Wertes**. Der Cut-Off-Wert ist eine Zahlengröße (z. B. eine Konzentrationseinheit oder eine dimensionslose Zahl (Reading)), unterhalb der ein Analyseresultat als negativ gilt, während ein Wert oberhalb des Cut-Off die Bewertung positiv erhält. Werte um den Cut-Off-Wert werden als „grenzwertig negativ" bzw. „grenzwertig positiv" bezeichnet. Bei den Streifentests hat der Anwender keine Möglichkeit den Cut-Off zu verändern. Der Cut-Off-Wert liegt meist erheblich über der Nachweisgrenze eines Immunoassays. Für die Festlegung dieses Grenzwertes sind sowohl analytische als auch strategische (z. B. „drogenpolitische") Gründe maßgeblich. Er soll sich an den Fragestellungen des Auftraggebers orientieren und nicht zu hoch angesetzt sein.

Merke: Cut-off-Werte sind festgelegte Bewertungsgrenzen. Ein Ergebnis unter Cut-off bedeutet nicht, dass die entsprechende Substanz/Substanzgruppe zweifellos ausgeschlossen ist.

Gruppenspezifische Immunoassays

Amphetamin und ähnliche Verbindungen werden in unterschiedlichem Ausmaß von den Tests erfasst. Barbiturate kommen heute kaum mehr vor. Benzodiazepine tragen z. T. eine glucuronisierte Hydroxylgruppe (z. B. Lorazepam) und lassen sich dann erst nach Glucuronidspaltung erfassen. Opiattests erfas-

Tab. 16.9 Erkennung von Urin-Manipulationen beim Drogenscreening

Parameter	physiologischer Bereich
Temperatur	32–38 °C (innerhalb 4 min gemessen)
pH-Wert / Urin	4,5–7,5
Kreatinin / Urin	>0,2 g/l (darunter guter Hinweis auf Verdünnung)
relative Dichte	1,007 bis 1,035 kg/l

Auffällig sind außerdem: ungewöhnliche Farbe, Geruch, Schaum, Niederschläge
Verhalten des Probanden beobachten

sen u. a. den Heroinmetabolit MAM (Monoacetylmorphin), Morphin, Codein, Dihydrocodein, nicht aber opiatähnliche Substanzen (z. B. Fentanyl, Tramadol). Nach dem Verzehr von Mohnsamen können Opiattests einige Stunden positiv sein.

Substanzspezifische Immunoassays

Der MAM-Test (Heroin), der THC-(Tetrahydrocannabinol)-Test (Cannabinoide), der Test zum Nachweis von Methadon oder seines Metaboliten (EDDP) und der Test zum Nachweis von Kokain oder seines Metaboliten (Benzoylecgonin) reagieren spezifischer. Trotzdem sollten positive Immunoassayresultate durch chromatographische Verfahren bestätigt werden. Urin ist leicht manipulierbar, deshalb muss die Probengewinnung unter Aufsicht erfolgen (► Tab. 16.9). Durch die abschnittsweise Untersuchung von Haaren wird eine Drogenhistorie erkennbar.

Merke: Positive immunchemische Vortests sollten unbedingt durch die chromatographische Substanzidentifizierung abgesichert werden.

16.2.2 Ausgewählte Drogenintoxikationen

Ausgewählte Erkrankungen:

- Heroinintoxikation
- Intoxikation mit Kokain und Amphetaminen
- Drogenmischintoxikation

Bei den Drogenintoxikationen im Rahmen einer Drogenabhängigkeit handelt es sich i. d. R. um akzidentelle Überdosierungen, wobei eine Abgrenzung zu einer parasuizidalen oder suizidalen Drogeneinnahme sehr schwierig ist.

Meistens werden diese Überdosierungen bei Patienten, die von mehreren Drogen abhängig sind, beobachtet. Am häufigsten handelt es sich zurzeit dabei um Heroin, Methadon, Benzodiazepine, Doxepin und Alkohol, die allesamt einen zentralnervös sedierenden Effekt zeigen. Mitunter werden diese Drogen jedoch auch mit zentralnervös stimulierenden Substanzen, wie Kokain oder Amphetaminen, kombiniert. Halluzinogene Drogen, wie LSD und halluzinogen wirkende Pilze, spielen als Drogennotfall eher eine untergeordnete Rolle.

Heroinintoxikation

Die Kardinalsymptome der Heroinintoxikation sind Bewusstseinsstörung (von Somnolenz bis Koma), Atemdepression und Miosis. Bei insuffizienter Spontanatmung werden die Patienten bei der Primärversorgung zunächst intubiert und mit einem venösen Zugang versorgt. Zu Komplikationen kommt es häufig dann, wenn der Opiatantagonist Naloxon verabreicht wird, weil der heroinabhängige Patient dann rasch wach wird und schlagartig ein akutes Entzugssyndrom entwickelt (Erregungszustand mit z. B. Selbstentfernung des geblockten Tubus, Erbrechen mit einer hohen Aspirationsgefahr, Widerstand gegen eine notwendige Hospitalisation). Ein sicherer Transport des Patienten ins Krankenhaus ist dann nur nach Sedierung, z. B. mit Benzodiazepinen, möglich.

> **Merke:** Bei fehlenden Voraussetzungen für eine endotracheale Intubation ist die Gabe von Naloxon zur Behandlung der Opiatintoxikation indiziert. Beim beatmeten Patienten sollte die Antidotbehandlung mit Naloxon wegen möglicher Komplikation unterbleiben.

Intoxikationen mit Amphetaminen oder Kokain

Die Hauptwirkungen dieser Drogen manifestieren sich im ZNS und Herz-Kreislaufsystem. Im ZNS kommt es zu einem psychomotorischen Erregungszustand, der mit zunehmendem Schweregrad in ein agitiertes Koma mit zerebralen Krampfanfällen übergehen kann. Auch über das Auftreten von Subarachnoidalblutungen ist wiederholt berichtet worden. Am Herz-Kreislaufsystem zeigt sich zunächst ein Anstieg von Blutdruck und Herzfrequenz. Bei schweren Intoxikationen können auch ventrikuläre Herzrhythmusstörungen, pektanginöse Beschwerden und, eher selten, das Auftreten eines Myokardinfarkts beobachtet werden.

Die Therapie einer solchen Vergiftung besteht zunächst in der Stabilisierung der Vitalparameter. Zur Sedierung der Patienten ist Diazepam das Medikament der Wahl. Bei ausgeprägten Erregungszuständen mit rezidivierenden zerebralen Krampfanfällen kann auch eine Therapie mit Muskelrelaxanzien erforderlich sein. Sollten die kardiovaskulären Symptome mit Diazepam nicht ausreichend therapiert sein, so können auch Carvedilol, Nifedipin, Urapidil oder Nitrate eingesetzt werden. Bei der Kokainintoxikation wird vor dem Einsatz von Beta-Rezeptoren-Blockern gewarnt, da es durch eine überschießende Stimulation der Alpha-Rezeptoren mit einer daraus resultierenden, verstärkten Vasokonstriktion zu einer Verstärkung der Vergiftungssymptomatik kommen kann. Auch sollte bei durch Kokain ausgelösten Rhythmusstörungen Lidocain nur mit Vorsicht eingesetzt werden, da die durch das Kokain ohnehin schon erniedrigte Schwelle der zerebralen Erregbarkeit durch diese Therapie noch weiter gesenkt wird.

Drogenmischintoxikationen

Bei der Antidot-Therapie einer Drogenmischintoxikation kann es zu Komplikationen kommen, die für die Primärversorgung und für den Transport problematisch sind. Häufig kommt bei polytoxikomanen Patienten eine **Mischintoxikation mit Heroin, Benzodiazepinen und Alkohol** vor, die meist mit einer Bewusstlosigkeit einhergeht. Im Falle einer Heroinabhängigkeit entwickelt der Patient nach der Gabe von Naloxon ein akutes Entzugssyndrom, zu dem fast immer auch Erbrechen gehört. Die Bewusstseinsstörung, die durch die Einnahme von Benzodiazepinen und Alkohol mitbestimmt wird, bleibt durch die Naloxon-Therapie unberührt. Das Ergebnis einer solchen Antidot-Therapie ist ein bewusstseinsgestörter Patient mit beeinträchtigtem Husten- und Schluckreflex und Erbrechen. Hatte der Patient bis zu diesem Zeitpunkt noch eine ausreichende Spontanatmung, so führt diese Konstellation fast zwangsläufig zur Aspiration von Mageninhalt in die Lunge mit der Entwicklung einer akuten respiratorischen Insuffizienz.

Eine andere, bei polytoxikomanen Patienten zunehmend häufiger vorkommende Drogenintoxikation ist die **Mischintoxikation mit Heroin und Kokain**. Hierbei können zur Intensivierung des Rauscherlebnisses relativ hohe Einzeldosen konsumiert werden, ohne dass es zu gravierenden Nebenwirkungen kommt, da sich die zentralnervösen Nebenwirkungen von Heroin und Kokain teilweise gegenseitig antagonisieren. Erhält ein solcher Patient bei der Primärversorgung Naloxon, wird der zentralnervös sedierende Effekt des Heroins aufgehoben, so dass sich die Kokaineffekte manifestieren. Der weitere Verlauf kann dann durch die Symptome einer schweren Kokainintoxikation, wie z. B. zerebrale Krampfanfälle, hypertone Blutdruckentgleisungen oder Herzrhythmusstörungen empfindlich kompliziert werden. Ähnlich verhält es sich, wenn der Patient bei einer **Mischintoxikation mit Kokain und Benzodiazepinen** Flumazenil verabreicht bekommt.

Merke: Bei Mischintoxikationen kann eine Antidotgabe gegen eine Drogenkomponente zu weiteren schwerwiegenden Komplikationen führen.

Zusammenfassung

Jede Vergiftung ist eine akute Notfallsituation, deren Primärversorgung die **Stabilisierung der Vitalparameter**, die **primäre Giftentfernung** (orale Giftaufnahme: Erbrechen oder Magenspülung (1-Stunden-Regel); inhalatorische Giftaufnahme: Entfernen aus der gifthaltigen Atmosphäre; kutane Giftaufnahme: Abspülen; Giftaufnahme über die Augen: Augenspülung), eine eventuelle **Antidottherapie** und die **Asservierung** von Material (Blut/Urin vor der Antidotgabe) für die Diagnostik beinhalten sollte. Die Laboruntersuchungen umfassen ein klinisch-chemisches Basisprogramm zur Einschätzung des Zustands des Patienten, eine qualitative systematische toxikologische Analyse (STA, general unknown screening) und ggf. Spezialuntersuchungen. Bei **Schlafmittelvergiftungen** (Nachweis chromatographisch im STA) handelt es sich häufig um Intoxikationen mit Benzodiazepinen (Anitdot: Flumazenil), Zopiclon, Zolpidem und Diphenhydramin (Antidot: Physostigminsalicylat). Die Symptome einer Vergiftung mit **trizyklischen Antidepressiva** (TCA, Nachweis chromatographisch, Immunoassays) gleichen zunächst denen einer Schlafmittelintoxikation. Ausschlaggebend für den weiteren Verlauf einer TCA-Vergiftung ist die kardiotoxische Wirkung mit einer Verbreiterung des QRS-Komplexes und dem Auftreten von Arrhythmien, die in eine Kammertachykardie und ein Kammerflimmern übergehen können. Auch werden eine kritische Erniedrigung des arteriellen Blutdrucks und die Entwicklung eines anticholinergen Syndroms beobachtet. **Paracetamolvergiftungen** können zu lebensbedrohlichen Leberzellnekrosen führen. Eine Antidotgabe (Acetylcystein, bei Kindern nur nach Bestimmung der Paracetamolkonzentration) ist noch 10 h nach der Intoxikation sicher erfolgreich. Eine Intoxikation mit **Antiarrhythmika** (Nachweis: chromatographisch) führt zu gravierenden Herzrhythmusstörungen und muss abhängig von der Stoffgruppe behandelt werden. Bei den **Rauchgasvergiftungen** kann neben Kohlenmonoxid und verschiedenen Reizgasen auch Blausäure eine Rolle spielen. **Alkylphosphate** hemmen die Acetylcholinesterase (AchE) (Intoxikationsnachweis über Plasma-ChE-Aktivität). Die Amatoxine (Hemmung der RNA-Polymerase II) bei einer **Knollenblätterpilzvergiftung** lassen sich im ELISA nachweisen. Beim **Nachweis von Drogen** im Urin ist der **Cut-Off-Wert** eine Größe, unterhalb der die Probe als negativ gilt, wobei das Vorhandensein der

Substanz nicht ausgeschlossen wird. Positive Ergebnisse von **gruppenspezifischen** (Amphetamine, Opiate) oder **substanzspezifischen Immunoassays** (Heroin-Metabolit, Cannabinoide, Methadon, Kokain) sollten über chromatographische Methoden abgesichert werden. **Achtung, Probengewinnung unter Aufsicht!** Bei einer **Heroinintoxikation** sollte das Antidot Naloxon nur gegeben werden, wenn eine endotracheale Intubation nicht notwendig ist (Gefahr eines akuten Entzugsyndroms). Bei einer **Intoxikation mit Amphetaminen oder Kokain** wird der Patient mit Diazepam sediert. Bei **Drogenmischintoxikationen** kann es durch eine unkritische Antidot-Therapie, z. B. mit Naloxon, zu schwerwiegenden Komplikationen kommen.

Teil II
Allgemeine und Spezielle Klinisch-Chemische Analytik

17 Allgemeine Klinisch-chemische Analytik

17.1 Gegenstand und Bedeutung

Die klinisch-chemische Analytik dient der Untersuchung von medizinisch relevanten Stoffen und Stoffgemischen. Eine **qualitative Analyse** untersucht die Zusammensetzung einer Probe bzgl. der An- oder Abwesenheit eines bestimmten Stoffes, sie liefert eine „Ja-Nein-Entscheidung". Eine **semiquantitative Analyse** liefert einen groben Näherungswert bzgl. der Menge einer Substanz in einem Stoffgemisch. Das Analyseergebnis kann z. B. als „viel", „wenig", „Spuren" oder auch als Zahlenwert angegeben werden. Letzterer hat allerdings nicht die Zuverlässigkeit eines Messergebnisses einer quantitativen Analyse. Eine **quantitative Analyse** liefert unter Benutzung einer Kalibrationsfunktion einen reproduzierbaren Zahlenwert zur Menge oder Konzentration einer Substanz in einem Stoffgemisch (▶ Tab. 17.1).

Merke: Klinisch-chemische Analytik beruht auf qualitativen, halbquantitativen und quantitativen Analyseverfahren, letztere überwiegen mit 90 %. Die Analyseergebnisse sind für die Diagnosestellung, Differentialdiagnose und Therapiekontrolle richtungsweisend.

17.2 Der analytische Prozess – Präanalytik, Analytik, Postanalytik

Jede chemische Analyse lässt sich in die Teilschritte Präanalytik, Analytik und Postanalytik (Interpretation) untergliedern. Grundkenntnisse zu diesen Teilschritten sind für alle im Analyseprozess Involvierten (z. B. Labor, Ärzte) wichtig. Nur durch Kenntnis der wesentlichen Aspekte des analytischen Prozesses ist eine richtige Interpretation eines Analyseergebnisses und seine korrekte Einbindung in den klinischen Kontext möglich (▶ Tab. 17.2).

17.2.1 Präanalytik

Die Präanalytik umfasst u. a. Probennahme, Probenidentifikation und den Probentransport (▶ Tab. 17.2). Eine für die Analyse erforderliche Probenvorbereitung kann ebenfalls Bestandteil der präanalytischen Phase sein (z. B. Zentrifugation von Blut zur Serum- oder Plasmagewinnung) oder schon der

Tab. 17.1 Einteilung der klinisch-chemischen Analysemethoden nach dem Ergebnistyp

	qualitative Analyse	semiquantitative Analyse	quantitative Analyse
Vorgehen	Nachweis eines Analyten ohne Angaben zu dessen Menge oder Konzentration	Nachweis eines Analyten mit verbaler Beschreibung oder ungefährer Zahlenangabe zu dessen Menge oder Konzentration	Bestimmung des Analyten mit Angabe eines präzisen Zahlenwertes zu dessen Menge oder Konzentration
Ergebnistyp	„nachweisbar" „nicht nachweisbar"	„viel" („+++") „wenig" („++") „Spuren" („+")	mg mg/g mg/l
Methode	Teststreifen	Teststreifen halbquantitative Chromatographie und Spektrometrie	quantitative Chromatographie und Spektrometrie
Beispiele	Schwangerschaftstest im Urin Drogennachweis im Urin	Urinstatus (Proteinausscheidung) okkultes Blut im Stuhl	Elemente Enzymaktivitäten Proteine Blutzellen
Haupteinsatz	toxikologisches Labor	Urinlabor	weit mehr als 90 % aller klinisch-chemischen Analysen

Tab. 17.2 Der analytische Prozess mit seinen Teilgebieten und Verantwortlichkeiten

Präanalytik	Analytik	Postanalytik
Patientenvorbereitung (z. B. Medikation, Nahrung)	Probenvorbereitung	medizinische Freigabe des Messergebnisses (Plausibilitätskontrolle)
Patientenlagerung (z. B. liegend, sitzend)	Messvorgang	Transversalbeurteilung (Lage des Messergebnisses zum Referenzbereich?)
Probennahme (Wer? Was? Wo? Wie? Wann? Worin?)	technische Beurteilung (z. B. Störgrößen, wie Hämolyse, Ikterus, Lipämie erkannt und richtig bewertet?)	Konstellationskontrolle (z. B. Messergebnisaussage kongruent mit Aussage anderer Parameter gleicher Indikation?)
Probenidentifikation	Qualitätskontrolle in Ordnung?	Verlaufskontrolle (z. B. Abklingraten von Enzymaktivitäten in Übereinstimmung mit deren Blut-Halbwertszeiten? Unplausible Sprünge in Messergebnissen?)
Probenvorbereitung (z. B. Zentrifugation)	technische Messergebnisfreigabe	
Probenaufbewahrung bis zum Transport in das Labor (Licht, Temperatur)	Messergebnisdokumentation,	Messergebnis in den klinischen Kontext, d. h. Anamnese und Verdachtsdiagnose, bringen
	Messergebnisübertragung vom Analysengerät in die Labor-EDV	
		Diagnose? Therapieerfolg?
Verantwortung liegt beim Einsender/ Auftraggeber und beim Labor für den Probentransport	**Verantwortung liegt beim Labor**	**Verantwortung liegt beim Labor und beim behandelnden Personal**

Analytik zugehören (z. B. Probenverdünnung oder -konzentrierung, Abtrennung von die Analyse störenden Probenbestandteilen).

Probennahme

Bei der Probennahme ist primär die Auswahl des optimalen Untersuchungsguts (Blut/Serum/Plasma/Urin) entscheidend. Abhängig von der Fragestellung und Art der Probe beeinflussen unterschiedliche Parameter die Qualität und damit die Verwertbarkeit einer Probe.

Auswahl des optimalen Untersuchungsguts, z. B.:
- Gerinnungsuntersuchungen erfordern Plasma und nicht Serum, da in letzterem durch spontan einsetzende Gerinnung alle Gerinnungsfaktoren nahezu verbraucht werden und die Gerinnung nicht mehr induzier- und messbar ist.
- Hämatologische Untersuchungen erfordern antikoaguliertes Blut (EDTA-Blut), damit die zellulären Bestandteile in ihrer Ursprungskonstitution und -quantität gemessen werden können.
- Die (pathologische) Ausscheidung von Proteinen im Urin infolge einer Nephropathie kann nur im Urin (und nicht in Blut und seinen Produkten) gemessen werden.
- Die Stuhlfettbestimmung erfolgt in an 3 d gesammelten 24-Stunden-Stühlen, da Fett nicht homogen ausgeschieden wird. Die Pankreas-Elastase dagegen ist im Stuhl weitgehend homogen verteilt und kann deshalb in 100 mg einer Spontanstuhlprobe bestimmt werden. Beide Analyte dienen der Erkennung einer Pankreasinsuffizienz.

Auswahl des optimalen Probennahmeortes, z. B.:
- Blutgasuntersuchungen differieren in venösem, arteriellem oder kapillärem (gemischt venösem) Blut.
- Die Lage eines (im Ultraschall nicht lokalisierbaren) Neuroblastoms kann durch Blutentnahme aus den abführenden Blutgefäßen der linken und rechten Nebennieren mit anschließender Katecholaminbestimmung ermittelt werden.
- Niemals am Arm oberhalb laufender Infusionen Blut entnehmen. Wenn in Notfallsituationen Blut aus einem Zugang abgenommen wird, muss die Infusion gestoppt und kurz mit isotonischer NaCl-Lösung gespült werden. Die ersten 5 ml Blut sind zu verwerfen. Die Verunreinigung von Laborproben durch Infusionslösungsmaterial ist eine häufige präanalytische Fehlerquelle.

Auswahl der richtigen Probennahmezeit, z. B.:
- Die Cortisolblutkonzentration zeigt (wie viele Hormonkonzentrationen im Blut) eine starke tageszeitliche Schwankung, weshalb oft ein Cortisoltagesprofil mit Blutentnahmen morgens and abends erstellt wird.

- Die Kontrolle therapeutischer Medikamentenkonzentrationen im Blut erfolgt anhand sogenannter Basalwerte, d. h. in Blutproben, die unmittelbar vor der nächsten Gabe gewonnen wurden. Basalwerte sind deutlich niedriger als Spitzenwerte, die 2 h nach der Einnahme im Blut vorliegen.
- Nach Nahrungsaufnahme ist Blut lipämisch (milchig trüb), was Analysen auf der Basis von Trübungsmessungen (z. B. Nephelometrie/Turbidimetrie zur Bestimmung von Proteinen, (▶ Kap. 18.10) stören kann.

Bedingungen bei der Materialgewinnung, z. B.:
- Blutentnahme am sitzenden oder liegenden Patienten, da Veränderungen der Körperlage unmittelbar vor der Blutentnahme zur Verschiebung von Körperflüssigkeiten zwischen Intra- und Extravasalraum führt.
- Lange Stauzeiten vermeiden, da unterhalb der Staubinde die Flüssigkeit ins Interstitium abgepresst wird, so dass der Anteil hochmolekularer, korpuskulärer und niedermolekularer, proteingebundener Bestandteile des Bluts steigt.
- Anspannen der Muskulatur durch Pumpen oder „Faust machen" kann diesen Effekt noch verstärken und außerdem den Kaliumspiegel erhöhen.

Reihenfolge der Materialgewinnung, z. B.:
- Blutkulturen nach Desinfektion der Punktionsstelle zuerst abnehmen.
- Danach folgen Serum- oder Heparinröhrchen für Nativblut, zuletzt das Citratröhrchen.
- Niemals das Gerinnungsröhrchen (Citratblut) zuerst befüllen, denn der Stanzzylinder der Haut kann Gewebsthromboplastine ins Material schwemmen, die die Gerinnungsaktivität des Plasmas erhöhen.
- Die Reihenfolge weiterer Röhrchen mit Antikoagulantienzusätzen oder Stabilisatoren ist weniger kritisch (z. B. EDTA-Blut, Fluoridblut).

Verwendung eines geeigneten Probengefäßes, z. B.:
- Glukose wird in normalen Blutröhrchen schnell durch den anaeroben Stoffwechsel der Erythrozyten zu Laktat abgebaut. Problematisch sind falsch normale Glukosewerte, die aus erhöhten Werten im Ausgangszustand resultieren. Diese können die Diagnose eines beginnenden Diabetes mellitus verzögern. In Röhrchen mit NaF-Zusatz werden die Glukoseabbauenden Enzyme inhibiert (▶ Abb. 17.1).
- Aluminium ist in der Umwelt überall vorhanden. Zur Aluminiumbestimmung sind deshalb speziell geprüfte, Aluminium-freie Blutröhrchen den sonst verwendeten Blutröhrchen vorzuziehen. Blutentnahmesysteme mit Kaolin, einem Aluminosilikat, als Gerinnungsbeschleuniger sind nicht geeignet.
- Reste von Spülmitteln (z. B. in Urinsammelgefäßen) können mit Analysemethoden interferieren, Analyte zerstören, zu falsch niedrigen oder falsch hohen Analyseergebnissen führen oder die Analyse komplett verhindern.

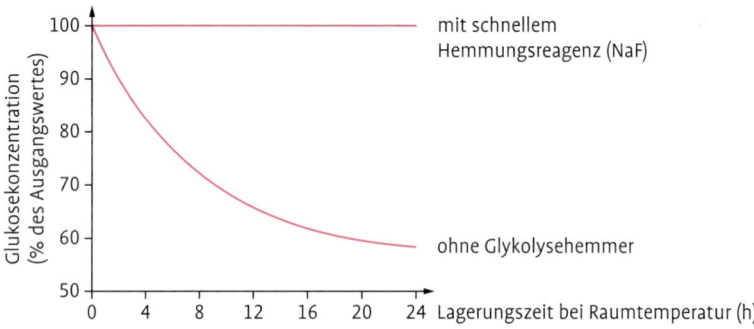

Abb. 17.1 Stabilisierung von Glukose mit NaF (Natriumfluorid).

Auswahl einer ausreichenden Probenmenge:

• Wird statt der vom Labor geforderten Probenmenge weniger Material eingesandt (Pädiatrie!), kann die Analyse nicht unter optimalen Bedingungen (mitunter gar nicht) durchgeführt werden. Dies hat Auswirkungen auf die Qualität der Analyseergebnisse. Zudem sollte das Untersuchungsmaterial auch für eine Wiederholungsuntersuchung (z. B. bei Notwendigkeit einer Probenverdünnung) ausreichen. Angaben zu den minimal erforderlichen Probenvolumina sind den Leistungsverzeichnissen der Labore zu entnehmen und ggf. vor Probennahme zu erfragen.

Merke: Bei der Gewinnung von Vollblut möglichst keine Faust machen und nicht pumpen. Niemals den ersten ml Blut für die Gerinnungsanalytik einsetzen (Verunreinigung mit Gewebsthrombokinase).

Probenidentifikation

Die zweifelsfreie Zuordnung des Probenmaterials zu einem Patienten gelingt durch Barcodes, die vor der Probennahme vom Auftragsschein oder Auftragsdrucker entnommen und auf die Probenröhrchen geklebt werden.

Merke: Niemals das Blut vom „Patienten am Fenster" abnehmen. Jeder Patient hat einen Namen und ein Geburtsdatum, die mit den Personaldaten auf den Entnahmeröhrchen übereinstimmen müssen. Niemals Blut in ein unbeschriftetes Röhrchen abnehmen.

Diese Regeln klingen banal, doch gehören Probenverwechslungen zu den häufigsten Fehlerquellen falscher Laborwerte. Dies gilt insbesondere für hektische Notfallsituationen.

Probenvorbereitung und Probentransport

Da Analyte unterschiedlich auf **Transportbedingungen** reagieren, gibt es keine generellen optimalen Bedingungen. Kühlen kann die Veränderung vieler Parameter verzögern, lähmt aber die Na+/K+-Pumpe und führt zu einem schnelleren Kaliumausstrom aus der Zelle. Für Kalium ist deshalb der Probentransport bei Raumtemperatur am günstigsten. Lichtempfindliche Analyte sollten unter Lichtschutz transportiert werden.

> **Merke:** Ein niedriger Glukosespiegel bei erhöhtem Kaliumwert ist ein starkes Indiz für zu altes Vollblut.

Idealerweise sollte die **Transportzeit** weniger als 1 h betragen, was in Krankenhäusern mit eigenem Labor machbar ist, im niedergelassenen Bereich nicht immer gelingt. Viele klinisch-chemische Analyte sind in Serum/Plasma wesentlich stabiler als im Vollblut, deshalb sollte das Serum/Plasma durch Zentrifugation abgetrennt werden (**Probenvorbereitung**). Auch spezielle Stabilisatorröhrchen helfen, Zeit zu gewinnen (▶ Tab. 17.3). Antikoagulantienzusätze sind keine Konservierungsmittel. EDTA und Citrat beeinflussen die Morphologie der Zellen, da ihnen Kalzium entzogen wird. Granulozyten sind kurzlebig, Lymphozyten quellen auf und erscheinen im Differentialblutbild atypisch. Das gleiche gilt für Erythrozyten, die ihr MCV (▶ Kap. 6.1.1) vergrößern. Thrombozyten neigen bei einigen Patienten zur Autoagglutination, was in altem EDTA-Blut zu einer Pseudothrombozytopenie (▶ Kap. 5.2.2) führen kann. Deshalb sollte EDTA- und Citratblut nicht älter als 4 h sein. Der Transport sollte bei Raumtemperatur erfolgen, um Autoagglutinationen durch Kälte-AK (▶ Kap. 6.2.2) zu vermeiden.

> **Merke:** Kurze Wege und ein schneller Transport bringen einen sicheren Gewinn an Qualität.

Die **Optimierung der Präanalytik** hat das Ziel, eine für die jeweilige Fragestellung repräsentative (optimale) Probe für die Analyse zur Verfügung zu stellen. Informationen zur Präanalytik der verschiedenen Laborparameter sind in den Leistungsverzeichnissen der Labore zu finden. Bei Unsicherheit bzgl. der

Tab. 17.3 Stabilität der Analyte im Vollblut und im Plasma/Serum

Analyte	Probenmaterial	Stabilität im				Stabilisatoren
		Blut bei Raumtemperatur	Serum/Plasma bei −20°C	Serum/Plasma bei 4–8°C	Serum/Plasma bei 20–25°C	
ACTH	EDTA-Plasma	instabil	6 Wochen	3 h	1 h	Aprotinin, Mercaptoethanol
ALT	Plasma/Serum	4 d	3 Monate	7 d	3 d	
Albumin	Plasma/Serum	6 d 14 d (2–6°C)	1 Jahr	5 Monate	2,5 Monate	
Aldosteron	EDTA-Plasma	1 d	4 d	4 d	4 d	EDTA
AP gesamt Knochen	Heparinplasma	4 d 4 d	2 Monate 2 Monate	7 d 7 d	7 d 7 d	
Ammoniak	EDTA-Blut	15 min	3 Wochen	3 h	15 min	Serin + Borat
Amylase gesamt pankreatisch	Plasma/Serum	4 d 4 d	1 Jahr 1 Jahr	7 d 7 d	7 d 7 d	
Antithrombin funktional immunologisch	Citratplasma EDTA-Plasma*	8 h 2 d	1 Monat 1 Jahr	2 Wochen 8 d	2 d	* nach Zentrifugation
Apo A1, B	EDTA-Plasma	3 d	2 Monate	3 d	1 d	
Apo E Genotypisierung	EDTA-Vollblut	1 Woche (4–8°C)	3 Monate	1 Woche		

Tab. 17.3 (Forts.)

Analyte	Probenmaterial	Stabilität im				Stabilisatoren
		Blut bei Raumtemperatur	Serum/Plasma bei −20°C	Serum/Plasma bei 4–8°C	Serum/Plasma bei 20–25°C	
AST (GOT)	Heparinplasma	7 d	3 Monate	7 d	4 d	
BNP	EDTA-Plasma	4–5 h	5 d	5 d	5 d	EDTA
Pro-BNP	EDTA-Plasma	3 d	1 Jahr	5 d	2 d	EDTA
C-Peptid	EDTA-Plasma	6 h	2 Monate	5 d	5 h	EDTA
D-Dimer	Citratplasma	8–24 h	6 Monate	4 d	8 h	
Ethanol	Heparinplasma	2 Wochen	6 Monate	6 Monate	2 Wochen	verschließen
Glukose	Kapillarblut/ Hämolysat stabilisiert	10 Wochen	3 Monate	7 d	2 d	Fluorid, Mannose, Monojodacetat
LDH	Heparinplasma	10–54 h	6 Wochen	7 d	4 d	
Protein (in Elektrophorese)	Serum		3 Wochen	3–7 d	1 d	
Troponin I	Serum			4 Wochen	3 d	methodenabhängig bei Heparinplasma vermindert

präanalytischen Anforderungen eines Analyten sollte das betreuende Labor vor der Probennahme konsultiert werden.

Merke: Das Einhalten der vom Labor vorgegebenen präanalytischen Bedingungen bildet das Fundament für eine valide Analyse und damit für ein klinisch verwertbares Analyseergebnis. Eine inadäquate Präanalytik kann zu signifikanten Fehlbestimmungen, daraus abgeleiteten Fehldiagnosen und letztlich zu gesundheitlichen Nachteilen für den Patienten führen.

17.2.2 Störgrößen und Einflussgrößen

Störgrößen führen in vitro, also bei oder nach der Probennahme, zu Veränderungen von Laborparametern und können daher den Messvorgang und das Analyseergebnis beeinflussen. Ihre Kenntnis und richtige Bewertung ist von großer Bedeutung. Die Präsenz von Störgrößen kann zu einer Zurückweisung von Probenmaterial führen, wenn die Analyse nicht valide durchführbar ist. Beispiele für solche Störgrößen sind:

Hämolyse und Ikterus: Schwierigkeiten bei der Venenpunktion, Scherkräfte durch zu starkes Ansaugen während der Blutentnahme oder zu lange Lagerung während der Blutentnahme können Erythrozyten zerstören. Die dabei austretenden Stoffe erhöhen die korrespondierenden Serum- und Plasmaspiegel. Freies Hb und Bilirubin in ikterischen Materialien sind wegen ihrer breiten Absorptionsspektren starke Störfaktoren der Analytik. Hämolytische Veränderungen treten auch bei langer Lagerung von Vollblut auf (▶ Abb. 17.2)

Merke: Hämolyse führt zum Anstieg intrazellulärer Analyte, zu optischen Interferenzen und setzt Substanzen frei, die klinisch-chemische Reaktionen stören.

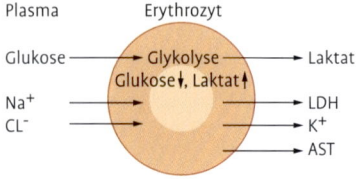

Abb. 17.2 Typische Veränderungen von Laborparametern durch Hämolyse und während der Lagerung von Vollblut.

Lipämie: Eine hoher Anteil von Fetten (z. B. Nahrungsaufnahme, Infusion von Fettemulsionen, endogene Erhöhung von Triglyceriden bei Fettstoffwechselstörungen) können zu einer starken Trübung des Serums führen. Bei getrübten Proben ist eine photometrische (▶ Kap. 18.18) oder turbidimetrische/ nephelometrische Detektion (▶ Kap. 18.10) unmöglich. Das Labor kann zwar lipämische Proben klären, dadurch wird aber eine neue Störgröße ins System gebracht. Falls kein Notfall oder eine Fettstoffwechselstörung dagegen spricht, sollte neues Material nach 12-stündiger Nahrungskarenz gewonnen werden.

Sammelfehler (z. B. bei Urin): Zur Vermeidung von Kontaminationen sollte **Mittelstrahlurin** gewonnen werden. Dazu braucht der Patient klare Anweisungen. Wegen zirkadianer Rhythmen und ständig schwankender Urinkonzentration wird die Ausscheidung vieler Analyte im **24-h-Sammelurin** bestimmt. Vor Beginn der Sammelperiode ist die Blase zu entleeren, der Urin wird verworfen. Am Ende der Sammelzeit wird letztmals die Blase in den Sammelbehälter entleert. Ohne detaillierte schriftliche Anweisungen für den Patienten werden leicht Sammelfehler gemacht oder die Zugabe von Stabilisatoren vergessen. Die Bestimmung der Kreatinin-Tagesausscheidung hilft, grobe Sammelfehler zu erkennen.

Licht: Zu den lichtempfindlichen Analyten gehören Bilirubin, Porphyrine und die Vitamine des B-Komplexes (B2, B6, B12, Folsäure). Solange die Probe innerhalb einer Stunde unter Raumlichteinfluss das Labor erreicht, spielt der Störfaktor Licht nur eine marginale Rolle. Der Einfluss starker Lichtquellen ist strikt zu vermeiden, insbesondere dürfen die Proben nicht direktem Sonnenlicht ausgesetzt sein (▶ Tab. 17.4). Der Transport in geschlossenen Behältern und lichtgeschützten Abnahmegefäßen löst das Problem auf einfache Weise.

Tab. 17.4 Lichtempfindliche Messgrößen

Lichtempfindliche Analyte
Bilirubin
Folsäure
Methotrexat
Nitrazepam
Porphobilinogen
Porphyrine
Vitamin A
Vitamin B2 (Riboflavin)
Vitamin B6 (Pyridoxalphosphat)
Vitamin B12
Vitamin K (Transphyllochinon)

Tab. 17.5 Einflussgrößen führen zu in vivo Veränderungen von Laborparametern

Biologische Einflussgrößen	Nicht-biologische Einflussgrößen
Geschlecht	Kaffee
Lebensalter	Rauchen
zirkadiane Rhythmik	Ernährung
	Aktivität
	Arzneimittel

Einflussgrößen sind Faktoren, die in vivo zu Veränderungen von Laborparametern führen (► Tab. 17.5). Man unterscheidet **biologische, nicht veränderliche Einflussgrößen** (z. B. Alter, Geschlecht) von den **nicht biologischen, beeinflussbaren Faktoren** (z. B. Rauchen, Arzneimittel, Ernährungsgewohnheiten). Nachfolgend einige Beispiele:

Alter: Für viele Laborwerte gibt es altersabhängige Referenzbereiche. Ein Beispiel für einen Altersabschnitt, in dem Extremwerte „normal" sein können, ist die Phase kurz nach der Geburt. Die Stresssituation bei der Geburt führt zu einem kurzfristigen starken Anstieg der Entzündungsparameter bei Neugeborenen. Auch Hb- und Bilirubinwerte liegen beim Neugeborenen physiologischerweise deutlich höher als beim Erwachsenen.

> **Merke:** Kinder sind auch aus dem Blickwinkel des Labors keine „kleinen Erwachsenen".

Rauchen: Im Serum von Rauchern kann der Tumormarker CEA (► Kap. 15.3.1) um bis zu 30 % ansteigen. Aktiv- und Passivrauchen kann das IgE erhöhen.

Nahrungsmittel: Durch Nahrungsaufnahme steigen mit dem Essen aufgenommene Analyte an. Es können mehrere Stunden vergehen, bis die Werte wieder im Referenzbereich liegen. Deshalb wird generell eine 12-stündige Nahrungskarenz vor der Blutentnahme empfohlen.

Diagnostische Maßnahmen: Diagnostische Manipulationen können Analyte freisetzen. Jede intramuskuläre Injektion führt durch mechanische Zerstörung von Muskelgewebe zu einer Erhöhung der CK-Aktivität im Serum (► Kap. 3.4.1). Da die Halbwertszeit des Isoenzyms CK-MM 18 h beträgt, kann eine verlässliche CK-Bestimmung erst 1–2 d nach der Injektion durchgeführt werden. Bei der digital rektalen Untersuchung der Prostata kommt es zur Freisetzung des Tumormarkers PSA. Ein falsch hoher PSA-Wert kann zur Verunsicherung des Patienten und zu teurer, unangemessener Folgediagnostik führen (► Kap. 15.3.3).

Medikamente: Medikamente können direkt laborchemische Methoden stören, indirekt mit Stoffwechselwegen interferieren oder kompetitiv die Proteinbindung anderer Substanzen verändern. So verlängert eine orale Antikoagulantientherapie mit Vitamin K-Antagonisten nicht nur die Gerinnungszeiten der Globaltests, sondern senkt auch die Aktivität gerinnungshemmender Faktoren (z. B. von Protein C/S), da diese Vitamin K-abhängig in der Leber synthetisiert werden. Plasmaexpander und andere hochmolekulare Substanzen stören durch Veränderung der Viskosität des Blutes viele serologische Methoden (z. B. Blutgruppenbestimmungen).

> **Merke:** Störgrößen (auf analytischer Ebene) und Einflussgrößen (auf biologischer Ebene) können ein Analyseergebnis, seine Verwertbarkeit und diagnostische Aussage beeinflussen. Ein falscher Laborwert, der zu therapeutischen Konsequenzen oder unnötiger Folgediagnostik führt, ist schlechter als gar keiner.

17.2.3 Analytik

Die Analytik ist der zentrale Teilschritt in der Sequenz eines Analyseganges. Er umfasst die Probenvorbereitung, den eigentlichen Messvorgang, die Berechnung des Analyseergebnisses, dessen Transfer in die Labor-EDV und von dort in den Befund. Daneben gehören alle Maßnahmen der Qualitätssicherung zur Analytik.

Den Untersuchungsgegenstand des Analytikers nennt man **Probe**, die unter optimalen präanalytischen Bedingungen gewonnen und für die Fragestellung repräsentativ sein soll. Den in der Probe zu analysierenden Probenbestandteil nennt man **Analyt**. Voraussetzung für die Entscheidung, ob ein Analyt in der Probe anwesend oder abwesend ist (qualitative Analyse) und in welcher Menge oder Konzentration dieser vorliegt (quantitative Analyse), ist die Auswertung eines analytischen **Messsignals**. Im einfachsten Fall ist dies eine mit dem Auge sichtbare Färbung (z. B. Testfeld auf Urinteststreifen, zellulärer Bestandteil im Blutausstrich). Die Intensität dieser Färbung lässt bei Vergleich mit einer Farbskala eine halbquantitative Aussage bzgl. der Menge des Analyten zu. Eine Farbskala kann als eine Sonderform einer Kalibrationsfunktion betrachtet werden. Da die Sehschärfe der Beobachter schwankt, ist dies jedoch nur eine subjektive Bewertung.

Um die Anwesenheit eines Analyten zweifelsfrei nachzuweisen, bedarf es eines objektiven Kriteriums. Dieses ist die **Nachweisgrenze**, die experimentell aus der Analyse von Lösungen des Analyten in abnehmender Konzentration (**Standardreihe**) ermittelt wird. Jene Analytkonzentration, die gerade noch zu einem auswertbaren Messsignal führt, ist dann (vereinfacht betrachtet) die Nachweisgrenze (Definition s. u.). Letztlich beruht jede, auch die

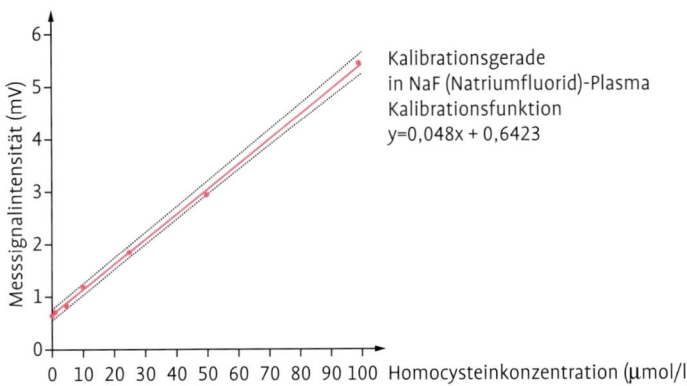

Abb. 17.3 Beispiel für eine Kalibrationsgerade. Die Punkte kennzeichnen die einzelnen Messpunkte der verwendeten Kalibrationslösungen, die gestrichelten Linien das 95%-Konfidenzinterval der Kalibrationsgeraden. Diese ist als Ausgleichsgerade zwischen den einzelnen Messpunkten dargestellt (rote Linie). Die Formel beschreibt die Kalibrationsfunktion, mit deren Hilfe aus Messdaten (Y-Achse) die Konzentration eines Analyten in der Patientenprobe (X-Achse) berechnet werden kann.

qualitative Analyse, auf einer mit einer Standardreihe ermittelten Kalibrationsfunktion. Diese stellt einen mathematischen Zusammenhang zwischen der Konzentration des Analyten und dem Messsignal her. Dabei handelt es sich häufig um einen linearen Zusammenhang, der sich graphisch als **Kalibrationsgerade** in einem X-Y-Diagramm (X-Achse die Analytkonzentrationen; Y-Achse die Intensität des Messsignals) darstellen lässt (▶ Abb. 17.3).

Merke: Grundlage der (klinisch-chemischen) Analytik ist ein exakt beschreibbarer Zusammenhang zwischen Analytmenge in der Probe und Messsignal, der als Kalibrationsfunktion mathematisch und ggf. als Kalibrationsgerade graphisch darstellbar ist.

Zur Gewinnung eines Messsignals wird die Probe (häufig nach einer entsprechenden Probenvorbereitung) nach einem bestimmten naturwissenschaftlichen **Messprinzip** vermessen. Das in der klinisch-chemischen Analytik am häufigsten verwendete Prinzip ist die Spektrometrie (▶ Kap.18.18), d. h. die Messung einer Farbänderung oder Lichtintensitätsänderung (oft bei bestimmten Wellenlängen) bei Einbringen der Probe in den Messstrahl. Andere angewandte Messprinzipien sind z. B. Elektrochemie und Wägung (▶ Tab. 17.6).

Tab. 17.6 Messprinzipien der klinisch-chemischen Anlaytik

	Spektrometrie	Elektrochemie	Wägung
Einsatzgebiete	• nahezu alle Teilgebiete	• Spezialanalysen	• Einwägen von Standardsubstanzen • Dichtebestimmungen
Beispielanalyte	• Elemente • Spurenelemente • Enzymaktivitäten • Hormone • Medikamente • Proteine • (Blut)Zellen	• Na und K mit ionenselektiver Elektrode • pH-Messung • Blutgasanalyse • Katecholamine mit elektrochemischem Detektor • Schweißanalytik	• Urindichte mit Pyknometer • Stuhlmasse/Tag
Bedeutung	• nahezu universell und mit großem Abstand am häufigsten eingesetztes Messprinzip	• mit Ausnahme von Na und K im klinisch-chemischen Labor selten eingesetztes Messprinzip • oft jedoch in der chemischen Analytik: Messprinzip der Referenzmethoden, wie z. B. Voltametrie, Potentiometrie	• zumeist als Hilfsmittel zur Herstellung von Lösungen und Präparationen im klinisch-chemischen Labor eingesetzt • Wägung ist eine definitive Methode und liegt damit an der Spitze in der Methodenhierarchie

Merke: Das in der klinisch-chemischen Analytik am häufigsten angewandte Messprinzip ist die Spektrometrie (Spektroskopie) in all ihren
Sonderformen.

Für die Vergleichbarkeit von Laborbefunden aus verschiedenen Laboren ist
es wichtig, mit den Analyseergebnissen die verwendeten Analyseprinzipien
oder -methoden im Laborbericht anzugeben. Beispiele:

- Glukose (s) (Hexokinase) bedeutet Glukosebestimmung im Serum mit der
  Hexokinasemethode.
- Homocystein (NaF) (LC-MSMS) bedeutet Homocystein-Bestimmung
  im NaF-Plasma mit Flüssigkeitschromatographie-Tandem-Massenspektro-
  metrie (▶ Kap. 18.16).

Das **Analyseprinzip** beschreibt die naturwissenschaftliche Erscheinung, die
zur Gewinnung eines Messsignals genutzt wird. Beispiele sind die elektroma-
gnetische Strahlung (z. B. bei der Glukosebestimmung) in der Spektrometrie
oder chemische Potentialänderungen (z. B. bei ionenselektiven Elektroden)
in der Elektrochemie (▶ Kap. 18.14).

Die **Analysemethode** beschreibt den Ablauf der Analyse in wesentlichen
Punkten, d. h. die Art der Probenvorbereitung sowie die Gewinnung und Auswertung der Messsignale für einen Analyten (z. B. enzymatische Bestimmung
der Glukose im NaF-Plasma mit Hexokinase mit einem klinisch-chemischen
Analysegerät anhand einer Einpunktkalibration).

Das **Analyseverfahren** beschreibt den kompletten Analysegang mit Präanalytik, Analytik und Interpretation in allen Einzelheiten, inklusive der Maßnahmen der Qualitätssicherung und der Darstellung der Analyseergebnisse
im Laborbericht. Eine solche Dokumentation (Standardarbeitsanweisung)
umfasst gewöhnlich mehrere DIN A4-Seiten. Sie muss fortlaufend aktualisiert
und nach Beendigung eines Analyseverfahrens mindestens 15 Jahre archiviert
werden.

Für die Beschreibung der **Leistungsfähigkeit eines Analyseverfahrens** verwendet der Analytiker Kenngrößen, die von fundamentaler Bedeutung für das
Verständnis der Analytik und für die richtige Interpretation und Einbindung
eines Analyseergebnisses in den klinischen Kontext sind. Da diese Kenngrößen nicht selten Bestandteil von Befunden oder Analyseberichten sind, sollen
sie hier kurz vorgestellt werden (▶ Abb. 17.4):

Nachweisgrenze: Die Nachweisgrenze ist die niedrigste noch detektierbare
Analytkonzentration. Sie wird oft als das Grundrauschen + die 3fache Standardabweichung des Grundrauschens definiert.

Verdünnungsgrenze: Damit wird die Analytkonzentration bezeichnet, ab
der die Analyse nach Probenverdünnung wiederholt werden muss. Sie ent-

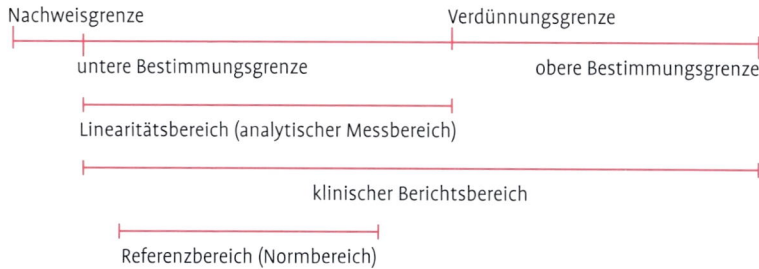

Abb. 17.4 Lage der Messgrenzen und -bereiche zueinander und zum Referenzbereich eines Analyten.

spricht gewöhnlich der Analytkonzentration des höchstkonzentrierten Kalibrators.

Linearitätsbereich: Der Konzentrationsbereich, in dem ein linearer Zusammenhang zwischen Analytkonzentration und Messsignal besteht. Er wird nach unten von der unteren Bestimmungsgrenze und nach oben von der Verdünnungsgrenze begrenzt. Der **analytische Messbereich** ist gewöhnlich identisch mit dem Linearitätsbereich.

Untere Bestimmungsgrenze: Die Analytkonzentration, die für die jeweilige Fragestellung mit ausreichender Zuverlässigkeit bestimmt werden kann. Sie liegt stets höher als die Nachweisgrenze und entspricht zumeist dem Kalibrator mit der niedrigsten Analytkonzentration.

Obere Bestimmungsgrenze: Die höchste Analytkonzentration, die im Laborbericht noch als Zahlenwert angegeben wird. Sie ist höher als die obere Linearitätsgrenze (s. o.), weshalb für Analyseergebnisse zwischen oberer Linearitätsgrenze und oberer Bestimmungsgrenze eine Probenverdünnung erforderlich ist.

Klinischer Berichtsbereich: Der Konzentrationsbereich innerhalb dessen das Analyseergebnis als quantitativer Wert (Zahlenwert) im Laborbericht erscheint. Er wird von der unteren und oberen Bestimmungsgrenze begrenzt.

Die **Unpräzision in der Serie** (Intra-Assay-Unpräzision, Intra-Assay-Variationskoeffizient) bezeichnet die Schwankungen der Analyseergebnisse bei Mehrfachmessung einer Patientenprobe mit demselben Analyseverfahren (Chemikalien, Geräte, Personal identisch) innerhalb einer Analyseserie. Sie wird gewöhnlich als Standardabweichung oder als Variationskoeffizient, d. h. in % vom Mittelwert der Mehrfachmessungen angegeben. Die Unpräzision in der Serie schwankt, ausgedrückt als Variationskoeffizient, in Abhängigkeit vom Analyten und vom Analyseverfahren zwischen 2–15 % (seltener bis 25 %), liegt aber zumeist unter oder um 10 %.

Die **Unpräzision zwischen den Serien** (Inter-Assay-Unpräzision, Inter-Assay-Variationskoeffizient) bezeichnet die Schwankungen der Analyseergebnisse bei Mehrfachmessung einer Patientenprobe mit demselben Analyseverfahren (Chemikalien, Geräte, Personal identisch) innerhalb mehrerer Analyseserien, d. h. z. B. innerhalb mehrerer Tage. Sie wird gewöhnlich als Standardabweichung oder als Variationskoeffizient, d. h. in % vom Mittelwert der Mehrfachmessungen angegeben. Die Unpräzision zwischen den Serien ist gewöhnlich größer als die Unpräzision in der Serie.

Die **Unrichtigkeit in der Serie** (Intra-Assay-Unrichtigkeit) bezeichnet die Abweichung der Analyseergebnisse vom theoretisch richtigen Messergebnis bei Mehrfachmessung einer Patientenprobe mit demselben Analyseverfahren (Chemikalien, Geräte, Personal identisch) innerhalb einer Analyseserie.

Die **Unrichtigkeit zwischen den Serien** (Inter-Assay-Unrichtigkeit) bezeichnet die Abweichung der Analyseergebnisse vom theoretisch richtigen Messergebnis bei Mehrfachmessung einer Patientenprobe mit demselben Analyseverfahren (Chemikalien, Geräte, Personal dentisch) innerhalb mehrerer Analyseserien (z. B. an verschiedenen Tagen). Die Unrichtigkeit zwischen den Serien ist gewöhnlich größer als die Unrichtigkeit in der Serie.

Die Bedeutung dieser Größen soll an Beispielen verdeutlicht werden:

Beispiel zur analytischen Unpräzision: Die Glukosebestimmung im nüchtern NaF-Plasma ergibt ein leicht erhöhtes Messergebnis von 110 mg/dl. Die vom Labor im Befund angegebene Referenzbereichsobergrenze beträgt 100 mg/dl. Der behandelnde Arzt bittet um eine Kontrollmessung, da der Patient als kooperativ und gut eingestellt gilt. Unter Berücksichtigung einer Unpräzision der Glukosebestimmung von 10 % wird das Labor in der Wiederholungsuntersuchung aus derselben Probe ein Messergebnis zwischen 99 und 121 mg/dl (110 mg/dl ± 11 mg/dl) erhalten. Das Analyseergebnis schwankt allein durch eine Messunpräzision von 10 % zwischen normal und erhöht, und ist deshalb klinisch nicht signifikant erhöht. Solche Überschlagsrechnungen unter Verwendung einer geschätzten (durchschnittlichen) Messunpräzision von 10 % können äußerst hilfreich für die Beurteilung eines Analyseergebnisses sein.

Beispiel zur analytischen Unrichtigkeit: Der Mittelwert einer 10fach Bestimmung von Glukose beträgt 95 mg/dl, der wahre Wert ist 100 mg/dl. Das Labor misst damit um 5 % zu niedrig, d. h. die Unrichtigkeit beträgt −5 %. Wäre der Mittelwert der 10fach-Messungen 107 mg/dl, würde die Unrichtigkeit +7 % betragen.

Die Optimierung der klinisch-chemischen Analyseverfahren hat das Ziel, in einer für die diagnostische Fragestellung repräsentativen Probe den Analyten richtig und präzise zu analysieren.

Merke: Die Unpräzision ist ein Maß für die zufälligen Analysefehler. Sie beschreibt die Schwankungen von Mehrfachmessungen um ihren Mittelwert. Die Unrichtigkeit ist ein Maß für die systematischen Analysefehler. Sie beschreibt die Abweichung des Mittelwertes von Mehrfachmessungen vom wahren Wert.

Als **Wiederfindung** wird der in der Analyse erhaltene Messwert in Prozent vom wahren Messwert bezeichnet. Liegen z. B. in einer Probe 100 Moleküle vor und wird ein Messsignal erhalten, das 95 Molekülen entspricht, beträgt die Wiederfindung 95 %. Werden 107 Moleküle detektiert liegt die Wiederfindung bei 107 %. Ein Beispiel aus der Praxis: Setzt man einer Serumprobe 100 μg/l eines Medikamentes zu und findet in der anschließenden Analyse nur 95 μg/l, beträgt die Wiederfindung 95 %.

Merke: Wiederfindung ist ein Maß für die vollständige Erfassung aller in einer Probe vorliegenden Analytmoleküle. Sie muss im analytischen Messbereich konstant sein.

Der Begriff **Verschleppung** bezeichnet die (ungewollte) Kontamination einer Probe durch Probenbestandteile aus einer anderen, in der Analyseserie zumeist vorangehenden, Probe. Bei einem nicht optimalen Analyseverfahren (z. B. bei Pipettierschritten) können Analyte von einer hochkonzentrierten Probe in die nachfolgende(n) Probe(n) gelangen. Im Ergebnis würde deren Analyseergebnis falsch hoch oder falsch positiv ausfallen. Einige Beispiele sollen solche Fehler verdeutlichen:

Die Glukosekonzentration einer NaF-Plasma-Probe beträgt 250 mg/dl. Die Verschleppung beträgt (unakzeptable) 10 %. Der wahre Analysewert der nachfolgenden Patientenprobe beträgt 100 mg/dl. In Folge der Verschleppung wird das Analyseergebnis jedoch 125 mg/dl ergeben und damit falsch-hoch ausfallen.

In einer Analyseserie werden Urinproben auf die Anwesenheit von Drogen geprüft. In einer Probe werden „große Mengen" von Kokain gefunden. Die Pipettenspitze zum Pipettieren aller Urinproben wird nicht ausgetauscht oder unzureichend gespült. Dadurch werden Probenanteile der Kokain-positiven Probe in die nachfolgenden ursprünglich Kokain-negativen Proben übertragen, was zu einem falsch positiven Kokain-Nachweis führt.

Merke: Verschleppung ist eine nicht akzeptable Kontamination von Proben mit Probenbestandteilen anderer Proben, die zu falsch hohen oder falsch positiven Analyseergebnissen führen kann.

Obligater Bestandteil der klinisch-chemischen Analytik ist deren fortlaufende **Qualitätssicherung.** Im Labor erfolgt die Qualitätssicherung über interne und externe Qualitätskontrollen.

Interne Qualitätskontrolle bezeichnet die Analyse von (zertifizierten) Qualitätskontrollproben mit vorgegebenem Zielwert und Akzeptanzbereich des Analyseergebnisses. Sie erfolgt in jeder Analyseserie über mindestens zwei Qualitätskontrollproben in unterschiedlicher Konzentration (z. B. mit Zielwert im und über dem Referenzbereich). Die Kontrollanalysedaten werden täglich in Qualitätskontrollkarten übertragen und dort bzgl. Zeit, Gerät und Personal nachvollziehbar dokumentiert.

Externe Qualitätskontrolle bezeichnet die Analyse von Ringversuchsproben, die von Ringversuchsinstitutionen regelmäßig (oft quartalsweise) zur Analyse an alle am Ringversuch teilnehmenden Labore ausgesandt werden. Letztere senden ihre Messergebnisse in die Ringversuchsinstitution zurück, die diese statistisch auswertet und Sollwerte und Akzeptanzbereiche ermittelt. Das Bestehen des Ringversuches durch das teilnehmende Labor wird abschließend mit einem Zertifikat dokumentiert.

Patienten-bezogene Analyseergebnisse dürfen nur technisch freigegeben und anschließend berichtet werden, wenn die interne Qualitätskontrolle den Vorgaben entsprach und wenn durch externe Qualitätskontrolle mindestens 4x jährlich die Qualität des eingesetzten Analyseverfahrens geprüft wurde.

Merke: Maßnahmen zur Qualitätssicherung sind obligater Bestandteil jeder klinisch-chemischen Analytik. Sie sichern richtige und präzise Analyseergebnisse und die Vergleichbarkeit der Analyseergebnisse verschiedener Labore.

17.2.4 Postanalytik (Interpretation)

Die Postanalytik ist die letzte Phase des klinisch-chemischen Analyseprozesses. Sie hat das Ziel, den Messwert auf technischer (analytischer) und biologischer (medizinischer) Ebene zu bewerten, in den klinischen Kontext einzubinden und für die Diagnose bzw. Therapieentscheidung zu nutzen.

Bewertungen der Analyseergebnisse auf der **technischen Ebene** betreffen Informationen über Störgrößen, Informationen zum regulären Ablauf der Analyse und zu den obligat durchgeführten Qualitätssicherungsmaßnahmen. Dieser Bereich der Postanalytik steht in der Verantwortung des Labors. Bewertungen auf der **biologischen Ebene** betreffen die Beurteilung des Analyseergebnisses in Bezug auf einen entsprechenden Referenzbereich (Transversalbeurteilung), eine festgelegte Entscheidungsgrenze oder einen therapeutischen Bereich. Sie beinhalten zudem die Plausibilitäts- und Extremwertkontrollen (z. B. ob ein Messergebnis überhaupt mit dem Leben vereinbar ist), Konstellationskontrollen (z. B. ob Messergebnisse verschiedener Analyte auf dieselbe Diagnose weisen, z. B. γ-GT und AP bei Cholestase) und Trendkontrollen (Longitudinalkontrollen anhand von bereits vorhandenen Daten des gleichen Patienten). Da das Labor oft nur wenige Informationen zum Patienten hat, liegt die Beurteilung auf dieser Ebene meist beim behandelnden ärztlichen Personal.

Der zu jedem klinisch-chemischen Analyten gehörende **Referenzbereich** nimmt eine zentrale Stellung bei der „Umwandlung" eines analytischen Messergebnisses in einen medizinischen Befund ein. Der Referenzbereich wird durch die Bestimmung des Analyten bei Probanden, deren Anamnese keinen Anhalt für eine sich möglicherweise positiv oder negativ auf den Analyten auswirkende Erkrankung ergibt, ermittelt. Bei Analyten, die pathologisch erniedrigt oder erhöht sein können, wird die 2,5 %–97,5 % Perzentile dieser Messwerte als Grenze des Referenzbereiches eingesetzt. Ist nur ein erhöhter Messwert diagnostisch bedeutsam, arbeitet man mit der 95 % Perzentile als obere Grenze des Referenzbereiches. Die Ermittlung des Referenzbereiches soll an Beispielen verdeutlicht werden:

Die Bestimmung der Glukose-Konzentration in NaF-Blut von 200 gesunden Probanden ergibt 200 Messwerte. Diese werden ihrer Größe nach sortiert. Anschließend klammert man die 4 niedrigsten und die 4 höchsten Messwerte aus. Es verbleiben die Messwerte zwischen dem 5. Messwert (2,5 % Perzentile) und dem 96. Messwert (97,5 % Perzentile). Diese bilden die Grenze des resultierenden Referenzbereiches.

Für CDT (carbohydrate-deficient Transferrin) als Kenngröße chronischen Alkoholmissbrauchs sind nur erhöhte Werte diagnostisch interessant. In diesem Fall werden die 8 höchsten Werte aus der sortierten Messwertreihe ausgeklammert. Der 92. Messwert (95 % Perzentile) bildet die Referenzbereichsobergrenze.

Merke: Referenzbereiche sind von Einflussgrößen (z. B. Geschlecht, Alter, Schwangerschaft) und vom angewandten Analyseverfahren abhängig. Für die medizinische Beurteilung eines klinisch-chemischen Analyseergebnisses ist deshalb stets der für das Analyseverfahren und die Patientengruppe spezifische Referenzbereich anzuwenden.

Die statistischen Kenngrößen, **Sensitivität, Spezifität, positiver/negativer prädiktiver Wert** dienen der mathematischen Beschreibung der diagnostischen Leistungsfähigkeit eines klinisch-chemischen Parameters bzw. eines Analyseverfahrens. Sensitivität bezeichnet dabei die Fähigkeit eines diagnostischen Tests, einen tatsächlich positiven Sachverhalt (z. B. Krankheit) auch durch ein positives Testergebnis zu erkennen. Sie ist definiert als Quotient aus der Personenzahl mit positivem Testergebnis unter den Kranken und der Gesamtzahl der Kranken. Mithilfe der Spezifität lassen sich Personen ohne eine fragliche Erkrankung als Nichtkranke erkennen. Sie ist definiert als Quotient aus der Personenzahl mit negativem Testergebnis unter den Nichtkranken und der Gesamtzahl der Nichtkranken. Ein positiver prädiktiver Wert gibt den Anteil der richtig als positiv (richtig positiv) erkannten Ergebnisse an der Gesamtheit der als positiv erkannten Ergebnisse an. Der negative prädiktive Wert gibt den Anteil der richtig als negativ (richtig negativ) erkannten Ergebnisse an der Gesamtheit der als negativ erkannten Ergebnisse an (▶ Kap. 15.2, Abb. 15.11).

Merke: Diagnostische Sensitivität beschreibt die Sicherheit eines Analyten, Kranke richtig zu erkennen und diagnostische Spezifität die Sicherheit, Gesunde richtig zu erkennen.

Zusammenfassung

In der Laboranalytik unterscheidet man qualitative, semiquantitative und quantitative Verfahren. Analytische Prozesse lassen sich in die Teilschritte **Präanalytik, Analytik** und **Postanalytik** unterteilen. Zur Präanalytik gehört die **Probennahme**, die **Probenidentifikation**, der **Probentransport** und Teile der **Probenvorbereitung**. Bei der Probennahme müssen zahlreiche Faktoren beachtet werden, um die Verwertbarkeit einer Probe zu gewährleisten. Dazu gehören: Auswahl des Untersuchungsguts (abhängig von der Fragestellung), Ort und Zeit der Probennahme (z. B. Beachtung zirkadianer Rhythmen vieler Analyte), Standardisierung der Materialgewinnung, Reihenfolge der Materialgewinnung, Verwendung eines geeigneten Probegefäßes und Auswahl einer ausreichenden Probenmenge. Beim Probentransport gilt es, die Transportzeit zu minimieren und die Transportbedingungen dem jeweiligen Analyten anzupassen. **Störgrößen** (z. B. Hämolyse, Lipämie, Licht) können bei der Probenahme oder -lagerung Analyte verändern und das Analyseergebnis beeinflussen. **Einflussgrößen** (z. B. Alter, Geschlecht, Ernährung) müssen bei der Interpretation des Analyseergebnisses beachtet werden. Das häufigste **Messprinzip** in der Laboranalytik ist die Spektrometrie. Für die Verwertbarkeit einer Analyse ist ein mathematischer Zusammenhang (oft linear) zwischen Messsignal und Analytmenge Voraussetzung. Wichtige **Kenngrößen** für die Bewertung von Analyseergebnissen sind **Nachweisgrenze, Verdünnungsgrenze, Linearitätsbereich (= Messbereich), untere/obere Bestimmungsgrenze** und **klinischer Berichtsbereich.** Messwerte können vom wahren Wert abweichen: Die **Unpräzision** ist ein Maß für zufällige Analysefehler, die **Unrichtigkeit** dagegen ein Maß für systematische Analysefehler. Die **Wiederfindung** beschreibt den Anteil eines Analyten, der bei einer Analyse detektiert wird. Eine **Verschleppung** (z. B. falsch hohe Ergebnisse durch Kontamination mit vorangegangenen Proben) sollte vermieden werden. Zur Gewährleistung der Qualität einer Analyse und der Vergleichbarkeit von Analyseergebnissen werden **interne** und **externe Qualitätskontrollen** routinemäßig durchgeführt. Im Rahmen der Postanalytik wird das Analyseergebnis auf technischer Ebene bewertet und in den biologischen Kontext eingeordnet. Bei der Umwandlung eines Messergebnisses in einen medizinischen Befund spielt der **Referenzbereich** (abhängig von Einflussgrößen und vom Analyseverfahren) eine zentrale Rolle. Für die Interpretation von Ergebnissen ist die Kenntnis der diagnostischen Leistungsfähigkeit eines Analyten oder eines Analyseverfahrens essentiell. Die verwendeten Kenngrößen sind u. a. **Sensitivität** (Maß für die Fähigkeit, Kranke richtig zu erkennen) und **Spezifität** (Maß für die Fähigkeit, Gesunde richtig zu erkennen).

18 Spezielle Klinisch-chemische Analytik

18.1 Atomabsorptionsspektrometrie/-spektroskopie (AAS)

Analyseprinzip	Atomspektrometrie im UV/VIS-Bereich
Sonderformen	AAS mit Flammenanregung (Flammen-AAS)
	AAS mit elektrothermischer Anregung (Graphitrohr-AAS)
	AAS mit Bildung von Metallhydriden (Hydridtechnik-AAS)
Einsatzgebiete	**Einzelelementanalyse** von Haupt- und Spurenelementen (für alle medizinisch relevanten Elemente)
Beispielanalyte	Ag, Al, As, Cd, Cu, Fe, Hg, Li, Mg, Mn, Ni, Pb, Zn
Untersuchungsmaterial	Vollblut, Serum, Plasma, Urin, Haare, Nägel, Gewebe
Probenvorbereitung	oft aufwändig, dient der Herauslösung der Atome aus deren Proteinbindung und der Vereinfachung der Probenmatrix durch Elimination oder Verdünnung von Störsubstanzen
Bewertung	sensitiv und spezifisch, analytische Unpräzision abhängig vom Analyten

Kurzbeschreibung: Nach geeigneter Probenvorbereitung wird ein Aliquot der Probe in die AAS-Flamme gesaugt und dort zerstäubt (Cu, Mg, Zn, Fe, Li), in ein Graphitrohr pipettiert und elektrothermisch verdampft (Pb, Cd, Ni, Se, Al) oder durch Bildung von Hydriden und deren thermische Zersetzung (Hg, As) in die Gasphase überführt (▶ Abb. 18.1). In dieser liegen die Atome frei vor und werden durch einen Lichtstrahl mit einer für das zu bestimmende Element charakteristischen Wellenlänge angeregt, d. h. Elektronen der äußeren Elektronenschalen werden auf weiter außen liegende (höhere) Elektronenschalen gehoben. Dabei absorbieren sie Licht der elementtypischen Wellenlänge, was zu einer Abschwächung der Messstrahlintensität führt. Dieser Intensitätsverlust ist direkt proportional der Atommenge des Elementes in der Probe. Unspezifische Lichtabsorption wird über optische und elektronische Vorrichtungen kompensiert. Über eine Kalibrationsfunktion kann das Messsignal in eine Elementkonzentration umgerechnet werden. Da jedes Element eine eigene Strahlungsquelle benötigt, ist mit der AAS keine zeitgleiche Multielementanalyse möglich. Diese erfolgt mit AES (▶ Kap. 18.2).

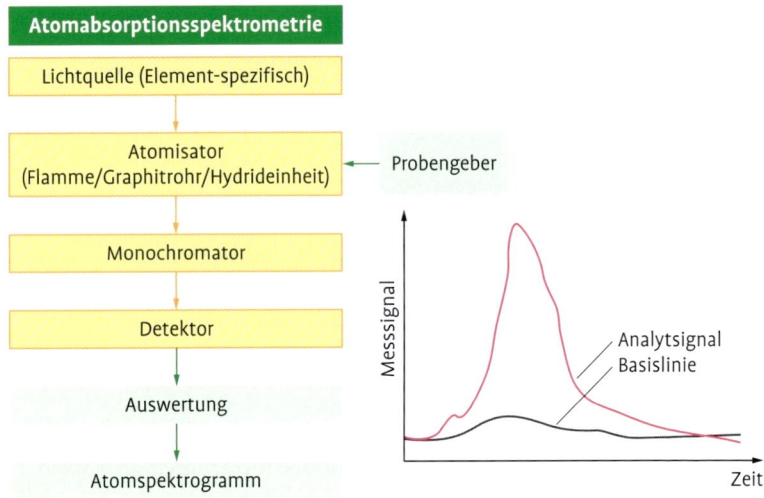

Abb. 18.1 Strahlengang bei einer Atomabsorptionsspektrometrie (AAS).

Merke: AAS-Analyseverfahren sind prinzipiell nicht kommerziell verfügbar, sondern stets Eigenentwicklungen, die große Erfahrungen und Fachkenntnis erfordern.

18.2 Atomemissionsspektrometrie/-spektroskopie (AES)

Analyseprinzip	Atomspektrometrie im UV/VIS-Bereich
Sonderformen	Flammen-AES
	Inductively-Coupled-Plasma-AES (ICP, ICP-AES)
	ICP-Massenspektrometrie (ICP-MS)
Einsatzgebiete	**Multielementanalyse** von mehreren Haupt- und Spurenelementen in einem Analysegang
Beispielanalyte	Ag, Al, As, Cd, Cu, Fe, Hg, Li, Mg, Mn, Ni, Pb, Zn
Untersuchungsmaterial	Vollblut, Serum, Plasma, Urin, Haare, Nägel, Gewebe
Probenvorbereitung	oft aufwändig, dient der Herauslösung der Atome aus deren Proteinbindung und der Vereinfachung der Probenmatrix durch Elimination oder Verdünnung von Störsubstanzen
Bewertung	sensitiv und spezifisch, analytische Unpräzision abhängig vom Analyten kleiner 10 %

Kurzbeschreibung: Nach geeigneter Probenvorbereitung wird die Probe in eine Flamme (Luft/Acetylen-Gemisch, 2400 °C; Lachgas (N_2O)/Acetylen-Gemisch, 2800 °C) oder in ein Argon-Plasma (6000 °C) überführt und verdampft. Bei diesen Temperaturen liegen die Analytatome als freie Atome vor und werden angeregt, d. h. Elektronen werden auf höher liegende Elektronenschalen gehoben. Nach Abbruch der Anregung fallen die Elektronen spontan auf ihr Ausgangsniveau zurück. Die dabei freiwerdende Energie wird in Form von Licht charakteristischer Wellenlängen emittiert. Deren Intensitäten sind der Menge der jeweiligen Elementatome proportional. Die zugehörigen Elementkonzentrationen werden über Kalibrationsfunktionen berechnet. AES-Detektoren können (im Unterschied zu AAS-Detektoren) Licht vieler (elementspezifischer) Wellenlängen nahezu gleichzeitig empfangen. Dadurch wird eine Multielementanalyse innerhalb eines Analyseganges möglich, die den höheren Gerätepreis im Vergleich zur AAS rechtfertigen kann. Bei der ICP-MS ist der Detektor ein Massenspektrometer.

> **Merke:** AES-Analyseverfahren sind prinzipiell nicht kommerziell verfügbar, sondern stets Eigenentwicklungen, die große Erfahrungen und Fachkenntnis erfordern. Gegenüber der AAS haben sie den Vorteil, dass in einem Analysegang mehrere Elemente bestimmt werden können (Multielementanalyse).

18.3 Chemilumineszenz-Immunoassay (CLIA)

Analyseprinzip	spektrometrisches Detektionsprinzip für Immunoassays
Sonderformen	mit oder ohne paramagnetische AK-beladene Partikel
Einsatzgebiete	Hormon-, Pharmaka-, Tumormarker-, Vitamin-Bestimmung
Beispielanalyte	fT3/4, TSH, LH, FSH, Digoxin, Digitoxin, Ferritin, AFP, HCG, Folsäure, Vitamin B12, IgE, Troponin I (cTnI)
Untersuchungsmaterial	Serum, Plasma
Probenvorbereitung	keine
Bewertung	sensitiv, präzise, automatisierbar

Kurzbeschreibung: CLIA ist ein spektrometrisches Detektionsprinzip für Immunoassays. Im Unterschied zum EIA werden nicht Enzym-, sondern Luminophor-markierte (z. B. Acridiniumester) AK eingesetzt. Diese bilden, wie in jedem Immunoassay, Ag-AK-Komplexe, die über einen zweiten AK an Partikel gebunden werden. Diese Partikel werden anschließend durch Zentrifugation (oder im Fall von paramagnetischen Partikeln durch elektrische Spannung) vom Überstand mit den ungebundenen Matrixbestandteilen abgetrennt. Abschließend wird durch Zugabe geeigneter Reaktionspartner das Luminophor zur Chemilumineszenz angeregt oder in chemilumineszierende Reaktionsprodukte überführt. Aus der Intensität der dabei auftretenden Chemilumineszenz kann über eine Kalibrationsfunktion die Analytkonzentration berechnet werden. Die Richtigkeit der Analyseergebnisse wird v. a. durch die Qualität der eingesetzten AK bestimmt, die möglichst spezifisch nur Analytmoleküle (nicht aber andere Matrixbestandteile) binden sollen.

Merke: Kommerzielle Testkits auf der Basis von Chemilumineszenz-Messungen sind für eine breite Palette von Analyten verfügbar. Sie zeichnen sich durch hohe Sensitivität und Präzision sowie durch einen hohen Automatisierungsgrad und damit eine große Kosteneffizienz aus.

18.4 Chromatographie (z. B. DC, HPLC)

Analyseprinzip	chromatographische Trennung der Probenbestandteile mit anschließender spektrometrischer oder elektrochemischer Detektion
Sonderformen	(▶ Tab. 18.1)
Einsatzgebiete	nahezu universell einsetzbar
Beispielanalyte	Stoffwechselprodukte, Aminosäuren, Drogen, Hormone, Pharmaka, Porphyrine, Vitamine
Untersuchungsmaterial	Blut, Serum, Plasma, Urin, Haare, Nägel, Speichel, Schweiß
Probenvorbereitung	oft erforderlich, nicht selten aufwändig und damit personal- und zeitintensivster Teil der Analyse
Bewertung	sensitiv und spezifisch, analytische Unpräzision abhängig vom Analyten

Kurzbeschreibung: Bei der Chromatographie werden die zu trennenden Probenbestandteile zwischen zwei Phasen verteilt. Dabei ist eine Phase fixiert (stationäre Phase), während sich die andere in einer bestimmten Richtung bewegt (mobile Phase). Die chromatographische Trennung der Probenbestandteile beruht auf der, in Abhängigkeit von ihrer physikochemischen Natur unterschiedlich stark ausgeprägten, wiederholten Adsorption und Desorption an die stationäre Phase. Dabei führen starke Wechselwirkungen zu einer langsamen, schwach ausgeprägte zu einer schnellen

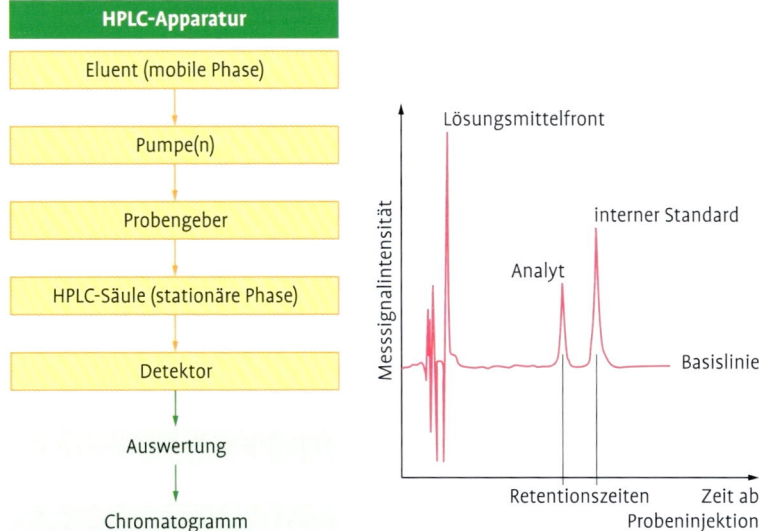

Abb. 18.2 Flussschema einer HPLC-Apparatur und Chromatogramm.

Elution der entsprechenden Substanzen. In deren Folge wandern die Substanzen weniger oder weiter von der Auftragsstelle der Probe weg (**Dünnschichtchromatographie, DC**) oder treffen entsprechend zeitversetzt im Detektor ein und lösen dann einen Stromfluss aus (**Hochleistungs-Flüssigkeitschromatographie, HPLC** (▶ Abb. 18.2). Zur Auswertung werden die Substanzen angefärbt (DC) oder eine Zeit-Stromfluss-Kurve (HPLC-Chromatogramm) aufgezeichnet. Die Wanderungsstrecke oder die Zeit von der Injektion der Probe bis zum entsprechenden Signal im Chromatogramm (Retentionszeit) ist unter konstanten chromatographischen Bedingungen Substanz- oder Substanzgruppen-spezifisch. Sie dient der Zuordnung eines Messsignals zu einer Substanz(gruppe). Die Intensität der Färbung (DC) bzw. die Fläche unter dem Signal (HPLC) ist direkt proportional der Menge des Analyten. Über eine Kalibrationsfunktion ist hieraus die Analytkonzentration berechenbar.

Die Chromatographie wird mit einem Chromatographen durchgeführt. Dieser besteht aus einem Reservoir für die mobile Phase (Eluent), einer Einrichtung zum Transport des Eluenten (mobile Phase), einem Probengeber, einem analytischen Trennbett (stationäre Phase) und einem Detektor mit Registriereinheit. Eine Auswahl der zahlreichen Varianten der Chromatographie zeigt ▶ Tab. 18.1. Im klinisch-chemischen Labor wird v. a. die HPLC mit einem UV/VIS-, Fluoreszenz- und Massenspektrometrie-Detektor

Tab. 18.1 Chromatographie: Einteilungskriterien/Terminologie (häufigste Form fett)

Einteilungskriterium	Terminologie
Aggregatzustand der mobilen und stationären Phase	Gas-Flüssig-Chromatographie (GC) Gas-Fest-Chromatographie (GC) **Flüssig-Fest-Chromatographie (HPLC)**
Aggregatzustand der mobilen Phase	Gaschromatographie (GC) **Flüssigkeitschromatographie (HPLC)**
Geometrie des Trägers der stationären Phase	Dünnschichtchromatographie (DC) **Säulenchromatographie (HPLC)**
Polarität der stationären Phase	Normalphasenchromatographie (polar) **Umkehrphasenchromatographie (unpolar)**
Konstanz der Zusammensetzung der mobilen Phase	**Isokratische Chromatographie** Gradientenchromatographie
Trennprinzip (Auswahl)	**Adsorptionschromatographie** Affinitätschromatographie Ionenaustauschchromatographie

eingesetzt. Neben kommerziell verfügbaren Testsystemen haben Eigenentwicklungen von chromatographischen Analysen noch immer einen hohen Stellenwert.

Merke: Die Chromatographie ist nach der Spektrometrie die bedeutendste klinisch-chemische Analysemethode. Aufbau, Unterhalt und Auswertung chromatographischer Analysen erfordern große Erfahrung und Fachkompetenz.

18.5 Cloned-Enzym-Donor-Immunoassay (CEDIA)

Analyseprinzip	spektrometrisches Detektionsprinzip für Immunoassays
Sonderformen	keine
Einsatzgebiete	Drogenanalytik, therapeutisches Drug Monitoring
Beispielanalyte	Amphetamine, Benzodiazepine, Cannabinoide, Kokain, Ciclosporin, Digoxin, Digitoxin, Gentamycin
Untersuchungsmaterial	Urin (Serum)
Probenvorbereitung	keine
Bewertung	sensitiv, präzise, automatisierbar

Kurzbeschreibung: Dieser kompetitive, homogene Immunoassay beruht auf dem bakteriellen Enzym β-Galaktosidase (β-Gal), das gentechnisch in zwei inaktive Fragmente zerlegt wurde. Diese Bruchstücke können sich spontan zum voll aktiven Enzym wiedervereinigen, das durch Substratspaltung eine spektrometrisch messbare Farbänderung des Reaktionsansatzes hervorruft. Bei der Bestimmung konkurrieren Analytmoleküle der Patientenprobe (Antigene, Ag) und der Probe zugesetzte, mit einem β-Gal-Bruchstück-markierte Ag um eine begrenzte Anzahl von AK. Liegen keine oder wenig (unmarkierte) Ag in der Patientenprobe vor, werden relativ viele β-Gal-Bruchstückmarkierte Ag durch die AK gebunden und damit der Möglichkeit zur Reassoziation mit dem zweiten β-Gal-Bruchstück zu vollständiger β-Gal entzogen.

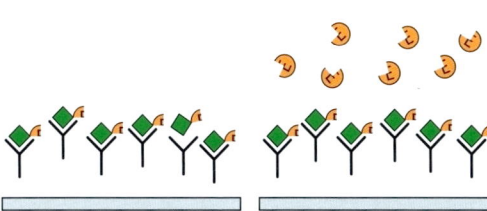

analytfreie Probe: Enzymdonor-Analyt-Konjugat bindet an die Antikörper

Reassoziation von Enzymdonor-Analyt-Konjugat und Enzymakzeptorfragment zum intaktem Enzym wird verhindert

Enzymaktivität (Messsignalintensität) ist direkt proportional zur Antigen-Menge

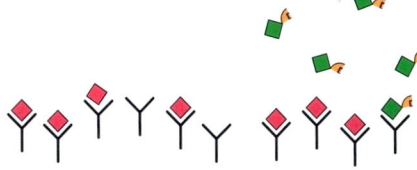
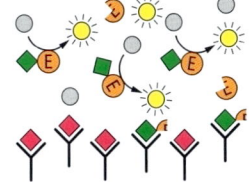

analythaltige Probe: Analyt belegt in Abhängigkeit seiner Menge die Antikörper

wenige freie Antikörper binden das Enzymdonor-Analyt-Konjugat

ungebundene Enzymdonor-Analyt-Konjugate bilden mit Enzymakzeptorfragment ein intaktes Enzym; Farbänderung wird katalysiert

◆ nachzuweisendes Antigen

Y Antikörper

◆ Enzymdonor-Analyt-Konjugat

ᘓ Enzymakzeptorfragment   ○ enzymatisches Substrat

◆Ⓔ reassoziiertes, intaktes Enzym   ☼ enzymatisch erzeugter Farbstoff

Abb. 18.3 Cloned-Enzyme-Donor-Immunoassay (CEDIA).

Die β-Gal-Aktivität, der Substratumsatz und schließlich die Farbänderung des Reaktionsansatzes werden entsprechend gering ausfallen. Großen Mengen von Ag in der Patientenprobe binden die Mehrheit der AK, weshalb viele β-Gal-Bruchstücke zu intakter β-Gal reassoziieren können. Daraus folgt ein hoher Substratumsatz und ein starkes Messsignal (▶ Abb. 18.3 auf Seite 521). Die Spezifität des Verfahrens hängt entscheidend von der Selektivität der eingesetzten AK ab. CEDIA-Assays sind prinzipiell kommerziell verfügbare Testsysteme.

Merke: Wegen der Gefahr von unspezifischen Kreuzreaktionen, die zu falsch-positiven Drogennachweisen führen können, ist ein positiver immunologischer Drogennachweis, z. B. mit CEDIA, stets durch eine unabhängige physiko-chemische Bestätigungsanalyse (GC-MS oder LC-MS) zu prüfen. Deren Ergebnis ist rechtsverbindlich (und das Immunoassay-Ergebnis bedeutungslos).

18.6 Durchflusszytometrie (FACS)

Analyseprinzip	Spektrometrie mit Laser- und Fluoreszenzlicht
Sonderformen	mit Partikelsorter zur Isolation bestimmter Zellfraktionen
Einsatzgebiete	Immunhämatologie
Beispielanalyte	Lymphozytensubpopulationen (HIV-und Lymphomdiagnostik)
Untersuchungsmaterial	Vollblut, Liquor, Aszites, Organzellsuspensionen
Probenvorbereitung	Inkubation mit Fluorogen-markierten AK
Bewertung	Routinemethode für o. g. Beispiele, sonst Forschung, viele analytische und interpretatorische Fehlermöglichkeiten

Kurzbeschreibung: Quantifizierung von Zellen oder Partikeln aufgrund ihrer relativen Größe, relativen Granularität/Komplexität und relativen Fluoreszenzintensität mit Hilfe von Laserstrahlung. Im Durchflusszytometer passieren die zellulären Bestandteile einer Probe nacheinander einen Laserstrahl. Dabei wird das Laserlicht in Abhängigkeit von ihrer Größe (Vorwärtsstreulicht) und Granularität (Seitwärtsstreulicht) in verschiedene Richtungen gestreut. Aufgrund der Intensität der jeweiligen Streuung und den Streuwinkeln wird die vermessene Zelle einer bestimmten Zellpopulation zugeordnet und registriert. Im Ergebnis der Analyse liegen (analog zum großen Blutbild der Hämatologie) Zellverteilungshistogramme und Dot-Plots vor, deren Auswertung große Erfahrung erfordert. Die Aussagekraft der Methode wird durch den Einsatz von Fluorogen-markierten AK erhöht, indem diese

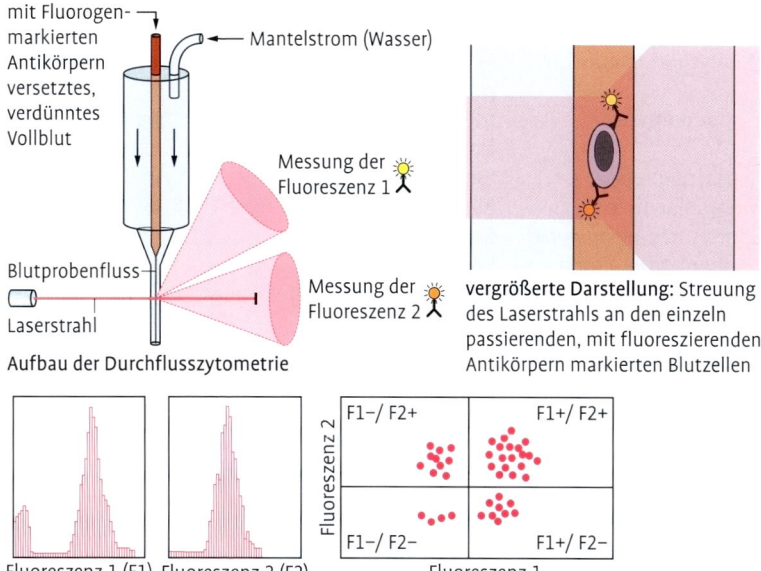

Abb. 18.4 Durchflusszytometrie (FACS).

sich an bestimmte zelluläre (Oberflächen-) Strukturen binden. Bei dieser **FACS-Analyse** (fluorescence activated cell sorting) können mehrere AK gegen verschiedene Zellstrukturen gleichzeitig der Probe zugegeben werden (▶ Abb. 18.4). Wichtig ist dann, dass diese mit verschiedenen Fluorogenen (die bei unterschiedlichen Wellenlängen Fluoreszenzlicht emittieren) markiert sind. Passiert eine AK-beladene Zelle den Laserstrahl des Durchflusszytometers, werden die Fluorogene zur Fluoreszenz auf ihren charakteristischen Emissionswellenlängen angeregt. Die spektrale Zusammensetzung des Fluoreszenzlichts und die Intensität jeder einzelnen Wellenlänge erlauben eine zeitgleiche Detektion von verschiedenen zellulären Strukturen, die Bestimmung von deren relativen Anteilen in der Zelle und damit z. B. eine Subtypysierung von bestimmten Zellpopulationen.

Merke: Die Durchflusszytometrie ist ein meist kommerziell verfügbares Analyseverfahren, deren Auswertung allerdings eine ausgeprägte Fachkompetenz erfordert.

18.7 Elektrochemilumineszenz-Immunoassay (ECLIA, ECL)

Analyseprinzip	elektrochemisch/spektrometrisches Detektions-prinzip für Immunoassays
Sonderformen	mit kompetitivem oder nicht-kompetitivem Immunoassay
Einsatzgebiete	Proteinanalytik, DNA- und RNA-Analytik
Beispielanalyte	IgA, IgM, pro-BNP, PSA, TnT, TRAK
Untersuchungsmaterial	Serum, Plasma
Probenvorbereitung	keine
Bewertung	sensitiv, präzise, hoher Automatisationsgrad

Kurzbeschreibung: Sonderform eines Immunoassays. Sowohl biotinylierte als auch Ruthenium(II)-tris(bipyridyl)2^+-konjugierte AK ([Ru(bpy)3]2^+) werden mit der Probe inkubiert. Dabei bilden sich Immunkomplexe aus dem Ag mit den beiden AK. Nach Zugabe von Streptavidin-beschichteten paramagnetischen Partikeln binden diese an die Biotin-Komponente dieser Komplexe (und an freie biotinylierte AK). Anschließend wird das Reaktionsgemisch in eine Durchflussmesszelle gesaugt, wobei ein unter einer Anode positionierter Magnet die paramagnetischen Partikel anzieht, nichtfixierte [Ru(bpy)3]2^+-markierte AK aber ausgespült werden. Eine an die Anode angelegte Spannung bewirkt die Abgabe eines Elektrons/Protons je Molekül des Oxidationsmittels Tripropylamin (TPA) mit Bildung eines TPA-Radikals und die Oxidation von [Ru(bpy)3]2^+ zu [Ru(bpy)3]3^+. Dieses übernimmt vom TPA-Radikal das freie Elektron, wird dabei wieder zu [Ru(bpy)3]2^+ reduziert und gleichzeitig durch Energietransfer in einen angeregten Zustand überführt. Dieser Zustand ist labil und kehrt unter Abgabe eines Photons der Wellenlänge 620 nm in den Grundzustand zurück. Die Intensität der resultierenden Chemilumineszenz bei 620 nm ist der Konzentration des Ag in der Patientenprobe direkt proportional. Über eine Kalibrationsfunktion ist daraus die Analytkonzentration berechenbar. Es handelt sich um eine im klinisch-chemischen Labor weit verbreitete Analysemethode mit einer breiten Palette an kommerziell verfügbaren Testsystemen.

Merke: ECLIA vereinigt in sich zwei der wichtigsten analytischen Prinzipen, Elektrochemie und Spektrometrie, was der Methode eine Sonderstellung in der klinisch-chemischen Analytik verschafft.

18.8 Enzymaktivitätsbestimmung

Analyseprinzip	Spektrometrie
Sonderformen	(gekoppelter) optischer Test nach Warburg
Einsatzgebiete	Enzymaktivitätsbestimmung
	Bestimmung von Stoffwechselprodukten mit Enzymassays
Beispielanalyte	ALT (GPT), Amylase, AST (GOT), CK, CK-MB, γ-GT, Pseudocholinesterase, Cholesterin, Glukose, Harnstoff, Harnsäure
Untersuchungsmaterial	Serum, Plasma, Urin, Liquor
Probenvorbereitung	keine
Bewertung	sensitiv, präzise, hoher Automatisationsgrad

Kurzbeschreibung: Enzyme können wegen ihrer geringen Menge in biologischen Proben gewöhnlich nicht als Konzentrationen bestimmt werden. Stattdessen wird ihre katalytische Aktivität gemessen, die einem Substratumsatz pro Zeiteinheit entspricht (Einheit IU = Umsatz von 1 μmol/min oder 1 kat = Umsatz von 1 mol/s). Besitzen Substrat oder Reaktionsprodukt eine spezifische Absorptionswellenlänge, kann aus der Extinktionsänderung des Reaktionsansatzes der durch das Enzym katalysierte Umsatz an Substrat pro Zeiteinheit berechnet werden. Dieses von Otto Warburg in die biochemische Analytik eingeführte Prinzip wird insbesondere zur Aktivitätsmessung NAD^+- oder $NADP^+$-abhängiger Enzyme eingesetzt (**optisch-enzymatischer Test nach Warburg**). NAD^+- oder $NADP^+$-unabhängige Enzyme werden durch Kopplung der eigentlichen enzymatisch katalysierten Reaktion mit einer NAD^+- oder $NADP^+$-abhängigen Indikatorreaktion bestimmt (**gekoppelter optisch-enzymatischer Test nach Warburg**). Zudem wird zwischen kinetischen Messungen (kontinuierliche oder in bestimmten Zeitabständen erfolgende Registrierung der Extinktionsänderung der Reaktionslösung), diskontinuierlichen Verfahren (Zweipunktmethode: Messung der Extinktion der Reaktionslösung vor und nach einer definierten Inkubationszeit) und Endpunktverfahren (Messung der Zeit vom Reaktionsstart bis zum vollständigen Ablauf der Reaktion, z. B. bei Gerinnungsuntersuchungen) unterschieden.

18.9 Elektrophorese

Analyseprinzip	Spektrometrie nach elektrochemischer Analyttrennung
Sonderformen	(▶ Tab. 18.2)
Einsatzgebiete	Serumprotein-Fraktionierung, Isoenzymbestimmung, Immunfixation
Beispielanalyte	CK-, LDH-, AP-Isoenzyme, Hämoglobine, Serumproteine

Untersuchungsmaterial	Serum, Plasma, Urin, Liquor
Probenvorbereitung	keine
Bewertung	zumeist qualitativ/semiquantitativ und arbeits-/zeitintensiv

Kurzbeschreibung: Die elektrophoretische Trennung von Probenkomponenten basiert auf ihrer unterschiedlichen Wanderungsgeschwindigkeit im elektrischen Feld in einem bestimmten Trennmedium (Gel). Dabei wandern geladene Stoffe in wässriger Lösung im elektrischen Gleichstromfeld jeweils in die Richtung der Elektrode mit entgegengesetztem Vorzeichen (Anionen zur positiv geladenen Anode, Kationen zur negativ geladenen Kathode). Die Wanderungsgeschwindigkeit der Analyte wird bei gegebenen elektrophoretischen Bedingungen im Allgemeinen durch die Molekülgröße und Nettoladung (Differenz aus positiven und negativen Ladungen) bestimmt. Im Ergebnis der elektrophoretischen Trennung bilden sich im Gel distinkte Analytzonen, die im einfachsten Fall aus einem Analyten, in den meisten Fällen jedoch aus mehreren Analyten gleicher elektrophoretischer Mobilität bestehen (z. B. α_1-Fraktion der Serumprotein-Elektrophorese). Durch Anfärbereaktionen (Proteinfällung oder Farbkomplexbildung) werden diese Zonen (Banden) sichtbar gemacht und anschließend qualitativ (visuell) oder semiquantitativ (densitometrisch) ausgewertet. Das Ergebnis der Elektrophorese ist ein **Elektropherogramm**. Ähnlich wie in der Chromatographie werden Elektrophoresetechniken nach ihren Trennmedien, dem physiko-chemischen Hintergrund und/oder der apparativen Durchführung unterteilt (▶ Tab. 18.2).

In der **Serumprotein-Elektrophorese** (▶ Abb. 18.5) werden die Serumproteine bei pH 8.6 (bei dem alle Serumproteine eine negative Nettoladung annehmen) mittels Zelluloseazetatfolien-, Agarosegel- oder Kapillarelektrophorese in 5 Fraktionen, Albumin, α_1-Globulin, α_2-Globulin, β-Globulin und γ-Globulin, getrennt, anschließend angefärbt und densitometrisch ausgewertet. Sie ist eine Übersichtsanalyse zur Erkennung von Hypoalbuminämien, Akute-Phase-Reaktionen und Paraproteinämien (monoklonale Gammopathien).

Die Serumprotein-Elektrophorese ist vor der Immunfixation (▶ Kap. 18.11) das wichtigste Elektrophoreseverfahren des klinisch-chemischen Labors, wobei die (immunologische) Bestimmung von Einzelproteinen Vorteile wie schnellere Analyse bei höherer analytischer Richtigkeit und eine quantitative Verlaufskontrolle bietet.

Beim **Western-Blot** oder **Immunoblot** werden die elektrophoretisch aufgetrennten Proteine auf eine Membran übertragen (geblottet), wo sie mit spezifischen AK detektiert werden.

Tab. 18.2 Elektrophorese: Einteilungskriterien/Terminologie (die für die Serumprotein-Elektrophorese und Immunfixation gültige Form ist fett gedruckt)

Einteilungskriterium	Terminologie
Material des Trennmediums (stationäre Phase)	**Zelluloseazetatfolien-Elektrophorese** **Agarosegel-Elektrophorese**
Zusammensetzung des Trenn-mediums	**konstante Zusammensetzung und pH** pH-Gradienten-Elektrophorese (IEF)
Geometrie des Trägers der stationären Phase	**Flachbett-Elektrophorese** Kapillarelektrophorese
pH des Puffers (mobile Phase)	**basische Elektrophorese** saure Elektrophorese
Vorbereitung der Probe (Zusatz von SDS)	ohne Vorbereitung SDS-Polyacrylamidgelelektrophorese (PAGE)
Trennprinzip	Größenausschluss-Elektrophorese Isoelektrische Fokussierung (IEF)
Trennrichtung	**eindimensionale Elektrophorese** zweidimensionale Elektrophorese
Detektionsprinzip	UV-Detektion Fluoreszenz-Detektion **Färbung im Gel**

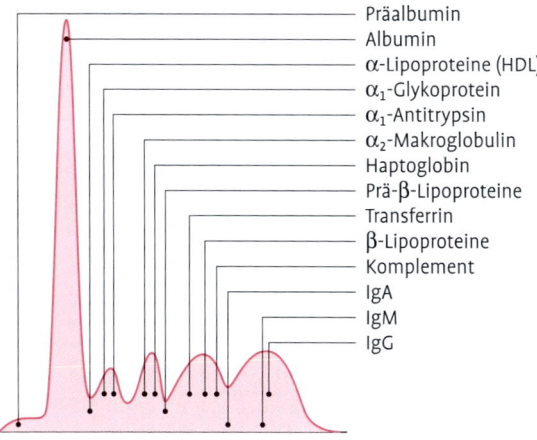

Präalbumin
Albumin
α-Lipoproteine (HDL)
α_1-Glykoprotein
α_1-Antitrypsin
α_2-Makroglobulin
Haptoglobin
Prä-β-Lipoproteine
Transferrin
β-Lipoproteine
Komplement
IgA
IgM
IgG

Abb. 18.5 Serumprotein-Elektrophorese.

> **Merke:** Elektrophoresetechniken sind im Routinelabor weitgehend durch spezifischere und mechanisierbare Analyseverfahren ersetzt worden (z. B. Immunoassays für Albumin, CK-MB, Knochen-AP, Lipoprotein (a) und Ig). Die Durchführung und Auswertung von Elektropherogrammen erfordert Erfahrung und Fachkompetenz.

18.10 Immunnephelometrie und Immunturbidimetrie

Analyseprinzip	spektrometrische Detektionsprinzipien für Immunoassays
Sonderformen	mit Latexpartikel-Verstärkung
Einsatzgebiete	Serum-, Urin- und Liquorproteine
Beispielanalyte	mit den entsprechenden AK alle Proteine bestimmbar
Untersuchungsmaterial	Serum, Plasma, Liquor, Urin, Trans- und Exsudate
Probenvorbereitung:	keine; ggf. Abzentrifugation von Schwebstoffen
Bewertung	sensitiv, präzise, hoher Automatisationsgrad, Lipämie und zellulär/partikuläre Trübungen können stören

Kurzbeschreibung: Antigenmoleküle (Ag, Analyt) der Patientenprobe und im Überschuss zugesetzte AK bilden Ag-AK-Komplexe, die in den Reaktionsansatz eingestrahltes Licht einer geeigneten Wellenlänge streuen. Die Intensität des Streulichtes hängt u. a. von der Größe und der Anzahl der lichtstreuenden Partikel ab. Sie kann z. B. durch den Zusatz von Latexpartikel-gebundenen AK und der daraus resultierenden starken Vergrößerung der Ag-AK-Komplexe erhöht werden (Latex-verstärkter Immunoassay). In der **Immunturbidimetrie** werden das durch die Messzelle durchtretende Licht und ein Teil des nach vorwärts gestreuten Lichts registriert. Die Abschwächung des Lichtes durch die Immunkomplexe entsteht durch Absorption, Streuung und Reflexion. In der **Immunnephelometrie** werden nur die Streulichtsignale registriert. Im Vergleich zur Turbidimetrie sind die Messsignale deshalb gering, gleichzeitig aber einheitlicher und besser zu differenzieren. Über Kalibrationsfunktionen ist aus dem Messsignal die Analytkonzentration berechenbar. Für beide Messmethoden gilt das Lambert-Beer-Gesetz (linearer Zusammenhang zwischen Ag-Konzentration und Messsignal) nur in einem Bereich des AK-Überschusses mit Bildung von nicht untereinander vernetzten Ag-AK-Komplexen, so dass ggf. Probenverdünnungen erforderlich sind (▶ Kap. 18.13 Immunoassay).

Merke: Im klinisch-chemischen Labor werden Immunturbidimetrie und Immunnephelometrie unter Nutzung einer breiten Palette von kommerziell erhältlichen Testsystemen eingesetzt.

18.11 Immunfixation (IFE)

Analyseprinzip	spektrometrische Detektion von Elektrophorese-fraktionen
Sonderformen	mit monovalenten oder polyvalenten Antiseren
Einsatzgebiete	monoklonale Gammopathien, Bence-Jones-Proteinurie
Beispielanalyte	monoklonale IgM, IgA, IgG, Kappa-/Lambda-Leichtketten
Untersuchungsmaterial	**Serum und Urin stets parallel untersuchen!**
Probenvorbereitung	keine
Bewertung	qualitative Methode, Nachfolger der Immun-elektrophorese

Kurzbeschreibung: Qualitativer Test zur Darstellung von monoklonalen Ig und Bence-Jones-Proteinen. Proteine in Serum und Urin werden elektrophoretisch in basischem Puffer (pH 8,6) auf je einem Agarosegel aufgetrennt, fixiert, mit Antiseren inkubiert und abschließend angefärbt (▶ Abb. 18.6). Die Immunfixation im Serum-Gel benötigt maximal 6 Elektrophoresespuren je Patient für Referenzspur, IgG-, IgA-, IgM-, frei/gebundene Kappa-Leichtketten- und frei/gebundene Lambda-Leichtketten-Spuren. Die Immunfixation im Urin-Gel benötigt maximal 8 Elektrophoresespuren je Patient: Spuren 1–6 identisch mit Serum-Gel + Spur 7 für freie Kappa-Leichtketten und Spur 8 für freie Lambda-Leichtketten (Bence-Jones Proteine). Zur Kostenreduktion wird die Analyse häufig in einem ersten Schritt mit je einem Antiserum gegen IgG/IgA/IgM und gegen frei/gebundene Kappa-/Lambda-Leichtketten begonnen. Im Normalfall treten dabei keine schmalbandigen Präzipitate auf, was die Präsenz von signifikanten Mengen von monoklonalen Ig und/oder Bence-Jones-Proteinen ausschließt und den Analysegang beendet. Werden dagegen schmalbandige Präzipitate entdeckt, wird die Elektrophorese wiederholt und dabei das komplette Spektrum an Antiseren zur Differenzierung der Ig- und Leichtkettenklassen eingesetzt. Nur schmale Präzipitate im Serum-Gel für IgG oder IgA oder IgM und auf gleicher Höhe im Gel für Kappa- oder Lambda-Leichtketten weisen auf eine Paraproteinämie hin. Treten allein oder zusätzlich schmale Banden im Urin-Gel für freie Leichtketten auf, handelt es sich um eine isolierte Bence-Jones-Proteinurie oder eine Ausscheidung von monoklonalen Ig und Bence-Jones-Proteinen.

Referenz G A M K L

Immunfixation (Serum): Normalbefund. Keine schmalbandigen Präzipitate, die auf monoklonale Immunglobuline hinweisen, nachweisbar.

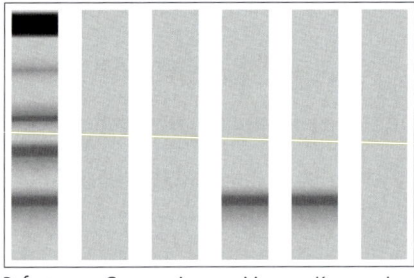

Referenz G A M K L

Immunfixation (Serum): Vorliegen von monoklonalen Antikörpern des Typs IgM-Kappa.

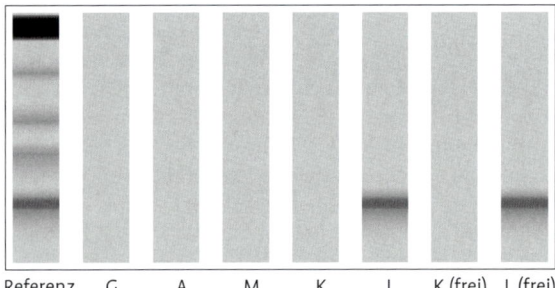

Referenz G A M K L K (frei) L (frei)

Immunfixation (Urin): Vorliegen von monoklonalen freien Leichtketten (Bence-Jones-Proteine) des Typs Lambda.

Abb. 18.6 Immunfixation (IFE).

Merke: Die Immunfixation erlaubt als qualitative Methode keine Verlaufskontrolle. Die Auswertung von Immunfixationsanalysen erfordert Erfahrung.

18.12 Immunfluoreszenz-Test (Indirekte Immunfluoreszenz, IFT)

Analyseprinzip	spektrometrische Detektion von Immun-komplexen
Sonderformen	direkte und indirekte Immunfluoreszenz
Einsatzgebiete	Autoimmunerkrankungen, Infektionserregernach-weis, Zell- und Gewebsstrukturanalytik
Beispielanalyte	ANA, antimitochondriale AK (AMA), ANCA
Untersuchungsmaterial	Serum, Plasma
Probenvorbereitung	keine
Bewertung	Standardtechnik für den Nachweis von Auto-AK

Kurzbeschreibung: Die indirekte Immunfluoreszenz ist ein Nachweisver-fahren für (Autoimmun)AK im Serum auf der Basis einer AK-Ag-Reaktion an antigenhaltigen Zellausstrichen oder Gewebsschnitten (Substrate). Die Detektion erfolgt über die Bindung eines Fluorophor-markierten Zweit-AK, der die Immunkomplexe erkennt. Ablauf: Inkubation der Substrate mit ver-dünntem Patientenserum (bei positiven Proben: Bildung von Immunkomple-xen), Wegwaschen von Probenmatrix, Inkubation mit Sekundär-AK, Weg-waschen ungebundener AK, Erfassung des Fluoreszenzmusters im Substrat mit dem Fluoreszenzmikroskop. Zur Quantifizierung der AK bei positiven Reaktionen wird eine Verdünnung (Titration) der Serumproben vorgenom-men. Dabei sind AK der Gruppe I (meist organspezifische Auto-AK, ANCA, AK gegen dsDNA) bereits bei einem Titer von 1:10 diagnostisch relevant, AK der Gruppe II (ANA, AMA, ASMA, AK gegen Skelettmuskel) dagegen erst bei 1:100. Die Methode birgt vielfältige Fehlerquellen, insbesondere bei nicht-optimaler Probenverdünnung: Blockierungs-Effekt (hochtitrige Seren ergeben bei zu geringer Verdünnung ein untypisches Bild, mitunter sogar falsch-negative Befunde), Überdeckung eines Auto-AK (unspezifische AK oder optisch dominierende Auto-AK können den gesuchten Auto-AK über-decken), fehlende Verdünnungslinearität (je nach Avidität des Auto-AK zum Ag können ursprünglich schwache Reaktionen in der Zweitverdünnung uner-wartet hoch und initial stark positive Proben überraschend niedrig ausfallen). Es sollte deshalb immer in mindestens zwei Verdünnungen gearbeitet wer-den.

Merke: Durchführung und Befundung von Immunfluoreszenzanalysen setzen ein hohes Maß an Präzision und Erfahrung voraus.

18.13 Immunoassay

Analyseprinzip	Spektrometrie
Sonderformen	(▶ Tab. 18.3)
Einsatzgebiete	in nahezu jedem Gebiet der Labordiagnostik vertreten
Beispielanalyte	Stoffwechselprodukte, Aminosäuren, Drogen, Hormone, Pharmaka, Porphyrine, Proteine, Tumormarker, Vitamine
Untersuchungsmaterial	Blut, Serum, Plasma, Urin, Speichel, Schweiß
Probenvorbereitung	keine
Bewertung	Spezifität vom AK, Sensitivität vom Detektionsprinzip geprägt, eine der wichtigsten Analysemethoden des klinisch-chemischen Labors

Kurzbeschreibung: Die Fähigkeit von Ag und AK, mehrere Partner zu binden, führt bei Immunreaktionen gewöhnlich zu einer mehr oder weniger starken Ausbildung von Ag-AK-Netzwerken. Die Größe solcher Netzwerke hängt von den relativen Mengen der Reaktionspartner ab. Bei **AK-Überschuss** führt jede Erhöhung der Ag-Menge zu einer linearen Erhöhung des Messsignals. Im **Äquivalenzbereich** bilden sich dreidimensionale Netzwerke aus Immunkomplexen, die in Immunpräzipitationstechniken nicht aber in Immunoassays

Tab. 18.3 Immunoassay: Einteilungskriterien/Terminologie (Auswahl)

Einteilungskriterium	Terminologie
Natur des Markers und daraus folgendes Detektionsprinzip	Radioimmunoassay (RIA) Enzymimmunoassay (EIA, ELISA) Chemilumineszenzimmunoassay (CLIA) Elektrochemilumineszenzassay (ECLIA) Fluoreszenzpolarisationsassay (FPIA) Immunfluoreszenzassay
Menge des AK	Mangel (kompetitiver Immunoassay) Überschuss (nicht-kompetitiver Immunoassay)
Abtrennung der Ag-AK-Komplexe erforderlich	Ja: heterogener Assay Nein: homogener Assay
Einsatz eines 2. AKs	Sandwich-Assay
Einsatz von Latexpartikeln	Partikel-verstärkter Immunoassay
Detektionsmethode	Enzymaktivitätsbestimmung/Farbmessung Immunnephelometrie Immunturbidimetrie Immunfluoreszenz

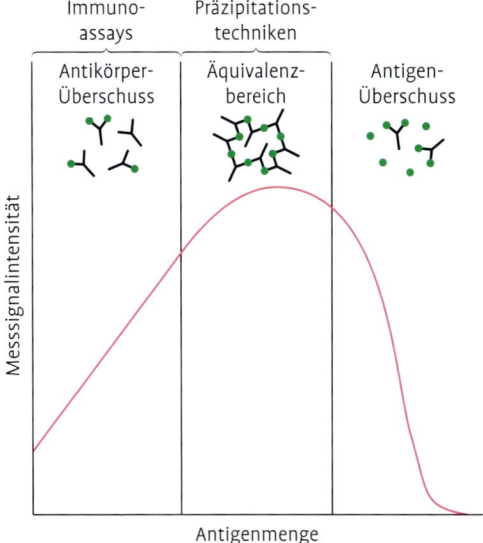

Abb. 18.7 Heidelberger-Kurve.

erwünscht sind. Liegen mehr Ag-Moleküle als AK-Bindungsstellen vor (**Ag-Überschuss**) bilden sich wieder kleinere und lösliche Ag-AK-Komplexe, die dann zu falsch niedrigen Messergebnissen führen können (**High-Dose-Hook Effekt**). Im Äquivalenzbereich und unter Ag-Überschuss besteht keine Linearität zwischen Ag-Konzentration und Messsignal, weshalb sie nicht für quantitative Bestimmungen wie Immunoassays geeignet sind (▶ Abb. 18.7).

Immunoassays erfassen das Primärprodukt einer immunchemischen Reaktion, den Ag-AK-Komplex. Sie erfordern nicht (wie Immunpräzipitationstechniken) die Bildung eines vernetzten Aggregats. Der direkte Nachweis von Ag-AK-Komplexen ist gewöhnlich nicht möglich. Er erfolgt indirekt über eine signalgebende Markierung eines weiteren Reaktionspartners (z. B. beim ELISA/EIA über einen weiteren AK, der mit einem Enzym gekoppelt ist, das ein Substrat in ein nachweisbares Reaktionsprodukt umsetzt). Zur Messung des Ag-AK-Komplexes müssen ungebundene markierte Reaktionspartner abgetrennt werden, was durch Bindung eines Reaktionspartners und damit des Immunkomplexes an die Reaktionszellenwand erleichtert wird. Es gibt zwei grundlegende Immunoassay-Varianten:

- **Kompetitiver Immunoassay:** Konkurrenz von Ag der Patientenprobe und markiertem Ag um eine begrenzte Zahl von AK; Messsignal ist indirekt proportional zur Ag-Konzentration der Patientenprobe (▶ Abb. 18.8A).

- **Nicht-kompetitiver Immunoassay (Sandwich-Assay):** Bindung aller Ag durch eine im Überschuss vorliegende Menge an AK und Bindung eines zweiten, markierten AK unter Bildung eines Komplexes aus AK-Ag-markierter AK; Messsignal ist direkt proportional zur Ag-Konzentration der Probe (▶ Abb. 18.8B)

Unabhängig vom Typ des Immunoassays erfolgt die quantitative Auswertung zumeist spektrometrisch unter Anwendung entsprechender Kalibrationsfunktionen.

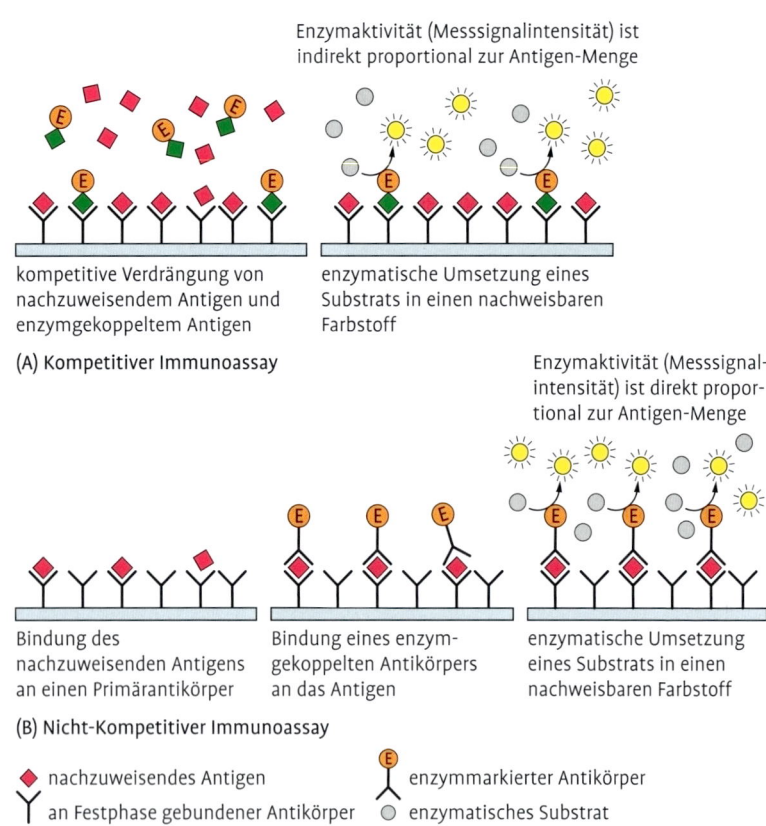

Enzymaktivität (Messsignalintensität) ist indirekt proportional zur Antigen-Menge

kompetitive Verdrängung von nachzuweisendem Antigen und enzymgekoppeltem Antigen

enzymatische Umsetzung eines Substrats in einen nachweisbaren Farbstoff

(A) Kompetitiver Immunoassay

Enzymaktivität (Messsignalintensität) ist direkt proportional zur Antigen-Menge

Bindung des nachzuweisenden Antigens an einen Primärantikörper

Bindung eines enzymgekoppelten Antikörpers an das Antigen

enzymatische Umsetzung eines Substrats in einen nachweisbaren Farbstoff

(B) Nicht-Kompetitiver Immunoassay

◆ nachzuweisendes Antigen
Y an Festphase gebundener Antikörper
Ⓔ◆ enzymatisch gekoppeltes Antigen

Ⓔ enzymmarkierter Antikörper
○ enzymatisches Substrat
☼ enzymatisch erzeugter Farbstoff

Abb. 18.8 Immunoassays (A) Prinzip des kompetitiven Immunoassays (B) Prinzip des Sandwich-Assays.

18.14 Ionenselektive Elektrode (ISE)

Analyseprinzip	Elektrochemie
Sonderformen	Glaselektrode, Festkörperelektrode
Einsatzgebiete	Elektrolytbestimmung, Säure-Basen-Haushalt
Beispielanalyte	pH, Na^+, K^+, Ca^{2+}; Cl^-
Untersuchungsmaterial	Blut, Serum, Plasma, Urin, Speichel, Schweiß
Probenvorbereitung	keine
Bewertung	sensitiv, präzise, selektiv, hoher Automatisationsgrad

Kurzbeschreibung: Messmethode, bei der eine ionenselektive Messelektrode und eine Referenzelektrode in der Probe miteinander in Kontakt stehen und mit einem Voltmeter verbunden sind. Dieses Messsystem reagiert mit einem konzentrationsabhängigen Messsignal selektiv auf eine bestimmte Ionenart. Grundlage der Quantifizierung der betreffenden Ionenart ist die Nernst'sche Gleichung. Die physiko-chemischen Grundlagen der Ionenselektivität und der Messmethode sind äußerst komplex (s. Lehrbücher der chemischen Analytik).

ISE sind nicht Ionen-spezifisch, d. h. sie erfassen in geringerem Umfang stets auch ähnlich strukturierte Ionen, was zu einer (klinisch zumeist unbedeutenden) Erhöhung des Messergebnisses führen kann. Die häufig benutzte Terminologie **direkte** ISE-Messung (ohne Probenverdünnung) und **indirekte** ISE-Messung (nach Probenverdünnung) ist fragwürdig, da Probenaufarbeitungs- und verdünnungsschritte oft Bestandteil klinisch-chemischer Analytik sind, ohne dass dann eine Differenzierung zwischen direkter und indirekter Messung getroffen wird. Der wichtigste Vertreter der ISE im klinisch-chemischen Labor (neben der Na^+-, K^+- und Cl^--ISE) ist die pH-Glaselektrode, die zur Herstellung von (Puffer-)Lösungen bestimmter pH-Werte und in Blutgasanalysatoren zum Einsatz kommt.

18.15 Koagulometrie (für Gerinnungsanalysen)

Analyseprinzip	elektrochemische oder spektrometrische Detektion des Gerinnungseintritts
Sonderformen	Häkel- und Kugelkoagulometer (eher historisch) optisches Koagulometer
Einsatzgebiete	Gerinnungsdiagnostik
Beispielanalyte	APTT, Quick, Gerinnungsfaktoren
Untersuchungsmaterial	Citrat-Plasma
Probenvorbereitung	keine
Bewertung	eine Standardmethode der Gerinnungsdiagnostik

Kurzbeschreibung: Koagulometer arbeiten nach verschiedenen physikalischen Prinzipien, um die Fibrinbildung zeitabhängig zu detektieren. Bei der **Häkchenmethode** wird eine Platinöse solange durch das Plasma bewegt, bis ein Fibrinfaden an der Öse hängen bleibt und der dadurch bedingte erhöhte mechanische Widerstand zum Abbruch der Zeitmessung führt. Im **Kugelkoagulometer** rotiert eine Stahlkugel solange in der Messzelle frei, bis die einsetzende Fibrinbildung die Kugel abbremst und die Zeitmessung beendet. **Optische Koagulometrie** basiert auf der zeitabhängigen turbidimetrischen oder nephelometrischen (▶ Kap. 18.10) Detektion der Fibrinbildung, die zu einer Änderung der optischen Eigenschaften des Reaktionsansatzes führt (Lichtstreuung) und damit die Messzeit beendet. Der im Befund erscheinende **APTT-Wert** entspricht der gemessenen Zeit bis zum Eintritt der Gerinnung. **Quick-Werte** werden dagegen in Prozent der Gerinnungszeit eines Standardplasmas angegeben. Diese und die Konzentrationen einzelner Gerinnungsfaktoren werden aus Zeit-Prozent- oder Zeit-Konzentrations-Funktionen berechnet. Gerinnungsuntersuchungen mittels Koagulometrie erfolgen unter Einsatz kommerzieller Testsysteme, die weitgehend automatisiert auf Nephelometern oder Turbidimetern eingesetzt werden.

Merke: Bei der Koagulometrie bereitet die mangelnde Standardisierung der verfügbaren Testsysteme Probleme. Daher sollte der Quick (zumindest unter antikoagulativer Therapie) immer auch als International Normalized Ratio (**INR**, in Bezug auf einen WHO-Thromboplastin-Standard) angegeben werden.

18.16 Massenspektrometrie (MS)

Analyseprinzip	Spektrometrie
Sonderformen	Gaschromatographie-Massenspektrometrie (GC-MS)
	Flüssigkeitschromatographie-(Tandem)-MS (LC-MS(MS))
	MALDI-TOF (für Proteine)
Einsatzgebiete	nahezu universell, bevorzugt niedermolekulare Analyte
Beispielanalyte	Aminosäuren, Drogen, Hormone, Pharmaka, Vitamine
Untersuchungsmaterial	Blut, Serum, Plasma, Urin, Haare, Nägel, Speichel, Schweiß
Probenvorbereitung	oft erforderlich, nicht selten aufwändig und damit personal- und zeitintensivster Teil der Analyse
Bewertung	sensitiv, präzise und spezifisch, oft Referenzmethode

Kurzbeschreibung: Analytisches Verfahren, welches in der Gasphase bewegte Moleküle im Hochvakuum zunächst in charakteristische Bruchstück(muster) zerlegt, die Fragmentionen entsprechend ihres Masse/Ladung-Verhältnisses (m/z) zeitlich auftrennt und als Ionenstrom aufzeichnet. Im

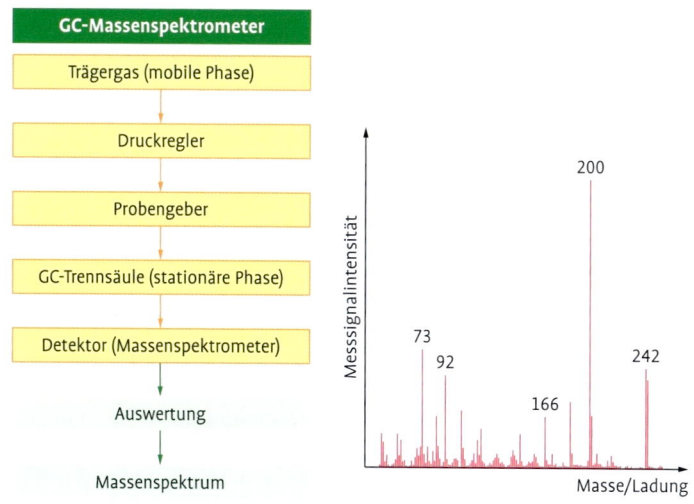

Abb. 18.9 Flussschema eines GC-Massenspektrometers und Massenspektrum (Fullscan).

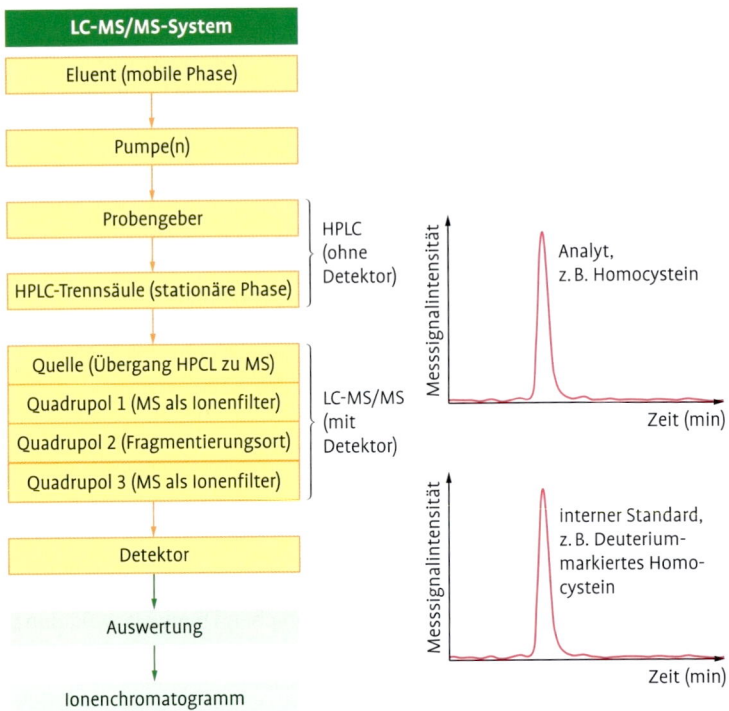

Abb. 18.10 Flussschema eines LC-MS/MS-Systems mit Ionenchromatogrammen. Das Verhältnis der Flächen unter dem Analytsignal und dem internen Standardsignal kann über eine Kalibrationsfunktion der Konzentration des Analyten in der Patientenprobe zugeordnet werden.

Ergebnis erhält man ein Massenspektrum oder Ionenchromatogramm (GC-MS (► Abb. 18.9), LC-MS (► Abb. 18.10)). Die Haupteinsatzgebiete der MS sind qualitative Strukturaufklärung und Identifizierung (z. B. über Massenspektrenbibliotheken) sowie Quantifizierung von Analyten (über entsprechende Kalibrationsfunktionen). Oft reicht die bereits hohe Selektivität der Massenspektrometrie allein noch immer nicht aus, weshalb eine Probenvorbereitung und/oder chromatographische Trennung der Probenbestandteile erforderlich sein kann. Die LC-MS/MS ist eine Kopplung aus HPLC und drei in Serie geschalteten Massenspektrometern (**Tripel-Quadrupol**), bei dem 2 MS als Ionenfilter (**Tandem-MS**) und das dazwischenliegende als Fragmentierungsort wirken. Höhermolekulare Substanzen wie Proteine werden mit der sog. MALDI-TOF (matrix assisted laser desorption time of flight mass spectrometry) detektiert. Sie ist derzeit noch keine routinetaugliche Methode.

Merke: MS-Analysen sind prinzipiell nicht als Fertigtests (Kits) erhältlich, sondern stets Eigenentwicklungen des jeweiligen Labors. Aufbau, Unterhalt und die Auswertung von MS-Analyseverfahren erfordern eine ausgeprägte fachliche Erfahrung und Kompetenz.

18.17 Polymerasekettenreaktion (PCR)

Analyseprinzip	spektrometrische Detektion von DNA-Amplifikaten Anmerkung: Im Rahmen der Labordiagnostik heute i. d. R. nur für DNA angesetzt. In der Forschung und wohl auch in Zukunft evtl. Routine auch für RNA.
Sonderformen	z. B. RT-PCR, Real-Time-PCR
Einsatzgebiete	Nachweis von Mutationen und Polymorphismen, Nachweis, Quantifizierung und Charakterisierung von Erreger-DNA
Beispielanalyte	HIV, HCV, Chlamydia trachomatis
Untersuchungsmaterial	minimale DNA-Mengen in allen biologischen Proben
Probenvorbereitung	oft aufwändige Nukleinsäuren-Extraktion und -reinigung
Bewertung	Standard der Nukleinsäureamplifikationstechnik

Kurzbeschreibung: Enzymatisches in vitro-Verfahren zur exponentiellen Vermehrung (Amplifikation) spezifischer DNA-Regionen aus kleinsten DNA-Mengen. Die Analyse erfolgt in einem **Dreischrittprozess** in einem Thermocycler (▶ Abb. 18.11):

- **Denaturierung:** Aufschmelzung der Doppelstrang-DNA bei Temperaturen um 90°C in ihre beiden Einzelstränge.
- **Annealing:** Anlagerung eines Primerpaares. Ein Primer ist ein kurzes einzelsträngiges Oligonukleotid von 17–28 Nukleotiden, das die Basensequenz links und rechts der zu amplifizierenden DNA-Region erkennt und an diese über komplementäre Basenpaarung (Hybridisierung) bindet (ein Primer lagert sich auf dem einen DNA-Einzelstrang „links" an der DNA-Region, der andere auf dem anderen DNA-Einzelstrang „rechts" an der DNA-Region).
- **Elongation:** Nach Zugabe von Taq-DNA-Polymerase werden diese Primer bei einer Temperatur von 72 °C in 5'→3'-Richtung (d. h. unter Bildung der zu amplifizierenden DNA-Regionen) verlängert, was zu einer quantitativen Verdopplung der gesuchten DNA-Region führt.

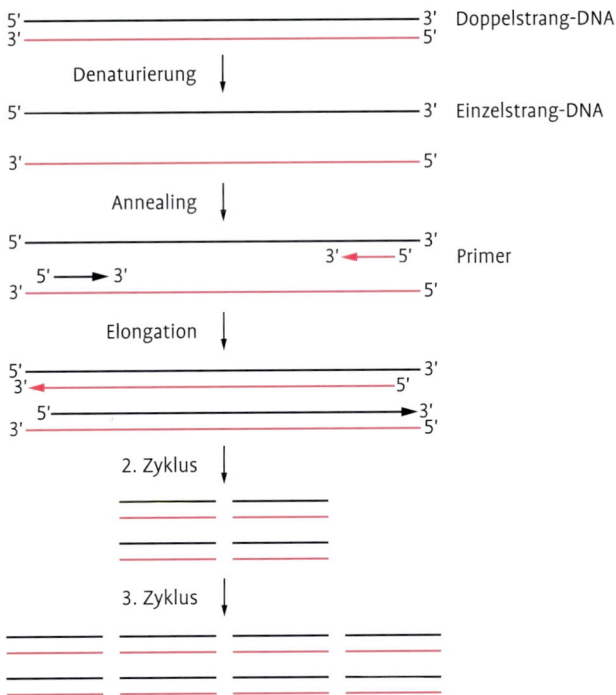

Abb. 18.11 Polymerasekettenreaktion (PCR).

Durch Wiederholung dieser Zyklen lässt sich eine 2^n-Amplifikation der DNA-Region erzielen. Durch diese Vermehrung der DNA wird eine signifikante Sensitivitätssteigerung erreicht. Die Detektion der Reaktionsprodukte erfolgt durch Elektrophorese (▶ Kap. 18.9) mit Immunoblot oder durch den Einsatz Fluorophor-markierter Sonden, die sich an die Amplifikationsprodukte binden. Letzteres erlaubt eine simultane Amplifikation und Detektion der Amplifikationsprodukte (Real-Time-PCR). Bei der Reversen Transkriptase-Polymerase-Kettenreaktion (**RT-PCR**) wird RNA mit Hilfe des Enzyms Reverse Transkriptase in DNA umgeschrieben, die dann in die PCR eingesetzt werden kann.

Merke: Die Spezifität eines PCR-Systems wird durch die Verwendung der PCR-Primer und durch die Annealingtemperatur (50–64 °C) festgelegt.

18.18 Spektrometrie (Spektroskopie)

Analyseprinzip	Spektrometrie
Sonderformen	Spektrometrie (Umwandlung optischer in elektronische Signale + EDV-gestützte Registrierung und Auswertung)
	Spektroskopie (visuelle oder fotographische Auswertung von optischen Erscheinungen; oft synonym zu Spektrometrie verwendet)
Einsatzgebiete	nahezu universell einsetzbar
Beispielanalyte	Stoffwechselprodukte, Aminosäuren, Drogen, Hormone, Pharmaka, Porphyrine, Proteine, Vitamine
Untersuchungsmaterial	Blut, Serum, Plasma, Urin, Speichel, Schweiß, Haare, Nägel
Probenvorbereitung	ggf. Aufschluss und Überführung in eine Lösung
Bewertung	Spektrometrie ist das bedeutendste Mess- und Detektionsprinzip der (klinisch-chemischen) Analytik.

Kurzbeschreibung: Die Begriffe Spektrometrie und Spektroskopie sind Oberbegriffe für alle Analysemethoden und -verfahren, bei denen Phänomene der Lichtabsorption und Lichtemission aufgenommen und ausgewertet werden. Beide Begriffe werden zumeist synonym verwandt, was jedoch nicht exakt ist (s. o.). Grundlage der Spektrometrie ist das Lambert-Beer-Gesetz. Unter der Voraussetzung einer Linearität zwischen Analytkonzentration und Messsignal wird zur Bestimmung der Konzentration c eines Analyten aus der Extinktion E (Messsignal) das Gesetz in der Form $c = E_{\lambda,T}/\varepsilon_{\lambda,T} \times d$ angewandt. Dabei sind die Schichtdicke d der Messzelle und der Extinktionskoeffizient $\varepsilon_{\lambda,T}$ in Abhängigkeit von der Wellenlänge λ des Messstrahls und der Temperatur T in der Messzelle durch die Messbedingungen festgelegt.

Das Einsatzgebiet der Spektrometrie umfasst mit wenigen Ausnahmen, etwa ionenselektive Elektroden, elektrochemische Detektoren (Katecholamine und ihre Metabolite) und Widerstands- und Leitfähigkeitsmessung (Blutzellzählung), als Detektionsprinzip alle Bereiche des klinisch-chemischen Labors. Sie wird z. B. als Detektionsmethode bei enzymatischen, immunologischen, elektrophoretischen und chromatographischen Analysen verwendet. Einige Methoden nutzen charakteristische physiko-chemische (spektrochemische) Eigenschaften des Analyten zur Analyse (z. B. Flammenphotometrie, Atomabsorptionsspektrometrie und Atomemissionsspektrometrie, UV/VIS- und Infrarot-Spektrometrie). Andere werten durch chemische oder immunologische Reaktionen eintretende Veränderungen in den spektrochemischen Eigenschaften des Analysesystems aus (z. B. Enzymaktivitätsmessungen, Streulicht in Immunnephelometrie/Immunturbidimetrie, ▶ Tab. 18.4).

Tab. 18.4 Spektrometrie: Einteilungskriterien/Terminologie (Auswahl, häufigste Form fett)

Einteilungskriterium	Terminologie
Optischer Effekt	**Absorptionsspektrometrie** Emissionsspektrometrie
Wellenlängenbereich	**UV/VIS-Spektrometrie** Infrarot-Spektrometrie
Physikalisch-Optisches Prinzip	Chemilumineszenzspektrometrie Elektrochemilumineszenzspektrometrie Fluoreszenzspektrometrie Fluoreszenzpolarisations-Spektrometrie Reflektometrie Streulichtspektrometrie
Natur des Analyten	Atomspektrometrie **Molekülspektrometrie**

Ein Spektrometer besteht i. d. R. aus einer Lichtquelle, einem Prisma oder Gitter, das aus dem polychromatischen Licht der Strahlungsquelle Licht einer bestimmten Wellenlänge (monochromatisches Licht) isoliert, einer Messzelle mit dem Reaktionsansatz im Gang des Messstrahls und einem Detektor (z. B. Photoelement). In Abhängigkeit von Farbe und Farbdichte des Reaktionsansatzes wird das in die Messzelle eintretende Licht unterschiedlich stark absorbiert und damit abgeschwächt. Aus der Differenz der Intensitäten des in die Messzelle ein- und austretenden Lichtes kann unter Anwendung des Lambert-Beer-Gesetzes und einer Kalibrationsfunktion, die Analytkonzentration der Probe berechnet werden. Spektrometer sind vom transportablen Handgerät bis zum vollmechanisierten Analysesystem erhältlich. Letztere erlauben die schnelle Analyse von bis zu 50 verschiedenen Analyten aus mehreren Hundert Proben.

18.19 Teststreifenanalytik

Analyseprinzip	Spektrometrie
Sonderformen	Multifunktionsteststreifen
Einsatzgebiete	nahezu universell einsetzbar
Beispielanalyte	Stoffwechselprodukte, Aminosäuren, Drogen, Hormone, Pharmaka, Porphyrine, Vitamine
Untersuchungsmaterial	Blut, Serum, Plasma, Urin, Speichel, Schweiß
Probenvorbereitung	keine
Bewertung	qualitative oder semiquantitative, schnelle, preiswerte, ausreichend spezifische Übersichtsanalysen

Kurzbeschreibung: Teststreifen sind Träger von Reagentien für den chemisch, immunologisch oder physiko-chemischen Nachweis von Analyten in Körperflüssigkeiten. Zunächst für den Nachweis einzelner Parameter (z. B. Glukose im Urin) entwickelt, kamen später Multifunktionsteststreifen (z. B. für den Urinstatus) mit bis zu 10 Parametern hinzu. Das Prinzip des Teststreifens wurde zur **Trockenchemie** (Analytik auf vorkonfektionierten Reagenzträgern, z. B. Reflotron) mit lediglich dem Blutwasser als Lösungsmittel weiterentwickelt. Trotz einiger Vorteile hat sich die Trockenchemie gegenüber konventionellen Methoden nicht durchgesetzt (Gründe: vergleichsweise teuer, bei Einsatz von Vollblut werden Hämolyse, Ikterus, Lipämie nicht erkannt, Probleme bei viskosen Proben, Präzisions- und Kalibrationsprobleme). **Wichtige Teststreifen-Einsatzgebiete** sind Urinanalytik, patientennahe Diagnostik (z. B. Troponin T), Patienten-Selbstkontrolle (Glukose) und Drogenanalytik. Teststreifen sind im Allgemeinen nicht für Verlaufskontrollen geeignet.

Merke: Die in den Packungsbeilagen genannten Störgrößen (z. B. Oxidationsmittel in Uringefäßen) sind zu beachten und die Ablesezeiten einzuhalten, da sonst falsch negative oder falsch positive Testergebnisse resultieren können.

Merke: Positive Drogenteststreifen-Ergebnisse bedürfen wegen der Gefahr unspezifischer Kreuzreaktionen und damit falsch positiver Drogenbefunde zwingend einer physiko-chemischen Bestätigungsanalyse.

18.20 Zellzählung und Zelldifferenzierung (Blutbild)

Analyseprinzip	Elektrophysik und Spektrometrie
Sonderformen	keine
Einsatzgebiete	Hämatologie
Beispielanalyte	Erythrozyten, Leukozyten, Thrombozyten
Untersuchungsmaterial	EDTA-Blut
Probenvorbereitung	keine
Bewertung	schnell, präzise, automatisiert

Kurzbeschreibung: Die Zellzählung erfolgt mit einer von W. H. Coulter in den 1940er Jahren entwickelten Methode. Dabei werden Blutzellen in einen Elektrolyten gebracht und durch eine Präzisionskapillare, durch die ein konstanter Gleichstrom fließt, gesaugt. Da die zellulären Bestandteile des Blutes schlechte elektrische Leiter sind, erzeugt jeder Durchgang einer Zelle durch die Kapillare eine Widerstandserhöhung, die verstärkt und als Impuls in einem elektronischen Zählwerk registriert wird. Da die Widerstandsänderung mit der Größe der Blutzelle zunimmt, können große von kleinen Zellen, d. h. Erythrozyten, Leukozyten und Thrombozyten, getrennt registriert und gezählt werden (**Kleines Blutbild**).

Zur Differenzierung der Leukozyten (**Großes Blutbild**) werden zusätzliche Messprinzipien angewandt: Leitfähigkeitsmessung zur Erfassung der intrazellulären Struktur (Kern/Zytoplasma-Verhältnis, Kernstruktur, Zytoplasmastruktur mit Granula), Laserlichtstreuung zur Erfassung der Oberflächenstruktur und Granularität. Diese Messprinzipien können zusätzlich durch die Anwendung von Reagenzien zur Anfärbung zellspezifischer Strukturen ergänzt werden. Die Auswertung der komplexen Daten erfolgt rechnergestützt. Das Ergebnis ist ein Differentialblutbild-Scattergramm, in dem die Leukozytenpopulationen (Lymphozyten, Monozyten, Granulozyten, Eosinophile, Basophile und Neutrophile) als Cluster dargestellt sind. Zellen wie Blasten, stabkernige Granulozyten, atypische Lymphozyten erscheinen außerhalb dieser Cluster und lösen gewöhnlich eine Warnmeldung aus. Die ggf. erforderliche mikroskopische Nachdifferenzierung erfolgt heute zunehmend Computer- und Zellbibliotheken-unterstützt.

Teil III
Diagnostikpfade

Einleitung

Die Laboratoriumsmedizin spielt in **differentialdiagnostischen Strategien** eine wichtige Rolle und ist eines der entscheidenden Instrumente auf dem Wege zur Diagnosefindung. Anamnese und körperliche Untersuchungen stehen hierbei am Anfang des Prozesses. Sie identifizieren **Leitsymptome**, auf denen der weitere differentialdiagnostische Untersuchungsbaum aufbaut. Jetzt stellt sich die Frage, mit welchen Labortests am sichersten, schnellsten und effizientesten die Abarbeitung der differentialdiagnostischen Möglichkeiten gelingt, um im Idealfall Erkrankungen ausschließen zu können und zur Verdachtsdiagnose zu gelangen.

Die hier folgenden Diagnostikpfade repräsentieren eine Auswahl von wichtigen und in der klinischen Praxis häufig vorkommenden Leitsymptomen. Die vorgeschlagenen labormedizinischen Tests berücksichtigen dabei die jeweilige diagnostische Sensitivität und Spezifität der einzelnen Parameter. Im Mittelpunkt stehen dabei die **ersten Schritte einer labormedizinisch unterstützten Differentialdiagnose**. Sie ergänzen dabei die übrigen Diagnoseverfahren, wie Bildgebung und EKG, ersetzen die anderen Diagnoseverfahren jedoch nicht. In der Deutschen Vereinigten Gesellschaft für Klinische Chemie und Laboratoriumsmedizin e. V. (DGKL) werden diagnostische Pfade durch eine Arbeitsgruppe ständig weiterentwickelt. Auf der Internetseite www.dgkl.de sind weitere Informationen zu diesem Thema erhältlich.

Bei den Differentialdiagnosen wird sich auf **die häufigsten und wichtigsten Krankheitsbilder** konzentriert. Die Diagnostikpfade erheben nicht den Anspruch einer kompletten Abarbeitung des jeweiligen Leitsymptoms bis hin zu den selteneren Ursachen. Sie sollen vielmehr dem Studenten und angehenden Arzt **eine erste Richtschnur** geben, das laboratoriumsmedizinische Repertoir rational und rationell einzusetzen und dabei Möglichkeiten, aber auch Grenzen der labormedizinischen Diagnostik zu erkennen.

Auf textliche Erklärungen wurde soweit wie möglich an dieser Stelle verzichtet, auch um Redundanzen mit den Organkapiteln zu vermeiden. Details zu den angesprochenen Laborparametern und den Erkrankungen finden sich in den Organkapiteln. Alle Abkürzungen in den Pfaden sind im Abkürzungsverzeichnis am Anfang des Buches zu finden. Die Diagnostikpfade sind alphabetisch nach klinischer Fragestellung geordnet und in einer einheitlichen Symbolik dargestellt:

Laborparameter, die im Zusammenhang mit der klinischen Fragestellung empfohlen werden

Anfangsverdacht oder Verdachtsdiagnose nach Testergebnis

Ergebnisse (ja/nein/erhöht/erniedrigt/pathologisch/gleichbleibend)

—— ja

—— nein

Abdominalschmerz

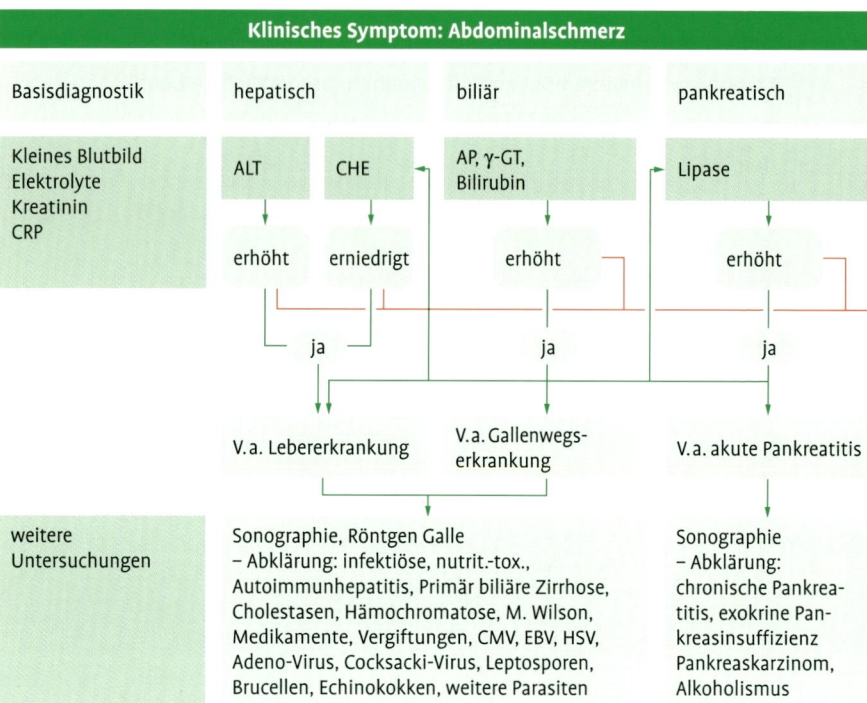

Klinisches Symptom: Abdominalschmerz

| Basisdiagnostik | hepatisch | biliär | pankreatisch |

Kleines Blutbild
Elektrolyte
Kreatinin
CRP

ALT — CHE

AP, γ-GT, Bilirubin

Lipase

erhöht — erniedrigt — erhöht — erhöht

ja — ja — ja

V. a. Lebererkrankung — V. a. Gallenwegs-erkrankung — V. a. akute Pankreatitis

weitere Untersuchungen

Sonographie, Röntgen Galle
– Abklärung: infektiöse, nutrit.-tox.,
Autoimmunhepatitis, Primär biliäre Zirrhose,
Cholestasen, Hämochromatose, M. Wilson,
Medikamente, Vergiftungen, CMV, EBV, HSV,
Adeno-Virus, Cocksacki-Virus, Leptosporen,
Brucellen, Echinokokken, weitere Parasiten

Sonographie
– Abklärung:
chronische Pankrea-
titis, exokrine Pan-
kreasinsuffizienz
Pankreaskarzinom,
Alkoholismus

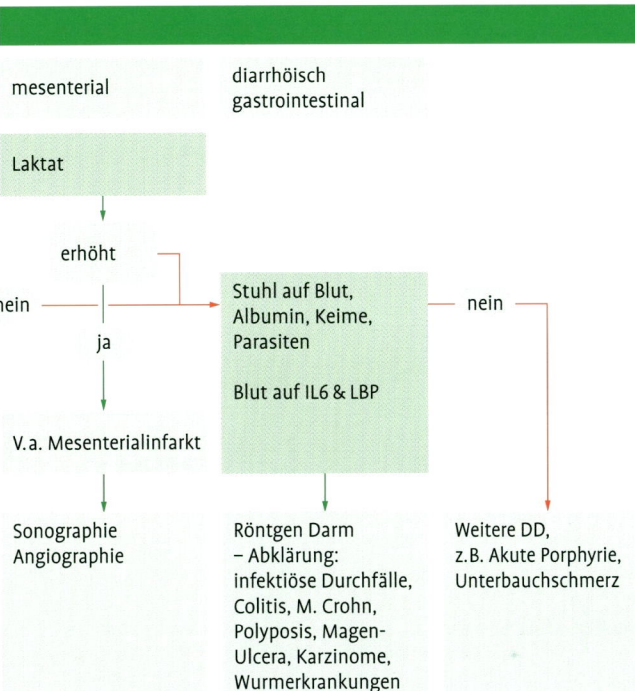

mesenterial	diarrhöisch gastrointestinal

Laktat

↓

erhöht

nein ——————|——————→ Stuhl auf Blut, Albumin, Keime, Parasiten ——— nein ———

ja

Blut auf IL6 & LBP

↓

V. a. Mesenterialinfarkt

↓

Sonographie
Angiographie

Röntgen Darm
– Abklärung:
infektiöse Durchfälle,
Colitis, M. Crohn,
Polyposis, Magen-
Ulcera, Karzinome,
Wurmerkrankungen

Weitere DD,
z. B. Akute Porphyrie,
Unterbauchschmerz

Anämie

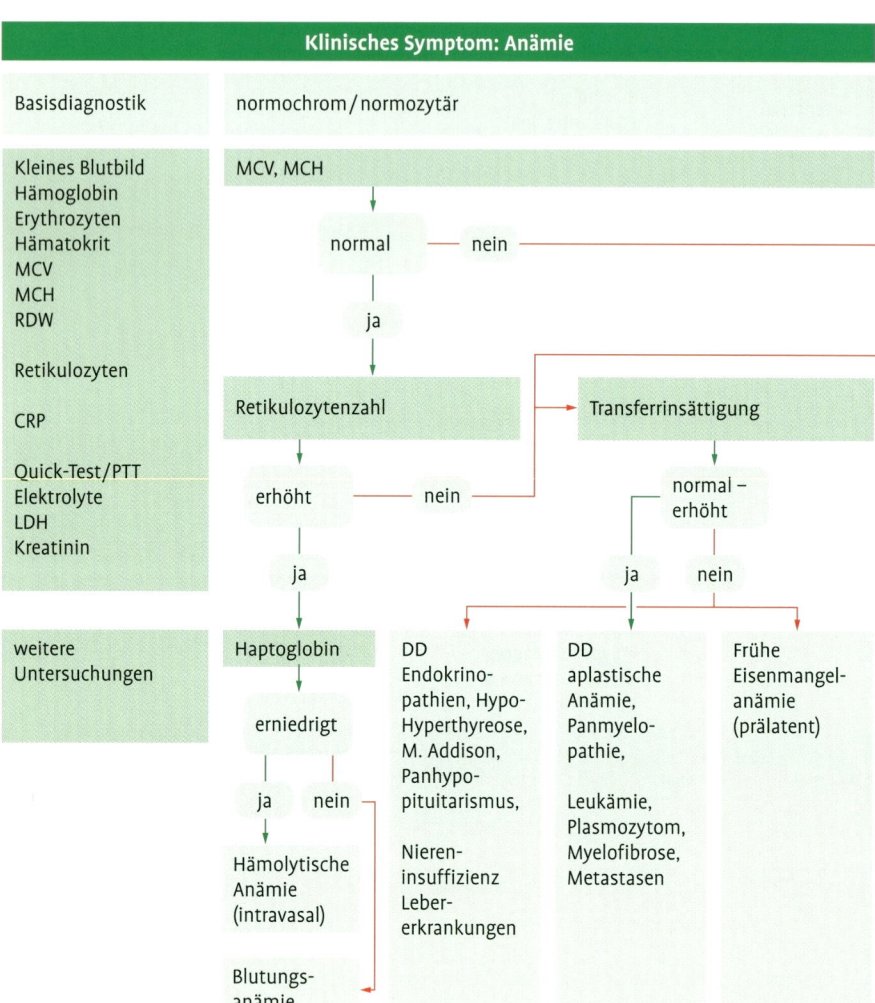

Klinisches Symptom: Anämie

Basisdiagnostik — normochrom / normozytär

Kleines Blutbild
Hämoglobin
Erythrozyten
Hämatokrit
MCV
MCH
RDW

Retikulozyten

CRP

Quick-Test/PTT
Elektrolyte
LDH
Kreatinin

weitere
Untersuchungen

MCV, MCH

normal — nein

ja

Retikulozytenzahl → Transferrinsättigung

erhöht — nein

normal –
erhöht

ja

ja   nein

Haptoglobin

erniedrigt

ja   nein

Hämolytische
Anämie
(intravasal)

Blutungs-
anämie

DD
Endokrino-
pathien, Hypo-
Hyperthyreose,
M. Addison,
Panhypo-
pituitarismus,

Nieren-
insuffizienz
Leber-
erkrankungen

DD
aplastische
Anämie,
Panmyelo-
pathie,

Leukämie,
Plasmozytom,
Myelofibrose,
Metastasen

Frühe
Eisenmangel-
anämie
(prälatent)

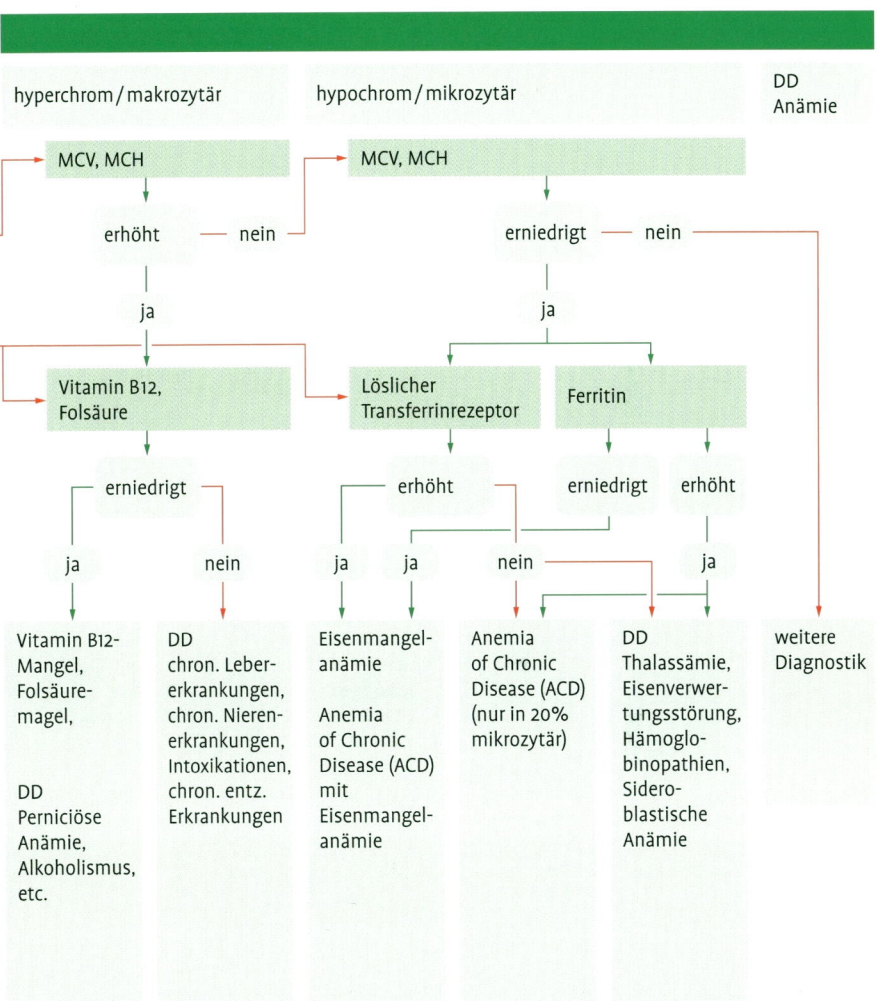

hyperchrom / makrozytär

hypochrom / mikrozytär

DD
Anämie

MCV, MCH

MCV, MCH

erhöht — nein

erniedrigt — nein

ja

ja

Vitamin B12,
Folsäure

Löslicher
Transferrinrezeptor

Ferritin

erniedrigt

erhöht

erniedrigt   erhöht

ja   nein

ja   ja   nein   ja

Vitamin B12-
Mangel,
Folsäure-
magel,

DD
Perniciöse
Anämie,
Alkoholismus,
etc.

DD
chron. Leber-
erkrankungen,
chron. Nieren-
erkrankungen,
Intoxikationen,
chron. entz.
Erkrankungen

Eisenmangel-
anämie

Anemia
of Chronic
Disease (ACD)
mit
Eisenmangel-
anämie

Anemia
of Chronic
Disease (ACD)
(nur in 20%
mikrozytär)

DD
Thalassämie,
Eisenverwer-
tungsstörung,
Hämoglo-
binopathien,
Sidero-
blastische
Anämie

weitere
Diagnostik

Blutungsneigung

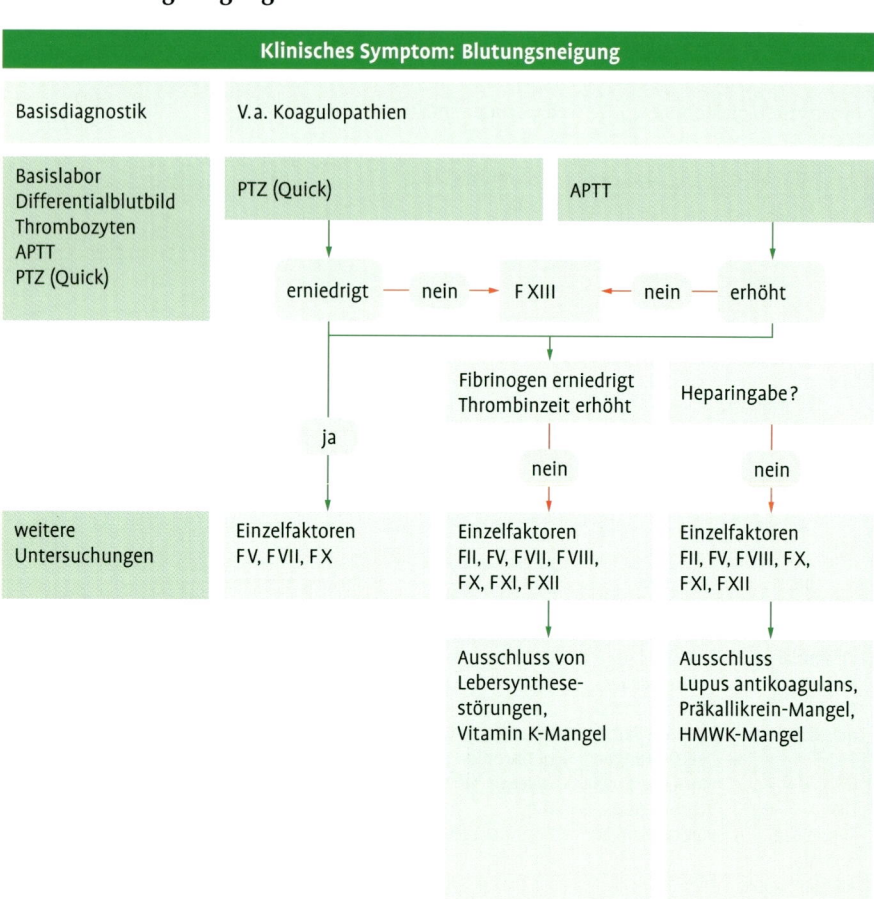

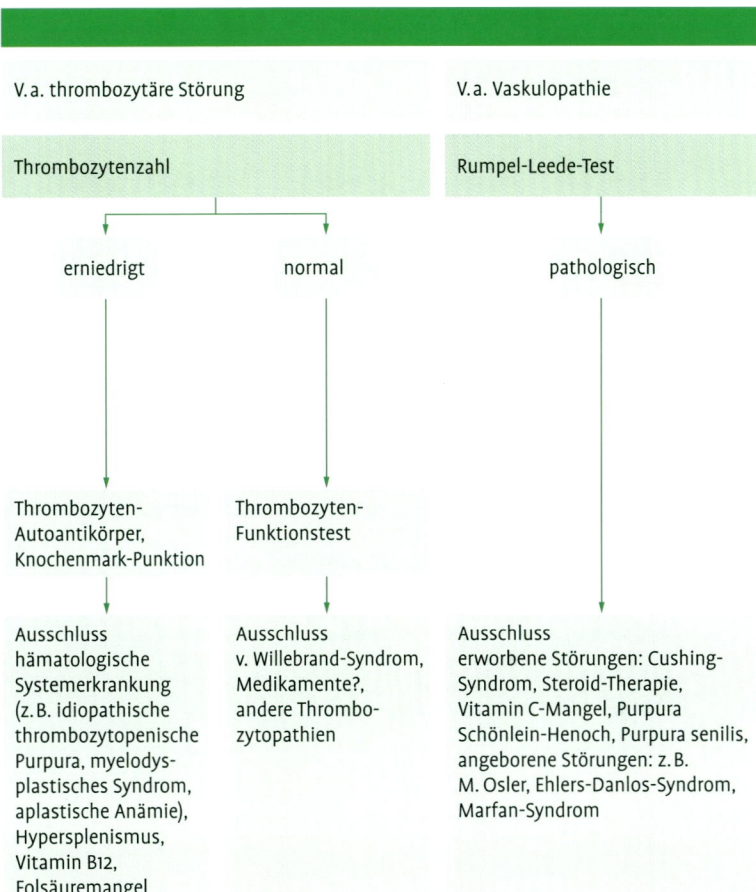

V. a. thrombozytäre Störung

V. a. Vaskulopathie

Thrombozytenzahl

Rumpel-Leede-Test

erniedrigt   normal   pathologisch

Thrombozyten-
Autoantikörper,
Knochenmark-Punktion

Thrombozyten-
Funktionstest

Ausschluss
hämatologische
Systemerkrankung
(z.B. idiopathische
thrombozytopenische
Purpura, myelodys-
plastisches Syndrom,
aplastische Anämie),
Hypersplenismus,
Vitamin B12,
Folsäuremangel

Ausschluss
v. Willebrand-Syndrom,
Medikamente?,
andere Thrombo-
zytopathien

Ausschluss
erworbene Störungen: Cushing-
Syndrom, Steroid-Therapie,
Vitamin C-Mangel, Purpura
Schönlein-Henoch, Purpura senilis,
angeborene Störungen: z.B.
M. Osler, Ehlers-Danlos-Syndrom,
Marfan-Syndrom

Diarrhö, akut

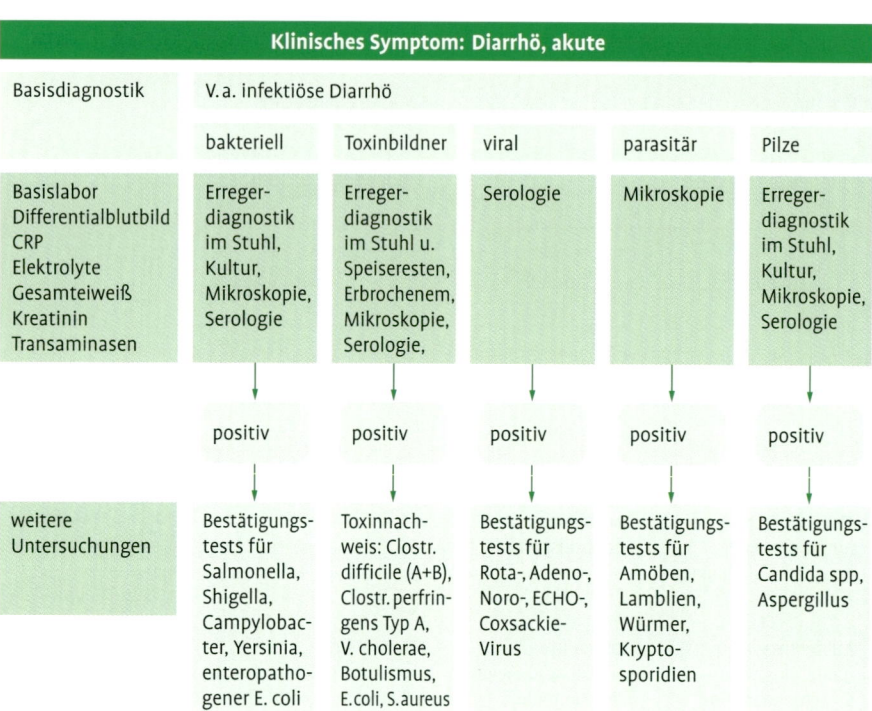

Klinisches Symptom: Diarrhö, akute					
Basisdiagnostik	V. a. infektiöse Diarrhö				
	bakteriell	Toxinbildner	viral	parasitär	Pilze
Basislabor Differentialblutbild CRP Elektrolyte Gesamteiweiß Kreatinin Transaminasen	Erreger-diagnostik im Stuhl, Kultur, Mikroskopie, Serologie	Erreger-diagnostik im Stuhl u. Speiseresten, Erbrochenem, Mikroskopie, Serologie,	Serologie	Mikroskopie	Erreger-diagnostik im Stuhl, Kultur, Mikroskopie, Serologie
	↓	↓	↓	↓	↓
	positiv	positiv	positiv	positiv	positiv
	↓	↓	↓	↓	↓
weitere Untersuchungen	Bestätigungs-tests für Salmonella, Shigella, Campylobacter, Yersinia, enteropathogener E. coli	Toxinnachweis: Clostr. difficile (A+B), Clostr. perfringens Typ A, V. cholerae, Botulismus, E.coli, S.aureus	Bestätigungs-tests für Rota-, Adeno-, Noro-, ECHO-, Coxsackie-Virus	Bestätigungs-tests für Amöben, Lamblien, Würmer, Kryptosporidien	Bestätigungs-tests für Candida spp, Aspergillus

Nahrungsmittelunverträglichkeit, Nahrungsmittelallergie	Intoxikation	Genussmittel	Medikamente
IgE, allergenspezifische IgE, H_2-Atemtest, Laktose-Intoleranz, Diaminoxidase, Histamin-Unverträglichkeit	Anamnese Spiegelbestimmung	Anamnese Spiegelbestimmung	Anamnese Spiegelbestimmung
↓	↓	↓	↓
pathologisch	pathologisch	pathologisch	pathologisch
↓	↓	↓	↓
Diagnosebestätigung durch Provokationstests	Bestätigung von Pilzvergiftungen, Schwermetalle (Arsen, Quecksilber)	Alkohol, Nikotin, Kaffee	Laxantien, Antibiotika, Eisenpräparate, Mg-haltige Antacida, Zytostatika, Colchizin

Durchfall, chronisch

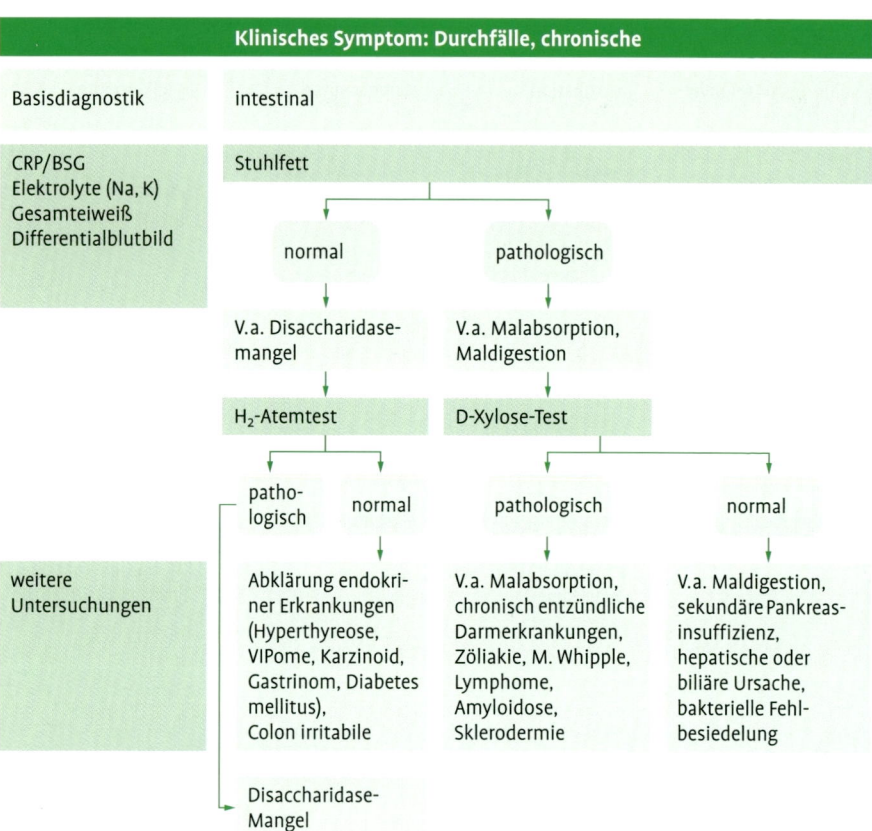

Klinisches Symptom: Durchfälle, chronische

Basisdiagnostik	intestinal

CRP/BSG
Elektrolyte (Na, K)
Gesamteiweiß
Differentialblutbild

Stuhlfett

normal → pathologisch

normal:
V.a. Disaccharidase-
mangel

pathologisch:
V.a. Malabsorption,
Maldigestion

H$_2$-Atemtest

D-Xylose-Test

patho-
logisch   normal

pathologisch

normal

**weitere
Untersuchungen**

normal:
Abklärung endokri-
ner Erkrankungen
(Hyperthyreose,
VIPome, Karzinoid,
Gastrinom, Diabetes
mellitus),
Colon irritabile

pathologisch:
V.a. Malabsorption,
chronisch entzündliche
Darmerkrankungen,
Zöliakie, M. Whipple,
Lymphome,
Amyloidose,
Sklerodermie

normal:
V.a. Maldigestion,
sekundäre Pankreas-
insuffizienz,
hepatische oder
biliäre Ursache,
bakterielle Fehl-
besiedelung

pathologisch:
Disaccharidase-
Mangel

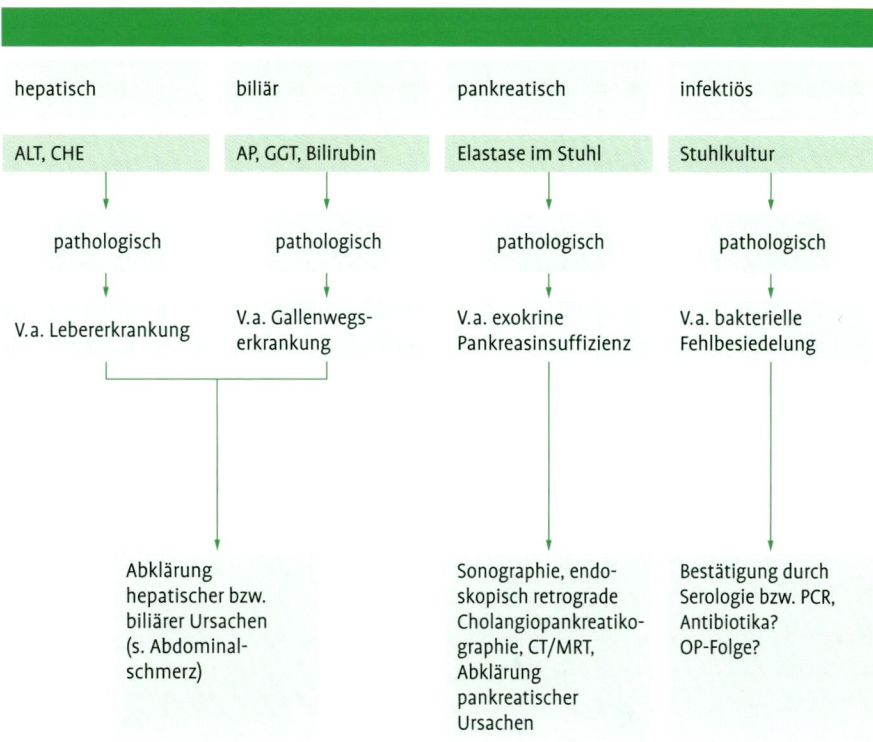

hepatisch	biliär	pankreatisch	infektiös
ALT, CHE	AP, GGT, Bilirubin	Elastase im Stuhl	Stuhlkultur
↓	↓	↓	↓
pathologisch	pathologisch	pathologisch	pathologisch
↓	↓	↓	↓
V.a. Lebererkrankung	V.a. Gallenwegs-erkrankung	V.a. exokrine Pankreasinsuffizienz	V.a. bakterielle Fehlbesiedelung

Abklärung hepatischer bzw. biliärer Ursachen (s. Abdominal-schmerz)

Sonographie, endo-skopisch retrograde Cholangiopankreatiko-graphie, CT/MRT, Abklärung pankreatischer Ursachen

Bestätigung durch Serologie bzw. PCR, Antibiotika? OP-Folge?

Fieber, unklare Genese

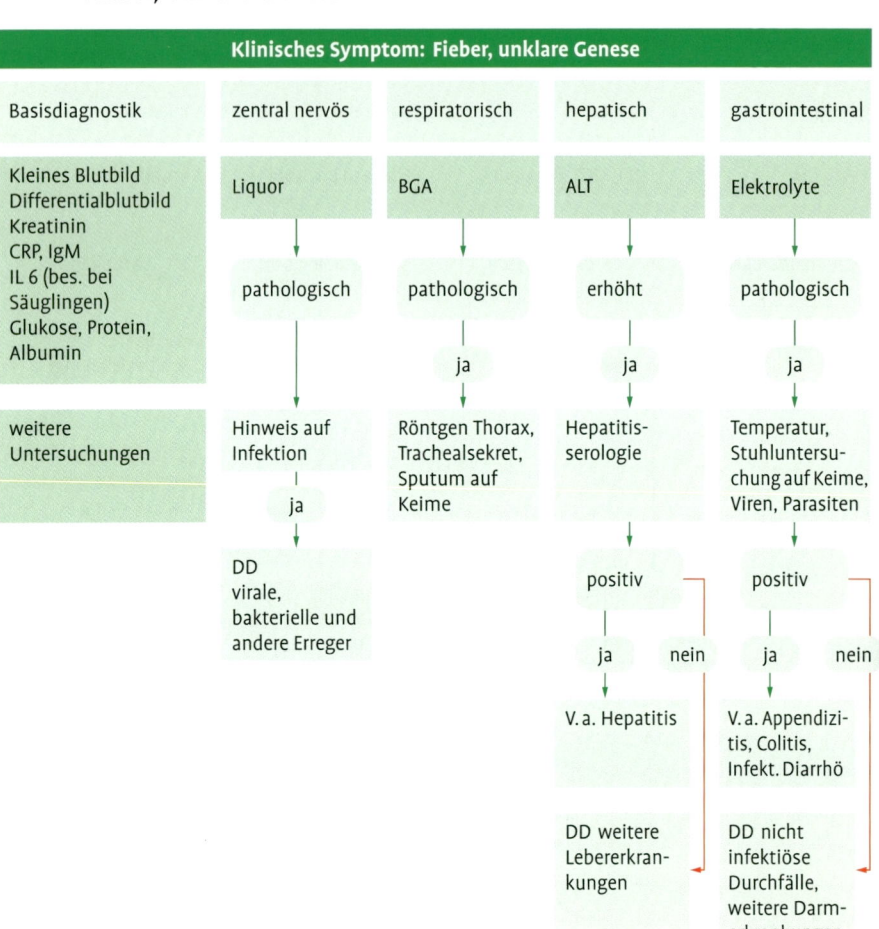

Klinisches Symptom: Fieber, unklare Genese				
Basisdiagnostik	zentral nervös	respiratorisch	hepatisch	gastrointestinal
Kleines Blutbild Differentialblutbild Kreatinin CRP, IgM IL 6 (bes. bei Säuglingen) Glukose, Protein, Albumin	Liquor	BGA	ALT	Elektrolyte
	↓ pathologisch	↓ pathologisch | ja	↓ erhöht | ja	↓ pathologisch | ja
weitere Untersuchungen	Hinweis auf Infektion | ja	Röntgen Thorax, Trachealsekret, Sputum auf Keime	Hepatitis-serologie	Temperatur, Stuhluntersuchung auf Keime, Viren, Parasiten
	DD virale, bakterielle und andere Erreger		positiv | ja nein	positiv | ja nein
			V. a. Hepatitis	V. a. Appendizitis, Colitis, Infekt. Diarrhö
			DD weitere Lebererkrankungen	DD nicht infektiöse Durchfälle, weitere Darmerkrankungen

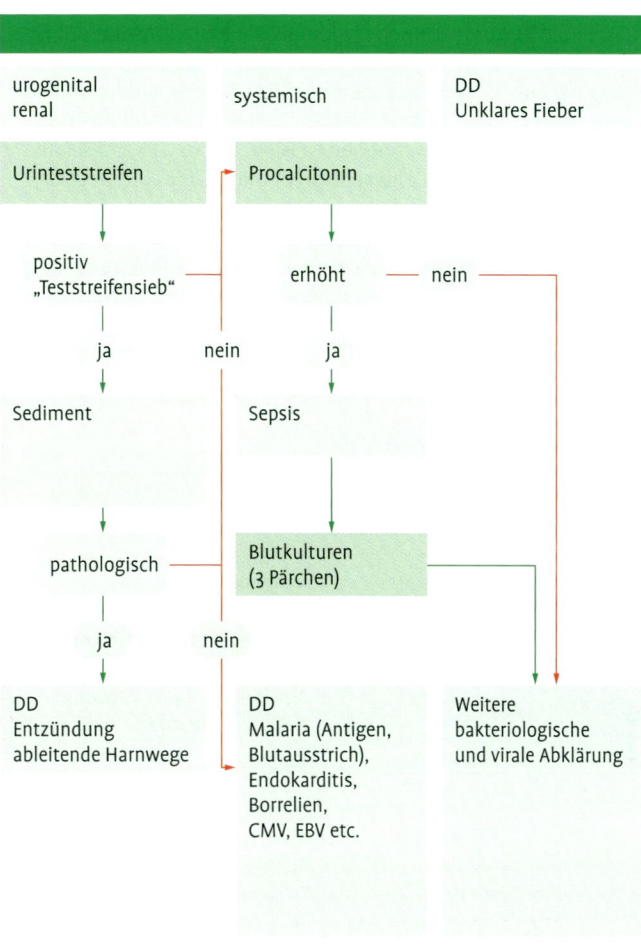

urogenital
renal

systemisch

DD
Unklares Fieber

Urinteststreifen → Procalcitonin

positiv
„Teststreifensieb" — erhöht — nein

ja   nein   ja

Sediment   Sepsis

pathologisch — Blutkulturen
(3 Pärchen)

ja   nein

DD
Entzündung
ableitende Harnwege

DD
Malaria (Antigen,
Blutausstrich),
Endokarditis,
Borrelien,
CMV, EBV etc.

Weitere
bakteriologische
und virale Abklärung

Glomuläre Filtrationsrate (GFR), erniedrigt

Bei der Abklärung einer Verminderung der glomulären Filtrationsrate (GFR) (erfasst durch Cystatin C oder Kreatinin im Blut) ist das Alter des Patienten maßgeblich für das weitere Vorgehen. Es werden drei Altersbereiche unterschieden: <18 Jahre, 18-65 Jahre und >65 Jahre. Exemplarisch soll das Vorgehen bei Patienten über 65 Jahre beschrieben werden. Ist die GFR größer als 90 ml/min, so liegt eine unauffällige altersentsprechende GFR vor. Liegt die GFR unter 90 ml/min, so sollte zusätzlich eine Urinuntersuchung mit dem Teststreifen erfolgen. Bei einem negativen Ergebnis entfällt die Sedimentuntersuchung. Ist die GFR unter 60 ml/min, so reicht die Teststreifenuntersuchung nicht aus und eine Urineiweißdifferenzierung, möglicherweise sogar eine Nierenbiopsie, ist indiziert. Ist die GFR unter 30 ml/min ist die Nierenbiopsie zur weiteren Abklärung indiziert. Für die beiden anderen Altersgruppen ist entsprechend der folgenden Tabelle zu verfahren.

Altersspezifische Abklärung der GFR-Verminderung

GFR (ml/min) >65 Jahre	GFR (ml/min) 18–65 Jahre	GFR (ml/min) <18 Jahre	Empfohlene Untersuchungen
>90	>120	>140	keine
60–89	<120	<140	Urinuntersuchung mit Teststreifen
30–59	60–89	<120	Teststreifen, α_1-M, Albumin, Sediment (Biopsie)
15–29	30–59	60–89	Teststreifen, α_1-M, Albumin, Sediment (Biopsie)
	15–29	30–59	Biopsie

Klinische Fragestellung: Glomeruläre Filtrationsrate erniedrigt

Basisdiagnostik   Nierenfunktion

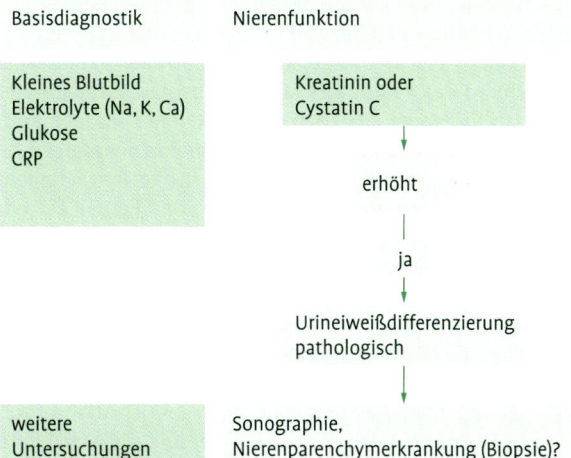

Kleines Blutbild
Elektrolyte (Na, K, Ca)
Glukose
CRP

Kreatinin oder
Cystatin C

↓

erhöht

|

ja

↓

Urineiweißdifferenzierung
pathologisch

|

↓

weitere
Untersuchungen

Sonographie,
Nierenparenchymerkrankung (Biopsie)?

Hämaturie

Die Hämaturie (Blut im Urin, Mikro-Makrohämaturie) kann durch prärenale, renale und postrenale Ursachen bedingt sein. Für die Untersuchung dieser klinischen Fragestellung setzt man zuerst den Teststreifen beim Morgenurin/Spontanurin ein. Ist der Teststreifen auf Blut positiv, so liegt eine Hämoglobinurie/Erythrozyturie oder eine Myoglobinurie (eher brauner Urin) vor. Die Sedimentuntersuchung und die Urinproteindifferenzierung schließen sich als weitergehende Untersuchungen an. Findet man im Sediment keine Erythrozyten, so liegt eine extrarenale Hämaturie vor. Hier gilt es zwischen einer Hämoglobinurie (freies Hämoglobin?), Myoglobinurie (Kreatinkinase?) oder einer anderen Ursache zu unterscheiden. Bei einer Erythrozyturie ist der Nachweis von Akanthozyten (>10%, alternativ >10/pro Gesichtsfeld) beweisend für eine renale Hämaturie. Bei wiederholtem positivem Teststreifenergebnis (3 x innerhalb eines Monats) auf Blut sind weitere Untersuchungen (Sonographie, bildgebende Verfahren) bis hin zur Nierenbiopsie angezeigt. Bei der Urineiweißdifferenzierung kann man aus der Analyse von α_2-Makroglobulin und Albumin auf den Typ der Proteinurie rückschließen. Ein Quotient α_2-Makroglobulin/Albumin von > 0,02 bei einer Albuminausscheidung von > 100 mg/g Kreatinin lässt eine renale Hämaturie als sehr wahrscheinlich erscheinen. Findet man keine Akanthozyten im Sediment und ist gleichzeitig der α_2-Makroglobulin/Albumin < 0,02, so liegt eine postrenale Hämaturie vor. Weitere Untersuchungen wie Sonographie, bildgebende Verfahren und Uroskopie können zur Abklärung indiziert sein.

Klinisches Symptom: Hämaturie/Blut im Urin

Basisdiagnostik

Hämaturie

Kreatinin oder
Cystatin C
Urineiweißdifferen-
zierung
Kleines Blutbild
Elektrolyte (Na, K, Ca)
CRP

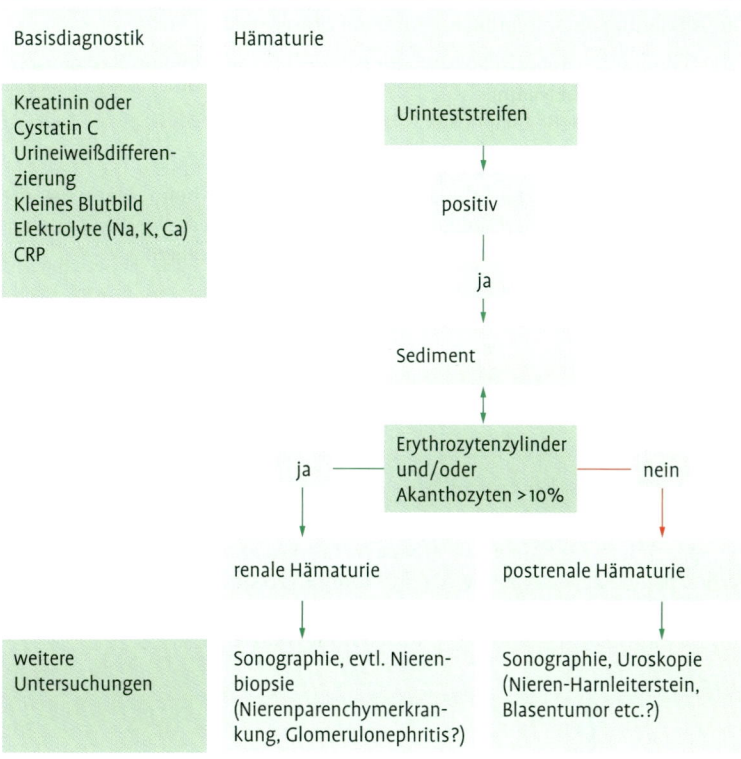

Urinteststreifen

positiv

ja

Sediment

Erythrozytenzylinder
ja —— und/oder —— nein
Akanthozyten >10%

renale Hämaturie   postrenale Hämaturie

weitere
Untersuchungen

Sonographie, evtl. Nierenbiopsie
(Nierenparenchymerkran-
kung, Glomerulonephritis?)

Sonographie, Uroskopie
(Nieren-Harnleiterstein,
Blasentumor etc.?)

Infertilität, Frau und Mann

Die Abklärung einer Infertilität beruht auf drei Säulen:

1. gynäkologisch organische Abklärung der Frau bzw. urologisch organische Abklärung beim Mann,
2. endokrinologische Diagnostik,
3. genetische Analysen.

Der erste Schritt in der Abklärung einer Infertilität beim Mann ist die Durchführung eines Spermiogramms. Nur wenn dieses einen pathologischen Befund ergibt, sind weitere diagnostische Schritte einzuleiten.

Die folgenden Diagnostikpfade beschränken sich auf die endokrinologische Labordiagnostik.

Klinisches Symptom: Infertilität Frau

Basisdiagnostik	endokrinologische Diagnostik

Basislabor	LH, FSH,	LH, FSH	Östradiol	Testo-	SHBG
Differentialblutbild	Östradiol			steron	
Kreatinin	↓	↓	↓	↓	
AST/ALS					
GGT, Bilirubin	erniedrigt	erhöht	erniedrigt	erhöht	
Albumin	↓	↓	↓	↓	↓
Blutzucker					
ggf. oGTT bzw. HbA1c	V. a. sekundären	V. a. primären Hypo-		V. a. polyzystisches Ovar,	
	(hypothalamisch/	gonadismus		androgenproduzierenden	
zusätzlich	hypophysären)			Tumor (Ovar, NNR)	
Hepatitis-Serologie	Hypogonadismus				
Luesserologie					
gynäkologisch/orga-					
nische Abklärung					
genetische Analysen	↓	↓		↓	
weitere	Hypophysen-	gynäkologische		LH-FSH-Quotient, SHBG,	
Untersuchungen	hormone (Pro-	Abklärung,		GH, Cortisol, Prolaktin,	
	laktin, GH, TSH,	molekulargenetische		Diabetes Abklärung,	
	ACTH),	Untersuchungen		bildgebende Verfahren,	
	Funktionstests,			gynäkologische	
	bildgebende			Abklärung	
	Verfahren				

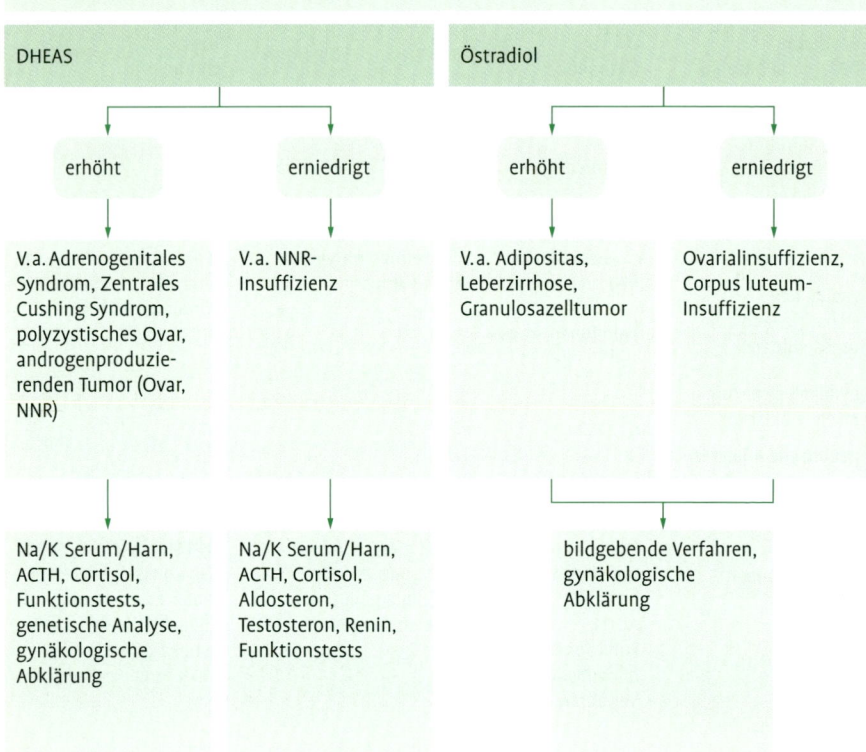

Klinisches Symptom: Infertilität Frau (Fortsetzung)

endokrinologische Diagnostik

DHEAS		Östradiol	
erhöht	erniedrigt	erhöht	erniedrigt
V.a. Adrenogenitales Syndrom, Zentrales Cushing Syndrom, polyzystisches Ovar, androgenproduzierenden Tumor (Ovar, NNR)	V.a. NNR-Insuffizienz	V.a. Adipositas, Leberzirrhose, Granulosazelltumor	Ovarialinsuffizienz, Corpus luteum-Insuffizienz
Na/K Serum/Harn, ACTH, Cortisol, Funktionstests, genetische Analyse, gynäkologische Abklärung	Na/K Serum/Harn, ACTH, Cortisol, Aldosteron, Testosteron, Renin, Funktionstests	bildgebende Verfahren, gynäkologische Abklärung	

endokrinologische Diagnostik

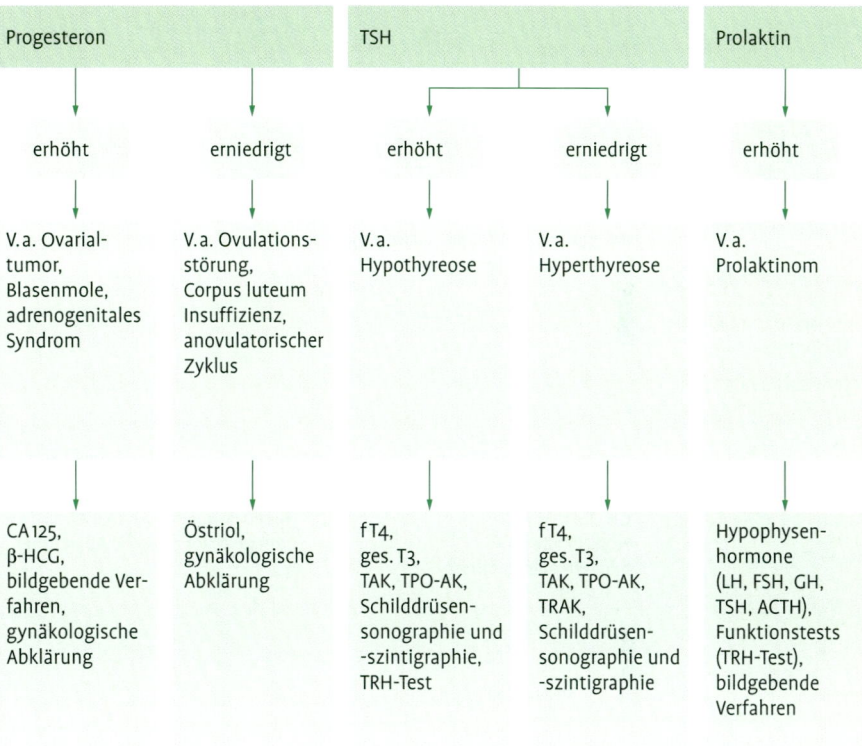

Progesteron		TSH		Prolaktin
erhöht	erniedrigt	erhöht	erniedrigt	erhöht
V.a. Ovarial-tumor, Blasenmole, adrenogenitales Syndrom	V.a. Ovulations-störung, Corpus luteum Insuffizienz, anovulatorischer Zyklus	V.a. Hypothyreose	V.a. Hyperthyreose	V.a. Prolaktinom
CA 125, β-HCG, bildgebende Ver-fahren, gynäkologische Abklärung	Östriol, gynäkologische Abklärung	fT4, ges. T3, TAK, TPO-AK, Schilddrüsen-sonographie und -szintigraphie, TRH-Test	fT4, ges. T3, TAK, TPO-AK, TRAK, Schilddrüsen-sonographie und -szintigraphie	Hypophysen-hormone (LH, FSH, GH, TSH, ACTH), Funktionstests (TRH-Test), bildgebende Verfahren

Klinisches Symptom: Infertilität Mann – pathologisches Spermiogramm

Basisdiagnostik

endokrinologische Diagnostik

Basislabor
Differentialblutbild
Kreatinin
AST/ALT
GGT, Bilirubin
Blutzucker
Albumin
ggf. oGTT bzw. HbA1$_c$
Hepatitisserologie
Luesserlologie
Mumpsserologie

urologisch/organische
Abklärung

genetische Analysen

| LH, FSH, Testosteron | SHBG | | LH, FSH | Testosteron | SHBG |

erniedrigt | | | erhöht | erniedrigt |

V.a. sekundären (hypothalamisch/ hypophysären) Hypogonadismus

V.a. primären Hypogonadismus

weitere Untersuchungen

Hypophysenhormone (Prolaktin, GH, TSH, ACTH), Funktionstests, bildgebende Verfahren

HCG-Test (DD Kryptorchismus/ Hodenektopie vs. Anorchie), urologisch/organische Abklärung

endokrinologische Diagnostik

LH, Testosteron	SHGB	TSH		Prolaktin	Östradiol
↓	↓	↓	↓	↓	↓
erhöht		erhöht	erniedrigt	erhöht	erhöht
↓		↓	↓	↓	↓
V. a. Androgenresistenz		V. a. Hypothyreose	V. a. Hyperthyreose	V. a. Prolaktinom	V. a. allg. Erkrankungen, Lebererkrankungen, Paraneoplasien, östrogenproduzierende Tumore (Hoden, NNR)
↓		↓	↓	↓	↓
HCG-Test, Androgenrezeptorenanalyse		fT4, ges. T3, TAK, TPO-AK, Schilddrüsensonographie und -szintigraphie	fT4, ges. T3, TAK, TPO-AK, TRAK, Schilddrüsensonographie und -szintigraphie	Hypophysenhormone (LH, FSH, GH, TSH, ACTH), bildgebende Verfahren	β-HCG, AFP, andere Tumormarker nach Empfehlung, bildgebende Verfahren

Koma

Für ein plötzliches Koma gibt es prinzipiell mindestens 5 Ursachenblöcke. Wenn Umgebungshinweise und/oder die Fremdanamnese auf eine Vergiftung hinweisen, sollte sofort an die Vergiftungsanalytik im Sinne einer umfassenden General Unknown Analytik gedacht werden. Ebenso dann, wenn die klinischen und labordiagnostischen Untersuchungen ein primär cerebrales Geschehen, eine metabolische Störung, eine Hypoxie oder eine akute Endokrinopathie als unwahrscheinlich erscheinen lassen. Dem General Unknown Screening, das nur von bestimmten Zentren angeboten wird, können ggf. vor Ort Untersuchungen auf häufige Noxen insbesondere Ethanol, Paracetamol und Drogen vorgeschaltet werden. Außerdem können spezielle klinisch-chemische Untersuchungen, z. B. osmotische Lücke (s. Kap. 9), hilfreich sein. Dies gilt auch für gezielte Untersuchungen aus dem Bereich des Therapeutischen Drug Monitoring (TDM). Wichtig ist bei jedem unklaren Koma die frühzeitige Asservierung von Urin (10 ml) und Blut (5 ml).

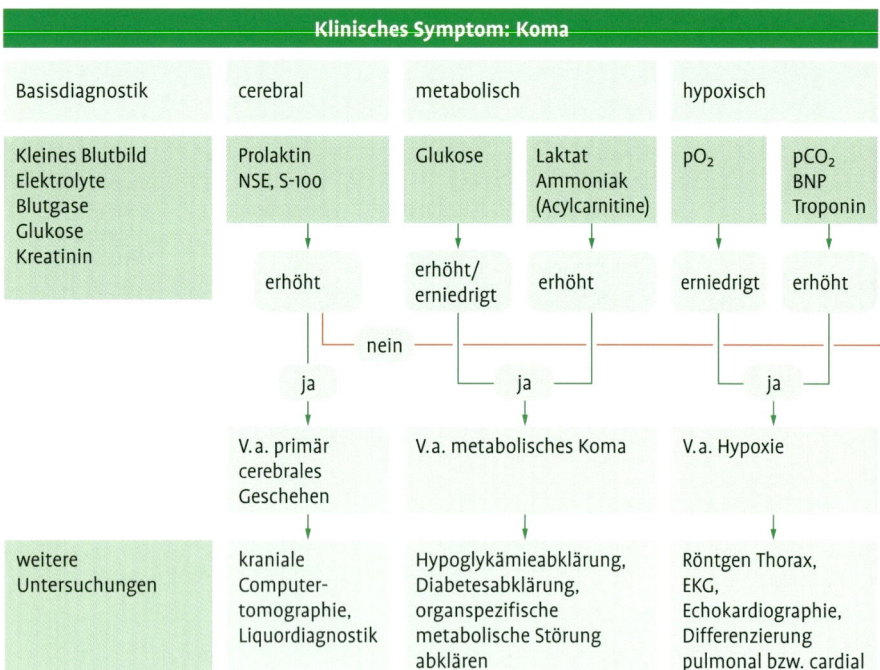

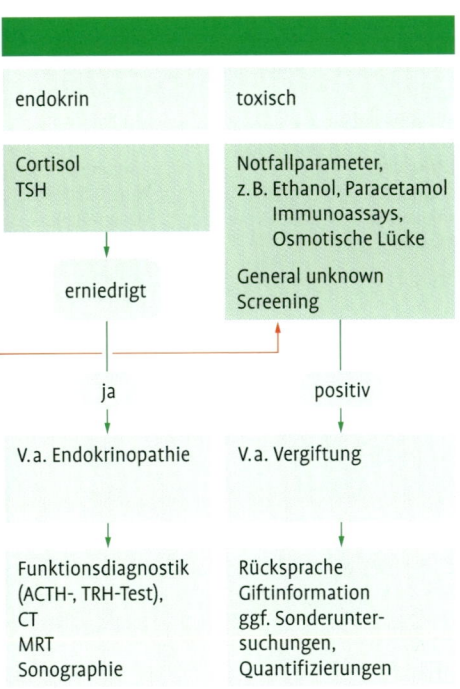

endokrin	toxisch
Cortisol TSH	Notfallparameter, z.B. Ethanol, Paracetamol Immunoassays, Osmotische Lücke
	General unknown Screening

erniedrigt

ja   positiv

V.a. Endokrinopathie   V.a. Vergiftung

Funktionsdiagnostik   Rücksprache
(ACTH-, TRH-Test),   Giftinformation
CT   ggf. Sonderunter-
MRT   suchungen,
Sonographie   Quantifizierungen

Lymphknotenschwellung

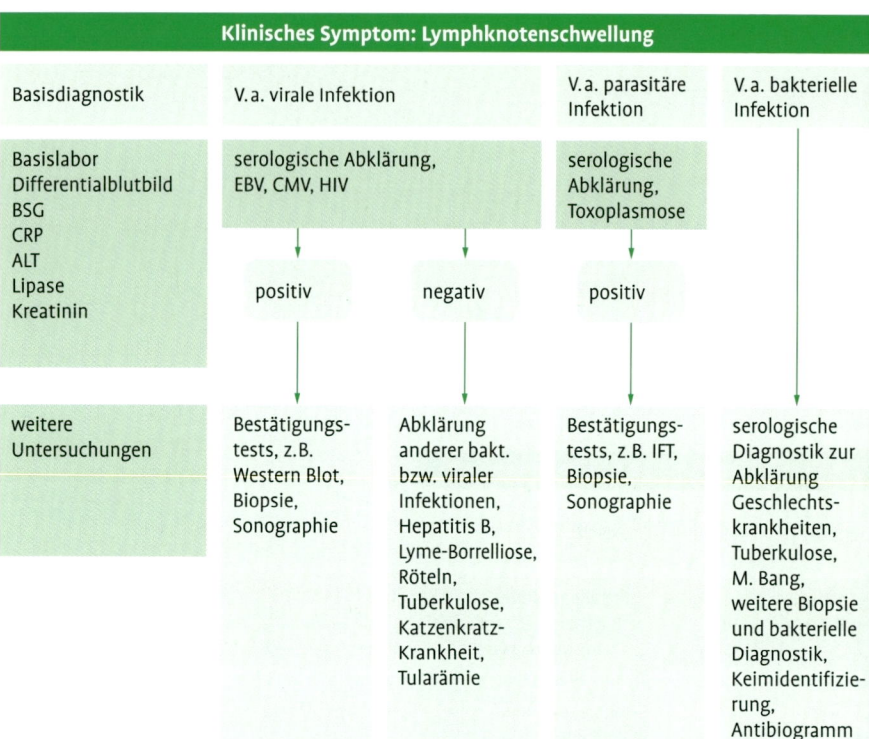

Klinisches Symptom: Lymphknotenschwellung			
Basisdiagnostik	V.a. virale Infektion	V.a. parasitäre Infektion	V.a. bakterielle Infektion
Basislabor Differentialblutbild BSG CRP ALT Lipase Kreatinin	serologische Abklärung, EBV, CMV, HIV	serologische Abklärung, Toxoplasmose	
	positiv negativ	positiv	
weitere Untersuchungen	Bestätigungstests, z.B. Western Blot, Biopsie, Sonographie	Abklärung anderer bakt. bzw. viraler Infektionen, Hepatitis B, Lyme-Borreliose, Röteln, Tuberkulose, Katzenkratz-Krankheit, Tularämie	Bestätigungstests, z.B. IFT, Biopsie, Sonographie	serologische Diagnostik zur Abklärung Geschlechtskrankheiten, Tuberkulose, M. Bang, weitere Biopsie und bakterielle Diagnostik, Keimidentifizierung, Antibiogramm

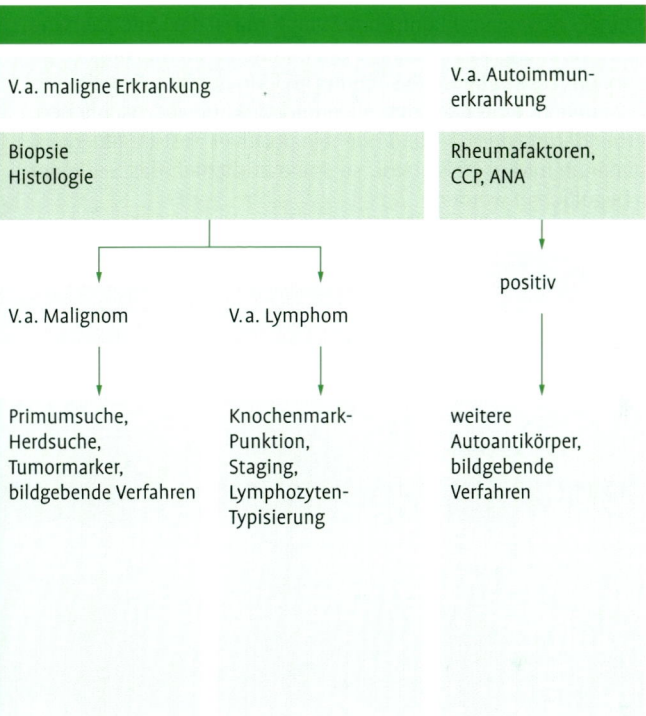

V.a. maligne Erkrankung

V.a. Autoimmun-
erkrankung

Biopsie
Histologie

Rheumafaktoren,
CCP, ANA

positiv

V.a. Malignom

V.a. Lymphom

Primumsuche,
Herdsuche,
Tumormarker,
bildgebende Verfahren

Knochenmark-
Punktion,
Staging,
Lymphozyten-
Typisierung

weitere
Autoantikörper,
bildgebende
Verfahren

Nierenerkrankung, Ausschluss, Differenzierung

Bei Ausschluss einer Nierenerkrankung ohne Symptome ist die Untersuchung der GFR mit der Bestimmung von Cystatin C oder Kreatinin im Blut angezeigt. Zusätzlich erlaubt die Teststreifenuntersuchung im Urin auf Blut, Protein und Leukozyten sehr einfach, eine relevante Nierenerkrankung auszuschließen. Liegen eine Verminderung der GFR und/oder ein positives Teststreifenergebnis einer der genannten Messgrößen vor, so sollte zusätzlich das Sediment mikroskopisch begutachtet werden.

Klinische Fragestellung: Ausschluss und Differenzierung einer Nierenerkrankung

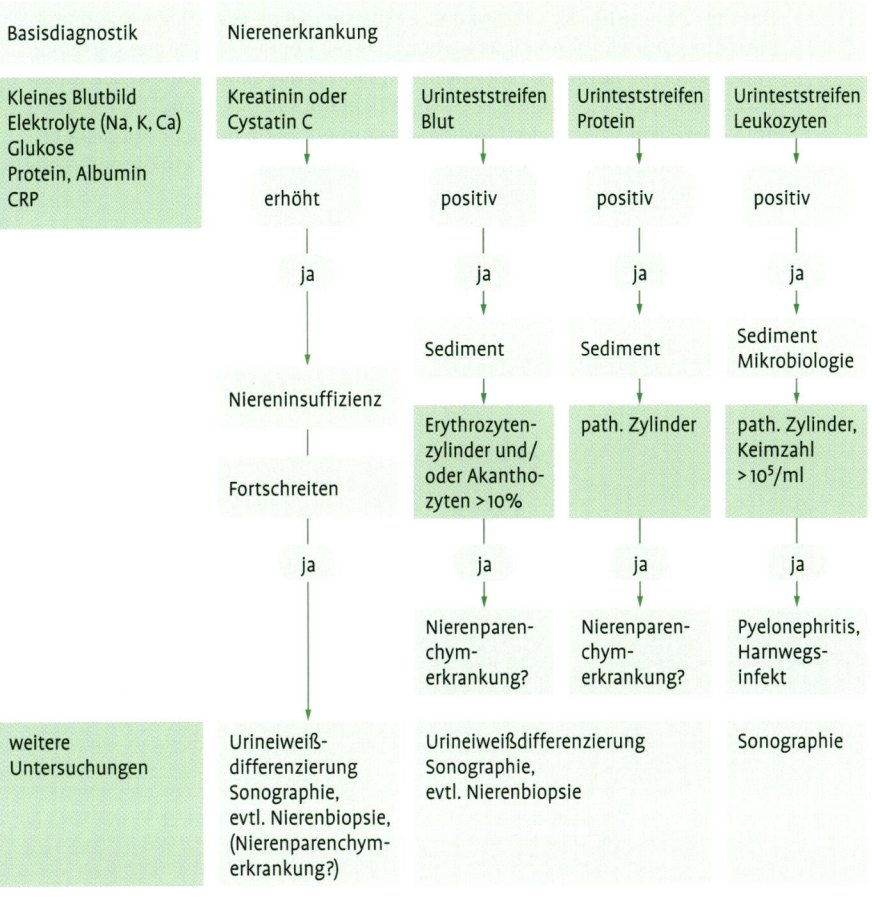

Basisdiagnostik	Nierenerkrankung			
Kleines Blutbild Elektrolyte (Na, K, Ca) Glukose Protein, Albumin CRP	Kreatinin oder Cystatin C	Urinteststreifen Blut	Urinteststreifen Protein	Urinteststreifen Leukozyten
	↓	↓	↓	↓
	erhöht	positiv	positiv	positiv
	ja	ja	ja	ja
		Sediment	Sediment	Sediment Mikrobiologie
	Niereninsuffizienz	Erythrozyten- zylinder und/ oder Akantho- zyten >10%	path. Zylinder	path. Zylinder, Keimzahl >10⁵/ml
	Fortschreiten			
	ja	ja	ja	ja
		Nierenparen- chym- erkrankung?	Nierenparen- chym- erkrankung?	Pyelonephritis, Harnwegs- infekt
weitere Untersuchungen	Urineiweiß- differenzierung Sonographie, evtl. Nierenbiopsie, (Nierenparenchym- erkrankung?)	Urineiweißdifferenzierung Sonographie, evtl. Nierenbiopsie		Sonographie

Obstipation

Bei der Diagnostik der Obstipation ist meistens eine sorgfältige Anamneseerhebung und klinische Untersuchung ausreichend – organische Ursachen müssen immer ausgeschlossen werden. Durch die Laboranalyse der Basisparameter Blutbild, Elektrolyte, CRP, Nüchternblutzucker und TSH können einige wichtige sekundäre Obstipationsformen vermutet oder ausgeschlossen werden. Ansonsten steht die Labordiagnostik bei der Abklärung einer chronischen Obstipation im Hintergrund.

Klinisches Symptom: Obstipation

Basisdiagnostik

Ausschluss metabolisch/endokrinologische Ursache

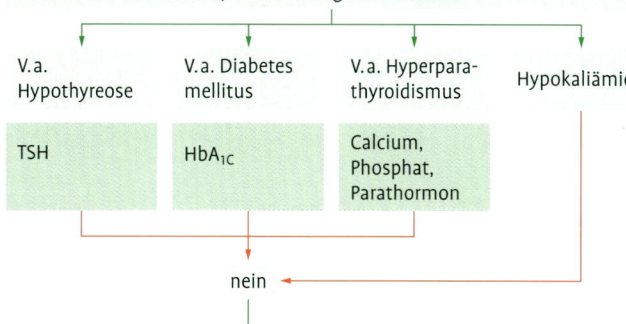

Anamnese
körperliche Unter-
suchung

V.a.
Hypothyreose

V.a. Diabetes
mellitus

V.a. Hyperpara-
thyroidismus

Hypokaliämie

Basislabor
Differentialblutbild
Elektrolyte
Glukose
Kreatinin
ALT

TSH

HbA₁C

Calcium,
Phosphat,
Parathormon

nein

weitere
Untersuchungen

Abklärung weiterer Ursachen:
mechanisch: Tumore, Divertikulitis, Hernien, Strikturen
vorübergehende Störungen bei: Schwangerschaften, Pankreatitis,
Immobilisation
Neurogene Störungen: M. Hirschsprung, Schlaganfall, M. Parkinson,
Multiple Sklerose
Funktionelle Störungen
Medikamente: Opiate, Eisenpräparate, Analgetika, Calciumantagonisten,
aluminiumhaltige Antacida, Anticholinergika, Sedativa,
anale Erkrankungen: Prolaps, Fissura, Hämorrhoiden, Invaginationen u.a.

Splenomegalie (Milz, vergrößert)

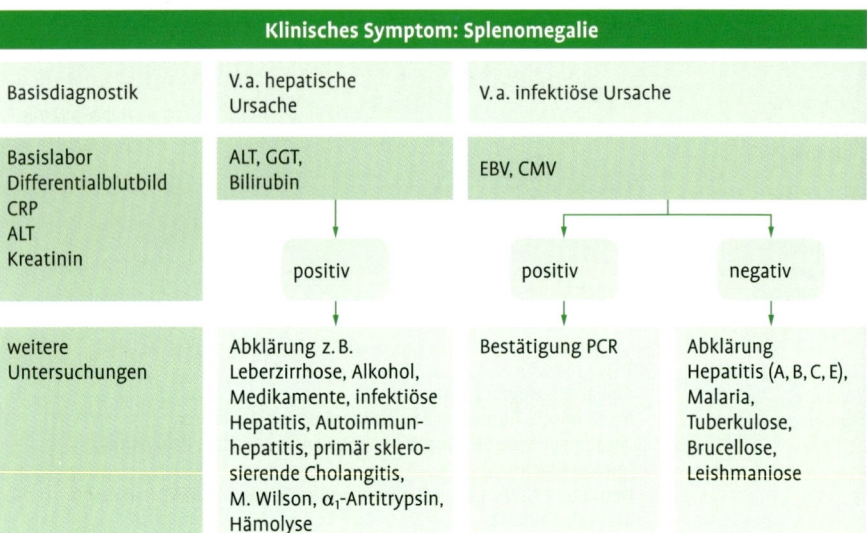

Klinisches Symptom: Splenomegalie		
Basisdiagnostik	V. a. hepatische Ursache	V. a. infektiöse Ursache
Basislabor Differentialblutbild CRP ALT Kreatinin	ALT, GGT, Bilirubin	EBV, CMV
	↓ positiv	↓ positiv ↓ negativ
weitere Untersuchungen	Abklärung z. B. Leberzirrhose, Alkohol, Medikamente, infektiöse Hepatitis, Autoimmunhepatitis, primär sklerosierende Cholangitis, M. Wilson, α_1-Antitrypsin, Hämolyse	Bestätigung PCR Abklärung Hepatitis (A, B, C, E), Malaria, Tuberkulose, Brucellose, Leishmaniose

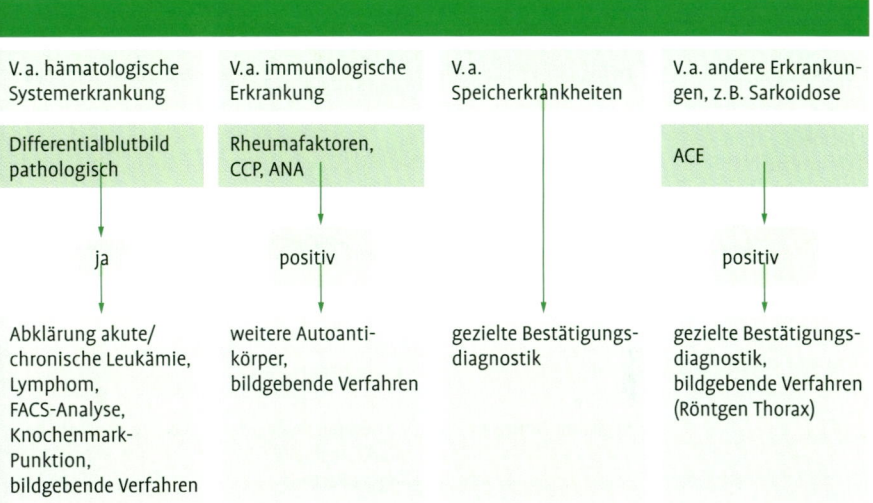

V.a. hämatologische Systemerkrankung	V.a. immunologische Erkrankung	V.a. Speicherkrankheiten	V.a. andere Erkrankungen, z.B. Sarkoidose
Differentialblutbild pathologisch	Rheumafaktoren, CCP, ANA		ACE
ja	positiv		positiv
Abklärung akute/ chronische Leukämie, Lymphom, FACS-Analyse, Knochenmark-Punktion, bildgebende Verfahren	weitere Autoanti-körper, bildgebende Verfahren	gezielte Bestätigungs-diagnostik	gezielte Bestätigungs-diagnostik, bildgebende Verfahren (Röntgen Thorax)

Thoraxschmerz

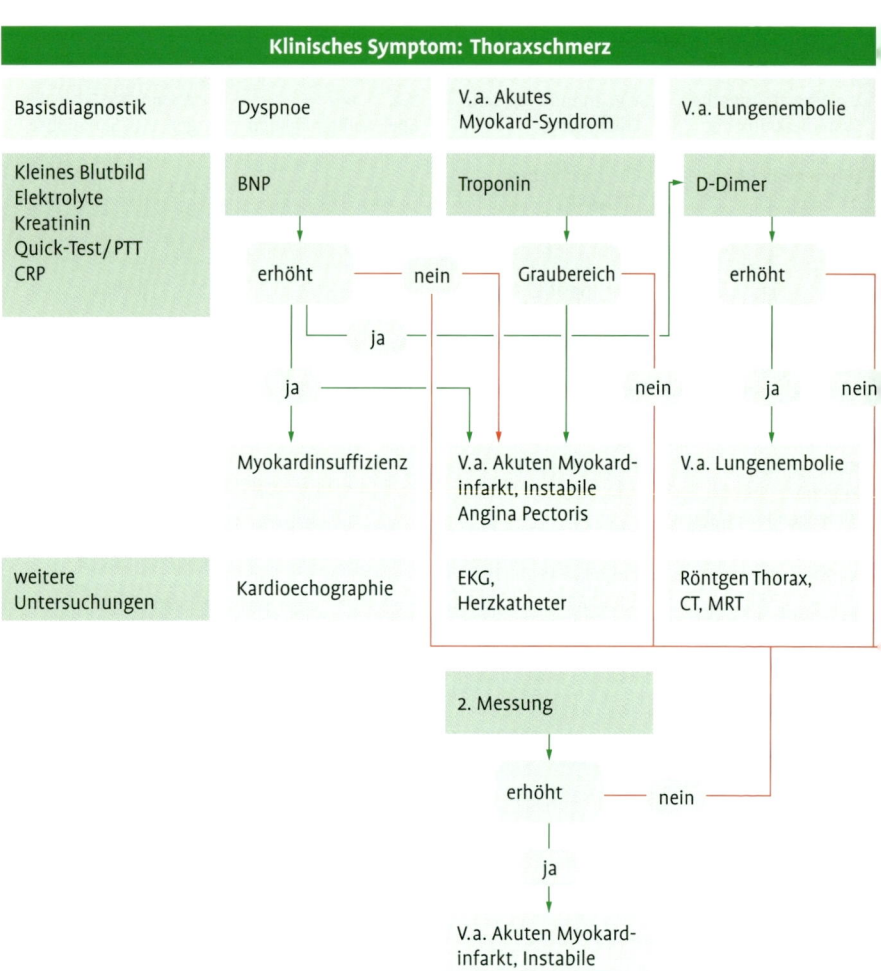

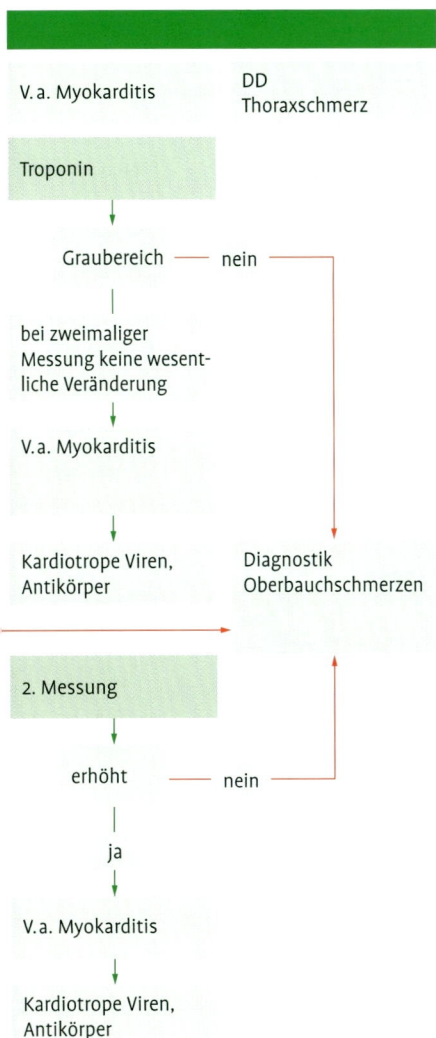

V. a. Myokarditis

DD
Thoraxschmerz

Troponin

Graubereich —— nein —

bei zweimaliger
Messung keine wesent-
liche Veränderung

V. a. Myokarditis

Kardiotrope Viren,
Antikörper

Diagnostik
Oberbauchschmerzen

2. Messung

erhöht —— nein —

ja

V. a. Myokarditis

Kardiotrope Viren,
Antikörper

Thromboembolie-Thrombophilie

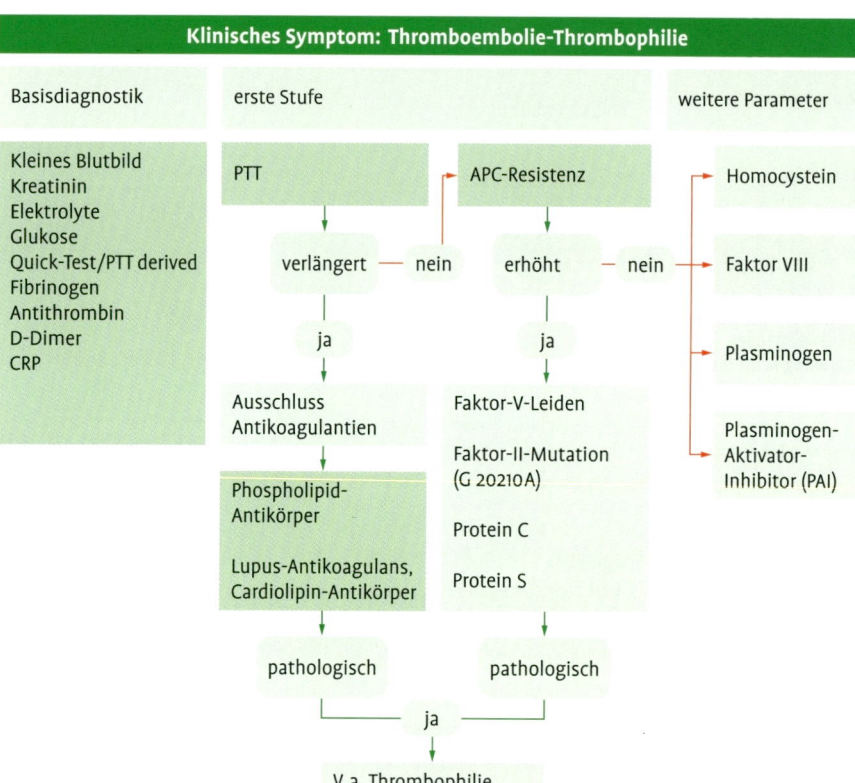

Klinisches Symptom: Thromboembolie-Thrombophilie

Basisdiagnostik

Kleines Blutbild
Kreatinin
Elektrolyte
Glukose
Quick-Test/PTT derived
Fibrinogen
Antithrombin
D-Dimer
CRP

erste Stufe

PTT → verlängert — nein
ja
Ausschluss Antikoagulantien
Phospholipid-Antikörper
Lupus-Antikoagulans, Cardiolipin-Antikörper
pathologisch

APC-Resistenz → erhöht — nein
ja
Faktor-V-Leiden
Faktor-II-Mutation (G 20210A)
Protein C
Protein S
pathologisch

ja

V. a. Thrombophilie

weitere Parameter

Homocystein
Faktor VIII
Plasminogen
Plasminogen-Aktivator-Inhibitor (PAI)

Laborparameter-Schnellzugriff

Die in diesem Teil enthaltenen Laborparameter sind z. T. auch im Register enthalten. Es wird hier direkt auf den Anfang des Kapitels verwiesen, in dem der entsprechende Laborparameter behandelt wird.

Register

Die in diesem Teil enthaltenen Abkürzungen werden in dem entsprechenden Kapiteln erläutert. Häufig vorkommende Abkürzungen werden im Abkürzungsverzeichnis erläutert.

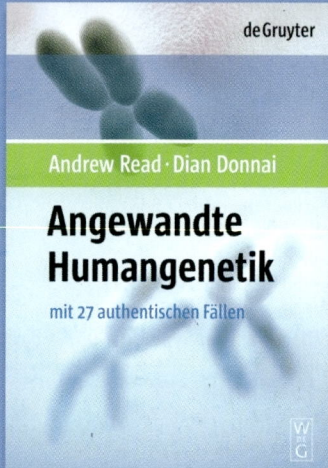
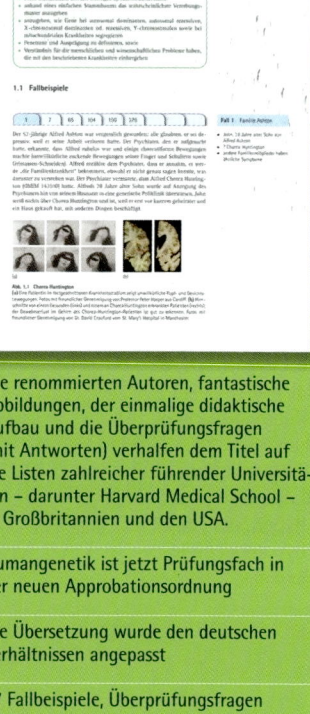
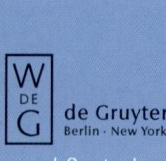